АНГЛО-РУССКИЙ
И РУССКО-
АНГЛИЙСКИЙ
МЕДИЦИНСКИЙ
СЛОВАРЬ

ENGLISH-RUSSIAN
AND RUSSIAN-
ENGLISH
MEDICAL
DICTIONARY

A. Yu. BOLOTINA
E. O. YAKUSHEVA

ENGLISH-RUSSIAN AND RUSSIAN-ENGLISH MEDICAL DICTIONARY

About 24 000 terms

«RUSSO»
MOSCOW
1998

А. Ю. БОЛОТИНА
Е. О. ЯКУШЕВА

АНГЛО-РУССКИЙ И РУССКО-АНГЛИЙСКИЙ МЕДИЦИНСКИЙ СЛОВАРЬ

Около 24 000 терминов

RUSSO

«РУССО»
МОСКВА
1998

УДК 61(038)-00-20-82-20
ББК 5
Б79

А. Ю. Болотина, Е. О. Якушева

Б79 Англо-русский и русско-английский медицинский словарь: Ок. 24 000 терминов — М.: РУССО, 1998. — 544 с.

ISBN 5-88721-091-5

Словарь содержит около 13000 терминов в англо-русской части и около 10500 терминов в русско-английской части, которые охватывают терминологию, относящуюся к традиционной медицинской науке, а также по новым направлениям медицины: иммуногенетике, генной инженерии, радиоизотопной диагностике, применению лазерной техники.

Словарь предназначен в первую очередь для студентов медицинских институтов, аспирантов и научных работников, практических врачей и переводчиков медицинской литературы.

УДК 61(038)-00-20-82-20
ББК 5 + 81.2 Англ.-4

ISBN 5-88721-091-5

9 795887 210918

ПРЕДИСЛОВИЕ

Настоящий "Англо-русский и русско-английский медицинский словарь" издаётся впервые. Англо-русская часть этого словаря содержит около 13000 терминов, русско-английская часть словаря содержит около 10500 терминов, относящихся к традиционной медицинской науке, а также к новым направлениям медицины: иммунологии, иммуногенетике, генной инженерии, радиоизотопной диагностике, применению лазеров.

В словарь включены как наиболее употребительные медицинские термины, так и внедряющиеся в медицинскую лексику новые термины, в том числе из смежных дисциплин.

При подготовке словаря была использована, помимо энциклопедических и справочных изданий (русских и английских), обширная текущая медицинская литература США и Великобритании.

В словаре принято американское написание слов.

Словарь предназначен в первую очередь для студентов медицинских институтов, аспирантов и научных работников, практических врачей, а также для переводчиков медицинской литературы.

Все замечания и отзывы по содержанию словаря просьба направлять по адресу: 117071 Москва, Ленинский проспект, 15, к. 325, издательство «РУССО».

Авторы

PREFACE

The present "English-Russian and Russian-English Medical Dictionary" is published for the first time.

The English-Russian part of this Dictionary contains about 13000 terms, while the Russian-English one contains about 10500 terms concerning the traditional medical science, as well as new branches of medicine: immunology, immunogenetics, genetic engineering, radioisotope diagnosis, laser application, etc.

The Dictionary comprises the most usable basic medical terms, as well as new terms connected with biology, genetics, medical equipment and facilities and other related fields.

While compiling the Dictionary, the Authors used periodical medical magazines of the USA, Great Britain, as well as monographs, encyclopedias and reference books both in Russian and English.

The spelling is American throughout the book.

The Dictionary has been compiled to meet the needs of students of medical institutes, post-graduates and scientists. The Dictionary also will be of great use to all those who read special medical literature in English.

All remarks and suggestions concerning the contents of the Dictionary may be sent to "RUSSO" Publishing House, office 325, Leninski avenue, 15, Moscow 117071.

The Authors

О ПОЛЬЗОВАНИИ СЛОВАРЕМ

В словаре принята алфавитно-гнездовая система, при этом термины, состоящие из слов, пишущихся через дефис, следует рассматривать как слитно написанные слова.

Составные термины, состоящие из определяемого слова и определяющих компонентов, следует искать по определяемому слову. Например, термин **calculous cholecystitis** следует искать в гнезде **cholecystitis** или термин **неврогённая тахикардия́** — в гнезде **тахикардия́**.

Ведущее слово при последующем упоминании в словарной статье заменяется тильдой (~). Например, в гнезде **hormone**: термин **chorionic gonadotropic** ~ читается **chorionic gonadotropic hormone**.

В случае препозитивного или постпозитивного определения тильда ставится после или перед определением. Например, в гнезде **lack**: **~ of blood** малокро́вие. В тех случаях, когда при последующем употреблении в тексте словарной статьи заглавное слово выступает не в исходной форме, в нем косой чертой (/) отделяется неизменяемая часть слова и вместо нее в тексте ставится тильда (~) с измененным окончанием. Например:

лигату́р/а *ж.*◇ **накла́дывать ~у** to ligate.

Синонимичные варианты переводов или синонимичные эквиваленты даются через запятую. Например:

тёльце *с.* corpuscle, body.

Устойчивые терминологические сочетания даются в подбор к ведущему термину и отделяются знаком ромба (◇). Например:

health ◇ **to be in good ~** быть здоровым.

В русском переводе различные части речи с одинаковым семантическим содержанием разделены параллельками (‖). Например:

код ‖ коди́ровать; хромати́да ‖ хромати́дный.

В случае, если при одном составном термине имеется несколько определений, то они даются в квадратных скобках ([]). Например: **previllous [primitive] chorion** следует читать: **previllous chorion, primitive chorion.** Или стери́льные [безмикро́бные] усло́вия следует читать: стери́льные усло́вия, безмикро́бные усло́вия.

Факультативная часть термина дается в круглых скобках и читается следующим образом:

hypoplastic (bone) marrow следует читать: **hypoplastic marrow, hypoplastic bone marrow.**

В отдельных случаях, когда существуют различия в произношении одного и того же английского термина в разных грамматических значениях, дается транскрипция. Например:

affect 1. аффе́кт, эмоциона́льная реа́кция **2.** поража́ть; влия́ть, возде́йствовать {NB: *произношение сущ.* ['æfekt], *гл.* [ə'fekt]}

Пояснения и пометы к термину даются курсивом

Близкие по значению варианты перевода даются через запятую, далекие значения — через точку с запятой, различные значения — через цифры.

HOW TO USE THIS DICTIONARY

Single-word terms are arranged in alphabetical order, hyphenated terms are arranged in the same order as if they were written in one.

Terms consisting of a generic word and a modifier are alphabetized according to the generic word (head-word) as an entry and according to the modifiers within the entry, e.g. **calculous cholecystitis** should be found under the term **cholecystitis** or the term **chorionic gonadotropic hormone** should be found under the term **hormone**; the term **неврогéнная тахикардúя**, under the term **тахикардúя**.

When the head-word is repeated in the entry, it is represented by a tilde (~) following or preceding the modifier, e.g. **lack**: **~ of blood** малокрóвие.

If the head-word is repeated in the body of the entry in its inflected form, its ending is separated from the stem by a slant, and the stem is represented by a tilde (~), e.g.:

лигатýр/а *ж.*◇ **наклáдывать ~у** to ligate.

Synonymous translations or synonymous equivalents are separated by commas, e.g.:

тéльце *с.* corpuscle, body

The phraseologic expressions are separated from the head-word by the sign of rhomb (◇), e.g.:

health ◇ to be in good ~ быть здоровым.

In the Russian translation different parts of speech *(nouns, verbs, adjectives)* closely related in semantic meaning are separated by the parallels (‖), e.g.:

код ‖ кодúровать; хроматúда ‖ хроматúдный.

Variant modifiers of a translated term are given in square brackets, e.g. **previllous [primitive] chorion**. This should be read as any one of the following: **previllous chorion, primitive chorion**. Or **стерúльные [безмикрóбные] услóвия** should be read: **стерúльные услóвия, безмикрóбные услóвия**.

The optional part of a term is given in brackets and should be read as follows: **hypoplastic (bone) marrow**: **hypoplastic marrow, hypoplastic bone marrow**

In some cases when there are different versions of pronunciation of the same term having different grammar meanings, the respective transcription is given, e.g.:

affect 1. аффéкт, эмоционáльная реáкция **2.** поражáть; влиять, воздéйствовать {NB: *произношение сущ.* ['æfekt], *гл.* [ə'fekt]}

The explanations and remarks for the term are given in italics.

Commas separate translations closely related in meaning, semicolons separate translations remotely related in meaning; numerals separate translations unrelated in meaning.

АНГЛО-РУССКИЙ МЕДИЦИНСКИЙ СЛОВАРЬ

Около 13 000 terms

ENGLISH-RUSSIAN MEDICAL DICTIONARY

About 13 000 terms

СПИСОК ПОМЕТ

акуш. акушерство
амер. американский термин
анат. анатомия
англ. английский термин
бакт. бактериология
биол. биология
биохим. биохимия
гельм. гельминтология
гемат. гематология
ген. генетика
гист. гистология
дерм. дерматология
иммун. иммунология
кард. кардиология
мед. тех. медицинская техника
микр. микробиология
невр. неврология
опт. оптика
офт. офтальмология
паразитол. паразитология
псих. психиатрия
разг. разговорное выражение
рентг. рентгенология
см. смотри
см. тж смотри также
стат. статистика
стом. стоматология
фарм. фармакология
физиол. физиология
хим. химия
хир. хирургия
эмбр. эмбриология
f женский род
m мужской род
n средний род
sing единственное число
pl множественное число

АНГЛИЙСКИЙ АЛФАВИТ

Aa	Hh	Oo	Vv
Bb	Ii	Pp	Ww
Cc	Jj	Qq	Xx
Dd	Kk	Rr	Yy
Ee	Ll	Ss	Zz
Ff	Mm	Tt	
Gg	Nn	Uu	

A

abacterial безмикро́бный, стери́льный, асепти́ческий
abarticular 1. внесуставно́й 2. вы́вихнутый
abasement опуще́ние, выпаде́ние *(органа)*
abasia абази́я
abasia-astasia абази́я-астази́я, астази́я-абази́я *(расстройство движений, проявляющееся невозможностью стоять или ходить без поддержки)*
abatement уменьше́ние, ослабле́ние *(напр. боли)*
abdomen брюшна́я по́лость; живо́т
acute ~ «о́стрый» живо́т
boat-shaped ~ *см.* **scaphoid abdomen**
distended ~ взду́тый живо́т
pendulous ~ отви́слый живо́т
scaphoid ~ втя́нутый [ладьеви́дный] живо́т
soft ~ мя́гкий живо́т
surgical ~ «о́стрый» живо́т
tense ~ напряжённый живо́т
abdominal абдомина́льный
abdominocentesis лапароценте́з, пу́нкция живота́, абдомина́льная пу́нкция
abdominoscopy лапароскопи́я, перитонеоскопи́я, абдоминоскопи́я
abducens отводя́щий нерв
abduction отведе́ние, абду́кция
aberration аберра́ция, отклоне́ние от но́рмы
chromosomal ~ хромосо́мная аберра́ция
ability спосо́бность, уме́ние
colonizing ~ колонизи́рующая спосо́бность
ablate ампути́ровать, отсека́ть, иссека́ть, удаля́ть
ablation ампута́ция, отсече́ние, удале́ние
able спосо́бный, уме́лый ◇ **to be** ~ быть в состоя́нии, мочь
abnormal 1. анома́льный; атипи́чный; ненорма́льный 2. патологи́ческий
abnormality наруше́ние; отклоне́ние от но́рмы; анома́лия; расстро́йство
abort 1. або́рт, вы́кидыш ‖ де́лать або́рт 2. обрыва́ть боле́знь на нача́льной ста́дии 3. не удава́ться; потерпе́ть неуда́чу
abortion 1. преждевре́менное прекраще́ние бере́менности; або́рт, вы́кидыш 2. недоразви́тие *(органа)*; оста-

но́вка разви́тия *(органа или процесса)*

abortive 1. преждевре́менный *(о родах)* 2. вызыва́ющий або́рт

abortus аборти́рованный плод, або́ртус, вы́кидыш

abrasion 1. ссáдина, цара́пина, эро́зия 2. выска́бливание 3. очи́стка *(напр. раны)*

abruption отделе́ние, отсло́йка, отторже́ние, отры́в

abscess абсце́сс, гнойни́к, нары́в
- **appendicular** ~ аппендикуля́рный абсце́сс
- **bicameral** ~ двухка́мерный абсце́сс
- **cold** ~ холо́дный [туберкулёзный] абсце́сс
- **encysted** ~ осумко́ванный абсце́сс
- **peritoneal** ~ абсце́сс брюшно́й по́лости
- **pulmonary** ~ абсце́сс лёгких
- **retroperitoneal** ~ ретроперитонеа́льный абсце́сс
- **retropharyngeal** ~ загло́точный [ретрофарингеа́льный] абсце́сс
- **tuberculous** ~ холо́дный [туберкулёзный] абсце́сс

abscess-forming абсцеди́рующий

abscission ампута́ция, отсече́ние, отня́тие

absence 1. отсу́тствие 2. абса́нс, кратковре́менная поте́ря созна́ния *(симптом эпилепсии)* 3. недоста́ток *(чего-л.)*

absorb абсорби́ровать, вса́сывать, поглоща́ть, впи́тывать

absorbable абсорби́руемый, поглоща́емый, расса́сываемый

absorbent абсорбе́нт, поглоти́тель || абсорби́рующий, вса́сывающий, поглоща́ющий, гигроскопи́ческий

absorptiometer абсорбцио́метр

absorption 1. абсо́рбция, поглоще́ние, впи́тывание, вса́сывание 2. резо́рбция, расса́сывание 3. истоще́ние *(иммунной сыворотки)*

absorptive абсорби́рующий, поглоща́ющий, вса́сывающий, гигроскопи́ческий, впи́тывающий

abstinence абстине́нция; возде́ржание; уме́ренность ◇ ~ **from food** голода́ние; воздержа́ние от пи́щи

abulia абули́я, дисбули́я *(патологическое отсутствие желаний и побуждений к деятельности)*

abundant оби́льный

abuse 1. непра́вильное *или* оши́бочное употребле́ние *(напр. лекарственного средства)* 2. злоупотребле́ние || злоупотребля́ть {NB: *произношение сущ.* [ə'bju:s], *гл.* [ə'bju:z]}
- **drug** ~ 1. злоупотребле́ние лека́рственными сре́дствами 2. злоупотребление наркотиками

acantholysis аканто́лиз *(дегенеративное изменение шиповатого слоя эпидермиса)*

acanthosis акантóз *(утолщение эпидермиса и эпителия слизистых оболочек с удлинением межсосочковых отростков)*

accelerate ускоря́ть(ся); учащáть(ся)

acceleration ускорéние; учащéние

accelerator 1. ускори́тель 2. *хим.* катализáтор

accept 1. принимáть 2. приживля́ть(ся) *(о трансплантате)*

acceptability 1. переноси́мость *(напр. вакцин)* 2. приживля́емость *(трансплантата)*

acceptance 1. приня́тие; приём 2. приживлéние

graft ~ приживля́емость трансплантáта

access 1. дóступ *(оперативный)* 2. припáдок, при́ступ *(болезни)*

accessory 1. добáвочный, дополни́тельный, вспомогáтельный 2. побóчный, второстепéнный

accident 1. слу́чай 2. несчáстный слу́чай; катастрóфа; авáрия 3. осложнéние

anaphylactic ~ анафилакти́ческий шок

cerebral ~ инсу́льт

fatal ~ несчáстный слу́чай со смертéльным исхóдом

home ~ бытовáя трáвма

serum ~ анафилакти́ческий шок

accommodate 1. размещáть; устрáивать 2. помогáть 3. примиря́ться ◇ **to ~ the wounded** размести́ть рáненых

accommodation 1. аккомодáция 2. мéсто *(в поезде, на пароходе и т.п.)* 3. удóбство ◇ **amount of hospital ~** пропускнáя спосóбность больни́цы

hospital ~ коли́чество больни́чных кóек

accompany сопровождáть; сопу́тствовать

accomplish 1. выполня́ть; закáнчивать; завершáть 2. совершéнствовать

accomplished 1. закóнченный, завершённый, вы́полненный 2. иску́сный, óпытный, квалифици́рованный

accumulate накáпливать, скопля́ться

accumulation 1. накоплéние, аккумуля́ция, скоплéние 2. кумуля́ция

accuracy 1. тóчность; прáвильность 2. достовéрность; тщáтельность

acellular бесклéточный

acetic у́ксусный

ache боль *(особенно продолжительная, тупая)* ‖ болéть ◇ **to give an ~** причиня́ть боль; **to have an ~** испы́тывать боль

acheless безболéзненный

achieve достигáть; добивáться

achromic ахромати́ческий; неокрáшенный; неокрáшивающийся; бесцвéтный

acid кислотá ‖ ки́слый; кислóтный

acetic ~ у́ксусная кислотá

acetylsalicylic ~ ацетилсалици́ловая кислотá

arachidonic ~ арахидóновая кислотá
ascorbic ~ аскорбúновая кислотá, витамúн С
bile ~ жёлчная кислотá
carbonic ~ ýгольная кислотá
citric ~ лимóнная кислотá
deoxyribonucleic ~ дезоксирибонуклеúновая кислотá, ДНК
double-stranded deoxyribonucleic ~ двухспирáльная ДНК
ethacrynic ~ этакрúновая кислотá
hydrochloric ~ солянáя кислотá
lactic ~ молóчная кислотá
lipoteichoic ~**s** липотейхóевые кислóты
malic ~ я́блочная [оксиянтáрная] кислотá
nuclei(ni)c ~ нуклеúновая кислотá
oncogenic ribonucleic ~ онкогéнная РНК
phen(yl)ic ~ карбóловая кислотá, фенóл
phosphoric ~ фóсфорная кислотá
ribonucleic ~ рибонуклеúновая кислотá, РНК
salicylic ~ салицúловая кислотá
transfer ribonucleic ~ трáнспортная РНК
trifluoromethane sulfonic ~ трифторметансульфóновая кислотá
uric ~ мочевáя кислотá

acid-base кислóтно-щелочнóй
acidemia ацидемúя
acid-fast кислотоупóрный, кислотоустóйчивый
acidification 1. подкислéние 2. окислéние
acidify подкислять; окислять(ся)
acidity кислóтность
gastric juice ~ кислóтность желýдочного сóка
total ~ óбщая кислóтность
acidophilic ацидофúльный
acidosis ацидóз
compensated ~ компенсúрованный ацидóз
diabetic ~ диабетúческий ацидóз
metabolic ~ метаболúческий ацидóз
respiratory ~ дыхáтельный [гáзовый] ацидóз
uremic ~ уремúческий ацидóз
acid-proof, acid-resistant, acid-seal кислотоупóрный, кислотоустóйчивый
acid-treated обрабóтанный кислотóй
acinar 1. гроздевúдный *(о железах)* 2. ацинóзный
acinus áцинус; дóлька *(напр. печени, лёгкого)*
acne угрú, áкне ◇ ~ **conglobata** шаровúдные угрú, фолликулярный дерматúт; ~ **erythematosa** рóзовые [крáсные] угрú; ~ **neonatorum** угрú новорождённых; ~ **pustulosa** пустулёзные угрú; ~ **syphilitica** сифилитúческие угрú; ~ **urticata** экскориúрованные угрú; ~ **vulgaris** обыкновéнные [ю́ношеские] угрú
bromide ~ брóмистые угрú

chlorine ~ хлористые угри
contagious ~ контагиозные угри
cystic ~ кистозные угри
iodide ~ иодистые угри
keloid ~ келоидный фолликулит
premenstrual ~ предменструальные угри
acoustic акустический
acquired приобретённый
acrocentric акроцентрический
acrocyanosis акроцианоз
acrodermatitis акродерматит
Hallopeau's ~ персистирующий акродерматит, пустулёзный стойкий акродерматит Аллопо
papular ~ папулёзный акродерматит, синдром Кроcти — Джанотти
acromegalia акромегалия
acromial акромиальный
acrosin акрозин *(акросомальный антиген)*
acrylamide акриламид
act 1. акт; действие; процесс || действовать; оказывать действие **2.** дело; поступок || поступать; влиять
~ of delivery родовой акт, роды
ACTH *см.* adrenocorticotropic hormone
actin актин
acting действующий
long ~ пролонгированного действия *(о препарате)*
actinomycosis актиномикоз
action 1. (воз)действие; влияние; эффект **2.** работа
control ~ регуляция, осуществление контроля
emergency ~s экстренные [аварийные] действия; оказание неотложной помощи
activate 1. активировать, повышать реактивную способность **2.** делать радиоактивным
activation активация, возбуждение, стимуляция
antibody-mediated ~ антителозависимая активация *(лимфоцитов)*
bypass ~ активация по альтернативному пути
cardiac ~ стимуляция сердца
cognate ~ активация аутоиммунных механизмов
complement ~ активация комплемента
gene ~ активация генов
reciprocal ~ взаимоактивация
synaptic ~ синаптическое возбуждение
activator возбудитель, активатор, активирующий фактор
alternative pathway ~ активатор альтернативного пути *(активации комплемента)*
leukoagglutinating ~ лейкоагглютинин
lymphocyte ~ активатор лимфоцитов
metabolic ~ метаболический активатор
plasminogen ~ активатор плазминогена
activin активин *(Т-клеточный фактор роста)*
activity 1. активность; рабо-

adequacy 1. адеква́тность, соотве́тствие 2. доста́точность 3. компете́нтность
immunochemical ~ иммунохими́ческая иденти́чность
adherence 1. прилипа́ние; скле́ивание 2. адге́зия; сраще́ние
glass ~ адге́зия на стекле́, адге́зия к стеклу́
adherent 1. сращённый, сро́сшийся, приро́сший, прикреплённый 2. клейкий, вя́зкий
adhesion 1. адге́зия; соедине́ние; слипа́ние; прилипа́ние 2. спа́йка, сраще́ние 3. заживле́ние *(раны)*
adviser консульта́нт
medical ~ врач-консульта́нт
adynamia адинами́я; сла́бость, бесси́лие
adynamic сла́бый, бесси́льный
aeration аэра́ция, аэри́рование
aeriferous воздухоно́сный
aeroallergen аэроаллерге́н, аллерге́н во́здуха
aerobe аэро́б
aerobian, aerobic аэро́бный
aerocele возду́шная киста́; возду́шная по́лость
aerodontalgia аэродонталги́я *(боль в зубах, вызванная резким перепадом атмосферного давления)*
aerophagy аэрофаги́я, глота́ние во́здуха
aerosol аэрозо́ль
aetiology *см.* **etiology**
afebrile безлихора́дочный
affect 1. аффе́кт, эмоциона́льная реа́кция 2. поража́ть; влия́ть, возде́йствовать {NB: *произношение сущ.* ['æfekt], *гл.* [ə'fekt]}
affected поражённый *(болезнью)*, страда́ющий *(каким-л. недугом)*
affection заболева́ние; пораже́ние *(какого-л. органа)*
affective аффекти́вный, эмоциона́льный
affectivity возбуди́мость, эмоциона́льность
afferent афферентный, прино́сящий, центростреми́тельный
affinity 1. сродство́; аффините́т; аффи́нность 2. схо́дство; бли́зость
chemical ~ хими́ческое сродство́
afflict поража́ть *(болезнью)*
affliction 1. боле́знь; физи́ческий недоста́ток 2. печаль
afflux прито́к, прили́в *(крови)*
afterbirth после́д, плаце́нта, пло́дные оболо́чки
after-care 1. ухо́д *(за выздоравливающим)*; доле́чивание 2. ухо́д и наблюде́ние за же́нщиной по́сле ро́дов
after-cataract втори́чная катара́кта
aftereffect последе́йствие
after-image *офт.* после́довательный о́браз
after-pain 1. *pl* боле́зненные послеродовы́е схва́тки 2. боль, испы́тываемая по́сле *(чего-л.)*
afterpotential следово́й потенциа́л *(напр. на электрокардиограмме)*

afterstain *гист.* дополни́тельная окра́ска; контра́стная окра́ска
aftertreatment 1. доле́чивание 2. реабилита́ция
afunctional нефункциони́рующий, неде́йствующий
agammaglobulinemia агаммаглобулинеми́я
agar ага́р
bile salt ~ жёлчный ага́р
blood ~ кровяно́й ага́р
glucose ~ глюко́зный ага́р
glycerin ~ ага́р с глицери́ном
plain ~ просто́й ага́р; мясопепто́нный ага́р
semisolid ~ полужи́дкий ага́р
soft ~ мя́гкий ага́р
agarose агаро́за
agar-tube проби́рка с ага́ром
age 1. во́зраст; продолжи́тельность жи́зни 2. совершенноле́тие 3. ста́рость
~ **of human life** продолжи́тельность жи́зни челове́ка
anatomical ~ морфологи́ческий [сомати́ческий] во́зраст
bone ~ *рентг.* ко́стный во́зраст
childbearing ~ репродукти́вный [детоpо́дный] во́зраст
chronological ~ календа́рный во́зраст
culture ~ во́зраст культу́ры *(напр. клеток)*
gestational ~ гестацио́нный во́зраст
middle ~ сре́дний во́зраст
physiological ~ физиологи́ческий во́зраст
retirement ~ пенсио́нный во́зраст
school ~ шко́льный во́зраст
walking ~ во́зраст, в кото́ром ребёнок на́чал ходи́ть
age-dependent возрастно́й
agenesia, agenesis агенези́я, врождённое отсу́тствие о́ргана
agent аге́нт; фа́ктор; возбуди́тель; сре́дство
activating ~ активи́рующий фа́ктор
aggregating ~ фа́ктор, вызыва́ющий агрега́цию *(напр. тромбоцитов)*
alkylating ~ алкили́рующий аге́нт
antimicrobial ~ антимикро́бное сре́дство
antiviral ~ противови́русное сре́дство
bacterial ~ бактериа́льный возбуди́тель
carrying ~ перено́счик *(инфекции)*
causative ~ возбуди́тель боле́зни, этиологи́ческий фа́ктор
environmental ~ фа́ктор вне́шней среды́
fusing ~ фа́ктор, вызыва́ющий слия́ние кле́ток
germicidal ~ бактерици́дное сре́дство
immunosuppressive ~ иммунодепресса́нт, иммуносупре́ссор, иммунодепресси́вное сре́дство
infectious ~ возбуди́тель инфе́кции, инфекцио́нный аге́нт
priming ~ сенсибилизи́рующий фа́ктор

topical ~ местнодéйствующее срéдство *(напр. мазь)*
triggering ~ 1. фáктор, запускáющий реáкцию 2. хéлперный фáктор
agglomeration агломерáция
agglutinability способность к агглютинáции
agglutination 1. агглютинáция; склéивание 2. слипáние *(краёв раны)*
cold ~ криоагглютинáция
partial ~ непóлная агглютинáция
spontaneous ~ самопроизвóльная агглютинáция
agglutinin агглютинúн, агглютинúрующее веществó
cold ~ холодóвый агглютинúн
aggravate ухудшáться, обострúться *(о болезни)*
aggravation 1. ухудшéние *(состояния здоровья)*, обострéние *(болезни)* 2. аггравáция *(преувеличение больным симптомов болезни)*
aggregability способность к агрегáции *(напр. тромбоцитов)*
aggregation агрегáция
monolayer ~ агрегáция *(клеток)* в монослóе
aggression 1. агрессúвность 2. вмешáтельство *(оперативное)* 3. клéточная цитотоксúческая реáкция
aging 1. старéние 2. определéние вóзраста 3. созревáние *(напр. клеток популяции)*
agitation 1. волнéние; возбуждéние; беспокóйство 2. взбáлтывание; перемéшивание, встряхивание
nervous ~ нéрвное возбуждéние
agitator мешáлка
aglossia 1. аглоссúя, врождённое отсýтствие языкá 2. немотá
aglutition дисфагúя, расстрóйство глотáния
agonal агонáльный; предсмéртный
agonist 1. агонúст *(мышца)* 2. веществó, обладáющее сродствóм к рецéптору
agony 1. агóния 2. мучéние, страдáние, сильнéйшая боль
agranulocyte агранулоцúт, незернúстый лейкоцúт
agranulocytosis агранулоцитóз *(отсутствие или резкое уменьшение количества гранулоцитов в крови)*
Schultz's ~ аллергúческий агранулоцитóз, агранулоцитóз Шýльца
aid 1. пóмощь; содéйствие; поддéржка ‖ помогáть, окáзывать пóмощь 2. помóщник 3. вспомогáтельное срéдство 4. протéз
blind ~ тифлотехнúческий прибóр *(для чтения слепых)*
domiciliary ~ пóмощь на домý
first ~ пéрвая пóмощь
hearing ~ слуховóй аппарáт
nursing ~ санитáрка; няня
obstetric ~ родовспоможéние
aid-man санитáр

AIDS *см.* acquired immunodeficiency syndrome
aid-woman санитáрка
ail 1. болéть, заболевáть, чýвствовать недомогáние 2. беспокóить; причинять боль; мýчить
ailing болéзненный
ailment недомогáние, нездорóвье, болéзнь
ainhum аньюм, айнгýм *(тропическая болезнь)*
air 1. вóздух; атмосфéра 2. провéтривать, вентилúровать 3. сушúть на воздухе
  ambient ~ атмосфéрный вóздух
  expired ~ выдыхáемый вóздух
  inspired ~ вдыхáемый вóздух
  residual ~ остáточный объём лёгких
  respiratory ~ дыхáтельный объём вóздуха
airborne 1. воздýшно-кáпельный, переносúмый по вóздуху 2. присýтствующий в вóздухе
air-dried вы́сушенный на вóздухе
airplane самолёт
  ambulance ~ санитáрный самолёт
airproof воздухонепроницáемый, герметúчный
airway 1. дыхáтельные путú 2. воздуховóд
akinesia акинезúя, двúгательный паралúч
alarm 1. тревóга; сигнáл тревóги || тревожúть, вызывáть тревóгу 2. страх, смятéние
albication побелéние, обесцвéчивание, приобретéние бéлой окрáски
albinism альбинúзм *(врождённое отсутствие пигментации)*
albuginea белóчная оболóчка
albumin альбумúн
  egg ~ овальбумúн, яúчный альбумúн
albuminoid белковоподóбный
albuminous альбумúновый
albuminuria протеинурúя; альбуминурия
alcohol алкогóль, спирт; этúловый спирт, этанóл
  absolute [dehydrated] ~ абсолю́тный спирт
  ethyl ~ этанóл, этúловый спирт
alcoholic алкогóльный, спиртовóй
alcoholism алкоголúзм; пья́нство
alcoholize 1. обрабáтывать спúртом 2. превращáть в спирт
alcoholometer спиртóметр
aldehyde альдегúд
  formic ~ формальдегúд
aldosterone альдостерóн
aleukemia алейкемúя, алейкемúческий лейкóз
alexia алексúя *(вербальная слепота)*
algesia повы́шенная чувствúтельность к бóли
algetic болевóй, болéзненный
algomenorrhea альгоменорéя, болéзненная менструáция
alienation психóз; психúческое заболевáние
alienist психиáтр

alignment 1. выпрямлéние, вырáвнивание 2. зубнóй ряд
aliment пи́ща, питáние
alimentary 1. пищевóй 2. пищевари́тельный 3. питáтельный
alimentation кормлéние, питáние
artificial ~ искýсственное питáние
forced ~ принуди́тельное кормлéние
oral ~ перорáльное кормлéние
rectal ~ ректáльное питáние
alimentotherapy диетотерапи́я, лечéбное питáние
alive 1. живóй 2. существýющий, дéйствующий, остаю́щийся в си́ле
alkalemia алкалóз
alkali щёлочь
caustic ~ éдкая щёлочь
alkalify подщелáчивать, ощелáчивать
alkaline щелочнóй
weakly ~ слабощелочнóй
alkalinization подщелáчивание, ощелáчивание
alkalinize подщелáчивать
alkalosis алкалóз
altitude ~ высóтный алкалóз
metabolic ~ метаболи́ческий алкалóз
respiratory ~ дыхáтельный [респиратóрный] алкалóз
uncompensated ~ декомпенси́рованный алкалóз
alkaluria щелочнáя реáкция мочи́
allele аллéль, аллéльный ген
compatibility ~s аллéли совмести́мости
dominant ~s доминáнтные аллéли
recessive ~s рецесси́вные аллéли
allelic аллéльный
allelism аллéльность
allelotype аллелоти́п
allergen аллергéн
inhalant ~ аэроаллергéн, аллергéн вóздуха
allergen-challenged аллергизи́рованный, сенсибилизи́рованный аллергéном
allergenicity аллергéнность
cross ~ перекрёстная аллергéнность
allergic аллерги́ческий
allergid аллерги́д *(сыпь аллергической природы)*
allergist врач-аллергóлог
allergization аллергизáция, сенсибилизáция аллергéном
allergologist врач-аллергóлог
allergology аллерголóгия
allergy аллерги́я, повы́шенная чувстви́тельность
atopic ~ атопи́я, атопи́ческая аллерги́я
bacterial ~ бактериáльная аллерги́я
cold ~ холодóвая аллерги́я
contact ~ контáктная аллерги́я
delayed ~ аллерги́ческая реáкция замéдленного ти́па
dermal ~ кóжная аллерги́я
dietary ~ пищевáя аллерги́я
drug ~ лекáрственная аллерги́я
food ~ пищевáя аллерги́я

grass pollen ~ поллино́з, сенна́я лихора́дка
house dust ~ аллерги́я к дома́шней пы́ли
workplace ~ профессиона́льная аллерги́я
allergy-prone предрасполо́женный к аллерги́и
alleviate облегча́ть, смягча́ть *(боль)*
alleviation облегче́ние, смягче́ние *(боли)*
alloantigen аллоантиге́н
allocation размеще́ние; распределе́ние; локализа́ция
alloepitope аллоантиге́нная детермина́нта, аллодетермина́нта, аллоэпито́п
allogene рецесси́вный ген
allogenic аллоге́нный *(относящийся к другой особи того же биологического вида)*
allograft аллотранспланта́т
allografting аллотранспланта́ция *(пересадка органа или ткани от другой особи того же вида)*
alloimmunization аллоиммуниза́ция
alopecia алопе́ция, облысе́ние, плеши́вость
areata ~ гнёздная [очаго́вая] алопе́ция
cicatrical ~ рубцо́вая алопе́ция
marginal ~ краево́е облысе́ние
roentgen ~ рентге́новская алопе́ция
senile ~ ста́рческая [сени́льная] алопе́ция
alter (из)меня́ть
alteration измене́ние; альтера́ция; перестро́йка *(организма)*
alternating альтерни́рующий, чередующийся, перемежа́ющийся, сменя́ющийся
alternation альтерна́ция, чередова́ние, сме́на, переме́на
alveolar альвеоля́рный; ячеи́стый
alveole альвео́ла; яче́йка; лу́ночка
alveolitis альвеоли́т
amaurosis амавро́з, слепота́
diabetic ~ слепота́ при диабе́те
hysteric ~ психоге́нная слепота́
uremic ~ уреми́ческая слепота́
ambiguous нея́сный, сомни́тельный *(напр. о диагнозе)*
ambiopia диплопи́я, двое́ние *(в глазах)*
amblyopia амблиопи́я
ambulance 1. полево́й го́спиталь 2. санита́рно-тра́нспортное сре́дство, автомоби́ль ско́рой по́мощи 3. враче́бный пункт ◇ **to call in an** ~ вы́звать автомоби́ль ско́рой по́мощи
army ~ полево́й го́спиталь
medical ~ санита́рный тра́нспорт
ambulant 1. перемежа́ющийся *(о болезнях)* 2. амбулато́рный
ambulatory амбулато́рный, ходя́чий *(о больном)*
ambustion ожо́г
amebiasis амёбиа́з, амёбная дизентери́я

hepatic ~ амёбиáз пéчени
intestinal ~ амёбная дизентерúя
amebocyte блуждáющая клéтка, амебоцúт
ameboid амёбообрáзный, амёбовúдный
amelioration улучшéние *(напр. состояния здоровья)*
ameloblast амелоблáст, адамантоблáст
amelogenesis амелогенéз *(развитие зубной эмали)*
amenorrhea аменорéя *(отсутствие менструаций)*
emotional ~ психогéнная аменорéя
hypothalamic ~ гипоталамúческая аменорéя
lactation ~ лактациóнная аменорéя
physiologic ~ физиологúческая аменорéя
amicrobic безмикрóбный, стерúльный
amitosis амитóз *(прямое деление ядра клетки)*
ammonia аммиáк
liquid ~ *разг.* нашаты́рный спирт
amnesia амнезúя, утрáта пáмяти
anterograde ~ антерогрáдная амнезúя
episodic ~ периодúческая [эпизодúческая] амнезúя
amniocentesis амниоцентéз *(пункция плодного пузыря)*
genetic ~ амниоцентéз по генетúческим показáниям
transabdominal ~ чрезбрюшúнный амниоцентéз
vaginal ~ влагáлищный амниоцентéз
amniochorial относя́щийся к амниóну и хориóну
amnion амниóн, амниотúческая оболóчка
amnionitis амнионúт *(воспаление амниона)*
amniorrhea излúтие [отхождéние] околоплóдных вод
amorphous амóрфный; бесструктýрный
ampelotherapy виноградолечéние, ампелотерапúя
amphoteric амфотéрный *(обладающий свойствами кислоты и основания)*
amplitude 1. амплитýда **2.** полнотá *(пульса)*; обúлие *(кровоснабжения)*
ampoule, ampule *фарм.* áмпула
vacuum-sealed ~ запáянная áмпула
ampulla *анат.* áмпула
~ **of the uterine tube** áмпула мáточной трубы́
amputate ампутúровать; удаля́ть
amputating ампутациóнный
amputation ампутáция; удалéние
Alanson's ~ кругoвáя ампутáция по Алансóну
Bier's ~ ампутáция (гóлени) по Бúру
Bunge's ~ безнадкóстничная ампутáция, ампутáция по Бýнге
Callander's ~ ампутáция (бедрá) по Каллéндеру
Carden's ~ ампутáция (бедрá) по Кáрдену

Chopart's ~ ампутáция по Шопáру
Farabeuf's ~ ампутáция по Фарабéфу
Forbes ~ ампутáция (стопы́) по Фóрбсу
Jaboulay's ~ ампутáция (бедрá с чáстью тáза) по Жабулé
Kirk's ~ ампутáция (бедрá) по Ки́рку
Larrey's ~ ампутáция (вéрхней конéчности у плечевóго сустáва) по Ларрéю
Lisfranc's ~ ампутáция по Лисфрáнку
Pirogoff's ~ ампутáция (стопы́) по Пирогóву
amyelination демиелинизáция, разрушéние миели́новой оболóчки *(нервных волокон)*
amyelinic безмиели́новый
amyelotrophy спиннáя сухóтка, *tabes dorsalis*
amygdala 1. минда́лина **2.** миндалеви́дное тéло
amygdalectomy тонзиллэктоми́я
amygdalitis тонзилли́т
amylaceous содержáщий крахмáл, крахмáлистый
amylase амилáза
amylasuria амилазури́я *(увеличенное выделение амилазы с мочой)*
amylogenesis образовáние крахмáла
amyloid амилóид || амилóидный
amyloidosis амилоидóз, амилóидная дистрофи́я
amylum крахмáл
anabiosis анабиóз
anabolic анаболи́ческий, ассимиляциóнный
anabolism ассимиля́ция, анаболи́зм
anabolite анаболи́т
anaerobe анаэрóб
facultative ~ факультати́вный анаэрóб
obligate ~ облигáтный анаэрóб
anaerobic анаэрóбный
anaerobiosis *микр.* анаэробиóз
anal анáльный, заднепрохóдный
analeptic аналéптик, укрепля́ющее [стимули́рующее] срéдство || аналепти́ческий, укрепля́ющий
analgesia аналгези́я *(1. обезболивание 2. отсутствие болевой чувствительности)*
analgesic, analgetic анальгези́рующее [болеутоля́ющее] срéдство, анальгéтик || анальгези́рующий, обезбóливающий, болеутоля́ющий
analysis *(pl* **analyses***)* анáлиз; прóба; исслéдование
activation ~ активациóнный анáлиз
antigenic ~ антигéнный анáлиз
basal ~ исслéдование оснoвнóго обмéна
check ~ контрóльный анáлиз
cluster ~ клáстерный анáлиз
colorimetric ~ колориметри́ческий анáлиз
electron microprobe ~ анá-

лиз мéтодом электрóнного микрозóнда
enzyme ~ ферméнтный анáлиз
flow cytometric ~ протóчный цитометрúческий анáлиз
gel-blotting ~ *иммун.* гель-блóттинг, анáлиз мéтодом блóттинга в гéле
idiotypic ~ идиотипúческий анáлиз
immunogenotypic ~ иммуногенетúческий анáлиз
immunometric ~ колúчественный иммуноанáлиз
linear regression ~ линéйно-регрессиóнный анáлиз
sequential ~ послéдовательный анáлиз
spectroscopic ~ спектроскопúческий анáлиз
tracer ~ исслéдование при пóмощи мéченых áтомов
X-ray ~ рентгенографúческий анáлиз
X-ray diffraction ~ рентгеноструктýрный анáлиз

analyze дéлать анáлиз; подвергáть анáлизу; анализúровать; исслéдовать

anamnesis анáмнез
immunologic ~ иммунологúческая пáмять

anamnestic анамнестúческий

anaphase анафáза

anaphylactic анафилактúческий

anaphylaxis анафилаксúя, анафилактúческая реáкция
acute ~ анафилактúческий шок

anaplasia анаплазúя

anasarca анасáрка *(распространённый отёк подкожной клетчатки)*

anastomosis анастомóз, сóустье
arteriovenous ~ артериовенóзный анастомóз
Braun's ~ анастомóз по Брáуну
end-to-end ~ анастомóз «конéц в конéц»
end-to-side ~ анастомóз «конéц в бок»
Galen's ~ анастомóз по Галéну
intestinal ~ кишéчный анастомóз
side-to-end ~ анастомóз «бок в конéц»
side-to-side ~ анастомóз «бок в бок»

anatomic(al) анатомúческий; морфологúческий; структýрный

anatomist 1. анáтом **2.** прозéктор; препарáтор

anatomy 1. анатóмия **2.** препарúрование, анатомúрование, вскрытие
applied ~ прикладнáя анатóмия
comparative ~ сравнúтельная анатóмия
descriptive ~ описáтельная [систéмная] анатóмия
pathological ~ патологúческая анатóмия
regional ~ топографúческая анатóмия

anavaccine анавакцúна, убúтая вакцúна

ancillary вспомогáтельный, дополнúтельный

androgen андрогéн *(мужской половой гормон)*

android мужеподóбный
andrology андролóгия
anemia анемúя
  Addison-Biermer ~ пернициóзная анемúя, болéзнь Аддисóна — Бúрмера
  aplastic ~ апластúческая анемúя
  bleeding ~ постгеморрагúческая анемúя
  bothriocephalus ~ ботриоцефáльная анемúя
  congenital ~ of newborn гемолитúческая болéзнь новорождённых
  Cooley's ~ анемúя Кýли, большáя талассемúя
  deficiency ~ алиментáрная [нутритúвная] анемúя
  Fanconi's ~ анемúя [синдрóм] Фанкóни *(наследственная гипоплазия костного мозга)*
  hemolytic ~ гемолитúческая анемúя
  hemolytic autoimmune ~ гемолитúческая аутоиммýнная анемúя
  hemorrhagic ~ геморрагúческая анемúя
  hypochromic ~ гипохрóмная анемúя
  hypoferric [iron deficiency] ~ железодефицúтная анемúя
  microcytic ~ микроцитáрная анемúя
  normocytic ~ нормоцитáрная анемúя
  posthemorrhagic ~ постгеморрагúческая анемúя
  sickle cell ~ серповúдноклéточная [дрепаноцитáрная] анемúя
  sideropenic ~ железодефицúтная анемúя
  splenic ~ спленогéнная [спленомегалúческая] анемúя
anemic анемúчный, малокрóвный
anergy анергúя
anesthesia анестезúя, обезбóливание
  Bier's local ~ мéстная внутривéнная анестезúя по Бúру
  block ~ проводникóвая анестезúя
  caudal ~ каудáльная анестезúя
  conduction ~ проводникóвая анестезúя
  endobronchial ~ эндобронхиáльный наркóз
  endotracheal ~ эндотрахеáльный [интратрахеáльный] наркóз
  epidural ~ эпидурáльная [перидурáльная] анестезúя
  general ~ наркóз, óбщая анестезúя, óбщее обезбóливание
  infiltration ~ инфильтрациóнная анестезúя
aneurysm аневрúзма
  aortic ~ аневрúзма аóрты
  arteriovenous ~ артериовенóзная аневрúзма
  cardiac ~ аневрúзма сéрдца
  dissecting ~ расслáивающая аневрúзма *(аорты)*
  fusiform ~ веретенообрáзная аневрúзма
  primary ~ úстинная аневрúзма
  Rasmussen's ~ аневрúзма Рáсмуссена

spurious ~ ло́жная аневри́зма
aneurysmatic аневризмати́ческий
aneurysmectomy аневризмэктоми́я *(иссечение аневризмы)*
angiectasia, angiectasis ангиэктази́я *(расширение сосуда)*
angiitis васкули́т, ангии́т *(воспаление стенок сосуда)*
allergic cutaneous ~ аллерги́ческий ко́жный ангии́т
necrotizing ~ некротизи́рующий ангии́т
visceral ~ висцера́льный ангии́т
angina **1.** анги́на **2.** стенокарди́я, грудна́я жа́ба ◇ ~ **decubitus** стенокарди́я поко́я; ~ **follicularis** фолликуля́рная анги́на; ~ **pectoris** стенокарди́я, грудна́я жа́ба ~ **of effort** стенокарди́я напряже́ния
agranulocytic ~ агранулоцита́рная анги́на
Ludwig's ~ анги́на Лю́двига
lymphatic ~ инфекцио́нный мононуклео́з
anginal **1.** ангино́зный **2.** стенокарди́ческий
angioblast ангиобла́ст
angioblastoma ангиобласто́ма
angiocardiography ангиокардиографи́я
angiocholitis холанги́т, ангиохоли́т *(воспаление жёлчных протоков)*
angioclast кровоостана́вливающий зажи́м
angioedema ангионевроти́ческий отёк, отёк [болезнь] Кви́нке
angiogenesis разви́тие кровено́сных сосу́дов
angiography ангиографи́я, вазографи́я
cerebral ~ церебра́льная ангиографи́я
angiology ангиоло́гия
angioma ангио́ма, сосу́дистая о́пухоль
angiomatosis ангиомато́з
angioneurosis ангионевро́з, вазоневро́з
angioparesis ангиопаре́з
angiopathy ангиопати́я, вазопати́я *(нарушение тонуса кровеносных сосудов)*
angiopoiesis ангиопоэ́з *(процесс образования сосудов)*
angiorrhexis ангиоре́ксис *(разрыв кровеносного сосуда)*
angioscope капилляроско́п
angiotaxis **1.** кровоточи́вость, геморраги́ческий диате́з **2.** гемофили́я
angiotelectasia, angiotelectasis телеангиэктази́я *(локальное чрезмерное расширение мелких сосудов)*
angiotensin ангиотензи́н
angiotribe ангиотри́б *(вид кровоостанавливающего зажима)*
angiotrophoneurosis ангиотрофоневро́з
angle у́гол
angular углово́й
angulation образова́ние угла́; переги́б *(петли кишечника, мочеточника)*
anhidrosis ангидро́з, отсу́тствие потоотделе́ния

anhydrous безво́дный
anicteric безжелту́шный
animal живо́тное
germfree ~ безмикро́бное [стери́льное] живо́тное
test ~ подо́пытное живо́тное
animal-borne передаю́щийся [переноси́мый] живо́тными *(об инфекции)*
anisocytosis анизоцито́з
anisometropia анизометропи́я *(различная рефракция правого и левого глаза)*
anisotropic анизотро́пный; име́ющий ра́зные физи́ческие характери́стики
ankle **1.** голеносто́пный суста́в **2.** лоды́жка
ankylosis анкило́з *(неподвижность сустава)*
artificial ~ артроде́з
bony ~ ко́стный анкило́з
annihilation уничтоже́ние, истребле́ние
annoying раздража́ющий; навя́зчивый; беспоко́ящий
annular **1.** кольцеви́дный, перстневи́дный **2.** кольцеобра́зный
annuloplasty аннулопла́стика *(напр. митрального клапана)*
anoia слабоу́мие, деме́нция
anointment сма́зывание *(напр. раны)*
anomalous анома́льный; непра́вильный
anomaly анома́лия, непра́вильность, ненорма́льность
cardiac ~ поро́к се́рдца
congenital ~ врождённая анома́лия, поро́к разви́тия
anorectal аноректа́льный *(относящийся к заднему проходу и прямой кишке)*
anorectic относя́щийся к анорекси́и; снижа́ющий аппети́т
anorexia анорекси́я *(отсутствие аппетита)*
anorexigenic анорексиге́нный
anosigmoidoscopy ректороманоскопи́я, ректосигмоидоскопи́я
anosmia аносми́я *(отсутствие обоняния)*
anovulation ановуля́ция *(отсутствие овуляции)*
anoxemia гипоксеми́я *(сниженное содержание кислорода в крови)*
anoxia гипокси́я, кислоро́дное голода́ние, кислоро́дная недоста́точность
ansa петля́, петлеобра́зная структу́ра
antacid *см.* **antiacid**
antagonism антагони́зм
antalgic анальгези́рующий, обезбо́ливающий, болеутоля́ющий
antecedent предше́ствующий *(заболеванию)*
antehypophysis аденогипо́физ, пере́дняя до́ля гипо́физа
ante mortem до наступле́ния сме́рти, пе́ред сме́ртью
antenatal антената́льный, внутриутро́бный; дородово́й, предродово́й
ante partum дородово́й, предродово́й
anteposition смеще́ние кпе́реди *(об органе)*
anterior пере́дний
anteversion смеще́ние кпере-

ди; поворо́т кпе́реди *(об органе)*

anthelix противозавито́к *(ушной раковины)*

anthelmintic глистого́нное сре́дство || противогли́стный, антигельми́нтный

anthracosis антрако́з *(отложение каменноугольной пыли в органах и тканях)*

anthrax 1. сиби́рская я́зва 2. карбу́нкул

anthropogenesis антропогене́з

antiacid антаци́дное сре́дство *(нейтрализующее кислотность)* || антаци́дный *(нейтрализующий кислотность)*

antiallergic противоаллерги́ческий, антиаллерги́ческий

antibacterial антибактериа́льный

antibiotic антибио́тик

broad-spectrum ~ антибио́тик широ́кого спе́ктра де́йствия

antibody антите́ло

aggregated ~s агреги́рованные антитела́

complement-fixing ~ комплементсвя́зывающее антите́ло

labeled ~ ме́ченое антите́ло

sensitizing ~ сенсибилизи́рующее антите́ло

sperm-agglutinating ~ спермагглютини́рующее антите́ло

antibody-dependent антителозави́симый

antibody-producing антителообразу́ющий

anticoagulant антикоагуля́нт

anticomplementarity антикомплемента́рность *(напр. молекулярной структуры)*

antidiuretic антидиурети́ческое сре́дство || антидиурети́ческий

antidote антидо́т, противоя́дие

antiemetic противорво́тное лека́рственное сре́дство

antifebrile жаропонижа́ющее сре́дство || жаропонижа́ющий

antifertility 1. вызыва́ющий вы́кидыш 2. противозача́точный

antigen антиге́н

Australia ~ австрали́йский антиге́н, антиге́н гепати́та В

bacterial ~ бактериа́льный антиге́н

hepatitis B surface ~ пове́рхностный антиге́н гепати́та В

histocompatibility ~ антиге́н тка́невой совмести́мости, антиге́н гистосовмести́мости

oncofetal ~ карциноэмбриона́льный [онкоэмбриона́льный] антиге́н

antigenicity антиге́нность

antihelix *см.* **anthelix**

antihistaminic антигистами́нный, противогистами́нный

antihypertensive гипотензи́вное сре́дство || гипотензи́вный, снижа́ющий артериа́льное давле́ние

anti-immune антииммýнный

anti-inflammatory противовоспали́тельный

antimicrobial антимикро́бный, противомикро́бный

antimycotic противогрибко́вый
antineoplastic противоо́пухолевое сре́дство || противоо́пухолевый
antioxidant антиоксида́нт, ингиби́тор окисле́ния
antipyretic жаропонижа́ющее сре́дство || жаропонижа́ющий, противолихора́дочный
antirabic антираби́ческое сре́дство, сре́дство про́тив бе́шенства || антираби́ческий
antirheumatic противоревмати́ческое [антиревмати́ческое] сре́дство || противоревмати́ческий, антиревмати́ческий
antiseptic антисе́птик, антисепти́ческое сре́дство || антисепти́ческий, обеззара́живающий
antiserum иммýнная сы́воротка, антисы́воротка
antispasmodic 1. спазмолити́ческое сре́дство || спазмолити́ческий 2. противосу́дорожное сре́дство || противосу́дорожный
antitoxin антитокси́н; противоя́дие
antitragus противокозело́к *(ушной раковины)*
antitrypsin антитрипси́н, ингиби́тор трипси́на
antiviral антиви́русный, противови́русный
antral *анат.* полостно́й, антра́льный, относя́щийся к по́лости *или* па́зухе
antrum *анат.* по́лость, па́зуха, пеще́ра
  maxillary ~ верхнечелюстна́я [га́йморова] па́зуха
anulus кольцо́, кольцеви́дная структу́ра
anuria анури́я *(отсутствие мочи)*
anus за́дний прохо́д, ана́льное отве́рстие
  preternatural ~ иску́сственный [противое́стественный] за́дний прохо́д
anxiety трево́га; страх; боя́знь; беспоко́йство
anxious озабо́ченный, беспоко́ящийся
aorta ао́рта
  abdominal ~ брюшна́я ао́рта
  thoracic ~ грудна́я ао́рта
aortography аортографи́я
apex (*pl* **apices**) 1. верши́на, верху́шка 2. ко́рень зу́ба 3. верху́шка лёгкого
  ~ **of the heart** верху́шка се́рдца
apex-area о́бласть верхушечного толчка́
aphakia афаки́я *(отсутствие хрусталика)*
aphasia афази́я *(нарушение речи)*
aphthae (*sing* **aphtha**) а́фты *(язвочки на слизистой оболочке)* ◇ ~ **epizooticae** я́щур
apical апика́льный, верху́шечный
apitherapy апитерапи́я *(лечебное применение пчелиного яда и его препаратов)*
apitoxin пчели́ный яд
aplasia аплази́я
apnea апно́э, остано́вка дыха́ния

apocrine апокри́нный, апокри́новый
aponeurosis апоневро́з
apoplexy апоплекси́я; апоплекси́ческий уда́р; кровоизлия́ние *(напр. в мозг)*
functional ~ динами́ческое наруше́ние мозгово́го кровообраще́ния
heat ~ теплово́й уда́р
thrombotic ~ тромботи́ческий инсу́льт
apparatus 1. прибо́р; аппара́т; устро́йство; аппарату́ра **2.** *анат.* аппара́т
digestive ~ пищевари́тельные о́рганы
genitourinary ~ мочеполова́я систе́ма
Golgi ~ *цитол.* пласти́нчатый ко́мплекс, аппара́т Го́льджи
locomotor ~ опо́рно-дви́гательный аппара́т
respiratory ~ дыха́тельные о́рганы
vestibular ~ вестибуля́рный аппара́т
vocal ~ голосово́й аппара́т
appearance 1. вне́шний вид **2.** проявле́ние; при́знак
gross ~ макроскопи́ческая карти́на
appendage отро́сток, прида́ток
appendectomy аппендэктоми́я
appendic(e)al аппендикуля́рный
appendicitis аппендици́т
appendix 1. червеобра́зный отро́сток, аппе́ндикс **2.** прида́ток, отро́сток
vermicular ~ червеобра́зный отро́сток, аппе́ндикс
xiphoid ~ мечеви́дный отро́сток
appetite аппети́т
excessive ~ булими́я, патологи́чески повы́шенное чу́вство го́лода
perverted ~ извращённый аппети́т, парорекси́я
application 1. испо́льзование, употребле́ние, примене́ние **2.** наложе́ние, нанесе́ние **3.** компре́сс, примо́чка
~ of forceps наложе́ние щипцо́в *(при родах)*
applicant абитурие́нт
apply 1. испо́льзовать, употребля́ть, применя́ть **2.** прикла́дывать; накла́дывать **3.** обраща́ться *(за помощью)* ◇ **to ~ cups** ста́вить ба́нки; **to ~ to a hospital** обраща́ться в больни́цу; **to ~ to a medical institute** подава́ть заявле́ние в медици́нский институ́т
appoint назнача́ть
appointment 1. приём *(у врача)* **2.** назначе́ние ◇ **~ for analysis** направле́ние на ана́лиз
apposition 1. репози́ция, сопоставле́ние *(отломков)*, подго́нка **2.** наложе́ние; присоедине́ние
periosteal ~ утолще́ние надко́стницы; периоста́льные наложе́ния
appreciate 1. оце́нивать; анализи́ровать **2.** принима́ть во внима́ние
approach 1. подхо́д, спо́соб, ме́тод **2.** до́ступ **3.** приближа́ться

aggressive ~ инвази́вный ме́тод

appropriate 1. адеква́тный, подходя́щий, соотве́тствующий **2.** сво́йственный, прису́щий

approximate приблизи́тельный

approximately приблизи́тельно

apraxia апракси́я *(нарушение целенаправленных движений)*

akinetic ~ акинети́ческая [психомото́рная] апракси́я

amnestic ~ амнести́ческая апракси́я

classic ~ класси́ческая [идеокинети́ческая] апракси́я

constructional ~ конструкти́вная апракси́я

cortical ~ кортика́льная апракси́я

ideokinetic ~ идеокинети́ческая [класси́ческая] апракси́я

innervation ~ иннервацио́нная апракси́я

aptitude 1. скло́нность; предрасполо́женность **2.** соотве́тствие **3.** спосо́бность; одарённость

apyretic безлихора́дочный, апирети́ческий

apyrexia апирекси́я; безлихора́дочный пери́од *(напр. малярии)*

aqueduct *анат.* кана́л; водопрово́д

Sylvian ~ водопрово́д сре́днего мо́зга, си́львиев водопрово́д

arachnoid паути́нная оболо́чка *(головного или спинного мозга)*

arachnoidal арахноида́льный, относя́щийся к паути́нной оболо́чке

arachnoiditis арахноиди́т, воспале́ние паути́нной оболо́чки

adhesive ~ адгези́вный [сли́пчивый] арахноиди́т

arbitrary произво́льный, случа́йный

arborization древови́дное разветвле́ние

arc дуга; изги́б; а́рка

reflex ~ рефлекто́рная дуга́

arcade арка́да *(напр. кровеносных сосудов)*

arch 1. *анат.* свод; дуга́; дугоподо́бная структу́ра **2.** сгиба́ть

~ **of foot** свод стопы́

~ **of pelvis** та́зовый по́яс

aortic ~ дуга́ ао́рты

costal ~ рёберная дуга́

dental ~ зубна́я дуга́

pectoral ~ плечево́й по́яс

pelvic ~ та́зовый по́яс

vertebral ~ дуга́ позвонка́

architectonics *невр.* архитекто́ника; построе́ние; структу́ра

arcual дугообра́зный

arcuate дугообра́зный, вы́пуклый, со́гнутый в ви́де дуги́, а́рки *или* сво́да

arcus *см.* **arc**

area пло́щадь; простра́нство; о́бласть; зо́на; по́ле *(коры головного мозга)*

~ **of dullness** о́бласть притупле́ния *(перкуторного тона)*

areola 1. арео́ла, околососко́-

вый кружо́к 2. пигменти́рованный *или* гипереми́рованный уча́сток вокру́г очага́ воспале́ния *или* о́пухоли
areolitis ареоли́т *(воспаление молочной железы в околососковой области)*
areometer арео́метр *(прибор для определения плотности жидкости)*
argentaffin аргентаффи́нный
argentic содержа́щий серебро́
argyria, argyriasis, argyrism, argyrosis аргири́я *(пигментация тканей вследствие отложения в них серебра)*
arise возника́ть, появля́ться
arm 1. рука́ *(от кисти до плечевого сустава)* 2. плечо́ *(хромосомы)* 3. ветвь, отро́сток
aromatic аромати́ческий
arouse активизи́ровать; возбужда́ть
arrangement 1. приведе́ние в поря́док, расположе́ние, классифика́ция, расстано́вка, систематиза́ция 2. ме́ры; мероприя́тия, приготовле́ния
arrest остано́вка; заде́ржка; угнете́ние || остана́вливать; заде́рживать; угнета́ть
 ~ of development заде́ржка разви́тия
 ~ of hemorrhage остано́вка кровотече́ния
 cardiac ~ остано́вка се́рдца
 respiratory ~ остано́вка дыха́ния
arrhythmia аритми́я, расстро́йство ри́тма серде́чных сокраще́ний
 respiratory ~ дыха́тельная аритми́я
 sinus ~ си́нусовая аритми́я
 ventricular ~ желу́дочковая экстрасистоли́я
arsenic мышья́к, As
art уме́ние; иску́сство; мастерство́
 ~ of healing иску́сство врачева́ния
arterial артериа́льный
arterialization 1. артериализа́ция *(превращение венозной крови в артериальную)* 2. васкуляризация
arteriectomy артериэктоми́я
arteriography артериографи́я
 selective ~ селекти́вная артериографи́я
arteriola, arteriole артерио́ла
arteriolith известко́вые отложе́ния в сте́нке арте́рии
arteriolitis артериоли́т *(воспаление артериол)*
arteriolonecrosis артериолонекро́з
arteriopathy артериопати́я *(поражение артерии)*
arterioplasty артериопла́стика
arteriorrhexis разры́в арте́рии
arteriosclerosis артериосклеро́з
arteriospasm спазм арте́рии
arteriostenosis суже́ние арте́рии
arteriostrepsis гемоста́з скру́чиванием арте́рии
arteriotomy артериотоми́я *(вскрытие просвета артерии)*
arterious артериа́льный
arteritis артерии́т *(воспаление стенки артерии)* ◇ ~

nodosa узелко́вый (пери)артерии́т
giant-cell [Horton's] ~ гигантокле́точный [висо́чный] артерии́т, синдро́м Хо́ртона
rheumatic ~ ревмати́ческий артерии́т
syphilitic ~ сифилити́ческий артерии́т
Takayasu's ~ боле́знь отсу́тствия пу́льса, боле́знь Така́ясу

artery арте́рия
axillary ~ подкрыльцо́вая арте́рия
brachial ~ плечева́я арте́рия
common carotid ~ о́бщая со́нная арте́рия
common hepatic ~ о́бщая печёночная арте́рия
femoral ~ бе́дренная арте́рия
fibular ~ малоберцо́вая арте́рия
popliteal ~ подколе́нная арте́рия
radial ~ лучева́я арте́рия
renal ~ по́чечная арте́рия
subclavian ~ подключи́чная арте́рия
ulnar ~ локтева́я арте́рия
uterine ~ ма́точная арте́рия
vertebral ~ позвоно́чная арте́рия

arthral суставно́й

arthralgia артралги́я *(боль в суставе)*

arthrectomy артрэктоми́я *(удаление сустава)*

arthrempyesis гно́йный артри́т

arthritic относя́щийся к суста́ву; артрити́ческий

arthritis артри́т *(воспаление сустава)* ◇ ~ **fungosa** грибко́вый артри́т; ~ **mutilans** мутили́рующий артри́т
acute ~ о́стрый артри́т
acute rheumatic ~ о́стрый суставно́й ревмати́зм
adjuvant-induced ~ адъюва́нтный артри́т
blennorrhagic ~ гоноре́йный артри́т
degenerative ~ «дегенерати́вный артри́т», остеоартри́т, остеоартро́з
dysenteric ~ дизентери́йный артри́т
exudative ~ экссудати́вный артри́т
gonococcal ~ гоноко́кковый артри́т
gouty ~ подагри́ческий артри́т
hemophilic ~ гемофили́ческий артри́т
infectional ~ инфекцио́нный артри́т
juvenile rheumatoid ~ ювени́льный ревмато́идный артри́т
psoriatic ~ псориати́ческий артри́т
reactive ~ реакти́вный артри́т
rheumatoid ~ ревмато́идный артри́т
syphilitic ~ сифилити́ческий артри́т
tuberculous ~ туберкулёзный артри́т
uratic ~ подагри́ческий артри́т

arthritism артрити́зм *(предрасположение к заболева-*

нию подагрой, артритами)
arthrocele припу́хлость суста́ва
arthrocentesis пу́нкция суста́ва
arthrodesis артроде́з *(хирургическая операция фиксации сустава)*
arthrodynia *см.* **arthralgia**
arthrography артрографи́я
arthrolith суставна́я мышь, суставно́й ка́мень
arthrolithiasis пода́гра
arthrology артроло́гия *(раздел медицины, изучающий болезни суставов)*
arthrolysis артро́лиз *(иссечение спаек в анкилозированном суставе)*
arthropathy артропати́я, заболева́ние суста́вов
neurogenic ~ нейроге́нная артропати́я
psoriatic ~ псориати́ческий артри́т
arthroplasty артропла́стика
arthroscope артроско́п
arthroscopy артроскопи́я
arthrosis артро́з ◇ ~ **deformans** деформи́рующий артро́з
arthrotome артрото́м
arthrotomy артротоми́я *(операция вскрытия полости сустава)*
articular суставно́й
articulation 1. сочлене́ние; соедине́ние; суста́в 2. артикуля́ция
acromioclavicular ~ акромиа́льно-ключи́чный суста́в
humeral ~ плечево́й суста́в
pubic ~ ло́нное сочлене́ние
radiocarpal ~ лучезапя́стный суста́в
sacroiliac ~ крестцо́во-подвздо́шное сочлене́ние
temporo-mandibular ~ висо́чно-нижнечелюстно́й суста́в
artificial иску́сственный
arytenoideus черпалови́дная мы́шца
asbestosis асбесто́з, асбе́стовый пневмоконио́з
ascariasis аскаридо́з *(глистное заболевание, вызываемое аскаридами)*
ascarides аскари́ды
ascend поднима́ться
ascending восходя́щий
ascites асци́т *(водянка брюшной полости)*
asepsis асе́птика
aseptic асепти́ческий
asparagine аспараги́н
aspartase аспарта́за
aspect 1. аспе́кт; то́чка зре́ния 2. часть пове́рхности; сторона́ 3. вне́шний вид, выраже́ние *(лица)*
clinical ~**s** клини́ческие аспе́кты
radiologic ~**s** рентгенологи́ческие да́нные
aspergilloma аспергилло́ма, аспергиллёзная мицето́ма
aspergillosis аспергиллёз
aspermia асперми́я
asphyxia асфикси́я; уду́шье; отсу́тствие дыха́ния ◇ ~ **cyanotica** си́няя асфикси́я; ~ **neonatorum** асфикси́я новорождённого
blue ~ си́няя асфикси́я

fetal ~ внутриутро́бная асфикси́я
local ~ ишеми́я
traumatic ~ травмати́ческая асфикси́я
white ~ бе́лая асфикси́я
asphyxial асфикти́ческий
aspirate аспира́т, материа́л, полу́ченный путём аспира́ции || аспири́ровать, отса́сывать *(жидкость, газ)* {NB: *произношение сущ.* ['æspərət], *гл.* ['æspəreit]}
bone marrow ~s пункта́т ко́стного мо́зга
fine needle ~ тонкоиго́льный аспира́т
node ~ лимфопункта́т
percutaneous hepatic ~ чреско́жная биопси́я пе́чени
aspiration 1. аспира́ция **2.** дыха́ние; вдох
meconium ~ меко́ниевая аспира́ция
asplenia аспleни́я *(отсутствие селезёнки)*
assay 1. ана́лиз; тест, про́ба || производи́ть (коли́чественный) ана́лиз **2.** образе́ц *(для анализа)*
adhesion ~ адгезио́нный ана́лиз
aggregation ~ агрегацио́нный ана́лиз
biological ~ биологи́ческий ана́лиз *(количественное определение биологической активности)*
complement-consumption ~ реа́кция свя́зывания компле́мента
cytotoxicity ~ реа́кция цитотокси́чности
double-antibody ~ ме́тод двойны́х антите́л
idiotype ~ идиотипи́рование
immunoblotting ~ ана́лиз ме́тодом иммуноблóттинга
immunofluorescence ~ иммунофлуоресце́нтный ана́лиз
immunoradiometric ~ радиоиммýнный ана́лиз
immunosorbent ~ иммуносорбе́нтный ана́лиз
microcytotoxicity ~ микроцитотокси́ческий тест
plaque ~ ме́тод розе́ток
radioimmunosorbent ~ радиоиммуносорбе́нтный ана́лиз
assess оце́нивать
assessment 1. определе́ние; установле́ние **2.** оце́нка
assimilation ассимиля́ция; усвое́ние
assist помога́ть
assistance по́мощь; соде́йствие
assistant помо́щник, ассисте́нт
doctor-laboratory ~ врач-лабора́нт
doctor's ~ фе́льдшер
laboratory ~ лабора́нт
associate свя́зывать; соединя́ть; ассоции́ровать
associated свя́занный; соединённый; ассоции́рованный; сопровожда́ющий; сопу́тствующий
association связь; соедине́ние; ассоциа́ция
assume 1. допуска́ть, предполага́ть **2.** принима́ть, приобрета́ть *(определённый характер, напр. о болезни)*

asthenia астени́я, астени́ческий синдро́м
asthma а́стма; уду́шье
bronchial ~ бронхиа́льная а́стма
astigmatism астигмати́зм
astragalus тара́нная кость
astringent вя́жущее сре́дство
astroglia астрогли́я *(звездчатые клетки, образующие нейроглию)*
asymmetry асимметри́я, асимметри́чность
asymptomatic бессимпто́мный
asynclitism асинклити́зм *(вставление головки плода в верхнюю апертуру малого таза)*
ataxia атакси́я *(нарушение координации движений)*
ocular ~ ниста́гм *(непроизвольные движения глазных яблок)*
atelectasis ателекта́з
atherogenesis атерогене́з, разви́тие атеросклеро́за
atherogenic атероге́нный *(способствующий развитию атеросклероза)*
atherosclerosis атеросклеро́з
athetosis атето́з, атето́идный гиперкине́з *(непроизвольные мелкие движения пальцев рук и ног)*
atlantal относя́щийся к атла́нту, относя́щийся к пе́рвому ше́йному позвонку́
atlantoaxial относя́щийся к пе́рвому и второ́му ше́йным позвонка́м
atlantooccipital атлантозаты́лочный
atlas атла́нт, пе́рвый ше́йный позвоно́к
atmosphere атмосфе́ра; во́здух; газообра́зная среда́
atocia же́нское беспло́дие
atonic атони́ческий; вя́лый; сла́бый
atony атони́я; отсу́тствие то́нуса; вя́лость; сла́бость
atopy атопи́я *(наследственная предрасположенность к аллергическим заболеваниям; аллергия)*
atresia атрези́я
atresic, atretic атрети́ческий
atrial предсе́рдный
atrioventricular предсе́рдно-желу́дочковый, атриовентрикуля́рный
atrium (*pl* **atria**) **1.** предсе́рдие **2.** преддве́рие **3.** по́лость
infection ~ воро́та инфе́кции
atrophy атрофи́я *(органа, ткани)*; истоще́ние
~ **of disuse** атрофи́я от безде́йствия
acute yellow ~ о́страя жёлтая атрофи́я *(печени)*
brown ~ бу́рая атрофи́я *(напр. миокарда)*
attach прикрепля́ть, присоединя́ть; свя́зывать
attachment **1.** прикрепле́ние, присоедине́ние, фикса́ция **2.** приспособле́ние; устро́йство
atmospheric атмосфе́рный; возду́шный
attack **1.** при́ступ, припа́док *(болезни)* **2.** поража́ть; разруша́ть; разъеда́ть
febrile ~ при́ступ лихора́дки

attend 1. забо́титься, уха́живать *(за больным)*, ока́зывать по́мощь 2. посеща́ть *(больного)*

attendance 1. забо́та, ухо́д; обслу́живание 2. посеще́ние *(больного)*

medical ~ медици́нское обслу́живание

attendant сиде́лка; сопровожда́ющее лицо́; обслу́живающее лицо́ ‖ сопровожда́ющий, сопу́тствующий

medical ~ фе́льдшер

attention ухо́д *(за больным)*, по́мощь *(больному)*

attenuate 1. растворя́ть; разбавля́ть 2. истоща́ть, изнуря́ть 3. ослабля́ть, смягча́ть *(боль)*

attenuation 1. растворе́ние 2. ослабле́ние, смягче́ние *(боли)* 3. ослабле́ние вируле́нтности микроорганиз́мов

attitude 1. положе́ние, по́за; оса́нка 2. расположе́ние *(плода в матке)* 3. пози́ция, отноше́ние

attract привлека́ть; притя́гивать

attraction притяже́ние; тяготе́ние; влече́ние

attribute сво́йство, характе́рный при́знак, отличи́тельная черта́; ка́чество

atypical атипи́ческий, атипи́чный

audible слы́шимый, вня́тный, различи́мый

augment увеличе́ние; нараста́ние ‖ увели́чиваться {NB: *произношение сущ.* ['ɔ:gmənt], *гл.* [ɔ:g'ment]}

augmentation увеличе́ние; нараста́ние *(температуры)*; приро́ст; добавле́ние

aura (*pl* **aurae**) а́ура, предве́стник (эпилепти́ческого) припа́дка

auricle 1. ушна́я ра́ковина 2. ушко́ предсе́рдия

auricular 1. ушно́й, слухово́й 2. име́ющий фо́рму ушно́й ра́ковины 3. относя́щийся к ушку́ предсе́рдия

auscultate аускульти́ровать, выслу́шивать *(больного)*

auscultation аускульта́ция, выслу́шивание *(больного)*

auscultoscope стетоско́п; фонендоско́п

autoallergy аутоаллерги́я *(повышенная чувствительность к компонентам собственных тканей)*

autoantibody аутоантите́ло, аутоимму́нное антите́ло

precipitating ~ преципити́рующее аутоантите́ло

autoantigen аутоантиге́н

autoclave автокла́в ‖ стерилизова́ть в автокла́ве, автоклави́ровать

autoclaving автоклави́рование *(стерилизация давлением)*

autocytotoxicity аутоцитотокси́чность

autograft аутотрансплanта́т, трансплanта́т из со́бственной тка́ни

autografting аутотрансплanта́ция, аутопла́стика, ауто-ге́нная трансплanта́ция

autohemotransfusion аутогемотрансфу́зия

autoimmunity аутоиммуните́т

autologous аутоге́нный,

аутологи́ческий, со́бственный *(об органах, о крови)*
autolysis 1. ауто́лиз, самоперева́ривание 2. аутоцито́лиз
autolytic аутолити́ческий
autophagy аутофаги́я
autopsy аутопси́я, вскры́тие тру́па || производи́ть вскры́тие тру́па
autoradiography авторадиографи́я, радиоавтографи́я
autoregulation саморегуля́ция
autoresponse аутоимму́нный отве́т
autosensitization аутоаллергиза́ция, аутосенсибилиза́ция
autoserum аутосы́воротка
autosomal аутосо́мный
autosome аутосо́ма, неполова́я хромосо́ма, эухромосо́ма
autotransfusion аутотрансфу́зия, перелива́ние аутологи́чной кро́ви
autotransplantation аутотрансплanта́ция, аутопла́стика, аутоге́нная трансплaнта́ция
auxiliary 1. помо́щник; вспомога́тельный персона́л 2. вспомога́тельное сре́дство *или* устро́йство || вспомога́тельный
availability 1. досту́пность 2. усвоя́емость 3. го́дность, приго́дность 4. нали́чие
average сре́днее число́ || сре́дний || составля́ть в сре́днем
avirulent авируле́нтный, лишённый вируле́нтности
axial 1. аксиа́льный, осево́й 2. относя́щийся ко второ́му ше́йному позвонку́
axilla подмы́шечная впа́дина
axillary подмы́шечный, подкрыльцо́вый
axion головно́й и спинно́й мозг, центра́льная не́рвная систе́ма
axis 1. ось 2. позвоно́чник, позвоно́чный столб 3. второ́й ше́йный позвоно́к, эпистрофе́й
brain ~ ствол мо́зга
electric(al) ~ электри́ческая ось *(сердца)*
optical ~ зри́тельная [опти́ческая] ось
axolemma аксоле́мма *(клеточная оболочка аксона)*
axon(e) аксо́н, отро́сток осево́го цили́ндра *(нервной клетки)*
azoospermia азоосперми́я *(отсутствие сперматозоидов в сперме)*
azurophilic азурофи́льный
azygous непа́рный *(об органе)*

B

baby ребёнок, младе́нец, дитя́
full-term ~ ребёнок, роди́вшийся в срок
nursing ~ грудно́й ребёнок
premature ~ недоно́шенный ребёнок
small-for-gestational-age ~

гипотрофи́чный новорождённый
test-tube ~ «пробирочный» ребёнок *(ребёнок, родившийся в результате искусственного оплодотворения in vitro)*
babyhood младе́нчество, ра́ннее де́тство
babyish младе́нческий, де́тский
bacillary бактериа́льный, палочкови́дный, палочкообра́зный
bacillemia *см.* **bacteremia**
bacilli-carrier бациллоноси́тель
bacillicidal бактерици́дный
bacillosis бактериа́льная инфе́кция
bacilluria бактериури́я, бациллури́я *(наличие бактерий в моче)*
bacillus (*pl* **bacilli**) баци́лла, па́лочка
acid-fast ~ кислотоусто́йчивая па́лочка
anthrax ~ сибиреязвенная баци́лла
blue pus ~ синегно́йная па́лочка
colon ~ кише́чная па́лочка
diphtheria ~ дифтери́йная коринебакте́рия, па́лочка (Кле́бса —) Ле́ффлера
dysentery ~ дизентери́йная бакте́рия, дизентери́йная па́лочка, дизентери́йная шиге́лла
Hansen's ~ па́лочка ле́пры, па́лочка Га́нсена
hay ~ сенна́я па́лочка
Klebs-Loeffler ~ *см.* **diphtheria bacillus**
Koch's ~ микобакте́рия туберкулёза, туберкулёзная па́лочка, бакте́рия Ко́ха
leprosy ~ *см.* **Hansen's bacillus**
Loeffler's ~ *см.* **diphtheria bacillus**
plague ~ па́лочка чумы́
tubercle ~ *см.* **Koch's bacillus**
typhoid ~ па́лочка брюшно́го ти́фа
back 1. спина́ **2.** за́дняя [ты́льная] часть; спи́нка
~ **of the throat** за́дняя сте́нка гло́тки
backache боль в поясни́це; боль в спине́
backbone позвоно́чник; позвоно́чный столб; спинно́й хребе́т
backflow обра́тный ток; рефлю́кс
background фон; предпосылка
genetic ~ генети́ческий фон
bacteremia бактериеми́я *(наличие бактерий в крови)*
bacteria *(sing* **bacterium***)* бакте́рии
acid-fast ~ кислотоусто́йчивые бакте́рии
acidophilic ~ ацидофи́льные бакте́рии
aerobic ~ аэро́бные бакте́рии
anaerobic ~ анаэро́бные бакте́рии
coliform ~ колиподо́бные бакте́рии
coryneform ~ дифтериеподо́бные бакте́рии
gram-negative ~ грамотрица́тельные бакте́рии

gram-positive ~ грамположи́тельные бакте́рии
bacteria-contaminated загрязнённый бакте́риями
bacterial бактериа́льный, микро́бный
bactericidal бактерици́дный
bactericide бактерици́дное вещество́
bacteriemia *см.* **bacteremia**
bacterinia поствакцина́льная реа́кция
bacteriodiagnosis бактериологи́ческая диагно́стика
bacteriogenic вы́званный микро́бами
bacteriologic(al) микробиологи́ческий, бактериологи́ческий
bacteriologist микробио́лог, бактерио́лог
bacteriology микробиоло́гия, бактериоло́гия
bacteriolysin бактериолизи́н
bacteriolysis бактерио́лиз, ли́зис бактерий
bacteriolytic бактериолити́ческий
bacteriophage бактериофа́г
dysenteric ~ дизентери́йный бактериофа́г
bacteriophagia бактериофаги́я
bacteriophagic бактериофаги́ческий
bacterioscopy бактериоскопи́я
bacteriostatic бактериостати́ческий
bacterium (*pl* **bacteria**) бакте́рия
bifid ~ бифидобакте́рия
pathogenic ~ патоге́нная бакте́рия
rodlike ~ палочкови́дная бакте́рия
bacteriuria *см.* **bacilluria**
bag мешо́к; су́мка, паке́т ◇ ~s under one's eyes мешки́ под глаза́ми
~ of waters пло́дный пузы́рь
hot-water ~ гре́лка
medicine ~ санита́рная су́мка
obstetrical ~ 1. акуше́рская су́мка 2. метрейри́нтер (*приспособление для возбуждения родовой деятельности*)
oxygen ~ кислоро́дная поду́шка
rubber ~ рези́новый балло́н, рези́новая гру́ша
surgical ~ санита́рная су́мка; хирурги́ческая су́мка
balance 1. бала́нс; равнове́сие; состоя́ние равнове́сия ‖ сохраня́ть равнове́сие; приводи́ть в равнове́сие 2. весы́ ‖ взве́шивать
baby ~ весы́ для грудны́х дете́й
fluid-and-electrolyte ~ во́дно-солево́й бала́нс
heat ~ теплово́й бала́нс
negative ~ отрица́тельный бала́нс
nitrogen ~ азо́тистый бала́нс
positive ~ положи́тельный бала́нс
water ~ во́дный бала́нс
balanced 1. уравнове́шенный 2. пропорциона́льный
balanitis балани́т (*воспаление головки полового члена*)
ulcerative ~ я́звенный балани́т

balanoplasty баланопла́стика
balanoposthitis баланопости́т
balanorrhagia баланоррагия́
baldness алопеци́я, облысе́ние, плеши́вость
ball шар; клубо́к
~ **of the eye** глазно́е я́блоко
~ **of the knee** коле́нная ча́шка, надколе́нник
~ **of thumb** тена́р, возвыше́ние большо́го па́льца руки́
balloon 1. балло́н 2. балло́нный кате́тер
ballottement баллоти́рование *(напр. плода в матке)*
balm бальза́м
balmy 1. успока́ивающий; цели́тельный 2. бальзами́ческий
balneal бальнеологи́ческий
balneary 1. водолече́бница, бальнеологи́ческое отделе́ние 2. лече́бный минера́льный исто́чник 3. ба́ня
balneation бальнеотерапи́я
balneologic бальнеологи́ческий
balneology бальнеоло́гия
balneotherapeutics, balneotherapy бальнеотерапи́я
balsam бальза́м
Canada ~ кана́дский бальза́м
balsamic 1. бальзами́ческий 2. цели́тельный, успокои́тельный
balsamum (*pl* **balsami**) бальза́м
band 1. полоса́; поло́ска; кайма́ 2. перевя́зка; банда́ж 3. тяж; свя́зка; пучо́к || свя́зывать, соединя́ть
absorption ~ полоса́ поглоще́ния
amniotic ~s амниоти́ческие перетя́жки
atrioventricular ~ пучо́к Ги́са, атриовентрикуля́рный пучо́к
vocal ~ голосова́я свя́зка
bandage 1. бинт; перевя́зочный материа́л; повя́зка || бинтова́ть; перевя́зывать 2. банда́ж ◇ **to apply [to put on] a** ~ накла́дывать повя́зку; **to roll a** ~ ска́тывать бинт; **to take off a** ~ снима́ть повя́зку
adhesive ~ лейкопла́стырная повя́зка, накле́йка
belly ~ банда́ж
circular ~ кругова́я повя́зка
compressing ~ да́вящая повя́зка
cravat ~ косы́ночная повя́зка
cross ~ крестообра́зная повя́зка
elastic ~ эласти́чный бинт
fenestrated ~ око́нчатая *(гипсовая)* повя́зка
four-tailed ~ пращеви́дная повя́зка
gauze ~ ма́рлевая повя́зка
immovable ~ иммобилизу́ющая повя́зка
plaster ~ ги́псовая повя́зка
pressure ~ да́вящая повя́зка
tight ~ туга́я повя́зка
traction ~ повя́зка для вытяже́ния
triangular ~ косы́ночная повя́зка
bank банк *(органов и тканей)*

blood ~ 1. до́норский пункт 2. ста́нция перелива́ния кро́ви 3. банк кро́ви
gene ~ банк ге́нов
memory ~ банк да́нных
semen ~ банк спе́рмы
stem cell ~ фонд стволовы́х клéток

banking 1. консерва́ция о́рганов и тка́ней 2. загото́вка кро́ви

baresthesia барестези́я

baroreceptor барореце́птор

barosinusitis баросинуси́т

barotaxis барота́ксис

barotherapy баротерапи́я

barotitis бароти́т

barotrauma баротра́вма
decompression ~ декомпрессио́нная баротра́вма

barotropism баротропи́зм

barrier 1. барье́р, прегра́да, препя́тствие 2. перегоро́дка
blood-brain ~ гематоэнцефали́ческий барье́р
placental ~ плацента́рный барье́р
protective ~ защи́тный барье́р, защи́тный экра́н

bartholinitis бартолини́т *(воспаление большой железы преддверия влагалища)*

basal 1. лежа́щий в осно́ве; гла́вный 2. основно́й; база́льный

base 1. основа, ба́зис; основа́ние; ба́за || основно́й, гла́вный; ба́зисный 2. *хим.* основа́ние || осно́вный
~ of the heart основа́ние се́рдца
~ of the lung основа́ние лёгкого
~ of the skull основа́ние че́репа
cellular ~ основа́ние клéтки

basic 1. основно́й, гла́вный; ба́зисный 2. *хим.* осно́вный

basilar базиля́рный, относя́щийся к основа́нию головно́го мо́зга

basis осно́ва, основа́ние; ба́зис ◇ ~ cranii основа́ние че́репа

basophil 1. базофи́л, базофи́льная клéтка 2. базофи́льный лейкоци́т

basophilia базофили́я

basophilic базофи́льный, окра́шивающийся осно́вными краси́телями

batch 1. се́рия о́пытов, эксперимента́льная се́рия 2. про́ба *(для анализа)*

bath 1. купа́ние; ва́нна 2. ва́нна; ва́нная ко́мната 3. ба́ня; купа́льня; водолече́бница ◇ to take a ~ принима́ть ва́нну
air ~ возду́шная ва́нна
alternating ~ контра́стная ва́нна
bog ~ грязева́я ва́нна
bubble ~ жемчу́жная ва́нна
carbon dioxide ~ углеки́слая ва́нна
contrast ~ контра́стная ва́нна
halt ~ сидя́чая ва́нна
hot ~ горя́чая ва́нна
hygienic ~ гигиени́ческая ва́нна
light ~ светова́я ва́нна
mineral ~ минера́льная ва́нна
mud ~ грязева́я ва́нна
mustard ~ горчи́чная ва́нна

oxygen ~ кислоро́дная ва́нна
pearl ~ жемчу́жная ва́нна
pine needles ~ хво́йная ва́нна
radon ~ радо́новая ва́нна
sea-water ~s морски́е ва́нны
sedative ~ успока́ивающая ва́нна
sheet ~ вла́жное обёртывание
sitting ~ сидя́чая ва́нна
sulfurated hydrogen ~ сероводоро́дная ва́нна
sun ~ со́лнечная ва́нна
swimming ~ пла́вательный бассе́йн

bathe мыть, обмыва́ть *(тело)*; промыва́ть *(глаза, рану)*; купа́ть; купа́ться

bead гра́нула; ша́рик
glass ~s стекля́нные бу́сы, стекля́нные ша́рики
latex ~s ла́тексные гра́нулы

beaded чёткообра́зный *(напр. о росте микроорганизмов)*

beam луч; пучо́к луче́й || испуска́ть лучи́; излуча́ть
laser ~ ла́зерный луч
X-ray ~ пучо́к рентге́новских луче́й

beaming 1. излуче́ние 2. облуче́ние

bean-shaped бобови́дный

bear рожда́ть, производи́ть на свет ◇ to ~ children рожа́ть дете́й

bearing 1. рожде́ние, произведе́ние на свет 2. поведе́ние 3. оса́нка, вы́правка

bearing-down поту́ги *(при родах)*

beat уда́р; толчо́к; и́мпульс; пульс, пульса́ция || бить; ударя́ть; би́ться *(о сердце)*
apex [apical] ~ серде́чный (верху́шечный) толчо́к
premature ~ экстраси́стола

bed 1. ко́йка; куше́тка; крова́ть; посте́ль 2. ло́же, ру́сло ◇ to keep one's ~ соблюда́ть посте́льный режи́м; to take one's ~ слечь, заболе́ть
~ of nail ногтево́е ло́же
arterial ~ артериа́льное ру́сло
capillary ~ капилля́рное ру́сло
hospital ~ больни́чная ко́йка
labor ~ крова́ть для роже́ниц
sick ~ ко́йка в стациона́ре
nail ~ ногтево́е ло́же
vascular ~ сосу́дистое ру́сло
venous ~ вено́зное ру́сло

bedfast прико́ванный к посте́ли

bedpan подкладно́е су́дно

bedsore про́лежень

bedwetting энуре́з, ночно́е недержа́ние мочи́

beestings *pl* моло́зиво

behavior поведе́ние, реа́кция
smoking ~ привы́чка к куре́нию

belch отры́жка|| отры́гивать

belcher страда́ющий отры́жкой

belching отры́жка

belladonna краса́вка, белладо́нна обыкнове́нная, *Atropa belladonna*

belly 1. живо́т 2. брюшко́ *(мышцы)* 3. надува́ться; вспу́чиваться

belly-pinched рéзко исхудáвший; тóщий
belt ремéнь, пóяс; бандáж, корсéт
bench рабóчий стол *(в лаборатории)*
laboratory ~ лаборатóрный стол
bend сгиб, изгйб, кривизнá || сгибáть(ся), гнýть(ся)
bending 1. сгибáние 2. изгйб; кривизнá
beneficial благотвóрный, полéзный; целéбный; целйтельный
benefit 1. пóльза, блáго || приносйть пóльзу, окáзывать благотвóрное воздéйствие 2. пéнсия, посóбие *(по болезни)*
benign 1. доброкáчественный *(об опухоли)* 2. благотвóрный, мя́гкий *(о климате)*
benzene бензóл
bias 1. стандáртная ошйбка *(прибора, метода)* 2. *стат.* смещéние
biceps двуглáвая мышца, бицепс
bicipital 1. двуглáвый 2. относя́щийся к двуглáвой мышце
bicornuate двурóгий *(напр. о матке)*
bicuspid 1. двуствóрчатый, двузýбчатый 2. двуствóрчатый клáпан
bifid расщеплённый *или* разделённый на две чáсти; двураздéльный; раздвóенный
bifurcation бифуркáция; разветвлéние; раздвоéние
bigeminal сдвóенный, двойнóй, пáрный
bigeminy бигеминйя
bilateral билатерáльный, дву(х)сторóнний
bilayer 1. двойнóй слой, бислóй 2. *иммун.* сэ́ндвич
bile 1. жёлчь 2. раздражйтельность; жёлчность
A ~ жёлчь A, дуоденáльная жёлчь
B ~ жёлчь B, пузы́рная жёлчь
C ~ жёлчь C, печёночная жёлчь
cystic ~ жёлчь B, пузы́рная жёлчь
hepatic ~ жёлчь C, печёночная жёлчь
white ~ бéлая жёлчь
biliary билиáрный, жёлчный, относя́щийся к жёлчи
biliation, biligenesis желчеобразовáние, желчеотделéние
bilirubin билирубйн
conjugated ~ прямóй [свя́занный] билирубйн
indirect ~ непрямóй [свобóдный] билирубйн
total ~ óбщий билирубйн
unconjugated ~ непрямóй [свобóдный] билирубйн
bilirubinemia билирубинемйя
bilirubinuria билирубинурйя
biliverdin биливердйн
bilobate двухдóльный; двухлóпастный
bilobular двухдóльковый
bilocular двухкáмерный; двухгнёздный
bimanual бимануáльный, двурýчный
bind свя́зывать ◇ **to ~ up** перевя́зывать *(рану)*

binder 1. банда́ж 2. свя́зывающее вещество́ *(для приготовления таблеток)*
binding 1. свя́зывание; связь 2. банда́ж
binocular бинокуля́рный *(о зрении)*
binovular двуяйцо́вый
binuclear двухъя́дерный
bioassay биологи́ческая про́ба
bioavailability 1. биологи́ческая досту́пность *(лекарственного вещества)* 2. биологи́ческая це́нность *(пищи)*
biocatalysis биоката́лиз
biocenosis биоцено́з
biochemical биохими́ческий
biochemistry биохи́мия
  clinical ~ клини́ческая биохи́мия
  molecular ~ молекуля́рная биохи́мия
biocompatibility биологи́ческая совмести́мость
biocycle биоци́кл, жи́зненный цикл
biodegradation биологи́ческий распа́д, биологи́ческое разложе́ние
bioecology биоэколо́гия
bioelectric биоэлектри́ческий
bioelement биоэлеме́нт
biofeedback биологи́ческая обра́тная связь
bioflavonoids *pl* биофлавоно́иды
biologic(al) биологи́ческий
biology биоло́гия
  cell ~ цитоло́гия
  experimental ~ эксперимента́льная биоло́гия
  human ~ биоло́гия челове́ка
  molecular ~ молекуля́рная биоло́гия
  radiation ~ радиацио́нная биоло́гия
  space ~ косми́ческая биоло́гия
biomass биома́сса
biomechanics биомеха́ника
biomechanism биомехани́зм
biometric биометри́ческий
biometry биометри́я
biomicroscopy биомикроскопи́я
bionecrosis некробио́з
biooxidant биоокисли́тель, биооксида́нт
biophysical биофизи́ческий
biopotential биопотенциа́л, биоэлектри́ческий потенциа́л
biopsy биопси́я
  aspiration ~ аспирацио́нная биопси́я
  brush ~ щёточная биопси́я
  cone ~ кониза́ция *(шейки матки)*
  endoscopic ~ эндоскопи́ческая биопси́я
  guided ~ напра́вленная биопси́я, биопси́я под контро́лем
  needle ~ пункцио́нная биопси́я
  open ~ операцио́нная биопси́я
  punch ~ пункцио́нная биопси́я
  suction ~ аспирацио́ная биопси́я
  target ~ прице́льная биопси́я
biorhythm биори́тм, биологи́ческий ритм

biospectroscopy биоспектроскопи́я
biosynthesis биоси́нтез
biotic жи́зненный, относя́щийся к жи́зни
biotin биоти́н, витами́н H
biotransformation биотрансформа́ция
biotype биоти́п
biparental относя́щийся к обо́им роди́телям; унасле́дованный от обо́их роди́телей
biparietal межтеменно́й, бипариета́льный
bipartite двуразде́льный
bipolarity биполя́рность
birefringence двойно́е лучепреломле́ние *(при микроскопии)*
birth 1. ро́ды; рожде́ние **2.** происхожде́ние ◇ ~ **in time** сро́чные ро́ды
  cross ~ ро́ды при попере́чном положе́нии плода́
  dead ~ мертворожде́ние
  head ~ ро́ды при головно́м предлежа́нии плода́
  illegitimate ~ внебра́чное деторожде́ние
  live ~ рожде́ние живо́го ребёнка
  multiple ~ ро́ды при многопло́дной бере́менности
  postmature [post-term] ~ запозда́лые ро́ды
  premature ~ преждевре́менные ро́ды
  retarded ~ запозда́лые ро́ды
  single ~ ро́ды при однопло́дной бере́менности
  still ~ мертворожде́ние
  term ~ сро́чные ро́ды
  triplet ~ ро́ды тро́йней
  twin ~ ро́ды дво́йней
birth-canal родовы́е пути́
birth-certificate свиде́тельство о рожде́нии
birthmark роди́мое пятно́, ро́динка
bisexual 1. бисексуа́льный **2.** гермафроди́тный, двупо́лый
bismuth ви́смут, Bi
bistoury хирурги́ческий нож
bite 1. уку́с **2.** при́кус
  snake ~ уку́с змеи́
bitter го́рький
bitters 1. го́рькая насто́йка **2.** го́рькое лека́рство
bladder 1. пузы́рь **2.** мочево́й пузы́рь **3.** по́лость, ка́мера
  atonic ~ атони́чный мочево́й пузы́рь
  gall ~ жёлчный пузы́рь
  urinary ~ мочево́й пузы́рь
bladdery 1. пузы́рчатый, пузы́ристый **2.** пусто́й, по́лый
blade 1. ле́звие ножа́; бри́твенное ле́звие **2.** пласти́нка; лопа́тка; ло́жка акуше́рских щипцо́в
blank бланк
  prescription ~ рецепту́рный бланк
blast бла́стная клётка
blastocyst бластоци́ста *(зародышевый пузырёк)*
blastocyte бластоци́т, недифференци́рованная эмбриона́льная клётка
blastocytoma бластоцито́ма
blastoderm бластоде́рма, заро́дышевая оболо́чка
blastodermal, blastodermic бластодерма́льный
blastodisk бластоди́ск
blastogene бластоге́н

blastogenesis бластогене́з
blastogenic заро́дышевый, бластоге́нный
blastoma о́пухоль, бласто́ма, неопла́зма, новообразова́ние
blastomatous бластомато́зный
blastomogenesis бластомогене́з
blastomogenic бластомоге́нный
blastomycosis бластомико́з
Brazilian ~ брази́льский [южноамерика́нский] бластомико́з, паракокцидиоидо́з
cutaneous ~ ко́жный бластомико́з
deep ~ глубо́кий бластомико́з
European ~ европе́йский бластомико́з
keloidal ~ кело́идный бластомико́з, боле́знь Ло́бо
North American ~ североамерика́нский бластомико́з, боле́знь Ги́лкриста
pulmonary ~ лёгочный бластомико́з
South American ~ брази́льский [южноамерика́нский] бластомико́з, паракокцидиоидо́з
superficial ~ пове́рхностный бластомико́з
systemic ~ систе́мный бластомико́з
tropical ~ тропи́ческий бластомико́з
blastopore бластопо́р
blastotomy бластотоми́я
blastula *эмбр.* бла́стула
blastulation образова́ние бла́стулы
bleb 1. волды́рь; пузырёк; пузы́рь 2. *pl* пузырча́тка, пе́мфигус
blebby буллёзный, пузы́рчатый
bleed 1. кровоточи́ть, истека́ть кро́вью 2. пуска́ть кровь ◇ **to ~ to death** исте́чь кро́вью
bleeding 1. кровотече́ние || кровоточа́щий 2. кровопуска́ние ◇ **~ at the nose** носово́е кровотече́ние
arterial ~ артериа́льное кровотече́ние
delayed ~ по́зднее кровотече́ние
occult ~ скры́тое кровотече́ние
profuse ~ профу́зное [оби́льное] кровотече́ние
troublesome ~ опа́сное кровотече́ние
vaginal ~ влага́лищное кровотече́ние
varical ~ кровотече́ние из варико́зно расши́ренных вен
blender 1. смеси́тель 2. измельчи́тель тка́ней
blending 1. сме́шивание 2. измельче́ние
blennorrhagia, blennorrhea 1. патологи́ческие сли́зистые выделе́ния 2. гоноре́я
blepharitis блефари́т *(воспаление век)*
blepharospasm спазм век
blind 1. слепо́й; незря́чий || ослепля́ть, лиша́ть зре́ния 2. неви́димый, скры́тый 3. *опт.* диафра́гма, бле́нда ◇ **to go** ~ осле́пнуть
blindness слепота́

color ~ цветова́я слепота́
night ~ кури́ная слепота́
psychogenic ~ психоге́нная слепота́, истери́ческий амавро́з

blister 1. волды́рь; (водяно́й) пузы́рь || покрыва́ться волдыря́ми *или* пузыря́ми; вызыва́ть волдыри́ *(на коже)* 2. вытяжно́й пла́стырь || прикла́дывать пла́стырь

blistered пузы́рчатый; покры́тый пузыря́ми

blistering образова́ние пузыре́й || вызыва́ющий образова́ние пузыре́й

block 1. блок; заку́порка; блокиро́вка || блокирова́ть, препя́тствовать 2. блока́да *(напр. сердца)* 3. *гист.* блок
intraventricular ~ внутрижелу́дочковая блока́да
sinoauricular ~ синоаурикуля́рная блока́да
snap-frozen ~ криоста́тный блок
surgery ~ операцио́нный блок

blockade 1. блока́да, прекраще́ние проводи́мости 2. наруше́ние проходи́мости; заку́порка

blocker блока́тор
calcium entry ~ блокатор ка́льциевого кана́ла
ion-channel ~ блокатор ио́нных кана́лов

blocking 1. блоки́рование; заку́порка; непроходи́мость 2. блока́да 3. *псих.* внеза́пная остано́вка ре́чи 4. *псих.* обры́в мы́слей, переры́в ассоциа́ций

blood 1. кровь 2. происхожде́ние; род 3. родство́ 4. темпера́мент, хара́ктер
ampuled ~ консерви́рованная кровь
artificial ~ кровезамени́тель
autologous ~ аутологи́чная кровь
banked ~ консерви́рованная кровь
blue ~ вено́зная кровь
cadaveric ~ тру́пная кровь
citrated ~ цитра́тная кровь
clotted ~ сверну́вшаяся кровь
compatible ~ совмести́мая кровь
conserved ~ консерви́рованная кровь
cord ~ пупови́нная кровь
defibrinated ~ дефибрини́рованная кровь
donated ~ до́норская кровь
fresh ~ свежезагото́вленная кровь
heparinized ~ гепаринизи́рованная кровь
incompatible ~ несовмести́мая кровь
laky ~ гемолизи́рованная кровь
occult ~ скры́тая кровь
oxygenated ~ кровь, насы́щенная кислоро́дом
pooled ~ сме́шанная кровь *(от нескольких доноров)*
preserve ~ консерви́рованная кровь
Rh-negative ~ ре́зус-отрица́тельная кровь
Rh-positive ~ ре́зус-положи́тельная кровь
stored ~ консерви́рованная кровь

venous ~ венóзная кровь
whole ~ цéльная кровь
blooded окровáвленный
bloodless бескрóвный; блéдный; анеми́чный; вя́лый
bloodstain кровянóе пятно
bloodstained запáчканный крóвью; окрáшенный крóвью
bloodstasis застóй крóви, стаз
bloodstream 1. кровянóе рýсло **2.** кровотóк; ток крóви; кровообращéние
bloodstroke кровоизлия́ние *(в мозг)*; апоплекси́я
blotting *иммун.* блóттинг
electrophoretic ~ электроблóттинг
press ~ пресс-блóттинг
Western ~ вéстерн-блóттинг
blown запыхáвшийся, éле переводя́щий дыхáние
blue си́няя крáска; голубáя крáска || си́ний; голубóй
alcian ~ альциáновый си́ний
Berlin ~ берли́нская лазýрь
bromphenol ~ бромфенóловый си́ний
Evans ~ голубóй Э́ванса
methylene ~ метилéновый си́ний
Prussian ~ берли́нская лазýрь
toluidine ~ толуиди́новый си́ний
trypan ~ трипáновый си́ний
bluish синевáтый, синю́шный, цианоти́чный
bluishness синю́шность, синевáтая окрáска *(напр. кожи, лица, конечностей)*, цианóз
blunt тупóй || притупля́ть
blunt-edged с нерóвными края́ми *(напр. о ране)*
blunt-pointed тупоконéчный *(об инструменте)*
blur 1. затумáнивание || затумáнивать **2.** расплы́вчатость; нечёткость, нея́сность || расплывáться
blurring 1. затумáнивание, затемнéние *(напр. сознания)* **2.** расплы́вчатость; нечёткость, нея́сность
~ of vision нея́сность зрéния
blushing прили́в крóви к лицý
board совéт; правлéние
~ of doctors конси́лиум
~ of health отдéл здравоохранéния
medical ~ медици́нская коми́ссия
bodily телéсный, физи́ческий
body 1. тéло, тýловище **2.** органи́зм **3.** тéльце **4.** труп **5.** кóрпус *(аппарата)*
~ of cell тéло клéтки
~ of nail ногтевáя пласти́нка
~ of womb тéло мáтки
Aschoff's ~ гранулёма А́шоффа — Талалáева *(при ревматизме)*
Barr ~ тéльце Бáрра, половóй хромати́н
basal ~ базáльная грáнула, кинетосóма
carotid ~ кароти́дное тéльце
central ~ центросóма
foreign ~ инорóдное тéло
inclusion ~ внутриклéточное включéние

Jolly's ~ тéльце Жоллú *(включение в эритроцитах при окраске по Романовскому — Гимзе)*
Malpighian ~s мальпúгиев клубочек *(почки)*
Meissner's ~ тéльце Мéйсснера, осязáтельное тéльце
Pacinian ~ тéльце Пачúни, пластúнчатое тéльце
Russell's ~ руссéлевское [фуксинофúльное] тéльце
striate ~. полосáтое тéло
vertebral ~ тéло позвонкá
vitreous ~ стекловúдное тéло
yellow ~ жёлтое тéло

boil 1. фурýнкул 2. кипéние ‖ кипятúть

boiling 1. кипячéние 2. кипéние ‖ кипя́щий

bolus 1. пищевóй комóк 2. большáя пилюля; шáрик, бóлюс

bond связь; соединéние; свя́зка ‖ скрепля́ть, свя́зывать
covalent ~ ковалéнтная связь
peptide ~ пептúдная связь

bone 1. кость 2. *pl* скелéт; костя́к
ankle ~ тарáнная кость
breast ~ грудúна
bregma ~ теменнáя кость
calf ~ малоберцóвая кость
cancellous ~ гýбчатое веществó кóсти
carpal ~ кость запя́стья
compact ~ компáктный слой кóсти
cortical ~ кортикáльный слой кóсти
cylindrical ~ трýбчатая кость
ear ~ слуховáя кóсточка
flank ~ подвздóшная кость
heel ~ пя́точная кость
hip ~ тáзовая кость
iliac ~ подвздóшная кость
ischial ~ седáлищная кость
long ~ длúнная [трýбчатая] кость
malar ~ скуловáя кость
mandibular ~ нúжняя чéлюсть
navicular ~ ладьевúдная кость
occipital ~ заты́лочная кость
parietal ~ теменнáя кость
pubic ~ лобкóвая кость
radial [spoke] ~ лучевáя кость
temporal ~ висóчная кость
trabecular ~ гýбчатая кость
turbinate ~ носовáя рáковина
ulnar ~ локтевáя кость
zygomatic ~ скуловáя кость

book кнúга; журнáл ‖ запúсывать; заносúть в кнúгу; регистрúровать
~ of reference спрáвочник
order ~ журнáл назначéний *(врача)*
sick ~ журнáл регистрáции больны́х

border 1. границá; грань 2. каймá, каёмка, край
brush ~ щёточная каёмка *(эпителиальной ткани)*

bordered окаймлённый; оторóченный

boring сверлéние; бурéние ‖ сверля́щий

born рождённый

Borrelia *pl* боррéлии *(род спирохет)*

bottle бутылка, бутыль, флакон || разливать по бутылкам
 dropping ~ капельница
 feeding ~ бутылочка для кормления *(грудного ребёнка)*
 flat-sided ~ культуральный флакон с плоской стенкой
 hot-water ~ грелка
 measuring ~ мерная колба
bottle-fed искусственно вскармливаемый *(о грудном ребёнке)*
botulism ботулизм, аллантиазис
bougie буж; расширитель; зонд
 olive-tipped ~ зонд с расширением на конце
bougi(e)nage бужирование
bound 1. граница, предел || ограничивать **2.** скачок *(температуры)*
boundary 1. предел; порог; граница **2.** тень *(на рентгенограмме)*; контур
bout приступ *(болезни)*; припадок
 drinking ~ запой
 repeated ~ рецидив
bowel кишка; *pl* кишечник
 infarcted ~**s** инфаркт кишечника
 large ~ толстая кишка
 small ~ тонкая кишка
box 1. ящик; коробка **2.** бокс, боксированная палата
 ambulance ~ сумка первой помощи; походная аптечка
 dressing ~ **1.** ящик с перевязочным материалом **2.** бикс, стерилизационная коробка
 dry ~ вытяжной шкаф
 humidified ~ влажная камера
 Rh-typing ~ камера для определения резус-принадлежности крови
boyhood отрочество
brace 1. бандаж; корсет; фиксирующее устройство **2.** скоба || скреплять; связывать
brachial плечевой
brachialgia брахиалгия *(боль в плече)*
brachiocephalic плечеголовной
brachiocubital плечелоктевой
brachium плечо *(верхняя часть руки до локтевого сустава)*
bradycardia брадикардия *(пониженная частота сердечных сокращений)*
 sinus ~ синусовая брадикардия
bradykinin брадикинин
brain 1. головной мозг **2.** рассудок, разум **3.** *pl* умственные способности, интеллект; ум
brainstem ствол головного мозга
braking торможение
branch 1. ветвь; ответвление || разветвляться, разделяться **2.** отделение, филиал **3.** отрасль
branchial бранхиогенный, жаберный
brash изжога; кислая отрыжка
break разрыв; отверстие; щель || разрывать; проры-

ва́ть(ся), вскрыва́ться *(напр. о нарыве)*; ло́паться ◇ **to ~ out** высыпа́ть *(о сыпи)*
chromatid ~ хромати́дный разры́в
chromosome ~ хромосо́мный разры́в
breakage разры́в
breakdown 1. ухудше́ние *(здоровья)* 2. распа́д; разложе́ние; расщепле́ние
~ of hemoglobin распа́д гемоглоби́на
celular ~ разруше́ние клéток
protein ~ расщепле́ние белка́
breaking 1. разры́в 2. разруше́ние; распа́д 3. дробле́ние, фрагмента́ция
~ of waters разры́в пло́дных оболо́чек
breaking-out высыпа́ние, появле́ние сы́пи; сыпь
breakpoint то́чечный разры́в
breast 1. моло́чная железа́; грудь 2. грудна́я клéтка ◇ **to give the ~ to a child** корми́ть ребёнка гру́дью
breastbone груди́на
breast-fed вско́рмленный гру́дью
breast-feeding вска́рмливание *(ребёнка)* гру́дью, грудно́е вска́рмливание
breath 1. дыха́ние; вдох 2. вдыха́емый и выдыха́емый во́здух
assisted ~ управля́емое дыха́ние
panting ~ затруднённое дыха́ние
breathe дыша́ть ◇ **to ~ in** вдыха́ть; **to ~ out** выдыха́ть
breathing дыха́ние ‖ дыха́тельный
abdominal ~ брюшно́е [диафрагма́льное] дыха́ние
agonal ~ агона́льное дыха́ние
automatic ~ управля́емое дыха́ние
bronchial ~ бронхиа́льное дыха́ние
controlled ~ управля́емое дыха́ние
goose ~ свистя́щее дыха́ние
hard ~ затруднённое дыха́ние
harsh ~ жёсткое дыха́ние
hurried ~ учащённое дыха́ние
irregular ~ неравноме́рное дыха́ние
periodic ~ дыха́ние Че́йна — Сто́кса, периоди́ческое дыха́ние
rough ~ затруднённое дыха́ние
shallow ~ пове́рхностное дыха́ние
slow ~ заме́дленное дыха́ние
smooth ~ ро́вное дыха́ние
stridulous ~ свистя́щее дыха́ние
ventral ~ брюшно́е [диафрагма́льное] дыха́ние
breathlessness оды́шка, диспно́э
breech я́годицы
breeding 1. селе́кция, отбо́р; скре́щивание 2. размноже́ние
bridge 1. мост; мо́стик; перемы́чка 2. перено́сица 3. мостови́дный зубно́й проте́з

~ of the nose перено́сица
antigen ~ антиге́нный мо́стик
cell ~ межкле́точный мо́стик
intercellular ~ десмосо́ма
bridging образова́ние мо́стика
bridle 1. узде́чка *(напр. языка)* 2. фибро́зный тяж
bright 1. я́ркий; све́тлый 2. блестя́щий 3. спосо́бный 4. благоприя́тный *(о прогнозе)*
brim 1. ве́рхний край 2. грани́ца вхо́да в таз
pelvic ~ ве́рхний край вхо́да в таз
brine 1. ра́па; соляно́й раство́р 2. морска́я вода́
brisket груди́на
brittle ло́мкий, хру́пкий
broad широ́кий; свобо́дный; обши́рный
broken 1. сло́манный, разби́тый 2. осла́бленный *(о здоровье)* 3. нару́шенный; фрагмента́рный
bromidrosis бромидро́з, злово́нный пот
bromine бром, Br
bromism броми́зм *(хроническое отравление бромом)*
bronchial бронхиа́льный
bronchiectasis бронхоэкта́з *(расширение участка бронха)*
bronchiole бронхио́ла
bronchiolitis бронхиоли́т
obliterating ~ облитери́рующий бронхиоли́т
bronchitis бронхи́т ◇ ~ obliterans облитери́рующий бронхи́т
asthmatoid ~ астмати́ческий бронхи́т
capillary ~ капилля́рный бронхи́т
catarrhal ~ катара́льный бронхи́т
croupous ~ крупо́зный бронхи́т
exudative ~ экссудати́вный бронхи́т
fibrinous ~ фибрино́зный бронхи́т
hemorrhagic ~ геморраги́ческий бронхи́т
mechanic ~ механи́ческий бронхи́т
plastic ~ пласти́ческий бронхи́т
productive ~ продукти́вный бронхи́т
pseudomembranous ~ псевдомембрано́зный бронхи́т
putrid ~ гни́лостный бронхи́т
bronchoadenitis бронхоадени́т
bronchoalveolar бронхоальвеоля́рный
bronchoalveolitis бронхопневмони́я, очаго́вая пневмони́я
bronchogenic бронхоге́нный
bronchogram бронхогра́мма
bronchography бронхогра́фи́я
broncholith бронхоли́т, бронхиа́льный конкреме́нт
broncholithiasis бронхолитиа́з
bronchology бронхоло́гия
bronchomycosis бронхомико́з
bronchopathy бронхопати́я *(поражение бронхов)*

bronchophony бронхофони́я
bronchoplasty пла́стика бро́нха
bronchopleural бронхоплевра́льный
bronchopneumonia бронхопневмони́я, очаго́вая пневмони́я
bronchoradiography бронхографи́я
bronchorrhagia кровотече́ние из сосу́дов бро́нхов
bronchorrhea бронхоре́я
bronchoscope бронхоско́п
fiberoptic ~ фибробронхоско́п, бронхоско́п с воло-ко́нной о́птикой
bronchoscopic бронхоскопи́ческий
bronchoscopy бронхоскопи́я
bronchospasm бронхоспа́зм
bronchospirography бронхоспирографи́я
bronchostaxis кровотече́ние из сосу́дов бро́нхов
bronchostenosis стено́з [суже́ние] бро́нха
bronchostomy бронхостоми́я
bronchotomy бронхотоми́я *(вскрытие просвета бронха)*
bronchus (*pl* **bronchi**) бронх
broth бульо́н *(жидкая питательная среда)*
beef-extract ~ мясопепто́нный бульо́н
glycerol ~ бульо́н с глицери́ном
nutrient ~ пита́тельный бульо́н
peptone ~ пепто́нный бульо́н
serum ~ сы́вороточный бульо́н
trypsin ~ трипсинизи́рованный бульо́н
brow 1. бровь 2. лоб
brow-ache 1. мигре́нь 2. невралги́я ве́тви тройни́чного не́рва
brucellar бруцеллёзный
brucellosis бруцеллёз
bruise 1. синя́к, гемато́ма, кровоподтёк 2. уши́б ‖ ушиба́ть
external ~ нару́жная гемато́ма, кровоизлия́ние
bruising размозже́ние, разда́вливание; уши́б
bruissement «коша́чье мурлы́канье» *(аускультативный феномен)*
bruit шум; звук *(при аускультации)* ◇ ~ **de frottement** шум тре́ния; ~ **de galope** ритм гало́па
aneurysmal ~ аневризмати́ческий шум
carotid ~ шум над со́нной арте́рией
crackling ~ крепита́ция
placental ~ плацента́рный шум
vascular ~ сосу́дистый шум
brush щётка
hand ~ щётка для мытья́ рук
test-tube ~ ёршик *(для мытья лабораторной посуды)*
brushing 1. соска́бливание 2. щёточная биопси́я
bubble пузы́рь, пузырёк ‖ покрыва́ться пузыря́ми; кипе́ть
gastric air ~ га́зовый пузы́рь желу́дка
bubo(n) бубо́н

bubonic бубóнный
buccal щёчный; трансбуккáльный
buccinator щёчная мы́шца
buccogingival щёчно-десневóй
buccolabial щёчно-губнóй
bud *эмбр.* пóчка; зачáток
  tooth ~ зубнóй зачáток
buffer бýфер, бýферный раствóр
buffered бýферный
bug клоп
build 1. телосложéние **2.** укреплять *(здоровье)*
built-in встрóенный; вживлённый, имплантúрованный
bulb 1. *анат.* лýковица **2.** луковицеобрáзное расширéние **3.** шáрик *(термометра)* **4.** продолговáтый мозг
  ~ of aorta лýковица аóрты
  ~ of eye глазнóе я́блоко
  ~ of hair волосянáя лýковица
  duodenal ~ лýковица двенадцатипéрстной кишкú
  hair ~ волосянáя лýковица
  Krause's end ~ кóлба Крáузе, чувствúтельное нéрвное окончáние
  olfactory ~ обоня́тельная лýковица
  taste ~ вкусовáя лýковица
bulbar 1. *анат.* относя́щийся к лýковице **2.** бульбáрный, относя́щийся к продолговáтому мóзгу
bulge 1. вы́пуклость; выпя́чивание ‖ выпя́чиваться; выдавáться **2.** варикóзное расширéние *(сосуда)*
bulging 1. вспýчивание; выпя́чивание; вздýтие **2.** разбýхший; вы́пуклый; вы́пяченный
bulimia булимúя, патологически повы́шенное чýвство гóлода
bulk 1. объём; мáсса; основнáя мáсса **2.** содержúмое тóлстого кишéчника
bulla пузы́рь; волды́рь
bullous буллёзный
bundle пучóк; тяж; свя́зка
  ~ of His предсéрдно-желýдочковый [атриовентрикуля́рный] пучóк, пучóк Гúса
  atrioventricular [His'] ~ *см.* **bundle of His**
bur 1. бор *(стоматологический)* **2.** трепанациóнное сверлó
buret(te) бюрéтка
  volume ~ градуúрованная бюрéтка
burn 1. ожóг *(за исключением ожога кипятком)* ‖ обжигáть, получáть ожóг **2.** прижигáть
  alkali ~ ожóг щёлочью
  chemical ~ химúческий ожóг
  flame ~ ожóг плáменем
  heat ~ термúческий ожóг
  lightning ~ поражéние мóлнией
  radiation ~ лучевóй ожóг
  solar ~ сóлнечный ожóг
  thermal ~ термúческий ожóг
burned обожжённый
burner горéлка
  gas ~ гáзовая горéлка
burning 1. горéние; жжéние **2.** прижигáние

bursa *анат.* су́мка, мешо́к; синовиа́льная су́мка
bursal относя́щийся к синовиа́льной су́мке
bursectomy бурсэктоми́я *(иссечение синовиальной сумки)*
bursitis бурси́т *(воспаление синовиальной сумки)*
  Achilles ~ ахиллобурси́т, бурси́т пя́точного сухожи́лия
butter ма́сло
  mineral [petroleum] ~ вазели́н
buttocks *pl* я́годицы
bypass 1. обхо́д; обво́д **2.** обходно́й анастомо́з, шунт **3.** шунти́рование || обходи́ть; шунти́ровать
  cardiopulmonary ~ **1.** иску́сственное [экстракорпора́льное] кровообраще́ние **2.** аппара́т иску́сственного кровообраще́ния, АИК
  esophageal ~ обходно́й эзофагогастроанастомо́з; шунти́рование пищево́да
  heart-lung ~ иску́сственное [экстракорпора́льное] кровообраще́ние
  vein ~ обходно́е вено́зное шунти́рование

C

cabinet:
  deep-freeze ~ ка́мера глубо́кого замора́живания
  disinfection ~ дезинфекцио́нная ка́мера
  drug ~ *см.* **medicine cabinet**
  drying ~ суши́льный шкаф
  first-aid ~ апте́чка пе́рвой по́мощи
  instrument ~ инструмента́льный шкаф
  oxygen ~ кислоро́дная ка́мера
  medicine ~ апте́чка
cachectic кахекти́ческий
cachectin кахекти́н, фа́ктор некро́за о́пухолей
cachexia кахекси́я, о́бщая атрофи́я; упа́док сил ◇ ~ **strumipriva** струмипри́вная кахекси́я; ~ **suprarenalis** надпо́чечниковая кахекси́я
  cancerous ~ ра́ковая кахекси́я
  hypophyseal ~ гипофиза́рная кахекси́я
  malarial ~ маляри́йная кахекси́я
  mercurial ~ меркуриали́зм *(хроническое отравление ртутью)*
  saturnine ~ свинцо́вая кахекси́я
  uremic ~ уреми́ческая кахекси́я
cadaver труп
cadaveric тру́пный
caducous отпада́ющий, вре́менный
caecum (*pl* **caeca**) слепа́я кишка́
caffeine кофеи́н
cage кле́тка; ка́мера
  restraining ~ кле́тка для иммобилиза́ции *(лабораторных животных)*
calcaneodynia кальканоди-

ни́я *(боль в пяточной кости)*

calcaneum, calcaneus пя́точная кость

calcar пя́точная шпо́ра; остеофи́т

calcareous 1. кальцифици́рованный, обызвествлённый **2.** известко́вый

calcification 1. кальцино́з, кальцифика́ция, обызвествле́ние **2.** окостене́ние

calcify подверга́ться кальцино́зу, обызвествля́ться

calcinosis кальцино́з, кальцифика́ция, обызвествле́ние

calcipexy отложе́ние ка́льция

calcium ка́льций, Са

calciuria кальциури́я, нали́чие ка́льция в моче́

calculary, calculous калькулёзный

calculus (*pl* **calculi**) конкреме́нт, ка́мень

aural ~ се́рная про́бка

biliary ~ жёлчный конкреме́нт

blood ~ флеболи́т; тромб

bronchial ~ бронхоли́т

dental ~ зубно́й ка́мень

intestinal ~ кише́чный конкреме́нт, энтероли́т

lacrimal ~ лакриоли́т, конкреме́нт слёзного мешо́чка

pancreatic ~ панкреати́ческий конкреме́нт

urinary ~ мочево́й конкреме́нт

calf икра́ *(ноги)*

calix (*pl* **calices**) *см.* **calyx**

call 1. вы́зов; телефо́нный вы́зов *(врача)* **2.** нанести́ визи́т *(больному)* ◇ **to be on** ~ ходи́ть по вы́зовам; **to** ~ **in a doctor** вы́звать [пригласи́ть] врача́

emergency ~ вы́зов ско́рой медици́нской по́мощи

sick ~ **1.** вы́зов к больно́му; посеще́ние *(врачом)* больно́го **2.** враче́бный приём больны́х

callosity 1. омозоле́лость **2.** кело́ид

callus 1. мозо́ль **2.** ко́стная мозо́ль

calmodulin кальмодули́н

calorie кало́рия

calorimeter калори́метр

calorstat термоста́т

calvaria свод че́репа

calyx (*pl* **calyces**) **1.** чашеви́дная структу́ра **2.** по́чечная ча́шка

camera 1. ка́мера **2.** по́лость ◇ ~ **anterior bulbi** пере́дняя ка́мера глазно́го я́блока; ~ **cordis** по́лость перика́рда; ~ **posterior bulbi** за́дняя ка́мера глазно́го я́блока

gamma ~ га́мма-ка́мера

scintillation ~ сцинтилляцио́нная ка́мера

thermovision ~ теплови́зор

camisole смири́тельная руба́шка

camphene скипида́р

camphor ка́мфора

canal 1. прохо́д; кана́л **2.** (выводно́й) прото́к, тру́бка

abdominal ~ па́ховый кана́л

alimentary ~ пищевари́тельный тракт

anal ~ заднепрохо́дный [ана́льный] кана́л

arterial ~ артериа́льный [бота́ллов] прото́к
cervical ~ of the uterus церви́кальный кана́л, кана́л ше́йки ма́тки
deferent ~ семявыносящий прото́к
ear ~ нару́жный слухово́й прохо́д
femoral ~ бе́дренный кана́л
Haversian ~ га́версов кана́л, кана́л остео́на
inguinal ~ па́ховый кана́л
spinal ~ позвоно́чный кана́л

canaliculus (*pl* **canaliculi**) кана́лец ◇ ~ **cochleae** водопрово́д ули́тки

cancellated решётчатый, се́тчатый

cancer 1. рак, карцино́ма 2. злока́чественная о́пухоль, злока́чественное новообразова́ние (*см. тж* **carcinoma**)
nondifferentiated ~ недифференци́рованный рак
occult ~ бессимпто́мный рак
scirrhous ~ скирро́зный рак, скирр
soft ~ медулля́рный рак

cancericidal разруша́ющий ра́ковые клётки

cancerigenic канцероге́нный

cancerous злока́чественный; ра́ковый

cancriform, cancroid напомина́ющий злока́чественную о́пухоль

candidiasis кандидо́з, кандидамико́з

candidin кандиди́н *(антиген из клеток Candida, используемый в кожных аллергических пробах)*

cankering изъязвле́ние, разъеда́ние

cankerous изъязвля́ющий

cannabism каннаби́зм, гаши́шная наркома́ния

cannula *мед. тех.* каню́ля; тру́бочка; по́лая игла́
artery ~ артериа́льный кате́тер

cannulation 1. катетериза́ция 2. введе́ние каню́ли, канюли́рование
thoracic duct ~ канюли́рование грудно́го прото́ка

cap 1. колпа́к, колпачо́к ‖ надева́ть колпачо́к 2. противозача́точный колпачо́к 3. медици́нская ша́почка 4. наконе́чник
cervical ~ колпачо́к на ше́йку ма́тки

capacity 1. ёмкость, объём, вмести́мость 2. мо́щность, производи́тельность 3. функциона́льная акти́вность
allergenic ~ аллергизи́рующий потенциа́л
antigen-binding ~ антигенсвя́зывающая спосо́бность *(антисыворотки)*; антигенсвя́зывающая ёмкость *(иммуносорбента)*
basic ~ осно́вность *(концентрация водородных ионов)*
exercise ~ спосо́бность переноси́ть физи́ческую нагру́зку
lung ~ жи́зненная ёмкость лёгких
mental ~ у́мственные спосо́бности

patient ~ число́ ко́ек *(в больнице)*
phagocytic ~ фагоцита́рная акти́вность
proliferative ~ пролифера-ти́вный потенциа́л
secretory ~ секрето́рная ак-ти́вность
transforming ~ трансфор-ми́рующая акти́вность
vital ~ жи́зненная ёмкость лёгких
working ~ работоспосо́б-ность

capillary капилля́р; капил-ля́рная тру́бка || капилля́р-ный

capitatum голо́вчатая кость

capitulum *анат.* голо́вка

capsule 1. *анат.* оболо́чка; ка́псула 2. *фарм.* желати́-новая ка́псула
gelatinous ~ желати́новая ка́псула
joint ~ суставна́я ка́псула
kidney [renal] ~ по́чечная ка́псула
splenic ~ ка́псула селезён-ки

car:
ambulance ~ санита́рная маши́на; маши́на ско́рой по́мощи
hospital ~ санита́рный ва-го́н
hospital ward ~ ваго́н для ра́неных
medical ~ санита́рный ва-го́н

carbohydrates *pl* углево́ды

carbon 1. углеро́д, C 2. у́голь
absorbent [activated] ~ ак-тиви́рованный у́голь

carbonaceous 1. углеро́ди-стый, углеро́дный 2. содер-жа́щий у́голь

carboxylation карбоксили́ро-вание

carboxypeptidase карбокси-пептида́за

carbuncle карбу́нкул; кар-бу́нкул сибиреа́зенный

carcinoembryonic карцино-эмбриона́льный

carcinogen канцероге́н, кан-цероге́нное вещество́

carcinogenesis канцерогене́з, онкогене́з

carcinogenic канцероге́нный, вызыва́ющий заболева́ние ра́ком

carcinogenity онкоге́нность, канцероге́нность

carcinoid карцино́ид

carcinoma рак, карцино́ма *(см. тж* **cancer**)
acinar ~ аденокарцино́ма
advanced ~ запу́щенный рак
alveolar cell ~ альвеоля́рно-клёточный рак
basal cell ~ базалио́ма, ба-за́льно-клёточный рак
bronchogenic ~ бронхоге́н-ный рак
clear-cell ~ светлоклёточ-ный рак, рак по́чки
epidermoid ~ плоскоклёточ-ный [эпидермо́идный] рак
mucinous ~ колло́идный [слизеобразу́ющий] рак
papillary ~ папилля́рный [сосо́чковый] рак
small-cell ~ мелкоклёточ-ный рак
solid ~ со́лидный рак
spindle cell ~ веретеноклё-точный рак

squamous cell ~ плоскоклéточный [эпидермóидный] рак

carcinosarcoma карциносаркóма

card кáрта; кáрточка; бланк
examination ~ экзаменациóнный билет
immunization record ~ кáрта вакцинáции; календáрь вакцинáции
medical ~ 1. температýрный лист 2. медицúнская кáрта
patient ~ амбулатóрная кáрта больнóго
record ~ регистрациóнная кáрточка
school health ~ санитáрная кáрта шкóльника

cardia кардúя, кардиáльное отвéрстие

cardiac 1. больнóй с заболевáнием сéрдца 2. срéдство, возбуждáющее сердéчную дéятельность || сердéчный, кардиáльный

cardialgia кардиалгúя, боль в сéрдце

cardiocentesis пýнкция сéрдца

cardiodynia кардиалгúя, боль в сéрдце

cardiogenic кардиогéнный, обуслóвленный дéятельностью сéрдца

cardiogram 1. кардиогрáмма 2. электрокардиогрáмма, ЭКГ
exercise ~ кардиогрáмма при нагрýзке
ultrasonic ~ эхокардиогрáмма

cardiograph кардиóграф; электрокардиóграф

cardiographic кардиографúческий; электрокардиографúческий

cardiography кардиографúя; электрокардиографúя

cardiolipin кардиолипúн

cardiologist кардиóлог

cardiology кардиолóгия

cardiomegaly кардиомегалúя

cardiomyopathy кардиомиопатúя
congestive ~ застóйная [конгестúвная] кардиомиопатúя
restrictive ~ рестриктúвная кардиомиопатúя, фибрóзный эндокардúт

cardionecrosis очагóвый некрóз миокáрда

cardiorrhexis разры́в сéрдца

cardiospasm кардиоспáзм

cardiostimulator кардиостимулятор; электрокардиостимулятор

cardiotocography электрокардиографúя плодá

cardiotomy 1. кардиотомúя, вскры́тие сéрдца 2. резéкция кáрдии *(желудка)*

cardiovascular сердéчно-сосýдистый

care 1. забóта, попечéние, ухóд *(за больным)* || забóтиться, ухáживать *(за больным)* 2. наблюдéние *(врача)* 3. обслýживание *(больного)* ◇ to take ~ ухáживать *(за больным)*; under the ~ of a physician под наблюдéнием врачá
~ of public health общéственное здравоохранéние

bed ~ постéльный режи́м
day ~ дневнóй ухóд
dental ~ стоматологи́ческая пóмощь
domiciliary ~ медици́нская пóмощь на дому́
follow-up ~ **1.** наблюдéние во внебольни́чных услóвиях **2.** реабилитáция
free ~ бесплáтная медици́нская пóмощь
home ~ **1.** медици́нская пóмощь на дому́ **2.** домáшний ухóд
hospital ~ стационáрное лечéние
immediate ~ неотлóжная медици́нская пóмощь
inpatient ~ больни́чная пóмощь; стационáрное лечéние
intensive ~ интенси́вная терапи́я
maternity ~ охрáна матери́нства
medical ~ медици́нское обслу́живание; медици́нская пóмощь
obstetric ~ акушéрская пóмощь
outpatient ~ амбулатóрное лечéние; амбулатóрная пóмощь
pediatric ~ педиатри́ческая пóмощь
primary health ~ первичная мéдицинская пóмощь
secondary ~ специализи́рованная медици́нская пóмощь
tertiary ~ высокоспециализи́рованная медици́нская пóмощь

caries 1. кáриес **2.** патологи́ческое разрушение кóсти
carious кариóзный
carotic кароти́дный
carotid 1. сóнная артéрия **2.** кароти́дный
carpal кость запя́стья || запя́стный
carriage 1. транспортирóвка **2.** носи́тельство *(бактерий)*
carrier 1. носи́тель, перенóсчик *(возбудителя болезни)*; бактерионоси́тель, бациллоноси́тель **2.** *ген.* носи́тель рецесси́вного аллéля
asymptomatic ~ бессимптóмный носи́тель
germ ~ носи́тель инфéкции
healthy ~ бессимптóмный носи́тель
immune ~ иммýнный носи́тель
related ~ близкорóдственный носи́тель
solid-phase ~ твердофáзный носи́тель
symptom-free ~ бессимптóмный носи́тель
unconjugated ~ свобóдный [неконъюги́рованный] носи́тель

carry нести́, носи́ть, переноси́ть ◇ **to ~ on** вести; **to ~ out** выполня́ть
cartilage хрящ
articular ~ суставнóй хрящ
intervertebral ~ межпозвонóчный диск
shield-like ~ щитови́дный хрящ *(гортани)*

cartilaginous хрящевóй
cascade:

classical complement ~ класси́ческий путь актива́ции комплеме́нта
case 1. слу́чай *(заболевания)* 2. больно́й, пацие́нт; ра́неный 3. набо́р *(медицинских инструментов)* 4. коро́бка, я́щик
~ of emergency 1. слу́чай заболевания, тре́бующий неотло́жной по́мощи 2. больно́й, тре́бующий неотло́жной по́мощи
advanced ~ запу́щенный слу́чай
borderline ~ пограни́чное состоя́ние
fatal ~ лета́льный исхо́д, смерте́льный слу́чай
hospital ~ больни́чный слу́чай *(заболевания)*; стациона́рный больно́й
lying-down ~ посте́льный [лежа́чий] больно́й
medical ~ клини́ческий слу́чай
missed ~ нераспо́знанное заболева́ние
neglected ~ запу́щенный слу́чай
walking ~ ходя́чий больно́й
caseation 1. творо́жистый некро́з, казео́з 2. осажде́ние казейна, створа́живание
casebook журна́л для регистра́ции больны́х
casein казейн
caseous творо́жистый; казео́зный
casework патрона́ж, патрона́жная рабо́та
cast 1. ги́псовая повя́зка; ши́на 2. сле́пок *(гипсовый)* 3. *pl* цили́ндры *(мочевые)*
bacterial ~s бактериа́льные цили́ндры
blood ~s кровяны́е цили́ндры
coma ~s комато́зные цили́ндры *(при диабете)*
dental ~ зубно́й сле́пок; ги́псовый сле́пок зубно́го ря́да
epithelial ~s эпителиа́льные цили́ндры
false ~s ло́жные цили́ндры
fatty ~s жировы́е цили́ндры
fibrinous ~s фибрино́зные цили́ндры
granular ~s зерни́стые цили́ндры
hair ~ трихобезоа́р, волосяна́я о́пухоль *(инородное тело в желудке из клубка проглоченных волос)*
hyaline ~s гиали́новые цили́ндры
leukocyte ~s гиали́новые цили́ндры с включе́нием лейкоци́тов
mucous ~s ло́жные цили́ндры
red cell ~s эритроцита́рные цили́ндры
renal ~s по́чечные цили́ндры
spiral ~s мочевы́е цили́ндры спира́льной фо́рмы
tube [urinary] ~ мочевы́е цили́ндры
waxy ~s восковидные цили́ндры
castrate кастра́т || кастри́ровать
castration кастра́ция
functional ~ гормона́льная кастра́ция

X-rays ~ рентгенологи́ческая кастра́ция

casualt/y 1. несча́стный слу́чай; катастро́фа; ава́рия; поврежде́ние 2. смерть от ране́ния *или* несча́стного слу́чая 3. ра́неный; поражённый; уби́тый 4. *pl* санита́рные потéри ◇ in case of ~ в слу́чае скоропости́жной сме́рти; to hold ~ies уха́живать за ра́неными

catabolic катаболи́ческий

catabolism катаболи́зм, диссимиля́ция

catabolite катаболи́т, проду́кт катаболи́зма

catacrotic катакроти́ческий

catacrotism катакро́та

catagen катаге́н *(фаза в цикле развития волоса)*

catagenesis катагене́з; инволю́ция

catalase катала́за

catalepsy каталепси́я; оцепене́ние

cataleptic каталепти́ческий

catalysis ката́лиз

catalyst катализа́тор

catalytic каталити́ческий

catalyzator катализа́тор

catalyze катализи́ровать

catalyzer катализа́тор

catamenia менструа́ция

catamenial менструа́льный

catamenogenic вызыва́ющий менструа́цию

catamnesis ката́мнез

catamnestic катамнести́ческий

cataphasia *псих.* катафази́я

cataphora летарги́я с перио́дами непо́лного пробужде́ния

cataplasia катаплази́я, анаплази́я

cataplexy катаплекси́я *(эмоциональная астения)*

cataract катара́кта *(помутнение хрусталика)*

adherent ~ катара́кта с сине́хиями

adolescent ~ подростко́вая катара́кта

axial ~ центра́льная катара́кта

black ~ чёрная [бу́рая] катара́кта

blue ~ голуба́я катара́кта

brown ~ чёрная [бу́рая] катара́кта

capsular ~ капсуля́рная катара́кта

central ~ центра́льная катара́кта

cerulean ~ голуба́я катара́кта

complete ~ по́лная катара́кта

complicated ~ осложнённая катара́кта

congenital ~ врождённая катара́кта

contusion ~ контузио́нная катара́кта

coralliform ~ кораллови́дная катара́кта

coronary ~ венéчная [корона́рная] катара́кта

cortical ~ кортика́льная катара́кта

cupuliform ~ чашеви́дная катара́кта

diabetic ~ диабети́ческая катара́кта

electric ~ электри́ческая катара́кта

embryonal ~ врождённая катара́кта
floriform ~ розе́точная катара́кта
fluid ~ моло́чная катара́кта
fusiform ~ веретенообра́зная катара́кта
general ~ помутне́ние всех слоёв хруста́лика
glaucomatous ~ глаукомато́зная катара́кта
gray ~ ста́рческая кортика́льная катара́кта
green ~ глауко́ма
heterochromic ~ гетерохро́мная катара́кта
hypermature ~ перезре́лая катара́кта
immature ~ незре́лая катара́кта
incipient ~ начина́ющаяся катара́кта
intumescent ~ набуха́ющая катара́кта
irradiation ~ лучева́я катара́кта
lacteal ~ моло́чная катара́кта
lamellar ~ слои́стая [зону-ля́рная] катара́кта
lenticular ~ лентикуля́рная катара́кта
mature ~ зре́лая катара́кта
milky ~ моло́чная катара́кта
Morgagnian ~ морга́ниева катара́кта
naphthalinic ~ нафтали́новая катара́кта
nuclear ~ я́дерная катара́кта
overripe ~ перезре́лая катара́кта
perinuclear ~ перинуклеа́рная катара́кта
peripheral ~ периферическая катара́кта
polar ~ поля́рная катара́кта
primary ~ перви́чная катара́кта
progressive ~ прогресси́рующая катара́кта
punctate ~ то́чечная катара́кта
pyramidal ~ пирамида́льная катара́кта
ripe ~ зре́лая катара́кта
secondary ~ втори́чная катара́кта
senile ~ ста́рческая катара́кта
siliculose ~ катара́кта с сухо́й ка́псулой
soft ~ мя́гкая катара́кта
spindle ~ веретенообра́зная катара́кта
stellate ~ звёздчатая катара́кта
subcapsular ~ субкапсуля́рная катара́кта
total ~ по́лная катара́кта
toxic ~ токси́ческая катара́кта
traumatic ~ травмати́ческая катара́кта
zonular ~ зонуля́рная [слои́стая] катара́кта

cataractous катара́ктный

catarrh 1. ката́р, воспале́ние сли́зистой оболо́чки **2.** ката́р ве́рхних дыха́тельных путе́й
atrophic ~ атрофи́ческий рини́т
autumn [hay] ~ поллино́з, сенна́я лихора́дка

catarrhal катара́льный

catatonia кататони́ческий синдро́м, кататони́я

catatonic кататони́ческий
catatony *см.* **catatonia**
catch 1. захва́т ‖ хвата́ть, захва́тывать 2. заде́ржка, приостано́вка *(дыхания)* 3. то́рмоз ◇ **to ~ a chill [to ~ a cold]** простуди́ться; **to ~ a disease** заболе́ть
catecholamine катехолами́н
catgut ке́тгут
catharsis 1. очище́ние кише́чника слаби́тельными 2. *псих.* ка́тарсис
cathepsin катепси́н
catheter кате́тер
cardiac ~ серде́чный зонд
embolization ~ кате́тер для эмболиза́ции
flexible ~ ги́бкий кате́тер
Foley ~ кате́тер-балло́н Фоле́я
heart ~ серде́чный зонд
intravascular ~ сосу́дистый кате́тер
Nélaton's ~ (эласти́чный) кате́тер Нелато́на
permanent ~ постоя́нный кате́тер
Pezzer ~ кате́тер Пеццера *(с расширением на конце)*
suction ~ аспирацио́нный кате́тер
ureteral ~ мочето́чниковый кате́тер
catheterization катетериза́ция
cardiac ~ катетериза́ция се́рдца
selective ~ селекти́вная [избира́тельная] катетериза́ция
caudal кауда́льный; хвостово́й
caul 1. во́дная оболо́чка плода́ 2. оболо́чка, перепо́нка 3. большо́й са́льник
causal причи́нный, кауза́льный
causation этиоло́гия; причи́ны заболева́ния
causative являю́щийся причи́ной *(болезни)*, вызыва́ющий *(болезнь)*, причи́нный
cause причи́на, основа́ние ‖ быть причи́ной; вызыва́ть
~ of death причи́на сме́рти
immediate ~ непосре́дственная причи́на
internal ~ эндоге́нный фа́ктор
predisposing ~ предрасполага́ющий фа́ктор
ultimate ~ первопричи́на
unspecified ~ неустано́вленная причи́на
cause-and-effect причи́нно-сле́дственный
caustic ка́устик, каусти́ческая со́да; е́дкое вещество́ ‖ каусти́ческий, е́дкий; разруша́ющий; разъеда́ющий
cauterization каутериза́ция; прижига́ние
cauterodyne электроно́ж
cautery 1. каутериза́ция; прижига́ние 2. термока́утер, гальванока́утер
cold ~ криотерапи́я
cava по́лая ве́на
caval кава́льный *(относящийся к полой вене)*
caveola я́мка *(на поверхности клетки)*
cavern 1. каве́рна 2. по́лость, впа́дина
osteal ~ ко́стная каве́рна

cavernoma кавернóзная гемангиóма, кавернóма
cavernous кавернóзный; пещéристый; полостнóй
cavitation образовáние пóлости; образовáние кавéрны
cavity 1. пóлость; впáдина 2. кариóзная пóлость, дуплó *(зуба)* 3. лýнка *(предметного стекла)*
abdominal ~ брюшнáя пóлость
abscess ~ пóлость абсцéсса
articular ~ суставнáя пóлость
nasal ~ пóлость нóса
oral ~ пóлость рта
pelvic ~ пóлость тáза
peritoneal ~ брюши́нная пóлость
pleural ~ плеврáльная пóлость
thoracic ~ груднáя пóлость
visceral ~ пóлость тéла
cecal относя́щийся к слепóй кишкé
cecity слепотá
cecum 1. слепáя кишкá 2. *гельм.* кишéчный ствол *(у сосальщиков)*
celiac брюшнóй, чрéвный
celialgia, celiodynia боль в животé
celiorrhaphy ушивáние брюшнóй стéнки
celioscope лапароскóп
celioscopy лапароскопи́я
celiotomy лапаротоми́я
exploratory ~ диагности́ческая лапаротоми́я
cell 1. клéтка 2. кáмера; сéкция; ячéйка; отсéк
acidophilic ~ ацидофи́льная [оксифи́льная, эозинофи́льная] клéтка *(передней доли гипофиза)*
acinar ~ ацинáрная клéтка
adipose ~ липоци́т, жировáя клéтка
adventitional ~ перици́т, адвентициáльная [перивaскуля́рная] клéтка, клéтка Ружé
alveolar ~ эпителиáльная клéтка лёгочной альвеóлы
ameboid ~ амебоци́т, блуждáющая клéтка
argentaffin ~ кишéчный аргентаффиноци́т, аргентофи́льная клéтка
argyrophilic ~ аргирофи́льная клéтка
basophilic ~ базофи́л, базофи́льный лейкоци́т
blast ~ блáстная клéтка *(незрелая клетка-предшественник)*
blood ~ клéтка крóви
caliciform ~ бокалови́дная (эпителиáльная) клéтка
chief ~ 1. глáвная клéтка *(слизистой оболочки желудка)* 2. хромофóбный аденоци́т 3. глáвная клéтка околощитови́дной железы́
Clara ~ клéтка Клáра, секретóрная клéтка бронхиóлы
columnar ~ цилиндри́ческая клéтка
cone ~ кóлбочка сетчáтки
connective tissue ~s клéтки соедини́тельной ткáни
cuboid(al) ~ куби́ческий эпителиоци́т
cultured ~ культиви́руемая клéтка
decidual ~ децидуáльная клéтка

dendritic ~s дендри́тные клéтки
dentinal ~ одонтоблáст
dividing ~ дéлящаяся клéтка
dust ~ кониофáг, пылевáя клéтка
egg ~ яйцеклéтка
endocrine ~ эндокри́нная клéтка
epidermal ~ эпидермáльная клéтка, эпидермоци́т
epithelial ~ эпителиоци́т, эпителиáльная клéтка
erythroid ~ эритрóидная клéтка
fat ~ липоци́т, жировáя клéтка
foam ~ пéнистая клéтка
germ ~ половáя клéтка *(яйцеклетка или сперматозоид)*
giant ~ гигáнтская клéтка
glia ~ глиоци́т
goblet ~ бокалови́дная (эпителиáльная) клéтка
granulocytic ~ гранулоци́т
granulosa ~ зерни́стая клéтка *(яичника)*
gustatory ~ вкусовáя клéтка
heart disease ~s клéтки сердéчных порóков
helper ~ клéтка-хéлпер, клéтка-помóщник
hemopoietic ~ кроветвóрная [гемопоэти́ческая] клéтка
hepatic ~ гепатоци́т, печёночная клéтка
Hürthle ~ клéтка Гю́ртле
immunocompetent ~ иммунокомпетéнтная клéтка
inflammatory ~s клéтки воспали́тельного инфильтрáта
intact ~ интáктная клéтка
islet ~ инсулоци́т, островкóвая клéтка
killer ~ клéтка-ки́ллер, клéтка-уби́йца
Kupffer's ~ звёздчатый ретикулоэндотелиоци́т, клéтка Кýпфера
labeled ~ мéченая клéтка
Langerhans ~s клéтки Лангергáнса, макрофáги дéрмы
LE ~s клéтки крáсной волчáнки, LE-клéтки, клéтки Хáргрейвса
lining ~ выстилáющая клéтка
lymphoid ~ лимфóидная клéтка
malignant ~ рáковая [óпухолевая] клéтка; клéтка злокáчественного новообразовáния
marrow ~ клéтка кóстного мóзга
memory ~ клéтка пáмяти
mesangial ~ мезангиáльная клéтка *(фагоцит почки)*
migratory ~ блуждáющая клéтка, амебоци́т
mobile ~ подви́жная клéтка
mononuclear ~ одноя́дерная [мононуклеáрная] клéтка, мононуклеáр
motor ~ двигáтельная клéтка *(1. эфферентный нейрон 2. клетка переднего рога спинного мозга)*
mucous ~ мукóидная [сли́зистая] клéтка
multinucleated ~ многоя́дерная клéтка
mutant ~ мутáнтная клéтка
natural cytotoxic ~ естéст-

венная цитотокси́ческая клётка, NC-клётка
natural killer ~ есте́ственная клётка-ки́ллер, NK-клётка
natural suppressor ~ есте́ственная клётка-супре́ссор, NS-клётка
NC ~ *см.* **natural cytotoxic cell**
neoplastic ~ о́пухолевая клётка
nerve ~ нейро́н, не́рвная клётка
neurosecretory ~ нейросекрето́рная клётка
NK ~ *см.* **natural killer cell**
nontreated ~ инта́ктная клётка
NS ~ *см.* **natural suppressor cell**
nucleated ~ клётка с ядро́м, ядросодержа́щая клётка
null ~ «нулево́й» лимфоци́т, «нулева́я» клётка
osteogenic ~ остеобла́ст
oxyntic обкла́дочная [париета́льная] клётка *(желудка)*
packed red ~s эритроцита́рная ма́сса
parietal ~ *см.* **oxyntic cell**
phagocytic ~ фагоци́т
pheochrome ~ хромаффиноци́т, феохромоци́т
pilar ~ столбова́я клётка
plasma ~ плазмати́ческая клётка, плазмоци́т
pluripotential ~ плюрипоте́нтная клётка
precursor ~ клётка-предше́ственник
preserved ~s консерви́рованные клётки
prickle ~ шипова́тый эпидермоци́т
primordial germ ~ гоноци́т, перви́чная полова́я клётка
progenitor ~ клётка-предше́ственник
promotor ~ промо́торная клётка
red blood ~ эритроци́т
rod ~ па́лочка сетча́тки
rod nuclear ~ палочкоя́дерный лейкоци́т
rosette-forming ~s розеткообразу́ющие клётки
scavenger ~ макрофагоци́т
Schwann ~ шва́нновская клётка *(макрофаг глии)*
secretory ~ секрето́рная клётка
sensitized ~ сенсибилизи́рованная клётка
sex ~ полова́я клётка *(яйцеклетка или сперматозоид)*
sickle ~ серпови́дная клётка
smooth muscle ~ гладкомы́шечная клётка
somatic ~ сомати́ческая клётка
sperm ~ сперматозо́ид
spindle ~ веретенообра́зная клётка
spine ~ шипова́тый эпидермоци́т
stem ~ **1.** столбова́я клётка **2.** клётка эмбриобла́ста
stromal ~ строма́льная клётка
suppressor ~ клётка-супре́ссор, супре́ссорная клётка
T ~ Т-лимфоци́т
tactile ~ осяза́тельная клётка

target ~ клéтка-мишéнь
target binding ~ клéтка, свя́зывающая мишéнь
taste ~ вкусовáя клéтка
T helper ~ Т-клéтка-хéлпер, Т-клéтка-помóщник
triggered ~ стимули́рованная клéтка
T suppressor cytotoxic ~ цитотокси́ческая Т-клéтка-супрéссор
tumor ~ óпухолевая клéтка
unprimed ~ неприми́рованная клéтка *(не имевшая контакта с антигеном)*
vacuolated ~ вакуолизи́рованная клéтка
wandering ~ блуждáющая клéтка, амебоци́т
white blood ~ лейкоци́т
yeast ~ дрожжевáя клéтка

cell-free бесклéточный
cellular клéточный, ячéистый
cellularity насы́щенность клéтками
cellule 1. клéтка **2.** ячéйка
cellulitis целлюли́т *(воспаление подкожной клетчатки или рыхлой соединительной ткани)*
crepitant ~ анаэрóбная инфéкция, гáзовый [крепити́рующий] целлюли́т
pelvic ~ параметри́т
cellulose клетчáтка; целлюлóза
cellulotoxic цитотокси́ческий
celom *эмбр.* целóм, втори́чная пóлость
celoscope эндоскóп
celoscopy эндоскопи́я
celotomy грыжесечéние
cement 1. цемéнт *(пломбировочный)* **2.** цемéнтное веществó зу́ба
center 1. центр **2.** срéдняя тóчка тéла **3.** гру́ппа нéрвных клéток, выполня́ющая определённую фу́нкцию
~ **of lens** опти́ческий центр ли́нзы *или* хрусталика
~ **of ossification** центр окостенéния
blood donor ~ дóнорский пункт
cell ~ центросóма, центросфéра
child health ~ дéтская поликли́ника
community blood ~ центр перели́вания крóви
dialysis ~ центр гемодиáлиза
first-aid ~ пункт пéрвой медици́нской пóмощи
germinal ~ зарóдышевый центр
health ~ центр здорóвья
maternity welfare ~ жéнская консультáция
medical ~ медици́нский центр; медици́нский пункт
newborn ~ отделéние новорождённых, неонатологи́ческий центр
primary care ~ пункт перви́чной мéдико-санитáрной пóмощи
senior ~ дом престарéлых; гериатри́ческий центр
transfusion ~ центр перели́вания крóви, (гемо)трансфузиóнный центр
traumatology ~ травматологи́ческий пункт
centesis пу́нкция, прокóл; перфорáция

centrifugal 1. эфферéнтный; выносящий 2. относящийся к центрифýге
centrifugation центрифугиpование
density gradient ~ центрифугирование в градиéнте плóтности
differential ~ дифференциáльное центрифугиpование
high-speed ~ (высоко)скоростнóе центрифугиpование
low-speed ~ низкоскоростнóе центрифугиpование
centrifuge центрифýга || центрифугиpовать
superspeed ~ ультрацентрифýга
centriole центриóль
centripetal афферéнтный, приносящий, центростремительный
centroblast центроблáст
centrocyte центроцит
centromere *ген.* центромéра, кинетохóр
centrosome *цитол.* центросóма, центросфéра, центрáльное тéльце
cephalalgia цефалгия, головнáя боль
cephalic головнóй; краниáльный
cephalitis энцефалит
cephalocele чéрепно-мозговáя грыжа
cephalocentesis пýнкция чéрепа
cephalodynia цефалгия, головнáя боль
cephalopelvimetry цефалопельвиметрия, измерéние головки плодá и тáза рожéницы
cephalotome *мед. тех.* краниотóм
cephalotomy *акуш.* краниотомия, цефалотомия
cephalotractor акушéрские щипцы
cerclage серкляж *(1. наложение кругового шва вокруг отверстия матки при истмико-цервикальной недостаточности 2. метод скрепления костных отломков)*
cerebellar мозжечкóвый
cerebellitis воспалéние мозжечкá
cerebellum мозжечóк
cerebral церебрáльный; чéрепно-мозговóй; относящийся к головнóму мóзгу
cerebralgia цефалгия, головнáя боль
cerebrifugal эфферéнтный, центробéжный; идýщий от мóзга к периферии
cerebripetal афферéнтный, центростремительный; идýщий к мóзгу
cerebromeningitis менингоэнцефалит
cerebropathy церебропатия; заболевáние головнóго мóзга
cerebrosclerosis склерóз головнóго мóзга, церебросклерóз
cerebrospinal цереброспинáльный, спинномозговóй
cerebrovascular цереброваскулярный
cerebrum головнóй мозг
certain определённый

certifiable подлежа́щий обяза́тельной регистра́ции

certificate спра́вка, свиде́тельство; сертифика́т ◇ **to extend a ~** продли́ть больни́чный лист

~ of birth свиде́тельство о рожде́нии

~ of health враче́бное свиде́тельство, спра́вка о состоя́нии здоро́вья

~ of incapacity of work больни́чный лист, листо́к нетрудоспосо́бности

~ of vaccination спра́вка о вакцина́ции

birth ~ свиде́тельство о рожде́нии

death ~ свиде́тельство о сме́рти

medical [sickness] ~ больни́чный лист, листо́к нетрудоспосо́бности

certified апроби́рованный, прове́ренный

ceruloplasmin церулоплазми́н

cervical(is) 1. ше́йный 2. церви́ка́льный, относя́щийся к ше́йке ма́тки

cervicectomy ампута́ция ше́йки ма́тки, трахелэктоми́я

cervicitis цервици́т *(воспаление шейки матки)*

cervicodynia бо́ли в о́бласти ше́и

cervicofacial ше́йно-лицево́й

cervico-occipital ше́йно-заты́лочный

cervicovaginal ше́ечно-влага́лищный

cervicovesical относя́щийся к ше́йке ма́тки и мочево́му пузырю́

cervix (*pl* **cervices**) 1. ше́я 2. ше́йка *(какого-л. органа)* ◇ **~ uteri** ше́йка ма́тки

cesarean ке́сарево сече́ние

abdominal ~ абдомина́льное ке́сарево сече́ние

low-section ~ ни́зкое ке́сарево сече́ние, ке́сарево сече́ние в ни́жнем ма́точном сегме́нте

chain цепь; цепо́чка

heavy ~ тяжёлая цепь *(иммуноглобулина)*

idiotype-bearing ~ (полипепти́дная) цепь, содержа́щая идиотипи́ческую детермина́нту

light ~ лёгкая цепь *(иммуноглобулина)*

chair:

bath ~ кре́сло-ката́лка, инвали́дная коля́ска

dental ~ зубовраче́бное кре́сло

chalk мел

French ~ тальк

challenge 1. при́знак; симптома́тика 2. контро́льное зараже́ние *(лабораторных животных)* 3. (антиге́нный) сти́мул; провокацио́нная проба

allergen ~ аллергиза́ция, стимуля́ция аллерге́ном; провока́ция

glucose ~ са́харная нагру́зка

chalon кейло́н *(ингибитор клеточного деления)*

chamber 1. ка́мера; отсе́к; резервуа́р 2. пала́та *(в*

больнице) 3. по́лость *(напр. сердца)*
altitude ~ бaрока́мера
blood-counting ~ гемоцито́метр
counting ~ счётная ка́мера
diffusion ~ диффузио́нная ка́мера
drip ~ ка́пельница
drying ~ суши́льная ка́мера, суши́льный шкаф
hemocytometer ~ гемоцито́метр
hybridization ~ *иммун.* ка́мера для гибридиза́ции, блот-ячё́йка
immunoassay ~ ка́мера для иммуноана́лиза
ionization ~ ионизацио́нная ка́мера
pocket ~ карма́нный дози́метр
pressure ~ барока́мера
pulp ~ по́лость коро́нки *(зуба)*
sterilization ~ стерилизацио́нная ка́мера
chancre шанкр
hard [hunterian] ~ твёрдый [гу́нтеровский] шанкр
mixed ~ сме́шанный шанкр
soft ~ мя́гкий шанкр
sporotrichotic ~ споротрихо́зный шанкр
trypanosome ~ трипаносо́мный шанкр
chancriform напомина́ющий твёрдый шанкр
chancroid мя́гкий шанкр
chancrous относя́щийся к твёрдому ша́нкру
change измене́ние; альтера́ция || изменя́ть(ся), меня́ть(ся)
~ of the voice измене́ние го́лоса; мута́ция го́лоса
fatty ~ жирово́е перерожде́ние
malignant ~ малигниза́ция, злока́чественное перерожде́ние
postmortem ~ посме́ртное измене́ние
changeability изме́нчивость; неусто́йчивость; непостоя́нство
channel кана́л, путь
character 1. характе́рная черта́, при́знак; сво́йство 2. хара́ктер
acquired ~ приобретённый при́знак
diagnostic ~ диагности́ческий при́знак
distinguishing ~ отличи́тельный при́знак
dominant ~ домина́нтный при́знак
recessive ~ рецесси́вный при́знак
sex-limited ~ при́знак, ограни́ченный по́лом
sex-linked ~ при́знак, сце́пленный с по́лом
characteristic 1. характери́стика 2. характе́рная черта́, при́знак; осо́бенность; сво́йство || типи́чный, характе́рный
characterize характеризова́ть
charcoal древе́сный у́голь
activated ~ активи́рованный у́голь
charge пла́та || взима́ть пла́ту
chart табли́ца; гра́фик; диагра́мма; схе́ма; ка́рта
clinical ~ исто́рия боле́зни

hospital ~ ка́рта стациона́рного больно́го; исто́рия боле́зни
patient's ~ ка́рточка больно́го
temperature ~ температу́рный лист
check 1. прове́рка; контро́ль || проверя́ть; контроли́ровать 2. препя́тствие || препя́тствовать
viability ~ тест на жизнеспосо́бность
cheek щека́
cheilitis хейли́т *(воспаление губы)* ◇ ~ **exfoliativa** эксфолиати́вный хейли́т
actinic ~ актини́ческий хейли́т
angular ~ ангуля́рный стомати́т, зае́да
apostematous ~ апостемато́зный хейли́т
impetiginous ~ гно́йный хейли́т
solar ~ актини́ческий хейли́т
cheiloplasty хейлопла́стика, пласти́ческая опера́ция на губе́
cheilorrhaphy сшива́ние губы́
cheilosis хейло́з
cheilotomy хейлотоми́я
chelator хела́тор, хелати́рующий аге́нт
chemical 1. хими́ческое вещество́, химика́т 2. *pl* химика́лии
chemicophysical фи́зико-хими́ческий
chemiluminescence хемилюминесце́нция
chemotherapy химиотерапи́я
chemist 1. хи́мик 2. фармаце́вт, апте́карь ◇ ~'s (shop) апте́ка
chemistry хи́мия
clinical ~ клини́ческая биохи́мия
forensic ~ суде́бная [токсикологи́ческая] хи́мия
histological ~ гистохи́мия
medical ~ клини́ческая биохи́мия
chemoattractant хемоаттракта́нт
chemoattraction хемоаттра́кция *(адгезия клеток к поверхности хемоаттрактантов)*
chemoceptor хемоце́птор
chemoimmunity иммунохи́мия
chemoimmunotherapy химиоиммунотерапи́я *(комбинированное лечение химиопрепаратами и иммунокорректорами)*
chemokinesis хемокине́з
chemokinetic хемокинети́ческий, относя́щийся к хемокине́зу
chemoluminescence хемолюминесце́нция
chemotaxin хемотакси́н, хемотакси́ческий фа́ктор
chemotaxis хемота́ксис
leukocyte ~ хемота́ксис лейкоци́тов
chemotherapeutic химиотерапевти́ческий
chemotherapy химиотерапи́я
adjuvant ~ вспомога́тельная химиотерапи́я
maintenance ~ подде́рживающая химиотерапи́я
selective ~ селекти́вная

[избира́тельная] химиотерапи́я
chest грудна́я клётка
alar ~ пло́ская грудна́я клётка
asthenic ~ астени́ческая грудна́я клётка
barrel [emphysematous] ~ бочкообра́зная [эмфизема-то́зная] грудна́я клётка
flat ~ пло́ская грудна́я клётка
funnel ~ воронкообра́зная грудна́я клётка
keeled ~ килеви́дная грудна́я клётка, «кури́ная грудь»
kyphotic ~ кифоти́ческая грудна́я клётка
lordotic ~ лордоти́ческая грудна́я клётка
rachitic ~ рахити́ческая грудна́я клётка
scoliotic ~ сколиоти́ческая грудна́я клётка
weak ~ «сла́бые» лёгкие *(предрасположенные к болезням)*
chiasm 1. перекрёст *(напр. нервных волокон)* 2. *ген.* хиа́зма
optic ~ перекрёст зри́тельных не́рвов, зри́тельный перекрёст
chief гла́вный
child ребёнок
retarded ~ у́мственно отста́лый ребёнок
childbearing ро́ды, родово́й акт; деторожде́ние
childbed послеродово́й пери́од
childbirth ро́ды, родово́й акт
childhood де́тство
childlessness безде́тность
children (*pl от* **child**) де́ти
◇ ~ **at risk** де́ти с повы́шенным ри́ском *(заболевания)*
chill просту́да; озно́б; лихора́дка; охлажде́ние ‖ чу́вствовать озно́б ◇ **to catch a** ~ простуди́ться
febrile ~ лихора́дочный озно́б
shaking ~ потрясá́ющий озно́б
chilliness, chilling позна́бливание
chimera химе́ра, химе́рный органи́зм *(организм, состоящий из генетически различных тканей или клеток)*
chimerism *ген.* химери́зм
chin подборо́док
chiropractice хиропра́ктика
chlamydia (*pl* **chlamydiae**) хлами́дия
chlamydosis хламидио́з
chloasma хлоа́зма *(гиперпигментация кожи в виде желтовато-коричневых пятен)* ◇ ~ **gravidarum** хлоа́зма бере́менных; ~ **hepaticum** хлоа́зма при заболева́ниях пе́чени; ~ **periorale virginium** околоротова́я де́вичья хлоа́зма; ~ **uterinum** хлоа́зма бере́менных
chloracne хлора́кне *(угревидная сыпь вследствие контакта с хлористыми соединениями)*
chloralism хлорали́зм *(токсикомания, вызванная злоупотреблением хлоралгидратом)*

chloramine хлорами́н
chlorhydric солянoки́слый
chloride **1.** хлористоводоро́дный **2.** хло́ристый
chloridimetry коли́чественное определе́ние хлори́дов
chlorinate хлори́ровать
chlorination хлори́рование
chlorine хлор, Cl
chloroform хлорофо́рм
chloroma хлоро́ма *(1. лейкозный инфильтрат при хлорлейкозе 2. хлорлейкоз)*
chloropenia гипохлореми́я
choana *анат.* **1.** хоа́на **2.** углубле́ние, воро́нка
choke вызыва́ть асфикси́ю
choking **1.** уду́шье, удуше́ние **2.** заку́порка, затыка́ние, засоре́ние
choky **1.** задыха́ющийся **2.** уду́шливый, ду́шный
cholagogic желчего́нный
cholagogue желчего́нное сре́дство || желчего́нный
cholangeitis *см.* **cholangitis**
cholangiectasis холангиэктази́я *(расширение жёлчного протока)*
cholangiocarcinoma холангиокарцино́ма *(рак жёлчного протока)*
cholangiogram холангиогра́мма
cholangiography холангиографи́я
percutaneous transhepatic ~ чреско́жная чреспечёночная холангиографи́я
cholangioma холангио́ма, адено́ма жёлчных путе́й
cholangiopancreatography холангиопанкреатографи́я
endoscopic retrograde ~ эндоскопи́ческая ретрогра́дная холангиопанкреатографи́я
cholangitis холанги́т, ангиохоли́т *(воспаление жёлчных протоков)*
cholecyst жёлчный пузы́рь
cholecystectomy холецистэктоми́я *(удаление жёлчного пузыря)*
cholecystic относя́щийся к жёлчному пузырю́
cholecystis жёлчный пузы́рь
cholecystitis холецисти́т *(воспаление жёлчного пузыря)*
acalculous ~ беска́менный холецисти́т
calculous ~ калькулёзный холецисти́т
emphysematous ~ эмфиземато́зный [га́зовый] холецисти́т
gangrenous ~ гангрено́зный холецисти́т
gaseous ~ *см.* **emphysematous cholecystitis**
noncalculous ~ *см.* **acalculous cholecystitis**
phlegmonous ~ флегмоно́зный холецисти́т
cholecystogram холецистогра́мма
cholecystography холецистографи́я
cholecystokinin холецистокини́н
cholecystolithiasis желчнока́менная боле́знь
cholecystolithotripsy холецистолитотрипси́я *(дробление конкрементов в жёлчном пузыре)*

cholecystopathy заболева́ние жёлчного пузыря́
cholecystopexy холецистопекси́я
cholecystoptosis холецистопто́з
cholecystorrhaphy холецисторафи́я *(наложение швов на жёлчный пузырь)*
cholecystostomy холецистостоми́я
cholecystotomy холецистотоми́я
choledochocele холедохоце́ле
choledochogram холедохогра́мма *(рентгенограмма жёлчных путей)*
choledochography холедохографи́я
choledocholith холедохоли́т, конкреме́нт в о́бщем жёлчном прото́ке
choledocholithiasis нали́чие конкреме́нтов в о́бщем жёлчном прото́ке
choledocholithotomy холедохолитотоми́я *(удаление конкрементов из общего жёлчного протока)*
choledocholithotripsy холедохолитотрипси́я *(дробление конкрементов в общем жёлчном протоке)*
choledochoplasty холедохопла́стика *(реконструктивная операция на общем жёлчном протоке)*
choledochotomy холедохотоми́я *(рассечение общего жёлчного протока)*
cholelith жёлчный конкремент, жёлчный ка́мень
cholelithiasis желчнока́менная боле́знь, холелитиа́з
cholelithic желчнока́менный
cholelithotripsy холелитотрипси́я *(дробление жёлчных конкрементов)*
cholemesis рво́та жёлчью
choleperitonitis жёлчный [билиа́рный] перитони́т
cholera холе́ра
El Tor ~ холе́ра Эль-То́р
choleragen холероге́н, холе́рный экзотокси́н
choleraic холе́рный
choleric холери́ческий *(о темпераменте)*; раздражи́тельный, жёлчный
cholerigenic вы́зывающий холе́ру
choleroid напомина́ющий холе́ру
cholestasia, cholestasis холеста́з, засто́й жёлчи
cholestatic холестати́ческий
cholesteremia (гипер)холестеринеми́я
cholesterin холестери́н
cholesterinemia (гипер)холестеринеми́я
cholesterinuria холестеринури́я
cholesterogenesis си́нтез холестери́на
cholesterol холестери́н
total ~ о́бщее содержа́ние холестери́на
cholesterolemia (гипер)холестеринеми́я
cholesteroluria холестеринури́я
cholic жёлчный
choline холи́н
cholinergic холинерги́ческий
cholinesterase холинэстера́за
cholinolytic холинолити́ческий

cholinomimetic холиномимети́ческий
chologenic желчеобразу́ющий
chololith *см.* **cholelith**
chololithiasis *см.* **cholelithiasis**
cholorrhea избы́точная секре́ция жёлчи
choluria выделе́ние жёлчных соле́й с мочо́й
chondral хрящево́й
chondrification образова́ние хряща́; трансформа́ция в хрящеву́ю ткань
chondriosome *цитол.* митохо́ндрия
chondritis воспале́ние хряща́
chondroblast хондробла́ст
chondroblastoma хондробласто́ма
chondrocalcinosis хондрокальцино́з, псевдопода́гра
chondrocarcinoma хондрокарцино́ма
chondroclast хондрокла́ст
chondrocyte хондроци́т, хрящева́я кле́тка
chondrodysplasia хондродисплази́я
  hereditary deforming ~ насле́дственная деформи́рующая хондродисплази́я
chondrodystrophia хондродистрофи́я
  hyperplastic ~ гиперпласти́ческая хондродистрофи́я
  hypoplastic ~ гипопласти́ческая хондродистрофи́я
chondrodystrophy *см.* **chondrodystrophia**
chondrogenesis хондрогене́з *(процесс образования хрящевой ткани)*
chondrogenic хондроге́нный, хрящеобразу́ющий
chondroid хондро́идный, хрящеви́дный
chondrolysis хондро́лиз, разруше́ние хряща́
chondroma хондро́ма
chondromalacia хондромаля́ция
chondromatosis хондромато́з
chondrometaplasia хондрометаплази́я
chondromucoid хондромуко́ид
chondromucoprotein хондромукопроте́ин
chondromyxoma хондромиксо́ма
chondronecrosis хондронекро́з
chondro-osteodystrophy хондроостеодистрофи́я
chondropathia хондропати́я
chondrophyte хондрофи́т
chondroplasia хондроплази́я
chondrosamine хондрозами́н
chondrosarcoma хондросарко́ма
chondrosarcomatosis хондросаркомато́з
chondrotomy рассече́ние хряща́
chorda (*pl* **chordae**) **1.** хо́рда, спинна́я струна́ **2.** свя́зка, тяж **3.** сухожи́лие
chordal **1.** хорда́льный **2.** свя́зочный
chorea *невр.* хоре́я ◇ ~ **major** больша́я хоре́я; ~ **minor** *см.* **rheumatic chorea**
  chronic progressive [degenerative] ~ *см.* **hereditary chorea**
  Dubini [electric] ~ электри́-

ческая [молниенóсная] хорéя Дуби́ни
fibrillary ~ хорéя Морвáна
habit ~ тик
hereditary [Huntington's] ~ наслéдственная [хрони́ческая прогресси́рующая] хорéя, хорéя Гéнтингтона
hysterical ~ истери́ческая хорéя
juvenile ~ *см.* **rheumatic chorea**
laryngeal ~ спазмати́ческий тик мышц гортáни
Morvan's ~ хорéя Морвáна
paralytic ~ паралити́ческая хорéя
rheumatic [Sydenham's] ~ мáлая [ревмати́ческая] хорéя, хорéя Си́денгама
choreal, choreic хореи́ческий
choreiform хореоподóбный, напоминáющий хорéю
choreoathetosis хореоатетóз
choreoid хореоподóбный
chorial хориони́ческий; хориáльный; свя́занный с хориóном
chorioadenoma хориоаденóма
choriocarcinoma хориокарцинóма, хорионэпителиóма
gestational ~ хориокарцинóма мáтки
choriomeningitis хориоменинги́т
chorion *эмбр.* хóрион
previllous [primitive] ~ перви́чный хориóн
shaggy ~ ворси́нчатый хориóн
smooth ~ глáдкий хориóн
chorionic хориони́ческий
chorioretinitis хориоретини́т
choroid 1. сóбственно сосýдистая оболóчка глáза 2. сосýдистая оболóчка
choroidal хориоидáльный, относя́щийся к сóбственно сосýдистой оболóчке глáза
choroiditis хориоиди́т *(воспаление собственно сосудистой оболочки глаза)*
chromaffin хромаффи́нный
chromaffinoma феохромоцитóма, феохромобластóма
chromatid *ген.* хромати́да || хромати́дный
sister ~**s** сéстринские хромати́ды
chromatin хромати́н
sex ~ половóй хромати́н
chromatinic хромати́новый
chromatoblast хроматоблáст
chromatography хроматографи́я, хроматографи́ческий анáлиз
adsorption ~ адсорбциóнная хроматографи́я
affinity ~ аффи́нная хроматографи́я
column ~ колóночная хроматографи́я
gas ~ гáзовая хроматографи́я
gas-liquid ~ газожи́дкостная хроматографи́я
gas-solid ~ газоадсорбциóнная хроматографи́я
gel ~ гель-хроматографи́я
high-performance liquid ~ жи́дкостная хроматографи́я высóкого разрешéния
ion-exchange ~ ионообмéнная хроматографи́я
liquid ~ жи́дкостная хроматографи́я

stream ~ хроматографи́я в пото́ке
thin-layer ~ тонкосло́йная хроматографи́я
chromatolysis хромато́лиз
chromatophore хроматофо́р
chromatosis 1. дисхроми́я ко́жи 2. пигмента́ция
chromium хром, Cr
chromoblast хромобла́ст *(эмбриональная клетка, развивающаяся в пигментную клетку)*
chromocyte хромоци́т, пигме́нтная кле́тка
chromophilic хром(ат)офи́льный
chromophobe хром(ат)офо́б || хром(ат)офо́бный
chromosome хромосо́ма
accessory ~ доба́вочная хромосо́ма
acentric ~ ацентри́ческая хромосо́ма
metacentric ~ метацентри́ческая хромосо́ма
neocentric ~ неоцентри́ческая хромосо́ма
Philadelphia ~ филадельфи́йская хромосо́ма, Ph-хромосо́ма
sex ~ полова́я хромосо́ма
telocentric ~ телоцентри́ческая хромосо́ма
chronic челове́к, страда́ющий хрони́ческой боле́знью || хрони́ческий, затяжно́й *(о болезни)*
chronicity хрони́ческий хара́ктер *(болезни)*
chrysotherapy кризотерапи́я *(лечение солями золота)*
chyle ли́мфа
chylopoiesis образова́ние мле́чного со́ка
chylous хилёзный, мле́чный
chyluria хилури́я, выделе́ние мле́чного со́ка с мочо́й
chylus хи́лус, мле́чный сок
chymotrypsin химотрипси́н
chymotrypsinogen химотрипсиноге́н
cicatricial рубцо́вый
cicatrix рубе́ц, шрам
hypertrophic ~ гипертрофи́ческий рубе́ц
cicatrization рубцева́ние
cicatrize вызыва́ть рубцевание
ciliary, ciliate(d) ресни́тчатый, ресни́чный
cilium (*pl* cilia) 1. ресни́ца 2. *цитол.* ресни́чка
cineangiocardiography ангиокинематографи́я, кардиовазокинематографи́я
cinefluorography, cineradiography рентгенокинематографи́я
cinerea се́рое вещество́ головно́го *или* спинно́го мо́зга
circadian цирка́дный *(о биологическом ритме)*
circinate кольцеобра́зный, кольцеви́дный
circle 1. круг, окру́жность 2. кругооборо́т, цикл, пери́од 3. гру́ппа 4. сфе́ра, о́бласть
~ of Willis виллизиев круг, артериа́льный круг большо́го мо́зга
circuit 1. кругооборо́т 2. окру́жность, круг 3. о́бласть, сфе́ра 4. цикл 5. сеть, систе́ма

pulmonary ~ ма́лый круг кровообраще́ния
systemic ~ большо́й круг кровообраще́ния
circular 1. кру́глый 2. кольцево́й, кругово́й, циркуля́рный
circulate циркули́ровать
circulation 1. циркуля́ция, кругово́е движе́ние; круговоро́т 2. кровообраще́ние
artificial ~ иску́сственное кровообраще́ние
assisted ~ вспомога́тельное кровообраще́ние
blood ~ кровообраще́ние, кровото́к
capillary ~ капилля́рное кровообраще́ние
cerebral ~ мозгово́е кровообраще́ние
collateral ~ коллатера́льное кровообраще́ние
controlled ~ контроли́руемое кровообраще́ние
coronary ~ корона́рное кровообраще́ние
extracorporeal ~ экстракорпора́льное кровообраще́ние
greater ~ большо́й круг кровообраще́ния
lesser ~ ма́лый круг кровообраще́ния
pulmonary ~ ма́лый круг кровообраще́ния
systemic ~ большо́й круг кровообраще́ния
circulatory 1. циркулято́рный, относя́щийся к кровообраще́нию 2. кровено́сный
circumcision циркумци́зия, иссече́ние кра́йней пло́ти
circumflex огиба́ющий
circumscribed ограни́ченный, очё́рченный, контури́рованный
cirrhosis цирро́з
~ **of liver** цирро́з пе́чени
~ **of lung** цирро́з лёгкого
alcoholic liver ~ алкого́льный цирро́з пе́чени
atrophic liver ~ атрофи́ческий цирро́з пе́чени
biliary liver ~ билиа́рный цирро́з пе́чени
cardiac liver ~ серде́чный цирро́з пе́чени
congestive liver ~ засто́йный цирро́з пе́чени
Hanot's liver ~ цирро́з пе́чени Гано́
Laënnec's liver ~ *см.* **portal cirrhosis**
pigment liver ~ пигме́нтный цирро́з
portal liver ~ порта́льный цирро́з пе́чени, цирро́з пе́чени Лаэнне́ка
posthepatitic liver ~ постгепати́тный цирро́з пе́чени
postnecrotic liver ~ постнекроти́ческий цирро́з пе́чени
primary biliary liver ~ перви́чный билиа́рный цирро́з пе́чени
toxic liver ~ токси́ческий цирро́з пе́чени
cirrhotic цирроти́ческий
cirsoid варико́зный
cistern 1. по́лость; цисте́рна *(в мягкой оболочке мозга)* 2. резервуа́р
~ **of cytoplasmic reticulum** цисте́рна эндоплазмати́ческого рети́кулума, цисте́р-

на эндоплазмати́ческой се́ти

citrate цитра́т, соль лимо́нной кислоты́

citrated цитра́тный

clamp зажи́м, ско́бка ‖ скрепля́ть, зажима́ть

Mikulicz' ~ зажи́м Мику́лича

Payr's ~ зажи́м Па́йра

clarification 1. просветле́ние, осветле́ние **2.** очище́ние, очи́стка

clarify 1. осветля́ть **2.** очища́ть

clasmatocyte клазматоци́т

clasmatosis клазмато́з

clasmocytoma ретикулосарко́ма

class класс; разря́д; гру́ппа; катего́рия ‖ классифици́ровать

year ~ возрастна́я гру́ппа

classification классифика́ция

claudication хромота́

intermittent ~ перемежа́ющаяся хромота́

clavicle ключи́ца

clavicotomy рассече́ние ключи́цы

clavicula ключи́ца

clavicular ключи́чный

clavisternomastoid груди́но-ключи́чно-сосцеви́дный

clavus мозо́ль; омозоле́лость; нато́птыш

cleaning очи́стка ‖ очища́ющий

cleanse очища́ть; дезинфици́ровать

clear 1. чи́стый; прозра́чный; я́сный; све́тлый **2.** очища́ть, устраня́ть, выводи́ть

clearance 1. кли́ренс **2.** очище́ние, коэффицие́нт очище́ния

creatinine ~ кли́ренс креатини́на

immune ~ иммýнный кли́ренс *(почечная фильтрация комплексов антиген — антитело)*

renal ~ по́чечный кли́ренс

tissue ~ тка́невый кли́ренс

urea ~ кли́ренс мочеви́ны

clearing просветле́ние *(гистологического препарата)*

cleavage деле́ние; дробле́ние; расщепле́ние, сегмента́ция

enzymic ~ ферментати́вный гидро́лиз

peptic ~ пепти́ческий гидро́лиз

proteolytic ~ протео́лиз, протеолити́ческое расщепле́ние

total ~ по́лное дробле́ние *(яйцеклетки)*

tryptic ~ трипсино́лиз, гидро́лиз трипси́ном

cleaving расщепле́ние

freeze ~ *гист.* замора́живание — ска́лывание

cleft щель, расще́лина ‖ расщеплённый

clerk:

inpatients ~ больни́чный регистра́тор; рабо́тник спра́вочной слу́жбы больни́цы

medical record ~ медици́нский стати́стик

outpatients ~ регистра́тор амбулато́рных больны́х

click 1. щелчо́к *(аускультативный феномен)* **2.** доба́вочный серде́чный тон **3.**

щёлканье, потрéскивание *(в суставе)*
systolic ~ систоли́ческий щелчóк
climacteric кли́макс, климактери́ческий перио́д || климактери́ческий
climacterium кли́макс, климактери́ческий перио́д
climate кли́мат
climatic климати́ческий
climatology климатолóгия
clinic 1. кли́ника, лечéбница **2.** поликли́ника **3.** практи́ческие заня́тия студéнтов-мéдиков в кли́нике ◇ **~ for women 1.** гинекологи́ческая кли́ника **2.** жéнская консультáция
day and night ~ круглосу́точный стационáр
mental health ~ психиатри́ческая кли́ника
prenatal ~ жéнская консультáция
primary care ~ амбулатóрия перви́чной медици́нской пóмощи
clinical клини́ческий, относя́щийся к течéнию болéзни
clinician клиници́ст; практику́ющий врач; врач-консультáнт
clinicopathologic кли́нико-патологи́ческий
clip зажи́м; скобá || зажимáть, скрепля́ть
clipping наложéние зажи́мов *или* скóбок
clitoris кли́тор
clone клон
aberrant ~ мутáнтный клон
antigen-producing ~ антигéн-продуци́рующий клон
antigen-reactive ~ антигéн-реакти́вный клон
autoreactive ~ аутореакти́вный клон
malignant ~ неопласти́ческий клон
proliferating ~ пролифери́рующий клон
recombinant ~ рекомбинáнтный клон
self-maintaining ~ аутореакти́вный клон
clonic клони́ческий *(о судорогах)*
cloning клони́рование
clonogenic клоногéнный
clonogenicity клоногéнность
clonotype клоноти́п
preimmune ~ преиммýнный клоноти́п
clonus клóнус, мы́шечное сокращéние
close бли́зкий; закры́тый
closure закры́тие *(раны)*
clot комóк, сгу́сток *(напр. крови)* || свёртываться; сгущáться
~ of blood сгу́сток крóви, тромб
adherent ~ прили́пший тромб
postmortem ~ посмéртный сгу́сток крóви
clotting свёртывание *(крови)*; образовáние сгу́стка
cloud *рентг.* затемнéние, тень; пятнó
cloudiness хлопьеви́дное помутнéние
cloudy óблачный, тумáнный; непрозрáчный, му́тный; затумáненный, нея́сный

clubbed булавови́дный, утолщённый на одно́м конце́
clubbing «бараба́нные па́лочки», утолще́ние концевы́х фала́нг па́льцев
clubfoot косола́пость
clump изоли́рованная гру́ппа, скопле́ние *(напр. клеток)*
blast ~ скопле́ние бла́стных клёток
clumping агрега́ция части́ц *(напр. бактерий)*; агглютина́ция
cluneal ягоди́чный
clunis я́годица
cluster гроздь; пучо́к; гру́ппа; *ген.* кла́стер; скопле́ние *(напр. клеток)* || образо́вывать скопле́ния
gene ~ кла́стер ге́нов
clustering *ген.* образова́ние кла́стеров
clysma (*pl* **clysmata**) кли́зма
clyster кли́зма; клисти́р || ста́вить кли́зму
clysterize ста́вить кли́зму
cnemis 1. го́лень **2.** большеберцо́вая кость
coacervate *биохим.* коацерва́т
coacervation *биохим.* коацерва́ция
coadaptation *биол.* коадапта́ция
coagglutination коагглютина́ция
coagglutinin коагглютини́н
coaggregation коагрега́ция
coagulable коагули́рующийся
coagulant коагуля́нт
coagulate свёртывать(ся), коагули́ровать
coagulation свёртывание, коагуля́ция
coagulogram коагулогра́мма
coagulopathy коагулопати́я
coagulum сгу́сток, свёрток, коагуля́т
coalescence слия́ние; соедине́ние; сраста́ние
coarct сжима́ть(ся), су́живать(ся)
coarctate 1. сжа́тый **2.** сжима́ть(ся), су́живать(ся)
coarctation суже́ние, стено́з, стрикту́ра, коаркта́ция *(аорты)*
coarse 1. гру́бый; жёсткий *(напр. о хрипах)* **2.** необрабо́танный
coarticulation сочлене́ние
coat оболо́чка; плева́; покро́в; налёт || покрыва́ть, обвола́кивать
adventitial ~ адвентициа́льная оболо́чка
antibody ~ плёнка из антите́л, иммуноглобули́новая плёнка
buffy ~ лейкоцита́рная плёнка
mucous ~ сли́зистая оболо́чка
muscular ~ мы́шечная оболо́чка
serous ~ серо́зная оболо́чка
coating покры́тие
enteric ~ кишечнораствори́мое покры́тие табле́тки
cocaine кокаи́н
cocainism кокаини́зм
cocarcinogen кокарциноге́н
cocarcinogenesis кокарциноге́нез
"cocarde" туберкули́новая па́пула, па́пула Манту́

coccal кóкковый
coccidioidin кокцидиоиди́н *(диагностический аллерген кокцидий)*
coccidioidomycosis кокцидиоидóз
coccus (*pl* **cocci**) кокк
coccygeal кóпчиковый
coccyx кóпчик
cochlea ули́тка *(внутреннего уха)*
cochlear ули́тковый, кохлеáрный
cocktail смесь, коктéйль
 lytic ~ лити́ческая смесь
 nutritional ~ питáтельная смесь
coction вáрка, кипячéние
code код *(напр. генетический)* || коди́ровать
codon *ген.* кодóн
 initiation ~ иниции́рующий кодóн
 nonsense ~ бессмы́сленный кодóн, нóнсенс-кодóн
 start ~ иниции́рующий кодóн
 stop [termination] ~ стоп-кодóн, термини́рующий кодóн
coefficient коэффициéнт
 absorption ~ коэффициéнт поглощéния
 immunogenicity ~ и́ндекс иммуногéнности
 interassay ~ **of variation** коэффициéнт вариáции для сéрии анáлизов
 intra-assay [within-assay] ~ **of variation** среднестатисти́ческая погрéшность мéтода
coexpression коэкспрéссия
cofactor кофáктор
cohort когóрта *(группа людей)*; контингéнт
coimmunization иммунизáция одновремéнно двумя́ антигéнами
coimmunoprecipitation коиммунопреципитáция
coitus кóитус, половóй акт
cold *разг.* простýда ◇ **to catch [to take] a** ~ простуди́ться
 common ~ нáсморк
 hay ~ аллерги́ческий рини́т; сеннáя лихорáдка; сеннóй нáсморк
colibacillus (*pl* **colibacilli**) кишéчная пáлочка
colic 1. кóлика, рéзкая боль **2.** относя́щийся к тóлстой кишкé
 appendicular ~ аппендикуля́рная кóлика
 biliary [gallstone] ~ жёлчная [печёночная] кóлика
 intestitinal ~ кишéчная кóлика
 lead ~ свинцóвая кóлика
 renal ~ пóчечная кóлика
 saturnine ~ свинцóвая кóлика
colitis коли́т, воспалéние тóлстой кишки́
 granulomatous ~ гранулёматóзный коли́т
 ischemic ~ ишеми́ческий коли́т
 pseudomembranous ~ псевдомембранóзный коли́т
 ulcerative ~ я́звенный коли́т
collaboration кооперáция; взаимодéйствие
 cell-to-cell ~ межклéточное взаимодéйствие

collagen коллаге́н
collagenase коллагена́за
collagenolysis растворе́ние коллаге́на
collagenoses коллагено́зы, коллаге́новые боле́зни
collagenous коллаге́новый
collapse 1. колла́пс 2. шок 3. депре́ссия
  anaphylactic ~ анафилакти́ческий шок
  circulatory ~ сосу́дистая недоста́точность
collapsed спа́вшийся *(об органе)*
collar-bone ключи́ца
collateral коллатера́ль || коллатера́льный
colliquation разжиже́ние; размягче́ние
colliquative вла́жный, колликвацио́нный *(о некрозе)*
collodion колло́дий
coloenteritis энтероколи́т
colon ободо́чная кишка́; то́лстая кишка́
  ascending ~ восходя́щая ободо́чная кишка́
  descending ~ нисходя́щая ободо́чная кишка́
  giant ~ мегако́лон
  irritable ~ синдро́м раздражённой то́лстой кишки́
  left ~ *см.* **descending colon**
  right ~ *см.* **ascending colon**
  sigmoid ~ сигмови́дная ободо́чная кишка́
  transverse ~ попере́чная ободо́чная кишка́
colonization образова́ние коло́ний *(напр. микроорганизмов)*
colonoscope колоноско́п
colonoscopy колоноскопи́я
colony коло́ния *(бактерий, клеток)*
  clonal ~ клона́льная коло́ния
  dominant ~ домини́рующая коло́ния
  genuine ~ и́стинная коло́ния
  hemopoietic ~ коло́ния кроветво́рных клёток
  neoplastic ~ коло́ния о́пухолевых клёток
  pure ~ и́стинная коло́ния
  rough ~ коло́ния R-ти́па
colony-forming колониеобразу́ющий *(о клетках)*
colopexy колопекси́я *(фиксация ободочной кишки)*
coloproctitis колопрокти́т
color цвет; тон; отте́нок; пигме́нт; окра́ска || кра́сить, окра́шивать(ся)
coloration окра́ска, раскра́ска, окра́шивание
colorimeter колори́метр
colorimetric колориметри́ческий
colostomy колостоми́я *(наложение свища на ободочную кишку)*
colostrum моло́зиво
colpitis кольпи́т, вагини́т
colpodynia боль во влага́лище
colpopathy паталогия влага́лища
colpoptosis выпаде́ние влага́лища
colposcope кольпоско́п, влага́лищное зе́ркало
colpotomy кольпотоми́я
column 1. *анат.* столбча́тая структу́ра 2. позвоно́чник,

позвоно́чный столб **3.** коло́нка
spinal [vertebral] ~ позвоно́чник, позвоно́чный столб
columnar сто́лбчатый, цилиндри́ческий
coma ко́ма, комато́зное состоя́ние; бессозна́тельное состоя́ние
alcoholic ~ алкого́льная ко́ма
diabetic ~ диабети́ческая ко́ма
hepatic ~ печёночная ко́ма
uremic ~ уреми́ческая ко́ма
comatose комато́зный
combine соединя́ть(ся); объединя́ть(ся)
combustion 1. ожо́г **2.** сгора́ние; окисле́ние *(органических веществ)*
comedo (*pl* **comedones**) комедо́н, чёрный у́горь
comment:
medical ~ врачёбное заключе́ние
comminute толо́чь; дроби́ть; то́нко измельча́ть
commissure 1. *анат.* спа́йка **2.** спа́йка, комиссу́ра, шва́рта, сине́хия
commissurotomy комиссуротоми́я
mitral ~ митра́льная комиссуротоми́я
common обы́чный; о́бщий; распространённый
communicate сообща́ться
communication 1. *анат.* соедине́ние **2.** переда́ча; распростране́ние; связь; сообще́ние
compact пло́тный, сжа́тый, компа́ктный
compatibility совмести́мость, сочета́емость
compatible совмести́мый
compensation компенса́ция; выра́внивание; уравнове́шивание
competence компете́нция; компете́нтность
immunologic ~ иммунологи́ческая компете́нтность
competition конкуре́нция, сопе́рничество
antigenic ~ антиге́нная конкуре́нция
complain жа́ловаться
complaint жа́лоба *(больного)*
complement 1. *иммун.* компле́мент **2.** компле́кт, набо́р, дополне́ние
complement-binding *иммун.* свя́зывающий компле́мент
complete зако́нченный; по́лный || зака́нчивать, заверша́ть
complex ко́мплекс, совоку́пность || ко́мплексный; сло́жный, комбини́рованный
AIDS-related ~ СПИД-ассоции́рованный ко́мплекс
antigen-antibody ~ ко́мплекс антиге́н — антите́ло
atrial ~ предсе́рдный ко́мплекс *(электрокардиограммы)*
avidin-biotin ~ авиди́н-биоти́новый ко́мплекс
cell-bound immune ~ иммýнный ко́мплекс, фикси́рованный на клётке
circulating immune ~ цир-

кули́рующий иммýнный кóмплекс
Golgi ~ пласти́нчатый кóмплекс, кóмплекс [аппарáт] Гóльджи
HLA ~ глáвный кóмплекс гистосовмести́мости, HLA-кóмплекс
immune ~ иммýнный кóмплекс
major histocompatibility ~ *см.* **HLA complex**
PAP ~ пероксидáзо-антипероксидáзный кóмплекс
primary tuberculous ~ первичный туберкулёзный кóмплекс
QRS [ventricular] ~ желýдочковый кóмплекс, QRS-кóмплекс *(электрокардиограммы)*

compliance пласти́чность, подáтливость; растяжи́мость, эласти́чность *(ткани или органа)*
patient ~ соблюдéние больны́м режи́ма и схéмы лечéния

complicate осложня́ть, усложня́ть

complicated осложнённый

complication осложнéние

component компонéнт, составнáя часть

compose составля́ть ◇ **to be ~d of** состоя́ть из

composite смесь; соединéние

composition совтáв; структýра; смесь; соединéние
amino acid ~ аминокислóтный состáв

compound соединéние; смесь; состáв || смéшивать; составля́ть || составнóй, слóжный
labeled ~ мéченое соединéние
ring ~ цикли́ческое соединéние
tagged ~ мéченое соединéние

compress компрéсс; мя́гкая давя́щая повя́зка || сжимáть, сдáвливать {NB: *произношение сущ.* ['komp-res], *гл.* [kəm'pres]}
cold ~ холóдный компрéсс
dry ~ сухóй компрéсс
wet ~ влáжный компрéсс

compression сжáтие, сдавлéние; прижáтие; компрéссия

conation волевóе уси́лие; акти́вное дéйствие

concanavallin A конканавали́н A

concave вóгнутый; впáлый

conceive заберéменеть, зачáть

concentrate концентрáт || концентри́рованный
banked ~ консерви́рованная мáсса

concentration концентрáция

conception 1. зачáтие, оплодотворéние **2.** концéпция

concha (*pl* **conchae**) рáковина *(напр. ушная)*

conclusion вы́вод, заключéние ◇ **to draw a** ~ сдéлать вы́вод

concomitant сопýтствующий *(напр. о симптоме)*

concordance *ген.* схóдство, конкордáнтность

concordant схóдный, конкордáнтный

concrement конкреме́нт, ка́мень
concurrent совпада́ющий, де́йствующий одновреме́нно
concussion сотрясе́ние, толчо́к; конту́зия, уши́б
 ~ of the brain сотрясе́ние головно́го мо́зга
 cerebral ~ сотрясе́ние головно́го мо́зга
condition 1. состоя́ние *(здоровья)*, положе́ние 2. заболева́ние 3. усло́вие 4. *pl* режи́м
 adverse ~s неблагоприя́тные усло́вия
 critical ~ крити́ческое состоя́ние
 environmental ~s усло́вия окружа́ющей среды́
 pathogen-free ~s стери́льные [безмикро́бные] усло́вия
conditioned усло́вный; обусло́вленный
condom презервати́в, кондо́м
conductibility *физиол.* проводи́мость
conduction *физиол.* проведе́ние
conductivity *физиол.* проводи́мость
condylar *анат.* мы́щелковый
condyle *анат.* мы́щелок
condyloma кондило́ма *(бородавчатое разрастание в области половых органов или заднего прохода)*
 flat ~ широ́кая [пло́ская, сифили́тическая] кондило́ма
 pointed ~ остроконе́чная борода́вка, остроконе́чная кондило́ма
cone 1. ко́нус 2. ко́лбочка *(сетчатки)*
configuration конфигура́ция
confirm подтвержда́ть
confluence слия́ние
confluent сливно́й; слива́ющийся
confusion *псих.* спу́танность созна́ния
congelation 1. *гист.* замора́живание; застыва́ние, затвердева́ние 2. коагуля́ция, свёртывание
congenerous ро́дственный, одноро́дный
congenital врождённый
congested засто́йный; гипереми́рованный; перепо́лненный кро́вью
congestion засто́й; гипереми́я; прили́в кро́ви
 active ~ артериа́льная [акти́вная] гипереми́я
 passive ~ вено́зная [засто́йная, насси́вная] гипереми́я
 venous ~ вено́зный засто́й
congestive засто́йный; перепо́лненный кро́вью
conglutination *иммун.* конглютина́ция
conglutinin *иммун.* конглютини́н
conglutinogen *иммун.* конглютиноге́н
coniophage кониофа́г, пылева́я клётка
conization кониза́ция, клинови́дная биопси́я
conjugate 1. конъюги́ровать; соединя́ться; слива́ться 2. па́рный, соединённый, свя-

занный **3.** конъюга́та *(таза)*

conjugation конъюга́ция, конъюги́рование; соедине́ние; слия́ние

solid-phase ~ твердофа́зовое конъюги́рование

conjunctiva конъюнкти́ва, соедини́тельная оболо́чка гла́за

conjunctival конъюнктива́льный

conjunctivitis конъюнктиви́т ◇ **~ medicamentosa** лека́рственный конъюнктиви́т

allergic ~ аллерги́ческий конъюнктиви́т

epidemic ~ эпидеми́ческий конъюнктиви́т

gonococcal ~ гоноко́кковый конъюнктиви́т

hay fever ~ конъюнктиви́т при сенно́й лихора́дке

inclusion ~ конъюнктиви́т с включе́ниями *(в клетке)*

connect соединя́ть(ся), свя́зывать(ся)

connection связь, соедине́ние

temporary ~ вре́менная связь

consanguinity кро́вное родство́

consciousness созна́ние ◇ **to lose ~** теря́ть созна́ние

clouded ~ затума́ненное созна́ние

conservative консервати́вный *(о методе лечения)*

consider счита́ть, полага́ть, рассма́тривать

considerable значи́тельный

consideration соображе́ние; рассмотре́ние

consistence консисте́нция

consolidation консолида́ция *(сращение кости)*; затверде́вание

constant конста́нта, постоя́нная величина́ || постоя́нный

affinity ~ аффи́нная конста́нта

association ~ *хим.* конста́нта ассоциа́ции

decay ~ постоя́нная радиоакти́вного распа́да

dissociation ~ *хим.* конста́нта диссоциа́ции

equilibrium ~ конста́нта равнове́сия

constipation запо́р

atonic ~ атони́ческий запо́р

proctogenous ~ проктоге́нный запо́р

spastic ~ спасти́ческий запо́р

constituent составна́я часть

constitute образо́вывать; составля́ть

constitution **1.** строе́ние, структу́ра; соста́в **2.** конститу́ция, телосложе́ние **3.** геноти́п

constrict стя́гивать; сжима́ть; пережима́ть, сда́вливать *(напр. кровеносный сосуд)*

constriction суже́ние

constrictor **1.** констри́ктор, сжима́ющая мы́шца, сфи́нктер **2.** зажи́м, жгут

consult сове́товаться, консульти́роваться ◇ **to ~ a doctor** обрати́ться к врачу́

consultant врач-консульта́нт

consultation **1.** конси́лиум *(врачей)* **2.** консульта́ция *(врача-специалиста)*

contact 1. конта́кт, соприкоснове́ние || быть в конта́кте, соприкаса́ться 2. возде́йствие зара́зного нача́ла 3. перено́счик инфе́кции, бациллоноси́тель
contagious контагио́зный, зара́зный, инфекцио́нный
contain содержа́ть, вмеща́ть
contaminant при́месь
contaminate 1. загрязня́ть 2. инфици́ровать, заража́ть
contamination 1. контамина́ция, загрязне́ние; зараже́ние; инфици́рование 2. *псих.* контамина́ция
radioactive ~ радиоакти́вное загрязне́ние
content 1. содержа́ние 2. *pl* содержи́мое
continuity непреры́вность, неразры́вность
continuous постоя́нный, непреры́вный; дли́тельный
contraception контраце́пция, предупрежде́ние бере́менности
contraceptive противозача́точное сре́дство, контрацепти́в || противозача́точный
intrauterine ~ внутрима́точный контрацепти́в, внутрима́точная спира́ль
oral ~ ора́льный контрацепти́в
contract сокраща́ться(ся); сжима́ть(ся); су́живать(ся)
contractility сократи́мость, сократи́тельная спосо́бность *(мышцы)*
contraction 1. сокраще́ние; сжа́тие; суже́ние 2. родова́я схва́тка
tonic ~ тони́ческое сокраще́ние
ventricular ~ си́стола [сокраще́ние] желу́дочков
contracture контракту́ра
Dupuytren's ~ контракту́ра ладо́нного апоневро́за, контракту́ра Дюпюитре́на
extensive ~ разгиба́тельная контракту́ра
flexion ~ сгиба́тельная контракту́ра
contraindication противопоказа́ние
contralateral противополо́жный, располо́женный на противополо́жной стороне́
contrary противополо́жный; обра́тный
contrast контра́ст, контрасти́рование || контрасти́ровать {NB: *произношение сущ.* ['kontra:st], *гл.* [kən'tra:st]}
contribute соде́йствовать, спосо́бствовать
control 1. регуля́ция, управле́ние || управля́ть, контроли́ровать 2. контро́ль, прове́рочный о́пыт
~ **of bleeding** остано́вка кровотече́ния; контролирование кровотечения
age-matched ~ контро́ль по возрастны́м гру́ппам
birth [fertility] ~ регули́рование рожда́емости
sex-matched ~ контро́ль по по́лу
contuse ушиби́ть; конту́зить
contusion уши́б; конту́зия
cerebral ~ уши́б мо́зга
conus 1. ко́нус 2. склера́ль-

ный ко́нус *(при близорукости)*
convalesce выздора́вливать, поправля́ться
convalescence выздоровле́ние; пери́од выздоровле́ния
convalescent выздора́вливающий
convergence конверге́нция
conversion 1. измене́ние; превраще́ние 2. *псих.* конве́рсия
 antigen ~ антиге́нная конве́рсия
 gene ~ конве́рсия ге́на
convert превраща́ть
convertase конверта́за
convex вы́пуклый, вы́гнутый
convey передава́ть, проводи́ть *(звук)*
convolute свёрнутый, изви́тый, скру́ченный
convolution 1. изги́б, скру́чивание 2. изви́лина мо́зга
convulse 1. вызыва́ть су́дороги, конву́льсии 2. би́ться в конву́льсиях
convulsion су́дорога, конву́льсия
 central ~ ко́рковая су́дорога
 clonic ~ клони́ческая су́дорога
 epileptiform ~ эпилептифо́рмная су́дорога
 febrile ~s фебри́льные су́дороги *(у новорождённого)*
 posttraumatic ~ посттравмати́ческая су́дорога
 puerperal ~ эклампси́я в послеродово́м пери́оде
 tetanic [tonic] ~ тони́ческая су́дорога
convulsive су́дорожный, конвульси́вный
cooling охлажде́ние
 local ~ ме́стное охлажде́ние
 surface ~ пове́рхностное охлажде́ние
 water ~ водяно́е охлажде́ние
cooperation взаимоде́йствие; коопера́ция *(напр. клеток)*
 cell-to-cell ~ межкле́точное взаимоде́йствие
coordination согласо́ванное де́йствие, координа́ция
copper медь, Cu
coproantibody копроантите́ло, копроге́нное антите́ло
coprogenous копроге́нный, ка́ловый
coprolith ка́ловый конкре́мент, копроли́т
coprostasia копроста́з, запо́р
copulation 1. ко́итус, полово́й акт 2. копуля́ция
copy *ген.* ко́пия, ре́плика ‖ копи́ровать, реплици́ровать
coracoclavicular клювовидноключи́чный
coracohumeral клювовидноплечево́й
coracoid клювови́дный отро́сток *(лопатки)* ‖ клювови́дный
cord 1. кана́тик, шнур, тяж, свя́зка 2. пупови́на, пупо́чный кана́тик 3. спинно́й мозг
 enamel ~ эма́левый тяж
 germinal ~s заро́дышевые тяжи́
 spermatic ~ семенно́й кана́тик
 spinal ~ спинно́й мозг
 umbilical ~ пупови́на, пупо́чный кана́тик
 vocal ~s голосовы́е скла́дки

cordiform сердцеви́дный
core 1. сердцеви́на; сте́ржень 2. центра́льная ма́сса некротизи́рованной тка́ни фуру́нкула 3. штифт *(искусственного зуба)* 4. ги́псовый сле́пок
corium де́рма, со́бственно ко́жа
corn мозо́ль, омозоле́лость
 hard ~ твёрдая мозо́ль
 soft ~ водяна́я мозо́ль
cornea рогови́ца, рогова́я оболо́чка гла́за
corneal рогови́чный, корнеа́льный
corneitis керати́т
corneous рогово́й, рогови́дный
cornification ороговéние, кератиниза́ция
cornified ороговéвший
cornual рогово́й, рогови́дный
coronaritis коронари́т *(воспаление венечных артерий сердца)*
coronary венéчный, корона́рный *(о сосудах сердца)*
coronavirus коронави́рус
coronoid клювови́дный
corporal телéсный, вещéственный, материа́льный
corpse труп
corpulence ту́чность, ожирéние
corpus (*pl* **corpora**) тéло
corpuscle части́ца; тéльце; фо́рменный элемéнт кро́ви; клéтка
 amylaceous [amyloid] ~**s** амило́идные тельца́
 articular ~**s** капсули́рованные нéрвные оконча́ния в суставно́й су́мке
 Babès-Ernst ~**s** зёрна Ба́беша — Э́рнста, метахромати́ческие зёрна
 basal ~ база́льное тéльце, блефаропла́ст
 blood ~ клéтка кро́ви; фо́рменный элемéнт кро́ви
 bone ~ ко́стная клéтка, остеоци́т
 bridge ~ *цитол.* десмосо́ма
 chromophil ~ тéльце Ни́сля
 colloid ~**s** амило́идные тельца́
 colostrum [Donné's] ~**s** моло́зивные тельца́, тельца́ Доннé
 Golgi-Mazzoni ~**s** луковицеобра́зные (нéрвные) тельца́, тельца́ Го́льджи — Маццо́ни
 lamellated ~**s** пласти́нчатые (нéрвные) тельца́, тельца́ Фа́тера — Пачи́ни
 Malpighian ~ мальпи́гиево тéльце *(1. почечное тельце 2. уст. лимфатический фолликул селезёнки)*
 Meissner's ~ осяза́тельное (нéрвное) тéльце, (чувстви́тельное) тéльце Мéйснера
 Negri ~**s** тельца́ Нéгри
 red ~ эритроци́т
 Vater-Pacini ~**s** *см.* **lamellated corpuscles**
 white ~ лейкоци́т
corpuscular относя́щийся к части́цам *или* тельца́м, корпускуля́рный
correct 1. исправля́ть, поправля́ть 2. пра́вильный, то́чный
correction попра́вка; улуч-

шéние; исправлéние; коррéкция
orthopedic ~ ортопедическая коррéкция
targeted ~ напрáвленная коррéкция
correlation корреля́ция; взаимодéйствие, взаимосвя́зь
invert ~ обрáтная корреля́ция
linear ~ прямолинéйная корреля́ция
multiple ~ мнóжественная корреля́ция
spurious ~ лóжная корреля́ция
corrosion коррóзия, разъедáние
cortex (*pl* **cortices**) **1.** кóрковое веществó *(органа)* **2.** корá головнóго мóзга
cortical кортикáльный, кóрковый
corticifugal кортикофугáльный *(направленный от коры головного мозга)*
corticipetal, corticoafferent кóртико-афферéнтный, кóртико-петáльный *(направленный к коре головного мозга)*
corticospinal кóртико-спинáльный
corticosteroid кортикостерóид, кортикостерóидный гормóн || кортикостерóидный
corticosterone кортикостерóн
corticothalamic кóртико-таламúческий
corticotropin кортикотропúн, адрéно-кортикотрóпный гормóн, АКТГ
corticovisceral кóртико-висцерáльный
cortin кортúн *(экстракт коры надпочечника)*
cortisol кортизóл
cortisone кортизóн
cortisone-resistant кортизóн-резистéнтный
coryza óстрый ринúт, нáсморк
cosmetology косметолóгия
cost стóимость || стóить
costal рёберный
costalgia боль в области ребра (рёбер)
costectomy резéкция ребрá
costicartilage рёберный хрящ
costochondral рёберно-хрящевóй
costoclavicular рёберно-ключúчный
costophrenic рёберно-диафрагмáльный
costopleural рёберно-плеврáльный
costosternal рёберно-грудúнный
costotomy резéкция ребрá
costovertebral рёберно-позвонóчный
cotton вáта
absorbent ~ гигроскопúческая вáта
purified ~ очúщенная вáта
raw ~ негигроскопúческая вáта
co-twin однояйцóвый близнéц
cotyle вертлу́жная впáдина
cotyledon котиледóн *(макроскопическая структурная единица плаценты)*
cough кáшель || кáшлять ◇

asthmatic ~ астматический криз
blast(ic) ~ бластный криз
cerebral ~ инсульт

crista (*pl* cristae) *см.* crest

criteria (*sing* criterion) критерии
diagnostic ~ диагностические критерии

critical 1. опасный, критический 2. относящийся к кризису, переломный

crossbred гибридный, смешанный

crossbreed гибрид

crossing-over кроссинговер (*перекрёст хромосом*)

cross-linking перекрёстное связывание

cross-reaction перекрёстная реакция

cross-reactivity перекрёстная реактивность

cross-section поперечный срез

croup круп
catarrhal ~ ложный круп, псевдокруп
diphtheritic ~ истинный дифтерийный круп
false ~ ложный круп, псевдокруп
membranous ~ истинный дифтерийный круп

croupous крупозный

crown 1. коронка (*зуба*) || ставить коронку (*на зуб*) 2. темя, макушка

crowning 1. прорезывание головки (*плода*) 2. надевание коронки (*на зуб*)

crude 1. неочищенный 2. сырой, необработанный 3. непереваренный 4. грубый

crushing раздавливание; дробление; размозжение

crust корка; струп || покрываться коркой; покрываться струпьями

crutch костыль || ходить на костылях ◇ **to go on ~es** ходить на костылях

cry крик; плач || кричать; плакать

cryocrit криокрит (*относительное содержание криоглобулина в цельной сыворотке*)

cryoextraction криоэкстракция

cryofibrinogenemia криофибриногенемия

ccryofiltration криофильтрация

ccryofixation криофиксация

ccryoglobulin криоглобулин

cryoglobulinemia криоглобулинемия

cryoprecipitation криопреципитация, холодовая преципитация

cryoprobe криозонд

cryospasm спазм, вызванный холодом

cryostat криостат

cryosurgery криохирургия

cryotherapy криотерапия

cryotome замораживающий микротом

crypt крипта

cryptococcosis криптококкоз

crystal кристалл
asthma [Charcot-Leyden] ~s кристаллы Шарко — Лейдена

crystalline кристалли́ческий
crystallization кристаллиза́ция, образова́ние криста́ллов
cubital локтево́й
cuboid кубови́дная кость *(плюсны)*
cudbear ла́кмус
cuff манже́та, манже́тка
blood pressure ~ манже́та сфигмомано́метра
cul-de-sac *анат.* слепо́й мешо́к, за́мкнутое простра́нство
~ **of Douglas** ду́гласово простра́нство
culdocentesis пу́нкция прямокише́чно-ма́точного углубле́ния
culdoscope кульдоско́п
culdoscopy кульдоскопи́я
cultural культура́льный, относя́щийся к культу́ре *(напр. бактерий)*
culture **1.** культу́ра *(напр. бактерий)*; посе́в **2.** культиви́рование, выра́щивание || культиви́ровать, выра́щивать ◇ **to take a** ~ де́лать посе́в, высева́ть
aerobic ~ аэро́бная культу́ра
agar ~ ага́ровая культу́ра
aging ~ ста́реющая [дегенери́рующая] культу́ра
anaerobic ~ анаэро́бная культу́ра
bacterial ~ бактериа́льная культу́ра
blood ~ гемокульту́ра
cell ~ культу́ра кле́ток
cell-depleted ~ бескле́точная культу́ра
continuous ~ непреры́вная культу́ра
droplet ~ культу́ра в вися́чей ка́пле, ка́пельная культу́ра
established ~ стабилизи́рованная культу́ра
liquid ~ жидкосейная суспензио́нная культу́ра
mixed-cell ~ сме́шанная культу́ра кле́ток
mixed lymphocyte ~ сме́шанная культу́ра лимфоци́тов
monolayer ~ моносло́йная культу́ра
passaged ~ пересева́емая культу́ра
perfusion ~ перфузио́нная культу́ра
primary ~ перви́чная культу́ра
second ~ втори́чная культу́ра
slide ~ культу́ра на предме́тном стекле́
stock ~ чи́стая культу́ра
tissue ~ культу́ра тка́ней, тка́невая культу́ра
cumulation накопле́ние, скопле́ние, кумуля́ция
cuneate, cuneiform клинови́дный, клинообра́зный
cup 1. ча́ша **2.** чашеобра́зная структу́ра **3.** ста́вить ба́нки
cupping примене́ние ба́нок
curability излечи́мость
curable излечи́мый
curage кюрета́ж, выска́бливание
curative лече́бный, целе́бный, цели́тельный
cure 1. лека́рство, сре́дство

2. курс лече́ния 3. лече́ние || лечи́ть, выле́чивать, изле́чивать ◇ ~ for a cough сре́дство от ка́шля
air ~ аэротерапи́я
mud ~ грязелече́ние
rest ~ лече́ние поко́ем
shaking ~ вибрацио́нный масса́ж
starvation ~ лечёбное голода́ние
work ~ трудотерапи́я
cureless неизлечи́мый
curettage кюрета́ж, выска́бливание
suction ~ ва́куум-або́рт
curette кюре́тка || выска́бливать кюре́ткой
curettement кюрета́ж, выска́бливание
curietherapy кюритерапи́я
application ~ аппликацио́нная кюритерапи́я
intracavitary ~ внутриполостна́я кюритерапи́я
curing 1. лече́ние 2. выздоровле́ние, исцеле́ние
curvature 1. искривле́ние, изги́б; кривизна́ 2. сгиба́ние
curve крива́я; кривизна́; изги́б
antigen elimination ~ крива́я кли́ренса антиге́на
binding ~ крива́я свя́зывания *(напр. антигена с антителом)*
dose-response ~ крива́я до́зовой зави́симости
precipitation ~ крива́я преципита́ции
survival ~ крива́я выжива́емости
temperature ~ температу́рная крива́я
cut поре́з; разре́з; ре́заная ра́на
cutaneous ко́жный
cuticle 1. ко́жица, кути́кула; ве́рхний слой 2. эпиде́рмис
cutis ко́жа
cuvet(te) кюве́та
cyanosis циано́з
cyanotic цианоти́чный, синю́шный
cycle круг; цикл; кругооборо́т
anovulatory ~ ановулято́рный цикл
cardiac ~ серде́чный цикл
cell ~ клёточный цикл, цикл деле́ния клётки
circadian ~ цирка́дный цикл
development ~ цикл разви́тия
life ~ жи́зненный цикл
menstrual ~ менструа́льный цикл
ovarian ~ овариа́льный цикл
replication ~ репликати́вный цикл
cyclic цикли́ческий, периоди́ческий
cyclitis цикли́т
cycloplegia парали́ч аккомода́ции, циклоплеги́я
cylinder 1. по́чечный [мочево́й] цили́ндр 2. цилиндри́ческая ли́нза
graduated ~ ме́рный цили́ндр
cylindruria цилиндрури́я *(выделение цилиндров с мочой)*

cyst 1. кистá 2. цúста, защúтная оболóчка 3. пузы́рь
adventitious ~ лóжная кистá
amniotic ~ амниотúческая кистá
dental ~ зубнáя кистá
dermoid ~ дермóидная кистá
follicular ~ фолликуля́рная кистá
hydatid ~ гидатúдная кистá
mucous ~ слúзистая кистá
retention ~ ретенциóнная кистá
sebaceous ~ сáльная кистá
synovial ~ синовиáльная кистá
cystadenoma цистаденóма
cystectomy цистэктомúя *(1. удаление мочевого пузыря 2. удаление жёлчного пузыря 3. удаление кисты 4. удаление части капсулы хрусталика)*
cystic 1. кистóзный 2. пузы́рный
cystiform пузыреобрáзный
cystine цистúн
cystitis цистúт *(воспаление мочевого пузыря)*
cystocele гры́жа мочевóго пузыря́
cystodynia прúступы бóлей в мочевóм пузырé
cystography (рентгено)цистографúя
cystolith конкремéнт мочевóго пузыря́
cystolithiasis цистолитиáз *(образование конкрементов в мочевом пузыре)*
cystolithotripsy цистолитотрипсúя
cystoma кистóма, цистóма, кистóзная óпухоль
cystorrhagia кровотечéние из мочевóго пузыря́
cystoscope цистоскóп
cystoscopy цистоскопúя
cytochemistry цитохúмия
cytocidal разрушáющий клéтки
cytocide цитоцúдный агéнт, агéнт, разрушáющий клéтки
cytodiagnosis цитодиагнóстика
cytodieresis цитокинéз, клéточное делéние
cytogenetic цитогенетúческий
cytogenetics цитогенéтика
cytogeny цитогенéз *(происхождение и дифференцировка клеток)*
cytogram цитогрáмма
cytokinesis цитокинéз, клéточное делéние
cytolemma плазмолéмма, плазматúческая мембрáна
cytologist цитóлог
cytology цитолóгия
cytolysosome цитолизосóма
cytolytic цитолитúческий, разрушáющий клéтки
cytomegaly цитомегалúя
cytometry цитометрúя *(подсчёт и измерение клеток)*
cytomorphology цитоморфолóгия
cytopathic цитопатúческий
cytopathogenic цитопатогéнный
cytopathology цитопатолóгия, клéточная патолóгия
cytopenia цитопенúя

cytophotometry цитофотометри́я
cytoplasm цитопла́зма, протопла́зма
cytoplasmic цитоплазмати́ческий
cytopoiesis цитопоэ́з, образова́ние клѐток
cytosis цито́з
cytoskeleton цитоскеле́т
cytosol цитозо́ль
cytosome тѐло клѐтки
cytostatic цитостати́ческий
cytotoxic(al) цитотокси́ческий
cytotoxicity цитотокси́чность
allo(antigen-)specific ~ аллоантигензави́симая цитотокси́чность
antibody-dependent ~ антителозави́симая цитотокси́чность
cell-mediated ~ клѐточно-опосре́дованная цитотокси́чность

D

dacryoadenitis дакриоадени́т *(воспаление слёзной железы)*
dacryocyst слёзный мешо́к
dacryocystitis дакриоцисти́т *(воспаление слёзного мешка)*
dacryolith слёзный конкреме́нт, дакриоли́т
dactyl па́лец
dactylar пальцево́й
dactylic пальцеви́дный
dactylogryposis дактилогрипо́з *(врождённое искривление пальцев)*
dactyloscopy дактилоскопи́я
daltonism дальтони́зм
damage поврежде́ние; дефе́кт; наруше́ние; пораже́ние ‖ поврежда́ть; поража́ть
antibody-mediated ~ антитѐло-опосре́дованный ли́зис
immune ~ иммýнный ли́зис
permanent ~ необрати́мое пораже́ние
radiation ~ лучево́е пораже́ние, радиацио́нное поврежде́ние
damaged повреждённый
damp вла́жность, сы́рость ‖ увлажня́ть, сма́чивать ‖ вла́жный, сыро́й
dandruff пе́рхоть
danger опа́сность; угро́за; риск
dangerous опа́сный
data *pl* да́нные; показа́тели; пара́метры; характери́стики; фа́кты ◇ ~ **for study** материа́л иссле́дования
basic ~ исхо́дные да́нные
family ~ родосло́вная; семе́йный
medical ~ клини́ческие да́нные
date 1. да́та, число́ **2.** срок, пери́од
~ **of admission** вре́мя поступле́ния (больно́го)
delivery ~ срок ро́дов
expiration ~ срок го́дности *(лекарственного средства)*
day день; сýтки ◇ **once a** ~ оди́н раз в день *(напр. о*

приёме лекарства); **per ~** в сýтки
~ of entry дáта поступлéния *(больного)*
bed ~ кóйко-дéнь
deactivation дезактивáция, дезактивúрование
dead 1. мёртвый, умéрший; безжúзненный **2.** вызывáть онемéние *или* окоченéние || онемéвший; окоченéвший
deadborn мертворождённый
deadmute глухонемóй
deaeration деаэрáция, удалéние вóздуха
deaf глухóй; тугоýхий ◇ **to become ~** глóхнуть
deaf-and-dumb глухонемóй
deaf-dumbness глухонемотá
deaf-mute глухонемóй
deaf-mutism глухонемотá
deafness глухотá
deallergization гипосенсибилизáция, десенсибилизáция
deallergize десенсибилизúровать
deamidation дезаминúрование
dean декáн
death 1. смерть **2.** отмирáние, омертвéние, некрóз, гúбель **3.** смéртный слýчай ◇ **~ by drowning** смерть от утоплéния
accidental ~ смерть в результáте несчáстного слýчая
apparent ~ клинúческая смерть
cell ~ некрóз клéток
fetal [intrauterine] ~ внутриутрóбная смерть
radiation ~ смерть от облучéния
sudden ~ внезапная [скоропостúжная] смерть
violent ~ насúльственная смерть
death-rate смéртность
death-throes агóния *(предсмертная)*
debilitate ослаблять, расслаблять; изнурять, истощáть
debilitation ослаблéние, слáбость; истощéние
debility 1. дебúльность **2.** слáбость; истощéние, астенúя
mental ~ слабоýмие
nervous ~ неврастенúя
sexual ~ импотéнция, половóе бессúлие
débridement хирургúческая обрабóтка рáны
debris 1. остáтки органúческих вещéств **2.** оскóлки, облóмки **3.** зубнóй налёт
calcified ~ зубнóй кáмень
decalcification декальцинáция
decapitate декапитúровать, обезглáвливать *(погибший плод)*
decarboxylation декарбоксилúрование
decay 1. гниéние, разложéние; распáд || гнить, разлагáться; распадáться **2.** ослаблéние, упáдок, расстрóйство *(здоровья)*
decease смерть, кончúна || умерéть, скончáться
deceased умéрший, скончáвшийся
decide решáть(ся)
decidua децидуáльная [отпа-

дáющая] оболóчка *(матки)*

decision решéние

decoction отвáр

decolorization, decolorizing обесцвéчивание

decompensation декомпенсáция

decomplementation удалéние комплемéнта *(из сыворотки)*

decomposition 1. расщеплéние 2. разложéние, распáд; лúзис

decompression декомпрéссия, снижéние давлéния

decongestant противозастóйное *или* противоотёчное (лекáрственное) срéдство || противозастóйный, противоотёчный

decontamination дезактивáция; специáльная обрабóтка; деконтаминáция; обезврéживание; очúстка; обеззарáживание

decrease снижéние, уменьшéние; понижéние, ослаблéние, спад || снижáться, уменьшáться; понижáться, ослабевáть, спадáть

decrement 1. уменьшéние, снижéние, угасáние; ухудшéние 2. фáза стихáния заболевáния

decrepit дряхлый, слáбый; престарéлый

decubation перúод реконвалесцéнции *(при инфекционной болезни)*

decubital относящийся к прóлежню

decubitus 1. лежáчее положéние 2. прóлежень

decussate перекрéщиваться

decussation перекрéст, перекрéщивание; пересечéние

dedifferentiation дедифференцирóвка

deep 1. глубокó располóженный, глубóкий 2. *псих.* подсознáтельный

defatigation переутомлéние, крáйняя устáлость, перенапряжéние

defatted обезжúренный

defatting обезжúривание

default отсýтствие; недостáток *(чего-л.)*

defecation 1. очищéние, осветлéние, отстáивание 2. дефекáция, опорожнéние кишéчника

defect 1. дефéкт, порóк *(развития)*; недостáток; отсýтствие 2. повреждéние, нарушéние

atrial septal ~ дефéкт межпредсéрдной перегорóдки

birth ~ врождённый дефéкт, врождённый порóк

color-vision ~ нарушéние цветовóго зрéния

developmental ~ порóк развúтия

filling ~ *рентг.* дефéкт наполнéния

immunologic ~ иммунологúческий дефéкт

memory ~s расстрóйства пáмяти

visual field ~ выпадéние пóля зрéния

defective 1. несовершéнный; непóлный, недостáточный, дефéктный, нарýшенный 2. дефектúвный; ýмственно отстáлый

defense 1. защи́та 2. иммýнная защи́та; *pl* защи́тные си́лы органи́зма
radiological ~ радиацио́нная защи́та
deferent 1. выноси́щий, отводя́щий *(напр. о сосуде)* 2. эфферéнтный, центробéжный *(о нервном импульсе)*
defibrillation дефибрилля́ция *(сердца)*
defibrillator дефибрилля́тор
cardiac ~ кардиодефибрилля́тор
defibrination дефибрини́рование; удалéние фибрина
deficiency 1. отсýтствие *(чего-л.)*; нехвáтка, дефици́т 2. недостáток, порóк *(развития)*
cellular immune ~ дефицит клеточного иммунитета
circulatory ~ недостáточность кровообращéния
complement ~ недостáточность комплемéнта
immune ~ иммунодефици́т; иммунодефици́тное состоя́ние, иммунологи́ческая недостáточность
mental ~ ýмственная неполноцéнность; слабоýмие
platelet ~ тромбоцитопени́я
polyclonal immunoglobulin ~ поликлонáльная иммуноглобули́новая недостáточность
stem cell ~ дефици́т стволовы́х клéток
vitamin ~ гиповитаминóз
deficient 1. недостáточный, недостаю́щий 2. несовершéнный, лишённый *(чего-л.)*
deficit недостáточность, недостáток, дефици́т; отсýтствие
cognitive ~ нарушéние познавáтельной спосóбности
pulse ~ дефици́т пýльса
define 1. определя́ть, выявля́ть, распознавáть *(напр. заболевание)* 2. очéрчивать, обозначáть грани́цы *(напр. операционного поля)*
definite определённый; несомнéнный; я́сный *(напр. о диагнозе)*
definition 1. определéние, выявлéние, распознавáние *(напр. заболевания)* 2. я́сность, чёткость
definitive 1. окончáтельный, несомнéнный 2. развитóй, пóлный 3. характéрный
deformation 1. деформáция, деформи́рование, изменéние фóрмы 2. порóк разви́тия, урóдство
deforming деформи́рующий *(напр. об артрозе)*
deformity 1. порóк разви́тия, урóдство 2. деформáция, недостáток, дефéкт
bony ~ кóстная деформáция
hereditary ~ порóк разви́тия
degenerate дегенери́ровать, вырождáться; ухудшáться; перерождáться || дегенерати́вный, вы́родившийся
degeneration дегенерáция, вырождéние; перерождéние; дистрофи́я, деградáция

adipose ~ жировáя дистрофи́я
amyloid ~ амилоидóз, амилóидная дегенерáция
colliquative ~ влáжный [колликвациóнный] некрóз
cystic ~ кистóзное перерождéние
fibrinoid ~ фибринóидный некрóз
granular ~ зерни́стая дистрофи́я
waxy ~ амилоидóз, амилóидная дегенерáция

degenerative дегенерати́вный, вырождáющийся; перерождённый

deglutition глотáние, заглáтывание

degradation 1. деградáция, разрушéние; распáд 2. дегенерáция, вырождéние
hydrolytic ~ гидрóлиз, гидролити́ческое расщеплéние

degranulation дегрануля́ция, потéря зерни́стости

degree 1. ступéнь, стéпень, ýровень 2. стéпень родствá, колéно 3. звáние, учёная стéпень 4. грáдус
reduced ~ of nourishment недостáточное питáние

dehiscence раскрывáние, расхождéние *(напр. краёв раны)*

dehumidification обезвóживание; высýшивание
cool ~ лиофилизáция, лиофи́льное высýшивание

dehydrate обезвóживать, дегидрати́ровать; теря́ть вóду

dehydration обезвóживание, дегидратáция

deintoxication дезинтоксикáция

deionization деионизáция

deionizator деионизáтор

dejection 1. испражнéния, кáловые мáссы 2. отхождéние кáла, дефекáция 3. меланхóлия, депрéссия

delactation 1. отня́тие ребёнка от груди́ 2. прекращéние лактáции

delay 1. задéржка, запáздывание; замедлéние ‖ задéрживать, запáздывать, мéдлить 2. отсрóчка, отклáдывание ‖ отсрóчивать, отклáдывать
~ of mensis задéржка менструáции
~ of ovulation задéржка овуля́ции
developmental ~ отставáние в разви́тии

delayed задéржанный, замéдленный, пóздний

deletion *ген.* делéция
antigenic ~ антигéнная делéция
clonal ~ делéция клóна

delicate 1. хрýпкий; слáбый, болéзненный 2. тóнкий, óстрый *(о слухе)* 3. чувстви́тельный, тóчный *(о приборе)*

delimitation разграничéние, размежевáние, определéние грани́ц

delirious бредовóй, бессвя́зный *(о речи)*; находя́щийся в бредý

delirium дели́рий, делириóзный синдрóм; бред, бредовóе состоя́ние ◇ ~ tremens

бéлая горя́чка, алкогóльный бред
senile ~ стáрческий дели́рий
violent ~ бу́йный бред
delitescent скры́тый, латéнтный
deliver 1. окáзывать пóмощь при рóдах, принимáть рóды 2. рожáть; рождáть 3. доставля́ть, снабжáть, отпускáть *(напр. лекарственное средство)* ◇ **to ~ a lecture** читáть лéкцию
delivery 1. родоразрешéние; рóды 2. достáвка, подáча, óтпуск *(напр. лекарственного средства)* ◇ **~ at term** срóчные рóды
~ of head прорéзывание голóвки *(плода)*
~ of shoulders рождéние плéчиков *(плода)*
abdominal ~ родоразрешéние путём кéсарева сечéния
breech ~ рóды при ягоди́чном предлежáнии плодá
cesarean ~ родоразрешéние путём кéсарева сечéния
delayed ~ запоздáлые рóды
forceps ~ «щипцóвые» рóды
immature ~ преждеврéменные рóды
induced ~ стимули́рованные рóды
postmature ~ запоздáлые рóды
premature ~ преждеврéменные рóды
spontaneous ~ самопроизвóльные [спонтáнные] рóды
vaginal ~ влагáлищное родоразрешéние
vertex ~ рóды при теменнóм предлежáнии плодá
deltoid дельтови́дная мы́шца ‖ дельтови́дный
delusion мáния; галлюцинáция, бред
delusive бредовóй
demand потрéбность, необходи́мость ‖ трéбовать
demarcation разграничéние, демаркáция
dement слабоу́мный
dementia (приобретённое) слабоу́мие, демéнция
demineralization деминерализáция
demise смерть, кончи́на
demography демогрáфия, стати́стика народонаселéния
demyelin(iz)ation демиелинизáция
denaturant денатури́рующий агéнт, денатурáнт
denaturation денатурáция, денатури́рование
dendrite дендри́т, отрóсток нéрвной клéтки
dendritic 1. дендри́тный, снабжённый дендри́тами 2. древови́дный; дендрити́ческий; ветвя́щийся
denervate денерви́ровать
denervation денервáция
dens (*pl* **dentes**) 1. зуб *(см. тж* **tooth***)* 2. зубéц 3. зубови́дный отрóсток
dense плóтный; тóлстый; густóй; компáктный
density плóтность; густотá; компáктность

antigen ~ антиге́нная пло́тность
cellular ~ пло́тность кле́точной популя́ции
dental 1. зубно́й 2. зубовраче́бный, стоматологи́ческий
dentine денти́н
dentist зубно́й врач, дантист
dentistry лече́ние зубо́в; зубоврачева́ние; стоматологи́ческая по́мощь
dentition 1. зубно́й ряд 2. проре́зывание зубо́в
dentogenous одонтоге́нный
denture 1. зубно́й ряд 2. зубно́й проте́з 3. зубно́е протези́рование
denucleated лишённый ядра́
denudation обнаже́ние, оголе́ние; денуда́ция
denuded обнажённый, оголённый
denutrition недоеда́ние; истоще́ние
deodorant дезодора́нт
deodorization дезодора́ция
deossification деминерализа́ция ко́стной тка́ни
deoxidation восстановле́ние; раскисле́ние
deoxyribonuclease дезоксирибонуклеа́за, ДНКа́за
Department of Health министе́рство здравоохране́ния
department 1. отделе́ние *(в больнице)* 2. отде́л; факульте́т
admission ~ приёмное отделе́ние
emergency ~ отделе́ние неотло́жной по́мощи
inpatient ~ стациона́рное отделе́ние
maternity ~ роди́льное отделе́ние
outpatient ~ поликли́ника, поликлини́ческое отделе́ние, амбулато́рия
record ~ регистрату́ра
depend зави́сеть
dependence зави́симость
drug ~ лека́рственная зави́симость
depigmentation депигмента́ция
depilate удаля́ть во́лосы
depilation депиля́ция, удале́ние воло́с
depilator(y) депилято́рий
depletion 1. сниже́ние; истоще́ние, обедне́ние 2. очище́ние *или* опорожне́ние кише́чника 3. кровопуска́ние
classical pathway ~ истоще́ние класси́ческого пути́ *(активации комплемента)*
complement ~ истоще́ние комплеме́нта
plasma ~ плазмафере́з
depolarization деполяриза́ция
depolymerization деполимериза́ция
depopulation уменьше́ние чи́сленности популя́ции
deposit 1. оса́док, отсто́й; отложе́ние; преципита́т || дава́ть оса́док; откла́дываться 2. налёт *(напр. зубной)* || образо́вывать налёт *(напр. зубной)*
deposition 1. депони́рование, отложе́ние, осажде́ние 2. оса́док; на́кипь
immune complex ~ отложе́ние имму́нных ко́мплексов

depot 1. склад, храни́лище 2. *физиол.* депо́
fat ~ жирово́е депо́
medical ~ склад ме́дико-санита́рного иму́щества
depress подавля́ть, угнета́ть; ослабля́ть; понижа́ть, снижа́ть
depressant депресса́нт
immunologic ~ иммунодепресса́нт
depression 1. депре́ссия; упа́док, подавле́ние, угнете́ние 2. ослабле́ние; пониже́ние, сниже́ние 3. отпеча́ток; вдавле́ние
~ **of strength** упа́док сил
respiratory ~ угнете́ние дыха́ния
depressive депресси́вный; подавля́ющий; угнета́ющий
depressor 1. опуска́ющая мы́шца, депре́ссор 2. депрессо́рный нерв *(снижающий артериальное давление)*
deprivation деприва́ция, лише́ние, утра́та
depth 1. глубина́ 2. интенси́вность; полнота́, густота́ *(цвета)*
depurant очисти́тельное сре́дство
depuration очи́стка, очище́ние
depurative очища́ющий
derangement 1. расстро́йство, наруше́ние, дисфу́нкция 2. психи́ческое расстро́йство
dereism *псих.* фанта́зия, фантази́рование
derm(a) де́рма, со́бственно ко́жа
dermal, dermatic ко́жный
dermatitis дермати́т, воспале́ние ко́жи
allergic ~ аллерги́ческий дермати́т
atopic ~ атопи́ческий дермати́т
contact ~ конта́ктный дермати́т
exfoliative ~ эксфолиати́вный дермати́т
industrial ~ профессиона́льный дермати́т
mite ~ клещево́й дермати́т
radiation ~ лучево́й [радиацио́нный] дермати́т
seborrheic ~ себоре́йная экзе́ма
dermatologist дермато́лог
dermatology дерматоло́гия
dermatomycosis дерматомико́з
dermatomyositis дерматомиози́т
dermatoplasty переса́дка ко́жи
dermatosclerosis дерматосклеро́з
dermatosis дермато́з
dermic ко́жный; эпидерма́льный
dermis де́рма, со́бственно ко́жа
dermographism дермографи́зм
dermoid дермо́ид, дермо́идная киста́
dermopathy дермопати́я, заболева́ние ко́жи
desalting обессо́ливание, опресне́ние
desamidization дезамини́рование
descend спуска́ться, сходи́ть

descending нисходя́щий, напра́вленный вниз
descent 1. пониже́ние; паде́ние, ослабле́ние **2.** опуще́ние *(органа)*
describe опи́сывать
description описа́ние
desensitization 1. гипосенсибилиза́ция, десенсибилиза́ция **2.** восстановле́ние норма́льного психи́ческого состоя́ния
  nonspecific ~ неспецифи́ческая десенсибилиза́ция
  specific ~ специфи́ческая десенсибилиза́ция
desiccation высыха́ние; высу́шивание, су́шка; обезво́живание
desiccator 1. эксика́тор **2.** суши́льный шкаф
desmocyte десмоци́т, фибробла́ст
desmoid 1. десмо́идная фибро́ма, десмо́ид **2.** фибро́зный
desmone десмо́н
desmopathy пораже́ние свя́зок
desmotomy рассече́ние свя́зок
desmurgy десмурги́я *(учение о повязках)*
desorption десо́рбция
desoxydation восстановле́ние, раскисле́ние
desquamation десквама́ция; шелуше́ние, слу́щивание
desquamative десквамати́вный; шелуша́щийся
destaining обесцве́чивание
destroy разруша́ть; уничтожа́ть
destruction дестру́кция, разруше́ние, уничтоже́ние
  immune ~ имму́нное поврежде́ние; имму́нный ли́зис
  target cell ~ ли́зис [дестру́кция] клё́ток-мишё́ней
destructive вре́дный, па́губный; деструкти́вный; разруша́ющий
detachment отделе́ние; отсло́йка; отры́в; отщепле́ние; расщепле́ние
  retinal ~ отсло́йка сетча́тки
detect обнару́живать; определя́ть; диагности́ровать, выявля́ть
detectable выявля́емый *(напр. о заболевании)*
detection обнаруже́ние, выявле́ние *(напр. заболевания)*
  colorimetric ~ колориметри́я; колориметри́ческий ана́лиз
  early ~ ра́нняя диагно́стика
detector 1. дете́ктор **2.** да́тчик
  oxygen ~ кислоро́дный анализа́тор
detergent детерге́нт, мо́ющее сре́дство || мо́ющий, очища́ющий
  anionic ~ анио́нный детерге́нт
  nonionic ~ неио́нный детерге́нт
deterioration 1. ухудше́ние **2.** деграда́ция; поврежде́ние; разруше́ние
  clinical ~ клини́ческое ухудше́ние
determinant 1. определя́ющий [реша́ющий] фа́ктор

|| определя́ющий, реша́ющий 2. *ген.* (антиге́нная) детермина́нта, эпито́п 3. *ген.* сайт свя́зывания
antigenic ~ антиге́нная детермина́нта, эпито́п
cell-attachment ~ сайт свя́зывания с клё́ткой *(на макромолекуле)*
covert ~ скры́тая антиге́нная детермина́нта
haptenic ~ гапте́новая детермина́нта
hidden ~ скры́тая антиге́нная детермина́нта
"jumping" ~ «мигри́рующая» антиге́нная детермина́нта *(эпитоп, не имеющий строгой локализации)*
multiclonal ~s поликлона́льные антиге́нные детермина́нты
neoantigenic ~ 1. (клё́точная) неодетермина́нта 2. опухолеспецифи́ческий антиге́н
principal ~ иммунодомина́нтный эпито́п, основна́я антиге́нная детермина́нта
T-cell surface ~ пове́рхностная детермина́нта [антиге́нный реце́птор] Т-кле́ток

determination 1. определе́ние, установле́ние; детермина́ция 2. ана́лиз 3. кри́зис *(в течении болезни)*

determine детермини́ровать, устана́вливать, обусло́вливать
blood group ~ определе́ние гру́ппы кро́ви

detoxication детоксика́ция, дезинтоксика́ция, обезвре́живание я́да

detrimental вре́дный, па́губный

detritus детри́т; проду́кт распа́да тка́ни; оско́лки, обло́мки

deuteranopia дейтеранопи́я *(отсутствие восприятия зелёного цвета)*

develop 1. развива́ть 2. обнару́живать 3. создава́ть; разраба́тывать

development 1. рост, разви́тие 2. эволю́ция 3. соверше́нствование, улучше́ние 4. проявле́ние *(напр. рентгеновской плёнки)* 5. разрабо́тка
arrested ~ заде́ржка разви́тия
mental ~ у́мственное разви́тие
postnatal ~ постната́льное разви́тие
prenatal ~ внутриутро́бное разви́тие
sexual ~ полово́е разви́тие

developmental развива́ющийся

deviate отклоня́ться *(от нормы)*; отступа́ть

deviation девиа́ция, отклоне́ние *(от нормы)*
complement ~ фикса́ция [свя́зывание] комплеме́нта; отклоне́ние комплеме́нта
standard ~ *стат.* станда́ртное отклоне́ние

device 1. устро́йство, приспособле́ние, прибо́р, аппара́т 2. приё́м, ме́тод, спо́соб, план

dextral располо́женный спра́ва, пра́вый
dextrality правору́кость
dextran декстра́н
cross-linked ~ сефаде́кс
dextrose декстро́за, Д-глю-ко́за
diabetes диабе́т; са́харный диабе́т ◇ ~ **insipidus** неса́харный диабе́т; ~ **mellitus** са́харный диабе́т
alloxan ~ аллокса́новый диабе́т
early-onset ~ ювени́льный диабе́т
occult ~ скры́тый диабе́т
diabetic **1.** диабети́ческий **2.** больно́й диабе́том
diabetid диабети́д *(кожные проявления диабета)*
diabetogenic диабетоге́нный, вызыва́ющий диабе́т
diagnose ста́вить диа́гноз, диагности́ровать; распознава́ть; выявля́ть; устана́вливать
diagnosed диагности́рованный, вы́явленный
newly ~ впервы́е диагности́рованный
diagnosis (*pl* **diagnoses**) **1.** диа́гноз **2.** диагно́стика ◇ ~ **by exclusion** диагно́стика ме́тодом исключе́ния; ~ **ex juvantibus** диа́гноз, осно́ванный на оце́нке результа́тов лече́ния; **to make the** ~ поста́вить диа́гноз
admission ~ диа́гноз при поступле́нии больно́го
clinical ~ клини́ческий диа́гноз
computer-assisted ~ компью́терная диагно́стика
cytologic ~ цитологи́ческая диагно́стика, цитодиагно́стика
differential ~ дифференциа́льная диагно́стика
doubtful ~ сомни́тельный диа́гноз
error ~ **1.** оши́бочный диа́гноз **2.** оши́бочная диагно́стика
final ~ оконча́тельный диа́гноз
indeterminate ~ нея́сный диа́гноз
missed ~ оши́бочный диа́гноз
pathologic ~ пато́лого-анатоми́ческий диа́гноз
predominant ~ основно́й диа́гноз
presumptive ~ предположи́тельный диа́гноз
provisional ~ предвари́тельный диа́гноз
serum ~ серодиагно́стика, серологи́ческая диагно́стика
surgical ~ операцио́нный диа́гноз
topical ~ топи́ческая диагно́стика
ultrasonic ~ ультразвукова́я диагно́стика
diagnostic диагности́ческий; отличи́тельный
diagnostics диагно́стика
dialysis диа́лиз
peritoneal ~ перитонеа́льный диа́лиз
renal ~ гемодиа́лиз
diameter диа́метр
biparietal ~ бипариета́льный разме́р *(головки плода)*
diapedesis диапеде́з

diaper пелёнка || пеленáть
diaphoresis потоотделéние; потéние
diaphragm 1. перегорóдка, перепóнка, мембрáна 2. *анат.* диафрáгма
diaphragmatic диафрагмáльный
diaphyseal диафизáрный, относя́щийся к диáфизу
diaphysis (*pl* **diaphyses**) диáфиз, тéло дли́нной трýбчатой кóсти
diarrhea понóс, диарéя
  bloodstained ~ кровáвый понóс
  choleraic ~ холéрный понóс
  fatty ~ стеаторéя, жи́рный понóс
  watery ~ водяни́стый стул
diarrheal, diarrheic вызывáющий понóс
diastase диастáза, амилáза
diastole диáстола *(фаза сердечного цикла)*
diastolic диастоли́ческий
diathermy 1. диатерми́я 2. диатермокоагуля́ция
diathesis диатéз
  bleeding ~ геморраги́ческий диатéз
  exudative ~ экссудати́вный диатéз
  hemorrhagic ~ геморраги́ческий диатéз
  uratic ~ мочеки́слый диатéз
dicrotism дикроти́ческий пульс, дикроти́я
die умирáть, погибáть
diener лаборáнт; препарáтор
diet 1. питáние, стол || питáться 2. диéта, рациóн || соблюдáть диéту ◇ **to be on [to keep] a** ~ соблюдáть диéту; **to prescribe a** ~ прописáть диéту
  balanced ~ сбаланси́рованная диéта
  bland ~ щадя́щая диéта
  fasting ~ голóдная диéта; разгрýзочная диéта
  high-calorie ~ высококалори́йная диéта
  high-protein ~ высокобелкóвая диéта
  light ~ щадя́щая диéта
  low-calorie ~ малокалори́йная [низкокалори́йная] диéта
  protective ~ щадя́щая диéта
  salt-free ~ бессолевáя диéта
  vegetarian ~ вегетариáнская диéта
dietary диéта, рациóн || диети́ческий
dietetics диетолóгия
dietitian врач-диетóлог
dietotherapy диетотерапи́я, лечéбное питáние
difference 1. рáзница; различие, отли́чие 2. рáзность 3. отличи́тельный при́знак
  sex ~ половы́е разли́чия
different разли́чный, рáзный
differentiate дифференци́ровать
differentiation 1. дифференцирóвка, дифференциáция 2. просветлéние окрáшенного срéза
  cellular ~ клéточная дифференцирóвка
difficulty трýдность; препя́тствие; затруднéние; помéха
diffluent растекáющийся, переходя́щий в жи́дкое состоя́ние

diffuse диффу́зный, разлито́й
diffusion 1. диффу́зия; распростране́ние; проникнове́ние 2. диа́лиз
digastric двубрю́шная мы́шца ‖ двубрю́шный *(о мышце)*
digest перева́ривать
digestion 1. усвое́ние [перева́ривание] пи́щи, пищеваре́ние 2. сбра́живание, фермента́ция
digestive сре́дство, стимули́рующее пищеваре́ние ‖ пищевари́тельный; спосо́бствующий пищеваре́нию
digit па́лец
digital 1. пальцево́й, относя́щийся к па́льцам 2. пальцеви́дный
dihescence расхожде́ние краёв ра́ны
dilatation *см.* **dilation**
dilate расширя́ть(ся), растя́гивать(ся)
dilation расшире́ние, дилата́ция
 cervical ~ 1. раскры́тие ше́йки ма́тки *(в родах)* 2. расшире́ние ше́йки ма́тки *(манипуляция)*
dilator 1. *мед. тех.* расшири́тель, дилата́тор 2. мы́шца-расшири́тель
diluent разбави́тель; раствори́тель ‖ разбавля́ющий, растворя́ющий
dilution 1. разбавле́ние, разведе́ние 2. сла́бый раство́р
 end-point ~ коне́чное разведе́ние
dimension разме́ры, величина́
diminish уменьша́ть(ся), убавля́ть(ся); ослабля́ть, слабе́ть
diminution 1. уменьше́ние, сокраще́ние, суже́ние *(просвета)* 2. димину́ция *(напр. хромосом)*
dimness сла́бость *(напр. зрения)*; ту́склость, нея́сность
diopter диоптри́я
dioxide:
 carbon ~ углеки́слый газ, двуо́кись углеро́да
 hydrogen ~ пе́рекись водоро́да
diphtheria дифтери́я, дифтери́т
 faucial ~ дифтери́я зе́ва
 laryngeal ~ дифтери́йный [и́стинный] круп
diphtheritic дифтери́йный
diplegia диплеги́я
diplococcus (*pl* **diplococci**) диплоко́кк
diploid дипло́ид ‖ дипло́идный, с двойны́м набо́ром хромосо́м
diplopia диплопи́я, двое́ние (в глаза́х), двойно́е ви́дение
dipping 1. глубо́кая пальпа́ция 2. ме́тод пальпа́ции пе́чени
dipsomania дипсомани́я, хрони́ческий алкоголи́зм
direction указа́ние, предписа́ние; направле́ние
disability поте́ря трудоспосо́бности; нетрудоспосо́бность; инвали́дность
 mental ~ у́мственная неполноце́нность
 occupational ~ утра́та профессиона́льной трудоспосо́бности

temporary ~ вре́менная нетрудоспосо́бность

disable теря́ть трудоспосо́бность; обусло́вливать поте́рю трудоспосо́бности, кале́чить

disablement инвали́дность; нетрудоспосо́бность

disadvantage недоста́ток

disadvantageous неблагоприя́тный

disaggregation распа́д, растворе́ние

disarrangement расстро́йство, наруше́ние

disarticulation экзартикуля́ция, вычлене́ние

discharge 1. выделе́ние; истече́ние || выделя́ть(ся); истека́ть **2.** выделе́ния; секре́т; отделя́емое **3.** выпи́сывать *(больно́го)*

caseous ~ творо́жистые выделе́ния

profuse ~ оби́льные выделе́ния

purulent ~ гно́йные выделе́ния

salivary ~ слюноотделе́ние, салива́ция

vaginal ~ влага́лищные выделе́ния

watery ~ водяни́стые выделе́ния

discission рассече́ние, разре́з

discitis дисци́т

disclosure выявле́ние, обнаруже́ние

discoid дискови́дный

discoloration обесцве́чивание

discomfort недомога́ние; диско́мфорт; беспоко́йство || недомога́ть; чу́вствовать диско́мфорт; беспоко́ить

discontinue прекраща́ть; прерыва́ть; остана́вливать

discordant дискорда́нтный; несоотве́тствующий; несовпада́ющий; противоречи́вый

discrepancy несоотве́тствие, разли́чие, расхожде́ние, несхо́дство

discrete разде́льный; дискре́тный; преры́вистый

discrimination распознава́ние, различе́ние

disease 1. боле́знь, заболева́ние || вызыва́ть боле́знь **2.** пораже́ние; расстро́йство; недомога́ние

Acosta's ~ *см.* **mountain disease**

acute respiratory ~ о́строе респирато́рное заболева́ние

Adams-Stokes ~ боле́знь [синдро́м] А́дамса — (Морга́ньи —) Сто́кса

Addison-Biermer ~ боле́знь Аддисо́на — Би́рмера, пернициозная анемия

Addison's ~ аддисо́нова [бро́нзовая] боле́знь, боле́знь Аддисо́на

advanced ~ запу́щенное заболева́ние

allergic ~ аллерго́з, аллерги́ческое заболева́ние

Alzheimer's ~ боле́знь Альцге́ймера, пресени́льная деме́нция

Aran-Duchenne ~ боле́знь Ара́на — Дюше́нна, прогресси́рующая мы́шечная атрофи́я

associated ~ сопу́тствующее заболева́ние

autoimmune ~ аутоимму́нное заболева́ние
Banti's ~ синдро́м Ба́нти, гепатолиена́льный фибро́з
Basedow's ~ базе́дова боле́знь, боле́знь Гре́йвса, диффу́зный тиреотокси́ческий зоб
Bechterew's ~ боле́знь Бе́хтерева, анкилози́рующий спондилоартри́т
Behçet's ~ боле́знь [синдро́м] Бе́хчета, большо́й афто́з Туре́на
Besnier-Boeck-Schaumann ~ боле́знь Бенье́ — Бе́ка — Шаума́нна, саркоидо́з
Blocq's ~ боле́знь Бло́ка, астази́я-абази́я
Bouillaud's ~ о́стрый суставно́й ревмати́зм; ревматическая лихорадка
Bourneville's ~ боле́знь Бурневи́лля, тубер́озный склеро́з
Bright's ~ гломерулонефри́т, *уст.* бра́йтова боле́знь
Brill's ~ боле́знь Бри́лла, споради́ческий сыпно́й тиф
Brill-Symmers ~ боле́знь Бри́лла — Си́ммерса, гигантофолликуля́рная лимфо́ма
Buerger's ~ боле́знь Бю́ргера, облитери́рующий тромбангиит
Buschke's ~ **1.** склереде́ма взро́слых, боле́знь Бу́шке **2.** криптококко́з, бластомико́з Бу́ссе — Бу́шке
Busse-Buschke ~ криптококко́з, бластомико́з Бу́ссе — Бу́шке
caisson ~ кессо́нная боле́знь
Carrion's ~ боле́знь Карrио́на, бартонеллёз
Castellani's ~ боле́знь Кастелла́ни, бронхоспирохето́з
celiac ~ целиаки́я
Chagas' ~ боле́знь Ша́гаса, америка́нский трипаносомо́з
Charcot's ~ боле́знь Шарко́, амиотрофи́ческий боково́й склеро́з
Christian-Weber ~ *см.* **Weber-Christian disease**
collagen ~ коллагено́з, систе́мное заболева́ние соедини́тельной тка́ни
coronary ~ корона́рная боле́знь, систе́мная боле́знь се́рдца
Crohn's ~ боле́знь Кро́на, региона́льный илеи́т
Cruveilhier's ~ боле́знь Крювелье́, прогресси́рующая мы́шечная атрофи́я
Darling's ~ боле́знь Да́рлинга, гистоплазмо́з
Déjerine-Sottas ~ боле́знь Дежери́на — Отта́, гипертрофи́ческий неври́т
Dercum's ~ боле́знь Де́ркума, адипозалги́я, боле́зненный липомато́з
Deutschländer's ~ боле́знь Де́йчлендера, ма́ршевая стопа́
Devergie's ~ боле́знь Девержи́, кра́сный волосяно́й отрубеви́дный лиша́й
Dubini's ~ молниено́сная хоре́я Дуби́ни
Economo's ~ *см.* **von Economo's disease**

English ~ 1. рахи́т 2. депре́ссия, хандра́
Erb's ~ боле́знь Э́рба, прогресси́рующая мы́шечная дистрофи́я
Fabry's ~ боле́знь Фа́бри, диффу́зная ангиокерато́ма ту́ловища
Filatov-Dukes ~ боле́знь Фила́това — Дью́кса, четвёртая боле́знь, скарлатино́зная красну́ха
Filatov's ~ инфекцио́нный мононуклео́з, боле́знь Пфе́йффера, анги́на Фила́това
Forbes' ~ боле́знь Фо́рбса, гликогено́з III типа
Friedländer's ~ боле́знь Фри́длендера, облитери́рующий эндартерии́т
Gamstorp's ~ боле́знь Га́мсторпа, эпизоди́ческая семе́йная адинами́я
Gerhardt's ~ боле́знь Ге́рхардта, эритромелалги́я
Gibert's ~ боле́знь Жибе́ра, ро́зовый лиша́й
Gilchrist's ~ бластомико́з Ги́лкриста, североамерика́нский бластомико́з
Graefe's ~ боле́знь Гре́фе, хрони́ческая прогресси́рующая нару́жная офтальмоплеги́я
Graves' ~ *см.* **Basedow's disease**
Günther's ~ боле́знь Гю́нтера, мукополисахаридо́з II ти́па
Hansen's ~ боле́знь Га́нсена, ле́пра, *уст.* проказа
Harley's ~ боле́знь Гарле́я, ночна́я пароксизма́льная гемоглобинури́я
Hashimoto's ~ зоб Хасимо́то, хрони́ческий лимфомато́зный тиреоиди́т
Henoch's ~ *см.* **Schönlein's disease**
hemorrhagic ~ **of newborn** геморраги́ческая боле́знь новорождённых
hereditary ~ насле́дственное заболева́ние
Hirschsprung's ~ боле́знь Ги́ршспрунга, идиопати́ческое расшире́ние то́лстого кише́чника
Hodgkin's ~ боле́знь Хо́джкина, лимфогранулемато́з
Horton's ~ мигре́нь [синдро́м] Хо́ртона, гистами́новая цефалги́я
immunodeficient ~ иммунодефици́тное заболева́ние
Jüngling's ~ боле́знь Ю́нглинга, туберкулёзный кисто́зный мно́жественный ости́т
Kahlbaum's ~ боле́знь Кальба́ума, кататони́ческая шизофрени́я
Kahler's ~ боле́знь Ка́лера, миело́мная боле́знь, мно́жественная миело́ма, плазмоцито́ма
Kashin-Bek ~ боле́знь Ка́шина — Бе́ка, у́ровская боле́знь, эндеми́ческий деформи́рующий остеоартро́з
Klemperer's ~ боле́знь Кле́мперера
Korsakoff's ~ ко́рсаковский психо́з, о́стрый алкого́льный психо́з Ко́рсакова
Kussmaul-Meier's ~ боле́знь

Куссмáуля — Мéйера, узелкóвый периартериúт
Laënnec's ~ циррóз пéчени Лаэннéка, портáльный циррóз пéчени
Libman-Sacks ~ эндокардúт Лúбмана — Сáкса, волчáночный эндокардúт
Little's ~ болéзнь Лúттла *(форма детского церебрального паралича)*
Lobo's ~ болéзнь Лóбо, келóидный бластомикóз
Marie-Strümpell ~ *см.* **Bechterew's disease**
Mediterranean ~ большáя талассемúя, средиземномóрская анемúя
metabolic ~s болéзни нарушéния обмéна вещéств
Mikulicz's ~ болéзнь [синдрóм] Микýлича *(увеличение слёзных и слюнных желез со снижением их секреторной функции)*
Mitchell's ~ болéзнь Мúтчелла, эритромелалгúя
Morvan's ~ синдрóм [хорéя] Морвáна
mountain ~ гóрная болéзнь, болéзнь Акóсты
occupation ~ профессионáльное заболевáние
Osler-Weber-Rendu ~ наслéдственная геморрагúческая телеангиэктазúя, болéзнь Рандю́ — Вéбера — Óслера
Paget's ~ болéзнь Пéджета *(1. деформирующая остеодистрофия 2. рак соска молочной железы)*
pandemic ~ пандемúя
parasitic ~ паразитáрная болéзнь
Parkinson ~ болéзнь Паркинсóна, дрожáтельный паралúч
parrot ~ пситтакóз; орнитóз
Poncet's ~ туберкулёзный артрúт Понсé
Quincke's ~ отёк [болéзнь] Квúнке, ангионевротúческий отёк
radiation ~ лучевáя болéзнь
Raynaud's ~ болéзнь Рейнó *(идиопатический пароксизмальный двусторонний цианоз пальцев)*
Recklinghausen's ~ болéзнь Реклингхáузена *(1. нейрофиброматоз 2. паратиреоидная остеодистрофия)*
Reiter's ~ болéзнь Рéйтера, уретроокулосиновиáльный синдрóм
rheumatic ~s ревматúческие заболевáния
Schönlein's ~ болéзнь Шéнлейна — Гéноха, геморрагúческая пýрпура Гéноха
self-limited ~ болéзнь, котóрая прохóдит без лечéния
serum ~ сы́вороточная болéзнь
sickle cell ~ серповúдноклéточная анемúя
Sjögren's ~ болéзнь [синдрóм] Шéгрена
Still's ~ болéзнь Стúлла, форма ювенúльного ревматóидного артрúта с системными проявлениями
systemic ~ систéмное заболевáние
Takayasu's ~ болéзнь

[синдро́м] Така́су, боле́знь отсу́тствия пу́льса
valvular heart ~ кла́панный поро́к се́рдца
virus ~ ви́русное заболева́ние
von Economo's ~ эпидеми́ческий летарги́ческий энцефали́т Эконо́мо
Weber-Christian ~ боле́знь Ве́бера — Кри́счена, рецидиви́рующий лихора́дящий ненагна́ивающийся панникули́т
Whipple's ~ боле́знь Уи́ппла, интестина́льная [кише́чная] липодистрофи́я, липогрануломато́з брыже́йки
Wilson's ~ боле́знь Ви́льсона, гепатолентикуля́рная дегенера́ция

dish ва́нночка; ча́шка; кюве́та
Petri ~ *микр.* ча́шка Пе́три

disinfectant дезинфици́рующее сре́дство ‖ дезинфекцио́нный

desinfection дезинфе́кция, обеззара́живание
current ~ теку́щая дезинфе́кция
radiation ~ радиацио́нная дезинфе́кция
terminal ~ заключи́тельная дезинфе́кция

disinfestation, disinsection дезинсе́кция, уничтоже́ние насеко́мых

disinsertion 1. отры́в сухожи́лия *(от места прикрепления)* **2.** отсло́йка сетча́тки

disintegration 1. дезинтегра́ция, распа́д, расщепле́ние; разложе́ние; раздробле́ние **2.** *псих.* дезинтегра́ция, разобще́ние

disinterment эксгума́ция

disjunction разъедине́ние; разобще́ние; отделе́ние; расхожде́ние *(хромосом)*

disjunctive разъединя́ющий; разобща́ющий; расходя́щийся

disk 1. диск **2.** сосо́к зри́тельного не́рва **3.** ча́шка Пе́три
A [anisotropic] ~ анизотро́пный диск, диск А *(поперечно-полосатого мышечного волокна)*
embryonic [germinal] ~ заро́дышевый диск, бластоди́ск
I ~ изотро́пный диск, диск I *(поперечно-полосатого мышечного волокна)*
intercalated ~ *гист.* вста́вочный диск
M ~ мезофра́гма, ли́ния [поло́ска] М *(поперечно-полосатого мышечного волокна)*
optic ~ диск зри́тельного не́рва
Z ~ телофра́гма, ли́ния [поло́ска] Т, ли́ния [поло́ска] Z *(поперечно-полосатого мышечного волокна)*

dislocate вы́вихнуть; смести́ться; сдви́нуться

dislocation 1. вы́вих; смеще́ние; сдвиг; перемеще́ние **2.** *ген.* дислока́ция ◇ **to reduce** ~ вправля́ть вы́вих
complicated ~ осложнённый вы́вих

compound ~ откры́тый вы́вих
congenital ~ врождённый вы́вих
habitual ~ привы́чный вы́вих
incomplete ~ подвы́вих

dislodge 1. смеща́ть, перемеща́ть 2. удаля́ть *(инородное тело, жёлчные камни)*

dislodgement 1. смеще́ние, перемеще́ние 2. удале́ние *(инородных тел, жёлчных камней)*

dismaturity незре́лость *(плода)*

disorder наруше́ние, расстро́йство
affective ~ *псих.* аффекти́вное расстро́йство
clotting ~ наруше́ние свёртывания кро́ви
cognitive ~ расстро́йство познава́тельной спосо́бности
hearing ~ наруше́ние слу́ха
hyperkinetic ~ гиперкине́з
mental ~ психи́ческое расстро́йство
metabolic ~ наруше́ние обме́на веще́ств
nutritional ~ наруше́ние пита́ния
personality ~ *псих.* измене́ние ли́чности
thromboembolic ~s тромбоэмболи́ческие осложне́ния

disorganization дезорганиза́ция, разруше́ние, дестру́кция

dispensary 1. амбулато́рия, диспансе́р 2. поликлини́ческое отделе́ние больни́цы

dispensatory *уст.* фармакопе́я

dispeptic диспепти́ческий

dispersity диспе́рсность

displacement 1. смеще́ние; перемеще́ние, сдвиг 2. замеще́ние; вытесне́ние

disposition 1. расположе́ние, размеще́ние 2. предрасположе́ние

disruption 1. разры́в; разруше́ние; расхожде́ние *(швов)* 2. дестру́кция, распа́д

dissect 1. рассека́ть; вскрыва́ть; препари́ровать 2. рассла́ивать

dissecting 1. рассека́ющий 2. рассла́ивающий

dissection 1. рассече́ние; вскры́тие; препари́рование, анатоми́рование 2. рассло́ение
aortic ~ рассло́ение ао́рты

disseminate диссемини́ровать, распространя́ть(ся); рассе́ивать(ся)

dissemination диссемина́ция, распростране́ние; рассе́ивание

dissimilation катаболи́зм; диссимиля́ция

dissociation 1. диссоциа́ция, распа́д, разложе́ние 2. диссоциа́ция, наруше́ние взаимосвя́зи, расстро́йство *(напр. психических процессов)*

dissolubility раствори́мость

dissolution 1. растворе́ние; разжиже́ние 2. разложе́ние 3. смерть

dissolve 1. растворя́ть; разжижа́ть 2. разлага́ться, разруша́ться

dissolvent растворитель ‖ растворяющий

distal периферический, дистальный

distance расстояние; промежуток, отрезок

distant дальний; отдалённый *(напр. о метастазе)*

distensibility растяжимость; расширение

distensible эластичный, растяжимый, растягивающийся

distention 1. растяжение; расширение 2. вздутие *(живота)*

distillation дистилляция, перегонка; очищение; опреснение

distiller дистиллятор; перегонный аппарат *или* куб; опреснитель

distinct 1. различный, разный 2. явный, чёткий

distinction 1. различие, отличие, разница 2. отличительный признак, особенность; характерная черта

distinctive отличительный, характерный; особый

distinguish отличать, различать; выделять

distinguishable различимый, отличимый

distort искажать(ся); искривлять(ся); изменять(ся)

distraction 1. дистракция, вытяжение; растяжение 2. нервно-психическое возбуждение

distress дистресс; сильное недомогание

respiratory ~ респираторный дистресс, расстройство дыхания

distribute распределять

distribution 1. распределение; распространение 2. расположение; локализация

disturb растраивать, нарушать, повреждать

disturbance 1. расстройство; нарушение; повреждение 2. тревога, беспокойство

acid-base ~ нарушение кислотно-основного равновесия

diuresis диурез, выделение мочи

diuretic мочегонное средство, диуретик ‖ мочегонный

diurnal 1. дневной; ежедневный 2. суточный

divergence дивергенция; отклонение; расхождение

diversity 1. разнообразие, многообразие 2. различие, отличие 3. разновидность

diverticulum (*pl* **diverticula**) дивертикул

divide делить

divided 1. разделённый, дробный *(о дозировке)*; раздельный 2. рассечённый

division 1. деление, разделение; распределение 2. отдел; участок; отделение *(больницы)*

dizziness головокружение

DNA *см.* **deoxyribonucleic acid**

doctor доктор, врач ‖ лечить; заниматься врачебной практикой ◇ ~ **on duty** дежурный врач; **to call in a** ~ вызывать врача; **to**

come to see a ~ обраща́ться к врачу́; to send for the ~ посыла́ть за врачо́м
attending ~ ле́чащий врач
auxiliary ~ помо́щник врача́
country ~ се́льский врач
district ~ участко́вый врач
family ~ семе́йный врач
head ~ гла́вный врач
junior ~ врач-стажёр
ward ~ пала́тный врач
dolor боль
dolorific вызыва́ющий боль
domiciliary в дома́шних усло́виях, на дому́ *(о лечении)*, по ме́сту жи́тельства
dominance 1. доми́нирование, преоблада́ние 2. *ген.* домина́нтность
dominant домина́нта; основно́й при́знак || основно́й, преоблада́ющий
donation до́норство
blood ~ до́норство кро́ви
donee реципие́нт
donor до́нор || до́норский
blood ~ до́нор кро́ви
bone marrow ~ до́нор ко́стного мо́зга
universal ~ универса́льный до́нор
dorsal 1. дорса́льный, за́дний 2. спинно́й 3. ты́льный
dorsodynia боль в спине́, дорсалги́я
dorsolumbar поясни́чный
dorsum (*pl* dorsa) 1. спина́ 2. ты́льная пове́рхность
~ of fingers ты́льная пове́рхность па́льцев
~ of foot тыл стопы́
~ of hand тыл ки́сти
~ of nose спи́нка но́са
dosage 1. дозиро́вка, дози́рование 2. до́за 3. определе́ние до́зы
dose до́за; по́рция || дози́ровать
absorbed ~ поглощённая до́за
accumulated ~ кумуляти́вная [сумма́рная] до́за
average ~ сре́дняя до́за
biological ~ биодо́за
calculated ~ расчётная до́за
cumulative ~ *см.* accumulated dose
cytopathic ~ цитопатоге́нная до́за
daily ~ су́точная до́за
divided ~ дро́бная до́за
effective ~ эффекти́вная до́за
epilation ~ эпиляцио́нная до́за
fatal ~ смерте́льная [лета́льная] до́за
initial ~ нача́льная до́за
lethal ~ смерте́льная [лета́льная] до́за
loading ~ уда́рная до́за
maintenance ~ подде́рживающая до́за
maximal tolerance ~ преде́льно допусти́мая до́за
single ~ ра́зовая [однокра́тная] до́за
sublethal ~ сублета́льная до́за
therapeutic ~ терапевти́ческая [лече́бная] до́за
threshold ~ поро́говая до́за
total ~ *см.* accumulated dose
dosimeter 1. дози́метр 2. доза́тор
dosimetry дозиметри́я

dossil тампóн для очи́стки рáны

double-stranded двухспирáльный *(напр. о ДНК)*

douche 1. душ; приня́тие дýша **2.** спринцóвка

alternating ~ контрáстный душ

Charcot's ~ душ Шаркó

down-lying послеродовóй пери́од

drain дренáж, дрени́рование || дрени́ровать

wick ~ турýнда

drainage дренáж, дрени́рование

aspiration ~ аспирациóнное дрени́рование

drape (хирурги́ческая) простыня́ *или* салфéтка || обклáдывать простыня́ми *(операционное поле)*

draw 1. вытяжéние *(конечности)* **2.** извлечéние; приготовлéние *(настоя)* **3.** выдёргивать, удаля́ть *(зуб)*

drawsheet подкладнáя пелёнка *или* клеёнка, подсти́лка

dream сон, сновидéние || ви́деть сон

drepanocyte дрепаноци́т, серпови́дный эритроци́т

drepanocytemia серпови́дноклéточная анеми́я

dress перевя́зывать *(рану)*, бинтовáть ◇ **to ~ in splints** наклáдывать ши́ну *или* ги́псовую повя́зку

dressing 1. перевя́зочный материáл, повя́зка, перевя́зка **2.** перевя́зывание *(раны)* ◇ **to do a ~** дéлать перевя́зку

absorbent ~ всáсывающая повя́зка

antiseptic ~ антисепти́ческая повя́зка

aseptic ~ асепти́ческая повя́зка

pressure ~ дáвящая повя́зка

tight ~ тугáя повя́зка

dried вы́сушенный; обезвóженный

drier суши́льный аппарáт; суши́лка

drill сверлó; бур; дрель; бормаши́на; дрильбóр || сверли́ть, высвéрливать

drilling сверлéние, просвéрливание

drinker алкогóлик; пья́ница

drinking-bout запóй

drip 1. кáпанье, стекáние кáпель || кáпать, стекáть по кáплям **2.** кáпельное внутривéнное введéние

drive побуждéние, моти́в поведéния; влечéние

sexual ~ половóе влечéние

drop 1. кáпля || кáпать, стекáть по кáплям; закáпывать **2.** *pl* кáпли *(лекарственное средство)* **3.** понижéние, падéние, снижéние, спад || понижáться, пáдать, снижáться ◇ **a great ~ in temperature** рéзкое понижéние температýры

cough ~s кáпли от кáшля

ear ~s ушны́е кáпли

eye ~s глазны́е кáпли

nasal ~s кáпли в нос

dropper кáпельница; пипéтка

dropsy водя́нка, отёк

~ of amnion многовóдие

~ of brain гидроцефали́я

abdominal ~ асци́т
articular ~ гидрартро́з, водя́нка суста́ва
peritoneal ~ асци́т

drowsiness сонли́вость; гиперсомни́я

drug 1. лека́рство, лека́рственное сре́дство, медикаме́нт, лека́рственный препара́т || прописывать *или* дава́ть лека́рственное сре́дство **2.** нарко́тик || дава́ть нарко́тик; злоупотребля́ть нарко́тиком
diaphoretic ~ потого́нное сре́дство
emetic ~ рво́тное сре́дство
narcotic ~ наркоти́ческое лека́рственное сре́дство
potent ~ сильноде́йствующее лека́рственное сре́дство
vasoactive ~ вазоакти́вный лека́рственный препара́т

drug-fast лека́рственно-усто́йчивый

drug-induced вы́званный лека́рственным препара́том

drum 1. бараба́нная перепо́нка **2.** бараба́нная по́лость

drunkard алкого́лик; пья́ница

dry сухо́й; обезво́женный; пересо́хший || суши́ть

drying су́шка, высу́шивание
freeze ~ лиофи́льная су́шка
sublimation ~ сублимацио́нная су́шка

dryness су́хость

duct прото́к; кана́л; ход; прохо́д
bile ~ жёлчный прото́к
Botallo's ~ артериа́льный [бота́ллов] прото́к
cochlear ~ кана́л ули́тки *(лабиринта внутреннего уха)*
common bile ~ о́бщий жёлчный прото́к
common hepatic ~ (о́бщий) печёночный прото́к
cystic ~ пузы́рный прото́к
excretory ~ выводно́й прото́к
thoracic ~ грудно́й (лимфати́ческий) прото́к

dull тупо́й *(о перкуторном звуке)*; приглушённый; тупо́й *(о боли)*

dullness ту́пость *(перкуторного звука)*; приглушённость; притуплённость; притупле́ние

dumbness немота́

dung кал, фека́лии, экскреме́нты

duodenal дуодена́льный, относя́щийся к двенадцатипе́рстной кишке́

duodenography дуоденогра́фи́я

duodenum двенадцатипе́рстная кишка́

duplicate двойно́й, сдво́енный, спа́ренный

duplication 1. удвое́ние, удва́ивание **2.** *анат.* дупликату́ра **3.** *ген.* дуплика́ция

dural дура́льный *(относящийся к твёрдой мозговой оболочке)*

dura mater твёрдая мозгова́я оболо́чка

duration дли́тельность, продолжи́тельность, промежу́ток вре́мени

dust **1.** пыль **2.** присы́пка || присыпа́ть; обсыпа́ть
radioactive ~ радиоакти́вная пыль
duty **1.** дежу́рство **2.** фу́нкция, обя́занность ◇ **on** ~ дежу́рный
daily ~ су́точное дежу́рство
sanitary ~ санита́рная слу́жба
dwarfism ка́рликовость, нани́зм, микросоми́я
dye кра́ска, краси́тель || кра́сить, окра́шивать
X-ray contrast ~ рентгеноконтра́стное вещество́
dying **1.** умира́ние **2.** умира́ющий
dysenteric дизентери́йный
dysentery дизентери́я
amebic ~ амебиа́з, амёбная дизентери́я
bacillary ~ бактериа́льная дизентери́я
dysfunction дисфу́нкция, наруше́ние фу́нкции
dysgenesia дисгенези́я *(нарушение эмбрионального развития органов или тканей)*
dysimmunity наруше́ние иммуните́та
dyskinesia дискинези́я
~ **of the gallbladder** дискинези́я жёлчного пузыря́
dysmenorrhea дисменоре́я *(расстройство менструального цикла)*
dysnutrition наруше́ние пита́ния
dysop(s)ia наруше́ние зре́ния
dysosmia дизосми́я *(нарушение обоняния)*
dyspepsia диспепси́я *(расстройство пищеварения)*
dysphagia дисфаги́я *(нарушение глотания)*
dysphasia дисфази́я *(нарушение речи)*
dysphoria *псих.* дисфори́я
dysplasia дисплази́я *(нарушение формирования ткани или органа)*
fibrous ~ фибро́зная дисплази́я
dyspnea оды́шка ◇ ~ **at rest** оды́шка в поко́е
exertional ~ оды́шка при физи́ческой нагру́зке
expiratory ~ экспирато́рная оды́шка
dyspneic страда́ющий оды́шкой
dysproteinemia диспротеинеми́я
dysrhythmia аритми́я
dystocia дистоци́я, патологи́ческие ро́ды; тру́дные ро́ды
dystonia дистони́я, наруше́ние то́нуса
dystrophic страда́ющий дистрофией
dystrophy дистрофи́я, дегенера́ция, перерожде́ние
adiposogenital ~ адипозогенита́льная дистрофи́я, гипофиза́рное ожире́ние
muscular ~ мы́шечная дистрофи́я
nutritional ~ алимента́рная дистрофи́я, алимента́рное истоще́ние
dysuria дизури́я *(расстройство мочеиспускания)*
dysuric дизури́ческий

E

ear 1. у́хо **2.** ушко́, отве́рстие
acute ~ о́стрый катара́льный сре́дний оти́т
beach ~ нару́жный оти́т
external ~ нару́жное у́хо
inner ~ вну́треннее у́хо
middle ~ сре́днее у́хо
outer ~ нару́жное у́хо
earache оталги́я
ear-brush аппара́т для промыва́ния уше́й
eardrum 1. бараба́нная перепо́нка **2.** сре́днее у́хо
earflap нару́жное у́хо
earlobe ушна́я мо́чка
early 1. ра́нний, нача́льный **2.** преждевре́менный
earpick ушно́й пинце́т
earplug ушно́й тампо́н; противошу́м
earwax ушна́я се́ра
ease облегче́ние, ослабле́ние *(боли)* ‖ облегча́ть, ослабля́ть *(боль)*
easement облегче́ние, ослабле́ние *(боли)*
eccentric эксцентри́ческий
ecchymosis кровоподтёк, экхимо́з, синя́к
eccrine экзокри́нный, внешнесекреторный
eccyesis внема́точная бере́менность
echinococcosis эхинококко́з
Echinococcus эхиноко́кк ◇ ~ **alveolaris** многока́мерный эхиноко́кк; ~ **granulosus** однока́мерный эхиноко́кк; ~ **multilocularis** многока́мерный эхиноко́кк
echocardiogram эхокардиогра́мма
echocardiograph эхокардио́граф
echocardiography эхокардиографи́я
echoencephalogram эхоэнцефалогра́мма
echoencephalography эхоэнцефалографи́я
echography эхографи́я
gray-scale ~ эхографи́я по се́рой шкале́
β-scan ~ β-скани́рующая эхографи́я
echolalia *псих.* эхолали́я, эхофрази́я
echopraxia *псих.* эхопракси́я, эхокинези́я
echoviruses *pl* ECHO-ви́русы
eclabium вы́ворот губы́
eclampsia эклампси́я
puerperal ~ послеродова́я эклампси́я
eclampsism преэклампси́я
eclamptic эклампти́ческий
ecraseur про́волочная пе́тля *(для удаления тканей)*
ectasia эктази́я, расшире́ние, растяже́ние *(полого органа)*
ectatic эктази́рованный, расши́ренный; спосо́бный к расшире́нию
ecthyma экти́ма
ectoblast эктоде́рма; перви́чная эктоде́рма, эктобла́ст
ectocardia эктопи́я се́рдца
ectoderm эктоде́рма
ectodermal эктодерма́льный
ectopia эктопи́я
ectopic эктопи́ческий, гетеротопи́ческий
ectoplasm эктопла́зма *(на-*

ружный слой цитоплазмы)

ectopy *см.* **ectopia**

ectropion эктро́пион, вы́ворот ве́ка

eczema экзе́ма
- **atopic** ~ эндоге́нная экзе́ма
- **housewife's** ~ экзе́ма «дома́шних хозя́ек»
- **infantile** ~ де́тская экзе́ма
- **intractable** ~ торпи́дная экзе́ма
- **moist** ~ мо́кнущая экзе́ма
- **nummular** ~ монетови́дная экзе́ма
- **seborrheic** ~ себоре́йная экзе́ма
- **weeping** ~ мо́кнущая экзе́ма

eczematization экзематиза́ция, разви́тие экзе́мы

eczematoid экземоподо́бный

eczematous экземато́зный

edema 1. отёк; **2.** водя́нка
- **angioneurotic** ~ *см.* **Quincke's edema**
- **brain** ~ отёк мо́зга
- **cachectic** ~ кахекти́ческий отёк
- **eyelid** ~ отёк ве́к(а)
- **famine** ~ алимента́рная дистрофи́я, безбелко́вый отёк
- **inflammatory** ~ воспали́тельный отёк
- **lymphatic** ~ лимфати́ческий отёк
- **malignant** ~ га́зовая гангре́на
- **migratory** ~ *см.* **Quincke's edema**
- **nutritional** ~ *см.* **famine edema**
- **periodic** ~ *см.* **Quincke's edema**
- **pulmonary** ~ отёк лёгких
- **Quincke's** ~ отёк [боле́знь] Кви́нке, ангионевроти́ческий отёк
- **subcutaneous** ~ отёк подко́жной клетча́тки

edematous отёчный

edge 1. край, грань **2.** остриё, ле́звие **3.** крити́ческое положе́ние, крити́ческий моме́нт

education образова́ние
- **health** ~ санита́рное просвеще́ние

effect 1. эффе́кт, результа́т, сле́дствие; де́йствие **2.** возде́йствие, влия́ние
- **adverse** ~ нежела́тельное де́йствие
- **cumulative** ~ кумуляти́вный эффе́кт
- **curative** ~ лече́бный эффе́кт, лече́бное де́йствие
- **cytopathic** ~ цитопати́ческий эффе́кт
- **drug-induced** ~ фармакологи́ческий эффе́кт
- **habituation** ~ эффе́кт привыка́ния
- **late** ~ отдалённое после́дствие
- **long-term** ~ продолжи́тельное де́йствие, дли́тельный эффе́кт
- **overt** ~ я́вный эффе́кт
- **poisonous** ~ токси́ческое де́йствие
- **protective** ~ защи́тный эффе́кт
- **side** ~ побо́чное де́йствие
- **systemic** ~ систе́мный эффе́кт
- **threshold** ~ поро́говый эффе́кт

toxic ~ токси́ческое де́йствие
triggering ~ три́ггерный эффе́кт
effective де́йствующий; эффекти́вный, де́йственный
effectiveness эффекти́вность, де́йственность
effector эффе́ктор; кле́тка-эффе́ктор
cytotoxic ~ цитотокси́ческая кле́тка-эффе́ктор
efficacy эффекти́вность, де́йственность
~ of medicine эффекти́вность лека́рства
efficiency 1. эффекти́вность, де́йственность 2. работоспосо́бность
performance ~ работоспосо́бность
efflux истече́ние, вытека́ние, отто́к
effuse излия́ние; истече́ние, выделе́ние ‖ излива́ть(ся); истека́ть, выделя́ться {NB: *произношение сущ.* [i'fju:s], *гл.* [i'fju:z]}
effusion 1. вы́пот 2. истече́ние, излия́ние 3. кровотече́ние, потеря кро́ви
pericardial ~ перикардиа́льный вы́пот
pleural ~ плевра́льный вы́пот
serous ~ серо́зный вы́пот
egg 1. яйцекле́тка 2. яйцо́; заро́дыш
~s of worms я́йца гельми́нтов
fertilized ~ оплодотворённая яйцекле́тка
ejaculate эякуля́т *(спермы)*
ejaculation эякуля́ция
ejection выбра́сывание; вы́брос
elaboration 1. вы́работка, образова́ние *(напр. клеток крови)* 2. разви́тие
elastase эласта́за
elastic эласти́чный, упру́гий
elasticity эласти́чность, упру́гость
elastin эласти́н
elastosis эласто́з
elation *псих.* эйфори́я; экзальта́ция
elbow ло́коть, локтево́й суста́в; локтева́я обла́сть
tennis ~ те́ннисный ло́коть; лучеплечево́й бурси́т, травмати́ческий эпикондили́т
elderly пожило́й, преклонного во́зраста
elective 1. электи́вный, избира́тельный 2. факультати́вный, необязательный
electroblotting электробло́ттинг
electrocardiogram электрокардиогра́мма, ЭКГ
electrocardiography электрокардиографи́я
electrocoagulation электрокоагуля́ция
electrode электро́д
electrodialysis электродиа́лиз
electroencephalogram электроэнцефалогра́мма
electroencephalograph электроэнцефало́граф
electroimmunoassay электроиммуноана́лиз
electroimmunodiffusion иммуноэлектрофоре́з, электроиммунодиффу́зия
electroimmunoprecipitation иммуноэлектрофоре́з с по-

слéдующей иммунопреципитáцией
electrolyte электролúт
electromassage электромассáж
electromyogram электромиогрáмма, ЭМГ
electromyograph электромиóграф
electromyography электромиографúя
electrophoresis электрофорéз
affinity ~ аффúнный электрофорéз
continuous ~ непрерывный электрофорéз
counter ~ встрéчный электрофорéз
disk ~ диск-электрофорéз
drug ~ лекáрственный электрофорéз
gel ~ гель-электрофорéз
paper ~ электрофорéз на бумáге
starch ~ электрофорéз в крахмáле
thin-layer ~ тонкослóйный электрофорéз
electropuncture электропунктýра
electroshock электрошóк, электросýдорожная терапúя
electrosleep электросóн
electrostimulation электростимулýция
electrotome электронóж
element 1. элемéнт, составнáя часть 2. химúческий элемéнт
formed ~s of blood фóрменные элемéнты крóви
trace ~ микроэлемéнт
elementary 1. элементáрный, простéйший 2. первонáчальный; первúчный
elevation 1. повышéние, подъём 2. поднятие, высóкое расположéние
elevator элевáтор *(напр. зубной)*
eliminate очищáть; выделять, удалять; элиминúровать; ликвидúровать *(напр. очаг инфекции)*
elimination очищéние; выделéние, экскрéция; удалéние; ликвидáция
immune ~ иммýнный клúренс
elongation вытяжéние; растяжéние *(связки)*; удлинéние
eluent элюéнт, раствορúтель
elution элюция, элюúрование
gradient ~ градиéнтная элюция
elytroptosis кольпоптóз, опущéние влагáлища
emaciation кахексúя, истощéние; истощённость
emanation 1. истечéние; излучéние, эманáция 2. радиоактúвный газ
embarrassment затруднéние, препятствие, помéха
embedding залúвка *(гистологического препарата)*
embolic эмболúческий
embolism эмболúя
air ~ воздýшная эмболúя
amniotic fluid ~ амниотúческая эмболúя
fat ~ жировáя эмболúя
pulmonary ~ эмболúя лёгочной артéрии
embolus (*pl* **emboli**) эмбóл

embrasure межзу́бный промежу́ток
embryo заро́дыш, эмбрио́н
embryoblast эмбриобла́ст
embryogenesis эмбриогене́з, разви́тие заро́дыша
embryologist эмбрио́лог
embryology эмбриоло́гия
embryonal заро́дышевый, эмбриона́льный, зача́точный
embryopathy эмбриопати́я
embryotocia або́рт, выкидыш
embryotome *мед. тех.* эмбриото́м
embryotomy эмбриотоми́я
emerge 1. появля́ться, возника́ть; выступа́ть *(наружу)* 2. пробуждаться, выходи́ть из нарко́за
emergence 1. появле́ние, возникнове́ние 2. пробужде́ние, вы́ход из нарко́за
emergency 1. непредви́денный слу́чай; чрезвыча́йные обстоя́тельства; тяжёлое состоя́ние больно́го 2. неотло́жная по́мощь
emesis рво́та ◇ ~ **gravidarum** рво́та бере́менных
emetic рво́тное сре́дство ‖ рво́тный
emiction мочеиспуска́ние
emictory мочего́нное (сре́дство)
emigration 1. диапеде́з 2. эмигра́ция *(напр. лейкоцитов)*
eminence *анат.* возвыше́ние, вы́ступ, бугор́, бугоро́к
emission 1. выделе́ние *(секрета)* 2. поллю́ция 3. эми́ссия, излуче́ние
emitter излуча́тель
emmenia менструа́ция
emmetropia эмметропи́я
emotion эмо́ция, чу́вство; волне́ние, аффе́кт
emphysema эмфизе́ма
  altitude ~ высо́тная эмфизе́ма
  cutaneous ~ подко́жная эмфизе́ма
  mediastinal ~ медиастина́льная эмфизе́ма, эмфизе́ма средосте́ния
  pulmonary ~ эмфизе́ма лёгких
emphysematous эмфизематóзный
emplastic 1. пла́стырный 2. кле́йкий, ли́пкий
emplastrum пла́стырь
emptysis кровоха́рканье, лёгочное кровотече́ние
empyema эмпие́ма *(скопление гноя в полости)*
  pleural ~ эмпие́ма пле́вры, пиото́ракс
emulgent эмульга́тор
emulsion эму́льсия
enamel(um) эма́ль *(зубная)*
enanthem(a) энанте́ма *(сыпь на слизистых оболочках)*
enanthematous энанте́мный
encapsulated инкапсули́рованный, осумко́ванный
encapsulation инкапсуля́ция
encephalalgia головна́я боль
encephalic мозгово́й, относя́щийся к головно́му мо́згу
encephalitis энцефали́т, воспале́ние головно́го мо́зга
  tick-borne ~ клещево́й энцефали́т
encephalocele энцефалоце́ле *(грыжа головного мозга)*

encephalogram энцефалогра́мма
encephalography энцефалогра́фия
encephalomeningitis менингоэнцефали́т
encephalomyelitis энцефаломиели́т
encephalon головно́й мозг
encephalopathy энцефалопати́я, церебропати́я
hepatic ~ печёночная энцефалопати́я, гепатарги́я
lead [saturnine] ~ свинцо́вая энцефалопати́я
enchondral энхондра́льный
encircle окружа́ть, охва́тывать
encirclement:
cord ~ обви́тие пупови́ны
enclitic ущемлённый
enclose заключа́ть, окружа́ть
enclosed закры́тый; заключённый, огоро́женный; за́мкнутый
encopresis энкопре́з, недержа́ние ка́ла
encyst инкапсули́ровать(ся)
encysted инкапсули́рованный, осумко́ванный; окружённый оболо́чкой
end 1. коне́ц, оконча́ние 2. преде́л; грани́ца 3. смерть
endemic эндеми́ческий
endemicity эндеми́чность
endemy эндеми́я
ending оконча́ние; заверше́ние
free nerve ~s свобо́дные не́рвные оконча́ния
motor nerve ~ дви́гательное не́рвное оконча́ние
nerve ~ не́рвное оконча́ние
sensory nerve ~ чувстви́тельное не́рвное оконча́ние
tactile nerve ~s осяза́тельные [такти́льные] не́рвные оконча́ния
endobronchial эндобронхиа́льный
endocardiac, endocardial внутрисерде́чный, эндокардиа́льный
endocarditis эндокарди́т
bacterial ~ септи́ческий [бактериа́льный] эндокарди́т
mural ~ присте́ночный [париета́льный] эндокарди́т
vegetative [verrucous] ~ борода́вчатый эндокарди́т
endocardium эндока́рд, вну́тренняя оболо́чка се́рдца
endocellular внутрикле́точный
endocervical эндоцервика́льный, относя́щийся к кана́лу ше́йки ма́тки
endocervicitis эндоцервици́т
endocervix сли́зистая оболо́чка кана́ла ше́йки ма́тки
endocrine эндокри́нный
endocrinologist эндокрино́лог
endocrinology эндокриноло́гия
endocrinopathy эндокринопати́я
endocytosis эндоцито́з
endoderm *см.* **entoderm**
endogenic эндоге́нный
endolymph эндоли́мфа
endometrial относя́щийся к эндоме́трию, эндометриа́льный
endometriosis эндометрио́з
endometritis эндометри́т
endometrium эндоме́трий

endomysium *гист.* эндоми́зий
endoneural эндоневра́льный
endoneurium *гист.* эндоне́врий
endopericarditis панкарди́т
endoplasm *цитол.* эндопла́зма
endoreduplication эндоредуплика́ция
endorphines *pl* эндорфи́ны
endosalpingitis эндосальпинги́т
endosalpinx сли́зистая оболо́чка ма́точной трубы́
endoscope эндоско́п
endoscopy эндоскопи́я
  fiber optic ~ фиброэндоскопи́я
endosome цитоплазми́ческое те́льце
endosteum эндо́ст, вну́тренняя оболо́чка по́лости ко́стного мо́зга
endothelial эндотелиа́льный
endothelin эндотели́н
endotheliocyte эндотелиоци́т, эндотелиа́льная кле́тка
endothelioma эндотелио́ма
endotheliosis эндотелио́з
endothelium *гист.* эндоте́лий
endotoxin *бакт.* эндотокси́н
endotracheal эндотрахеа́льный
endovasculitis эндоваскули́т
endovenous внутриве́нный
end-plate *анат.* концева́я пласти́нка, оконча́ние двигательного не́рва
end-stage термина́льная ста́дия *(заболевания)*
end-to-end *хир.* коне́ц в коне́ц
enema кли́зма ◇ **to give an** ~ ста́вить кли́зму
  barium ~ ба́риевая кли́зма
  cleansing ~ очисти́тельная кли́зма
  contrast ~ контра́стная кли́зма
  double contrast ~ кли́зма с двойны́м контрасти́рованием
  lubricating ~ послабля́ющая кли́зма
  medicinal ~ лека́рственная кли́зма
  purgative ~ очисти́тельная кли́зма
  saline ~ гипертони́ческая кли́зма
  siphon ~ сифо́нная кли́зма
energy **1.** эне́ргия; си́ла; мо́щность **2.** *pl* уси́лия; акти́вность; де́ятельность
engineering:
  biological ~ биоте́хника
  gene ~ ге́нная инжене́рия
englobe фагоцити́ровать
englobement фагоцито́з
engorge наполня́ться *(жидкостью)*; налива́ться кро́вью *(об органе)*
engorgement **1.** засто́й *(напр. жёлчи)* **2.** прили́в кро́ви; гипереми́я
  breast [mammary] ~ нагруба́ние моло́чных желёз
engraftment приживле́ние *(трансплантата)*
enhancement актива́ция, увеличе́ние, усиле́ние, повыше́ние
enlarge увели́чивать(ся)
enlargement **1.** расшире́ние; увеличение *(напр. органа)*

2. разви́тие; рост; разраста́ние, распростране́ние
enophthalmos *офт.* эноффта́льм
enorganic прису́щий органи́зму
enter входи́ть, поступа́ть
enteral тонкокише́чный
enteric 1. тонкокише́чный 2. брюшно́й
enteric-coated кишечнорастворймый *(о таблетке)*
enteritis энтери́т
regional ~ региона́рный энтери́т
ulcerative ~ я́звенный энтери́т
enterobiasis энтеробио́з, оксиуро́з
enterocentesis пу́нкция кишки́
enteroclysis высо́кая кли́зма
enterococcus энтероко́кк
enterocolitis энтероколи́т *(воспаление тонкой и толстой кишок)*
necrotizing ~ некроти́ческий энтероколи́т
pseudomembranous ~ псевдомембрано́зный энтероколи́т
enterocolostomy энтероколостоми́я *(наложение соустья между толстой и тонкой кишками)*
enterocyst кише́чная киста́
enterocyte энтероци́т, кише́чная кле́тка
enterogenous энтероге́нный, кише́чного происхожде́ния
enterolith кише́чный конкреме́нт, энтероли́т
enterology энтероло́гия
enteropathy энтеропати́я, пораже́ние кише́чника
gluten ~ глюте́новая энтеропати́я
protein-losing ~ энтеропати́я с поте́рей белка́
enteroplegia паре́з *или* парали́ч кише́чника
enteroplexy кише́чный шов
enteroptosis энтеропто́з, опуще́ние вну́тренностей
enterorrhagia кише́чное кровотече́ние
enterorrhexis разры́в кишки́
enterospasm спазм кише́чника
enterostasis кише́чный стаз, кише́чная непроходи́мость
enterostaxis кровоточи́вость сли́зистой оболо́чки кише́чника
enterostomy энтеростоми́я *(формирование наружного свища тонкой кишки)*
enterotome *мед. тех.* энтерото́м
enterotomy энтеротоми́я
enterotoxin энтеротокси́н
staphylococcal ~ стафилоко́кковый энтеротокси́н
enterovirus энтерови́рус, кише́чный ви́рус
entire 1. сплошно́й, непреры́вный 2. чи́стый, беспри́месный
entity:
clinical ~ нозологи́ческая фо́рма, нозологи́ческая едини́ца
entoderm *эмбр.* энтоде́рма, энтобла́ст
entrance 1. вход, до́ступ *(оперативный)* 2. у́стье *(напр. сосуда)* 3. входно́е

отве́рстие *(раневого канала)*
entrapment ущемле́ние о́ргана
nerve ~ ущемле́ние не́рва
entropion энтро́пион, за́ворот ве́ка
entry:
~ of infection входны́е воро́та инфе́кции
percutaneus ~ чреско́жный до́ступ
enucleate энуклеи́ровать, вылу́щивать
enucleation энуклеа́ция, вылу́щивание
enuresis энуре́з, недержа́ние мочи́
nocturnal ~ ночно́е недержа́ние мочи́
envelope оболо́чка; плёнка
cell ~ клéточная оболо́чка
nuclear ~ оболо́чка ядра́ *(клетки)*
viral ~ оболо́чка ви́руса
envenom поража́ть я́дом; выделя́ть яд
environment окружа́ющая среда́; окружа́ющие усло́вия
hospital ~ больни́чные усло́вия, больни́чная среда́
internal ~ вну́тренняя среда́, среда́ органи́зма
sterile ~ стери́льная [безмикро́бная] среда́
work ~ усло́вия труда́, произво́дственная среда́
environmental относя́щийся к окружа́ющей среде́
enzymatic ферментати́вный, ферме́нтный, энзимати́ческий
enzyme ферме́нт, энзи́м
biotin-dependent ~ биотинзави́симый ферме́нт
cleaving ~ отщепля́ющий ферме́нт
clotting ~ коагули́рующий ферме́нт
digestive ~ пищевари́тельный ферме́нт
extracellular ~ внекле́точный ферме́нт
hydrolytic ~ гидролити́ческий ферме́нт
intracellular ~ внутрикле́точный ферме́нт
lipolytic ~ липолити́ческий ферме́нт
oxidation-reduction ~s окисли́тельно-восстанови́тельные ферме́нты
proteolytic ~ протеа́за, протеолити́ческий ферме́нт
scavenger ~ катала́за
enzymoimmunoassay энзимоиммуноана́лиз
enzymology энзимоло́гия, ферментоло́гия
eosin эози́н *(краситель)*
eosinopenia эозинопени́я
eosinophil(e) эозинофи́л, эозинофи́льный гранулоци́т, эозинофи́льный лейкоци́т
eosinophilia эозинофили́я; эозинофи́льный лейкоцито́з
eosinophilic, eosinophilous эозинофи́льный
eparterial располо́женный над арте́рией
ependyma эпе́ндима
ependymocyte эпендимоци́т
ependymoma эпендимо́ма
ephelis (*pl* **ephelides**) весну́шка

epiarticular надсуставно́й
epibody эпиантите́ло
epicardium эпика́рд *(наружная оболочка сердца)*
epicondyle надмы́щелок
epicrisis эпикри́з
epicyte эпици́т, подоци́т *(эпителиальная клетка капсулы почечного клубочка)*
epidemic эпиде́мия || эпидеми́ческий
epidemical эпидеми́ческий
epidemiologist эпидемио́лог
epidemiology эпидемиоло́гия
epidemy эпиде́мия
epiderm эпиде́рмис
epidermal эпидерма́льный
epidermis эпиде́рмис
epidermomycosis дерматомико́з
epididymis эпиди́димис, прида́ток яи́чка
epidural эпидура́льный
epigastralgia (эпи)гастралги́я *(боль в надчревной области)*
epigastric надчре́вный, эпигастра́льный
epigastrium эпига́стрий, надчре́вная о́бласть
epigastrocele гры́жа бе́лой ли́нии *(живота)*
epigenetic эпигенети́ческий
epigenotype эпигеноти́п
epiglottis надгорта́нник
epilation эпиля́ция, удале́ние воло́с
epilayer пове́рхностный слой; надсло́й
epilepsy эпиле́псия
epileptic эпиле́птик || эпилепти́ческий
epimenorrhea пройоменоре́я *(укорочение менструального цикла)*
epinephrine адренали́н
epinephros надпо́чечник
epineurium эпине́врий *(наружная оболочка нерва)*
epipharyngeal носогло́точный
epipharynx носогло́тка
epiphrenic наддиафрагма́льный
epiphyseal, epiphysial эпифиза́рный
epiphysis 1. эпи́физ *(кости)* 2. шишкови́дное те́ло, эпифиз
epiploic са́льниковый
epiploon са́льник
episclera эпискле́ра
episcleritis эписклери́т
episiotomy эпизиотоми́я *(рассечение промежности)*
episode:
~ **of a disease** при́ступ боле́зни
acute rejection ~ о́стрый криз отторже́ния *(трансплантата)*
rejection ~ криз отторже́ния *(трансплантата)*
epistaxis носово́е кровотече́ние
episternal надгруди́нный
epithelial эпителиа́льный
epithelioid эпителио́идный, подо́бный эпите́лию
epithelioma эпителио́ма
basal cell ~ базалио́ма, база́льно-кле́точная эпителио́ма
epithelium (*pl* **epithelia**) эпите́лий, эпителиа́льная ткань
ciliated ~ мерца́тельный [express реснитчатый] эпите́лий

columnar ~ цилиндри́ческий эпите́лий
cubical ~ куби́ческий эпите́лий
cylindrical ~ цилиндри́ческий эпите́лий
desquamated ~ слу́щенный эпите́лий
germinal ~ заро́дышевый [герминати́вный] эпите́лий
glandular ~ желе́зистый эпите́лий
multirowed ~ псевдомногосло́йный [многоря́дный] эпите́лий
oral ~ эпите́лий ротово́й по́лости
pavement ~ пло́ский эпите́лий
pigmented ~ пигме́нтный эпите́лий
pseudostratified ~ *см.* **multirowed epithelium**
respiratory ~ респирато́рный эпите́лий
simple ~ однослО́йный эпите́лий
squamous ~ пло́ский эпите́лий
stratified ~ многосло́йный эпите́лий
transitional ~ перехо́дный эпите́лий

epitope (антиге́нная) детермина́нта, эпито́п
antigenic ~ антиге́нная детермина́нта, эпито́п
autoimmune ~ аутоантиге́нная детермина́нта, аутоэпито́п
cell-surface ~ антиге́нная детермина́нта клёточной пове́рхности
transposable ~ перемеща́емая антиге́нная детермина́нта

epityphlon червеобра́зный отро́сток, аппе́ндикс

eponychium надногтева́я пласти́нка, эпони́хий

equilibration 1. уравнове́шивание; соотноше́ние 2. равнове́сие

equilibrium равнове́сие
acid-base ~ кисло́тно-щелочно́е равнове́сие
genetic ~ генети́ческое равнове́сие

equinia сап

equipment аппарату́ра; обору́дование; принадле́жности

equivalent эквивале́нт || эквивале́нтный, равноце́нный
dose ~ эвивале́нт до́зы

erection эре́кция; выпрямле́ние

erectile эректи́льный

ergastroplasm эргастопла́зма

ergometer эрго́метр, динамо́метр
bicycle ~ велоэрго́метр

erode 1. прорыва́ться *(напр. об абсцессе)* 2. разъеда́ть, разруша́ть(ся); подверга́ться эро́зии

erogenic, erogenous эроге́нный, вызыва́ющий полово́е возбужде́ние

erosion эро́зия, неглубо́кое изъязвле́ние

erosive эрози́вный

error 1. оши́бка, погре́шность 2. отклоне́ние, расхожде́ние
diagnostic ~ диагности́ческая оши́бка

instrumental ~ погрéшность прибóра
measuring ~ погрéшность измерéния
random ~ случáйная оши́бка
sampling ~ оши́бка вы́борочного исслéдования

erubescence 1. покраснéние кóжи 2. румя́нец

eruct отры́гивать, сры́гивать

eructation отры́жка
gaseous ~ отры́жка вóздухом
sour ~ ки́слая отры́жка

erupt 1. покрывáться сы́пью 2. прорéзываться *(о зубах)*

eruption 1. сыпь, высыпáние *(на коже)* 2. прорéзывание зубóв 3. вспы́шка *(эпидемии)*
acneiform ~ угреви́дная сыпь
bullous ~ буллёзная сыпь
drug ~ лекáрственная сыпь
herpetic ~ герпети́ческое высыпáние
iodine ~ йóдный дермати́т
papular ~ папулёзная сыпь
scarlatinal ~ скарлатинóзная сыпь

eruptive относя́щийся к сы́пи; сопровождáющийся сы́пью

erysipelas рóжа, рóжистое воспалéние
surgical ~ послеоперациóнная рóжа

erysipelatous рóжистый

erythema эритéма, покраснéние кóжи ◇ ~ necroticans некротизи́рующая эритéма

erythematous эритематóзный

erythrasma *дерм.* эритрáзма

erythremia эритреми́я

erythroblast эритроблáст, нормоблáст

erythroblastosis эритробластóз
fetal ~ гемолити́ческая болéзнь новорождённых

erythrocyte эритроци́т
antigen-coated [antigen-sensitized] ~ нагру́женный [сенсибилизи́рованный] антигéном эритроци́т
sickle ~ дрепаноци́т, серпови́дный эритроци́т

erythrocytolysis гемóлиз

erythrocytometer гемоцитóметр

erythrocytopoiesis эритро(цито)поэ́з

erythrocytosis эритроцитóз, полицитеми́я

erythrocyturia эритроцитури́я, гематури́я

erythroderma эритродерми́я

erythrogenesis эритро(цито)поэ́з

erythrolysin гемолизи́н

erythrolysis гемóлиз, ли́зис эритроци́тов

erythron эритрóн

erythropenia эритро(цито)пени́я

erythroplasia эритроплази́я

erythropoiesis эритро(цито)поэ́з

erythropoietin эритропоэти́н

erythropyknosis пикнóз эритроци́тов

erythrorexis *гемат.* эритрорéксис

erythruria эритроцитури́я, гематури́я

escape выделéние; истечéние; просáчивание ‖ выде-

ля́ться; истека́ть; проса́чиваться
~ **of blood** кровотече́ние
esophagectasia эзофагэктази́я, расшире́ние пищево́да
esophagism спазм пищево́да
esophagitis эзофаги́т, воспале́ние пищево́да
reflux ~ рефлю́кс-эзофаги́т
esophagodynia эзофагодини́я *(боли в пищеводе)*
esophagography эзофагографи́я, рентгеноконтра́стное иссле́дование пищево́да
esophagoscope эзофагоско́п
esophagoscopy эзофагоскопи́я
esophagostenosis суже́ние [стено́з] пищево́да
esophagostomy эзофагостоми́я, наложе́ние фи́стулы пищево́да
esophagotomy эзофаготоми́я, рассече́ние пищево́да
esophagus пищево́д
ESR *см.* **erythrocyte sedimentation rate**
essential 1. основно́й, суще́ственный **2.** идиопати́ческий
ester сло́жный эфи́р
esterase эстера́за
nonspecific ~ неспецифи́ческая эстера́за
esterification эстерифика́ция, образова́ние сло́жного эфи́ра
esthesia 1. чу́вство, ощуще́ние **2.** чувстви́тельность, восприи́мчивость
estimation оце́нка; расчёт, подсчёт
estradiol эстрадио́л
estriol эстрио́л
estrogen эстроге́н
estrone эстро́н
ethanol эти́ловый спирт, этано́л
ether просто́й эфи́р
etherification этерифика́ция, образова́ние просто́го эфи́ра
ethics:
medical ~ враче́бная эти́ка
ethmoidectomy резе́кция решётчатой ко́сти
etiologic(al) этиологи́ческий, причи́нный
etiology этиоло́гия *(1. учение о причинах болезней 2. причины болезней)*
etiotropic этиотро́пный
euchromatin эухромати́н
euchromosome эухромосо́ма, аутосо́ма
eupepsia норма́льное пищеваре́ние
euploidy *ген.* эуплоиди́я
euthymic эутими́ческий
euthyroidism эутирео́з *(нормальная функция щитовидной железы)*
eutocia норма́льная родова́я де́ятельность; норма́льные ро́ды
evacuation 1. опорожне́ние *(напр. кишечника)* **2.** эваку́ация, удале́ние *(напр. гноя)* **3.** дефека́ция, испражне́ние
evaginate выпя́чиваться
evagination эвагина́ция, выпя́чивание
evaluation 1. оце́нка **2.** ана́лиз *(данных)*
medical ~ медици́нская эксперти́за

evaporation 1. испаре́ние 2. выпа́ривание
eventration эвентра́ция
eversion вы́ворот *(напр. века)*
evidence основа́ние; да́нные, фа́кт(ы), при́знак(и); свиде́тельства; доказа́тельство || служи́ть доказа́тельством, подтвержда́ть
clinical ~ клини́ческие да́нные
epidemiological ~ эпидемиологи́ческие да́нные
radiological ~ рентгенологи́ческие да́нные
evoke вызыва́ть, индуци́ровать
evolution эволю́ция; постепе́нное разви́тие; развёртывание
exacerbation обостре́ние, усиле́ние *(болезни)*
examination 1. освиде́тельствование; иссле́дование; обсле́дование; осмо́тр 2. эксперти́за; ана́лиз
bacterial ~ бактериологи́ческий ана́лиз
bimanual ~ двуру́чное [бимануа́льное] иссле́дование
blood ~ ана́лиз кро́ви
cytological ~ цитологи́ческое иссле́дование
general ~ о́бщее обсле́дование
medical ~ враче́бный осмо́тр
microscopic ~ гистологи́ческое иссле́дование
outpatient ~ амбулато́рное обсле́дование
post mortem ~ аутопси́я, вскры́тие тру́па
prophylactic medical ~ профилактическое обследование
X-ray ~ рентгенологи́ческое иссле́дование
examine обсле́довать, иссле́довать, осма́тривать
exanthem(a) экзанте́ма, ко́жная сыпь
excavation 1. по́лость; углубле́ние; экскава́ция 2. образова́ние по́лости 3. удале́ние
excess 1. избы́ток, изли́шек; превыше́ние 2. невозде́ржанность *(напр. в еде)*
excessive чрезме́рный; избы́точный
exchange *физиол.* обме́н || обме́нивать
fetal-maternal ~ транспланта́рный перено́с
interchromosomal sister chromatid ~ межхромосо́мный обме́н се́стринскими хромати́дами
plasma ~ плазмафере́з
excision иссече́ние; удале́ние
~ **of tissue** иссече́ние тка́ни
marginal ~ краева́я резе́кция
total ~ по́лное иссече́ние
wide ~ широ́кое иссече́ние
excitability 1. возбуди́мость, раздражи́мость 2. чувстви́тельность
excitant возбужда́ющее сре́дство || возбужда́ющий
excitation возбужде́ние; раздраже́ние
excited возбуждённый, взволно́ванный
exclusion 1. исключе́ние 2. *хир.* выключе́ние *(органа)*

excoriation экскориа́ция; цара́пина; сса́дина
excrements экскреме́нты, испражне́ния; выделе́ния *(организма)*
excretion экскре́ция; выделе́ние; отделе́ние
biliary ~ экскре́ция жёлчи
sebaceous ~ саловыделе́ние
urinary ~ мочевыделе́ние
excretive, excretory экскрето́рный, выдели́тельный
excursion движе́ние, подви́жность, экску́рсия
limited ~ ограни́ченная подви́жность
exercise упражне́ние, трениро́вка; физи́ческая заря́дка || упражня́ться, тренирова́ться
bicycle ~ велоэргометри́я
breathing ~**s** дыха́тельная гимна́стика
therapeutic ~**s** лечёбная физкульту́ра
exeresis иссече́ние; удале́ние
exertion напряже́ние *(физическое)*; уси́лие; нагру́зка
exfoliation **1.** эксфолиа́ция, шелуше́ние, отслое́ние **2.** выпаде́ние моло́чных зубо́в
exhaustion **1.** изнуре́ние, истоще́ние; изнеможе́ние **2.** экстра́кция, экстраги́рование
immunological ~ иммýнное истоще́ние
exoantigen экзоантиге́н
exocrine, exocrinous экзокри́нный, внешнесекрето́рный
exocytosis *цитол.* экзоцито́з
exoenzyme экзоэнзи́м, внекле́точный ферме́нт
exogenous экзоге́нный
exophthalmos экзофта́льм, пучегла́зие
exophyte экзопарази́т
exophytic экзофи́тный
exoplasm экзопла́зма
exoprotease экзопротеа́за, внекле́точная протеа́за
exostosis экзосто́з *(нарост на кости)*
exotoxic экзотокси́ческий
exotoxin экзотокси́н
expand **1.** увели́чиваться в объёме; расширя́ть(ся) **2.** развива́ть(ся), расти́; распространя́ться
expansion **1.** увеличе́ние в объёме; расшире́ние **2.** рост, разви́тие; распростране́ние
expectation вероя́тность
~ **of life** вероя́тная продолжи́тельность жи́зни
expectorant отха́ркивающее (сре́дство)
expectorate отха́ркивать, отка́шливать *(мокроту)*
expectoration **1.** отха́ркивание **2.** (вы́деленная) мокро́та
bloody ~ кровоха́рканье
mucous ~ сли́зистая мокро́та
rustly ~ ржа́вая мокро́та
experiment экспериме́нт, о́пыт || эксперименти́ровать {NB: *произношение сущ.* [ik'sperimənt], *гл.* [ik'speriment]}
allergic ~ аллерги́ческая про́ба
check ~ контро́льный о́пыт
trial ~ поиско́вое иссле́дование

experimental эксперимента́льный, иссле́дуемый; подо́пытный
experimentation эксперименти́рование, проведе́ние о́пыта *или* иссле́дования
expert специали́ст; экспе́рт
◇ ~ **in resuscitation** реанима́тор
medical ~ медици́нский экспе́рт
expertize эксперти́за ‖ проводи́ть эксперти́зу
expiration 1. вы́дох, выдыха́ние 2. умирание
forced ~ форси́рованный вы́дох
expiratory выдыха́тельный, экспирато́рный
expire 1. выдыха́ть, де́лать вы́дох 2. сконча́ться
explant эксплanта́т *(ткань или орган, культивируемый вне организма)*
explantation эксплanта́ция
exploration 1. иссле́дование, осмо́тр 2. диагности́ческая опера́ция, реви́зия 3. *псих.* эксплора́ция
explore 1. иссле́довать, обсле́довать; осма́тривать *(больного)* 2. изуча́ть; выявля́ть
exposed досту́пный, экспони́рованный
exposure 1. экспози́ция 2. обнаже́ние *(напр. сосуда)*
~ **of tumor** выделе́ние о́пухоли
single ~ однокра́тное возде́йствие
express специа́льный; сро́чный
expression 1. экспре́ссия *(какого-л. признака)* 2. отжима́ние; выжима́ние
idiotypic ~ экспре́ссия идиоти́па
expulsion изгна́ние; удале́ние; вы́брос; выта́лкивание
exsanguination 1. кровопуска́ние 2. кровотече́ние, поте́ря кро́ви
exsect иссека́ть, резеци́ровать
exsection иссече́ние, резе́кция
exsiccator 1. эксика́тор 2. суши́льный шкаф
extend увели́чивать(ся), распространя́ть(ся)
extension 1. вытяже́ние, выпрямле́ние 2. распростране́ние *(напр. инфекции)* 3. разгиба́ние
extensive 1. обши́рный *(напр. о резекции)* 2. экстенси́вный *(о показателе)*
extensor мы́шца-разгиба́тель, экстéнзор
exterior 1. вне́шняя [нару́жная] сторона́ ‖ вне́шний, нару́жный 2. вне́шность, нару́жность
extern экстéрн
external вне́шний, нару́жный
extirpation экстирпа́ция *(полное удаление органа)*; вылуще́ние
extra-articular внесуставно́й
extracellular внекле́точный
extracorpor(e)al экстракорпора́льный *(напр. о кровообращении)*
extract экстра́кт; вы́тяжка
cell-free ~ бескле́точный экстра́кт

extractable экстраги́руемый
extractibility экстраги́руемость
extraction экстра́кция; экстраги́рование; извлече́ние
extractor экстра́ктор
pulp ~ пульпэкстра́ктор
tissue ~ по́лая игла́ для пункцио́нной биопси́и
extradural экстрадура́льный
extraembryonic внезаро́дышевый
extragenital экстрагенита́льный
extraneous иноро́дный, посторо́нний
extraperitoneal внебрюши́нный, забрюши́нный
extrasystole экстраси́стола
extrauterine внема́точный
extravasation экстраваза́ция; выпотева́ние, выхожде́ние *(жидкости из сосудов в ткани)*
extravascular внесосу́дистый
extremity 1. край, коне́ц 2. коне́чность
extrinsic 1. вне́шний, нару́жный 2. непрису́щий, несво́йственный
extrusion 1. выта́лкивание, изгна́ние 2. выбуха́ние, смеще́ние
exudate вы́пот, экссуда́т
exudation 1. экссуда́ция 2. вы́пот, экссуда́т
exudative экссудати́вный
eye 1. глаз 2. ушко́ *(иглы)*
eyeball глазно́е я́блоко
eyebrow бровь
eyebulb(e) глазно́е я́блоко
eye-doctor *разг.* глазно́й врач
eyeglass 1. окуля́р, ли́нза *(микроскопа)* 2. *pl* очки́ 3. глазна́я ва́нночка
eyeground глазно́е дно
eyehole глазни́ца
eyelash ресни́ца
eyelid ве́ко
eyepiece окуля́р, ли́нза *(микроскопа)*
eyepit глазни́ца
eyeshot по́ле зре́ния
eyesight зре́ние
eyewater 1. глазна́я примо́чка 2. слёзы

F

face 1. лицо́ 2. выраже́ние лица́ 3. пове́рхность
cachectic ~ кахекти́ческое лицо́
Hippocratic ~ ма́ска Гиппокра́та
masklike ~ маскообра́зное лицо́
moon ~ лунообра́зное лицо́
tallow ~ одутлова́тое лицо́
face-lift космети́ческая опера́ция лица́ [«подтягивание» морщин]
facet(te) небольша́я суставна́я пове́рхность
facial лицево́й
facies *см.* **face**
adenoid ~ адено́идное лицо́
Corvisart's ~ лицо́ Корвиза́ра *(при сердечной недостаточности)*
Hutchinson's ~ лицо́ Ге́тчинсона *(при двусторон-*

ней наружной офтальмоплегии)
leonine ~ «льви́ное» лицо́ *(при лепре)*
facilitate облегча́ть; помога́ть; спосо́бствовать
facilitation облегче́ние; по́мощь
facility 1. устро́йство; устано́вка 2. учрежде́ние; лаборато́рия 3. *pl* обору́дование, аппарату́ра 4. *pl* благоприя́тные усло́вия
day patient ~ дневно́й стациона́р
hospital ~ больни́чное обору́дование
inpatient ~ стациона́р
mental health ~ психиатри́ческая больни́ца
facioplasty пласти́ческая опера́ция на лице́
facioplegia парали́ч лицево́го не́рва
factor 1. фа́ктор; аге́нт 2. коэффицие́нт, показа́тель
accessory ~ дополни́тельный фа́ктор
age ~ возрастно́й фа́ктор
age-correcting ~ попра́вка на во́зраст
anthropogenic ~ антропоге́нный фа́ктор
antianemia ~ антианеми́ческий фа́ктор
antihemorrhagic ~ витами́н K
antinuclear ~ антинуклеа́рный фа́ктор
antipellagra ~ ниаци́н; антипеллагри́ческий фа́ктор
antirachitic ~ витами́н D
antisterility ~ витами́н E
blocking ~ блоки́рующий фа́ктор
Castle's ~ фа́ктор Ка́сла
causative ~ причи́нный фа́ктор
cell growth ~ фа́ктор ро́ста клёток
cell loss ~ фа́ктор поте́ри клёток
chemotactic ~ хемотакси́н
Christmas ~ кри́стмас-фа́ктор, фа́ктор IX, тромбопласти́н пла́змы
climatic ~ климати́ческий фа́ктор
clotting ~ фа́ктор свёртывающей систе́мы кро́ви
clumping ~ фа́ктор агглютина́ции, агглютини́н
coagulation ~ фа́ктор свёртывания кро́ви
colony-stimulating ~ колониестимули́рующий фа́ктор
conditioning ~ обусло́вливающий фа́ктор
control ~ регули́рующий фа́ктор
correction ~ попра́вочный коэффицие́нт
cumulative ~ кумуляти́вный фа́ктор
cytopathic ~ цитопати́ческий фа́ктор
cytotoxic ~ цитотокси́ческий фа́ктор, цитотокси́н
determinal ~ определя́ющий фа́ктор
diabetogenic ~ диабетоге́нный фа́ктор
dialyzable ~ диализу́емый фа́ктор
differentiation ~ фа́ктор дифференциро́вки

disturbing ~ повреждáющий фáктор
ecological ~ экологи́ческий фáктор
environmental ~ фáктор внéшней среды́
epidermal growth ~ эпидермáльный фáктор рóста
external ~ внéшний фáктор
feedback ~ коэффициéнт обрáтной свя́зи
genetic ~ генети́ческий фáктор
growth ~ фáктор рóста
heat-stable ~ термостаби́льный фáктор
helper ~ хéлперный фáктор
hereditary ~ наслéдственный фáктор
hormonal ~ гормонáльный фáктор
human ~ субъекти́вный фáктор
inhibiting ~ ингиби́рующий фáктор, ингиби́тор
initiation ~ фáктор инициáции
intrinsic ~ вну́тренний фáктор
lactogenic ~ пролакти́н, лактогéнный гормóн
limiting ~ ограни́чивающий фáктор
loss ~ коэффициéнт потéрь
macrophage-activating ~ фáктор активáции макрофáгов
macrophage fusion ~ фáктор слия́ния макрофáгов
major ~ веду́щий фáктор
mendelian ~ мéнделевский фáктор
migration inhibition ~ фáктор торможéния миграции
minor ~ второстепéнный фáктор
motivational ~ мотивациóнный фáктор
myelopoietic ~ миелопоэти́н, фáктор инду́кции миелопоэ́за
permeability ~ фáктор проницáемости
plasma ~ плазмати́ческий фáктор
platelet activating ~ фáктор активáции тромбоци́тов
recessive ~ рецесси́вный ген
relaxing ~ расслабля́ющий фáктор
releasing ~ рили́зинг-фáктор, рили́зинг-гормóн
Rhesus ~ рéзус-фáктор
rheumatoid ~ ревматóидный фáктор
risk ~ фáктор ри́ска
rosette-inhibiting ~ фáктор подавлéния розеткообразовáния
serum ~ сы́вороточный фáктор
sex-related ~ половóй фáктор
skin reactive ~ медиáтор аллерги́ческого воспалéния; кóжно-сенсибилизи́рующий фáктор
suppressor ~ супрéссорный фáктор
transfer ~ фáктор перенóса
trophic ~ трофи́ческий фáктор
uptake ~ коэффициéнт поглощéния

factorial гéнный
facultative необязáтельный;

случа́йный; факультати́вный

faculty факульте́т ◇ ~ **for advanced training** факульте́т повыше́ния квалифика́ции

medical ~ лече́бный факульте́т

nursing ~ факульте́т медсестёр

pharmaceutical ~ фармацевти́ческий факульте́т

sanitation and hygiene ~ санита́рно-гигиени́ческий факульте́т

fading 1. увяда́ние; затуха́ние **2.** выцветание *(окрашенных срезов)*

fail 1. терпе́ть неуда́чу, не удава́ться **2.** отторга́ть(ся) *(о трансплантате)* **3.** перестава́ть де́йствовать, выходи́ть из стро́я

failing 1. слабе́ющий **2.** недоста́ющий

failure 1. недоста́точность; расстро́йство; декомпенса́ция **2.** поврежде́ние; неиспра́вность **3.** неуда́ча, неблагоприя́тный исхо́д

~ **of compensation** декомпенса́ция

~ **of development** поро́к разви́тия

~ **of vaccination** неэффекти́вность вакцина́ции

cardiac ~ серде́чная недоста́точность

circulatory ~ недоста́точность кровообраще́ния

coagulation ~ наруше́ние свёртываемости кро́ви

congestive heart ~ засто́йная серде́чная недоста́точность

heart ~ серде́чная недоста́точность

hepatic ~ печёночная недоста́точность

kidney ~ по́чечная недоста́точность

left ventricular ~ левожелу́дочковая недоста́точность

ovulatory ~ наруше́ние овуля́ции

power ~ **of the heart** недоста́точность сократи́тельной спосо́бности се́рдца

renal ~ по́чечная недоста́точность

respiratory ~ дыха́тельная недоста́точность

right ventricular ~ правожелу́дочковая недоста́точность

faint 1. о́бморок ‖ па́дать в о́бморок ‖ о́бморочный **2.** сла́бость ‖ слабе́ть ‖ сла́бый, ослабе́вший ◇ **to be in a** ~ быть в о́бмороке; **to fall down in a** ~ па́дать в о́бморок

dead ~ глубо́кий о́бморок

faintness 1. о́бморок; о́бморочное состоя́ние **2.** сла́бость; дурнота́ **3.** головокруже́ние

falciform серпови́дный

fall 1. паде́ние; пониже́ние; ослабле́ние ‖ па́дать; понижа́ться; ослабева́ть **2.** выпаде́ние *(волос, зубов)* ‖ выпада́ть *(о волосах, зубах)* ◇ **to** ~ **sick** заболе́ть

false 1. оши́бочный; ло́жный **2.** иску́сственный *(о зубах)* **3.** мни́мый *(о болезни)*

false-negative ложноотрица́тельный
false-positive ложноположи́тельный
falx *анат.* серп, серпови́дная структу́ра
familial семе́йный *(напр. о болезни)*
family семья́; семе́йство
fango фа́нго *(вид лечебной грязи)*
fangotherapy грязелече́ние
fascia (*pl* **fasciae**) фа́сция
fascicle пучо́к *(напр. нервных или мышечных волокон)*
fascicular пучкообра́зный
fasciculate состоя́щий из пучко́в
fasciculation 1. расположе́ние пучка́ми 2. фасцикуля́ция *(непроизвольные сокращения отдельных пучков мышечных волокон)*
fasciculus *см.* **fascicle**
fasciectomy фасциэктоми́я
fasciitis фасции́т
 eosinophilic ~ эозинофи́льный фасции́т
 palmar ~ ладо́нный фасции́т
fascioplasty фасциопла́стика
fasciorrhaphy фасциорафи́я *(ушивание фасции)*
fasciotomy фасциотоми́я *(рассечение фасции)*
fascitis *см.* **fasciitis**
fast 1. усто́йчивый; про́чный; резисте́нтный; сто́йкий 2. бы́стрый, ско́рый
fasting лече́бное голода́ние
fastness усто́йчивость; про́чность; резисте́нтность; сто́йкость
fat 1. жир || жи́рный 2. по́лный; ту́чный
fatal 1. лета́льный, смерте́льный, губи́тельный 2. неизбе́жный
fatality 1. лета́льный исхо́д 2. несча́стный слу́чай с лета́льным исхо́дом
fate 1. исхо́д 2. смерть; ги́бель 3. метаболи́ческий путь
father оте́ц, роди́тель; пре́док
fatigability утомля́емость
fatigue утомле́ние; уста́лость
fatty 1. жи́рный, жирово́й 2. по́лный; ту́чный; страда́ющий ожире́нием
faveolate яче́истый, име́ющий яче́истое строе́ние
favid фави́д
favorable благоприя́тный; удо́бный
favus фа́вус, парша́
feature 1. осо́бенность; при́знак, сво́йство 2. отлича́ть(ся)
 hereditary ~ насле́дственный при́знак
febricula 1. кратковре́менное повыше́ние температу́ры те́ла 2. о́бщее недомога́ние
febrifuge жаропонижа́ющее сре́дство || жаропонижа́ющий
febrile лихора́дочный
febrility лихора́дочное состоя́ние
febris *см.* **fever**
fecal ка́ловый, фека́льный
feces испражне́ния, экскре́менты, фека́лии, кал
fecundate оплодотворя́ть
fecundation оплодотворе́ние

artificial ~ иску́сственное оплодотворе́ние
fecundity плодови́тость, ферти́льность
fee гонора́р; вознагражде́ние; взнос
doctor's ~ гонора́р врача́
hospital ~ пла́та за больни́чное лече́ние
feedback обра́тная связь
negative ~ отрица́тельная обра́тная связь
positive ~ положи́тельная обра́тная связь
feeding кормле́ние, вска́рмливание; пита́ние
artificial ~ иску́сственное пита́ние; иску́сственное вска́рмливание
bottle ~ иску́сственное вска́рмливание
breast ~ грудно́е вска́рмливание
forced ~ принуди́тельное кормле́ние
parenteral ~ парентера́льное пита́ние
sham ~ ло́жное [мни́мое] кормле́ние
feel осяза́ние; ощуще́ние || осяза́ть; ощуща́ть; чу́вствовать; прощу́пывать, пальпи́ровать *(напр. опухоль)* ◇ to ~ the pulse пальпи́ровать пу́льс
feeling ощуще́ние, чу́вство
feet (*sing* foot) но́ги
fellow-student одноку́рсник
female же́нщина
feminine же́нский
femoral бе́дренный
femorocele бе́дренная гры́жа
femur 1. бедро́ 2. бе́дренная кость
fenestra (*pl* fenestrae) окно́; отве́рстие
fenestrated око́нчатый
fenestration 1. поро́зность; яче́истая структу́ра 2. фенестра́ция *(создание отверстия)*
ferment ферме́нт, энзи́м (*см. тж* enzyme)
fermental ферме́нтный
fermentation фермента́ция, броже́ние, сбра́живание
ferric содержа́щий трёхвале́нтное желе́зо
ferritin ферри́тин
ferrous желе́зистый
fertile ферти́льный, детоpо́дный, спосо́бный к деторожде́нию
fertility ферти́льность, плодови́тость
fertilization оплодотворе́ние
fetal 1. пло́дный 2. заро́дышевый, эмбриона́льный 3. внутриутро́бный
feticide умерщвле́ние плода́
fetid дурнопа́хнущий, злово́нный
fetometry фетометри́я *(определение размеров плода)*
fetoplacental фетоплацента́рный
fetoprotein фетопротеи́н, эмбриона́льный бело́к
alpha ~ а́льфа-фетопротеи́н
fetus плод
huge ~ гига́нтский плод
macerated ~ мацери́рованный плод
postmature ~ перено́шенный плод
premature ~ недоно́шенный плод

small-for-date ~ гипотрофи́чный плод
term ~ доно́шенный плод

fever 1. жар, лихора́дка; лихора́дочное состоя́ние **2.** не́рвное возбужде́ние
absorption ~ резорбти́вная лихора́дка *(напр. после родов)*
artificial ~ иску́сственная гипертерми́я
breakbone ~ лихора́дка де́нге
camp ~ сыпно́й тиф
catarrhal ~ герпети́ческая лихора́дка
continued ~ постоя́нная лихора́дка
drug ~ лека́рственная [медикаменто́зная] лихора́дка
enteric ~ **1.** брюшно́й тиф **2.** кише́чная инфе́кция
essential ~ идиопати́ческая лихора́дка
food ~ алимента́рная лихора́дка
goat ~ бруцеллёз
harvest ~ поко́сно-лугова́я лихора́дка, безжелту́шный лептоспиро́з
hay ~ *см.* **pollen fever**
hectic ~ гекти́ческая [изнуря́ющая] лихора́дка
hemorrhagic ~ геморраги́ческая лихора́дка
herpetic ~ герпети́ческая лихора́дка
intermittent ~ **1.** перемежа́ющаяся [интермитти́рующая] лихора́дка; волнообра́зная [ундули́рующая] лихора́дка **2.** бруцеллёз
jungle ~ **1.** маляри́я **2.** жёлтая лихора́дка
Malta ~ бруцеллёз
Marseilles ~ марсе́льская [средиземномо́рская клещева́я] лихора́дка
milk ~ лактацио́нный масти́т
mud ~ покосно-луговая лихорадка, безжелту́шный лептоспиро́з
nodal ~ узлова́тая эрите́ма
paludal ~ **1.** *см.* **mud fever 2.** маляри́я
parrot ~ пситтако́з; орнито́з
parturient ~ послеродова́я лихора́дка
periodic ~ семе́йная средиземномо́рская лихора́дка
pollen ~ поллино́з, сенна́я лихора́дка
postpartum [puerperal] ~ послеродово́й се́псис
Queensland ~ Q-лихора́дка, ку-лихора́дка
rabbit ~ туляреми́я
recurrent ~ эпидеми́ческий [вши́ный] возвра́тный тиф
remittent ~ ремитти́рующая лихора́дка
rheumatic ~ ревмати́ческая лихорадка, активный ревматизм
scarlet ~ скарлати́на
septic ~ септицеми́я, септи́ческая лихора́дка
ship ~ сыпно́й тиф
spring ~ *см.* **pollen fever**
therapeutic ~ лече́бная гипертерми́я
tick ~ клещева́я лихора́дка
tick-borne relapsing ~ эпидеми́ческий клещево́й возвра́тный тиф; возвра́тная клещева́я лихора́дка

traumatic ~ раневáя лихорáдка; раневáя инфéкция
trench ~ окóпная лихорáдка
typhoid ~ брюшнóй тиф
undulant ~ *см.* intermittent fever
vesicular ~ пузырчáтка
wound ~ *см.* traumatic fever
yellow ~ жёлтая лихорáдка

fiber волокнó || волокни́стый; волокóнный
adrenergic ~s адренерги́ческие (нéрвные) волóкна
argentophilic ~s аргентофи́льные [ретикули́новые] волóкна
cholinergic ~s холинерги́ческие (нéрвные) волóкна
collagen(ic) [collagenous] ~s коллагéновые волóкна
efferent ~ эфферéнтное (нéрвное) волокнó
motor ~ дви́гательное (нéрвное) волокнó
muscular ~ мы́шечное волокнó
myelinated ~ миели́новое [мя́котное] (нéрвное) волокнó
reticular ~s *см.* argentophilic fibers
unmyelinated ~ безмиели́новое [безмя́котное] (нéрвное) волокнó

fiberscope волокóнный эндоскóп
fibril фибри́лла, тóнкое волокóнце
fibrillar(y) волокни́стый; фибрилля́рный
fibrillation фибрилля́ция, трепетáние *(сердца)*
atrial ~ фибрилля́ция предсéрдий
ventricular ~ фибрилля́ция желу́дочков
fibrillogenesis фибриллогенéз, образовáние фибри́лл
fibrillolysis ли́зис фибри́лл, фибриллóлиз
fibrin фибри́н
fibrinemia фибринеми́я
fibrinogen фибриногéн
fibrinogenous фибринообразу́ющий
fibrinolysis фибринóлиз, ли́зис сгу́стка крóви
fibrinolytic фибринолити́ческий
fibrinous 1. фибринóзный, сли́пчивый **2.** относя́щийся к фибри́ну
fibroadenoma фиброаденóма, аденофибрóма
fibroadipose фибрóзно-жировóй
fibroblast фибробла́ст
fibroblastic фибробласти́ческий
fibroblastoma фибробластóма
fibrocartilage волокни́стая хрящевáя ткань, волокни́стый хрящ
interarticular ~ суставнóй диск
fibrocyte фиброци́т
fibroelastic состоя́щий из фибрóзной и эласти́ческой ткáни
fibroelastosis фиброэластóз
fibrogenesis фиброгенéз, образовáние волóкон
fibroid 1. фибрóма **2.** фибромиóма, фибролейомиóма,

лейомиофибрóма || фибрóзный
fibroma фибрóма
fibromatosis фиброматóз
fibromatous фиброматóзный
fibromectomy удалéние фибрóмы, фибромэктомúя
fibromuscular состоящий из мышечной и соединúтельной ткáни
fibromyoma *см.* fibroid 2.
fibromyositis фибромиозúт
fibroplasia фиброплазúя
retrolental ~ ретролентáльная фиброплазúя
fibroplastic фибропластúческий
fibrosarcoma фибросаркóма
fibroscopy фиброэндоскопúя
fibrosis фибрóз
cystic ~ кистóзный фибрóз
fibrositis фиброзúт
nodular ~ узелкóвый фиброзúт
fibrotic фибрóзный
fibrous волокнúстый
fibula малоберцóвая кость
fibular малоберцóвый
ficoll фикóлл *(синтетическая среда)*
field пóле; учáсток; óбласть
~ of microscope пóле зрéния микроскóпа
dark ~ тёмное пóле
lung ~ лёгочное пóле
visual ~ пóле зрéния
fight борьбá || борóться
figure 1. фигýра; внéшний вид 2. изображéние 3. диагрáмма; чертёж 4. цúфра
achromatic ~ ахроматúческая фигýра
mitotic ~ фигýра митотúческого делéния
myelin ~s миелúновые тельцá
filament нить
axial ~ осевáя нить
spermatic ~ жгýтик сперматозóида
filamentous нитевúдный
Filaria (*pl* Filariae) филярия
filariasis филяриатóз, филяриóз (*глистное заболевание, вызываемое филяриями*)
filiform нитевúдный
fill пломбировáть *(напр. зубы)*
filling 1. наполнéние; заполнéние 2. (зубнáя) плóмба 3. пломбировáние
permanent ~ постоя́нная (зубнáя) плóмба
provisional [temporary] ~ врéменная (зубнáя) плóмба
film 1. плёнка; тóнкий слой; налёт || покрывáться плёнкой 2. мазóк 3. рентгéновская плёнка
anterioposterior ~ рентгенограмма в перéдне-зáдней плóскости
blood ~ мазóк крóви
comparison ~ контрóльная рентгенограмма
conventional ~ обы́чная рентгенограмма
enlargement ~ рентгенограмма с увеличéнием
lateral ~ рентгенограмма в боковóй проéкции
survey ~ обзóрная рентгенограмма
thick-blood ~ тóлстая кáпля крóви
thin-blood ~ мазóк крóви

filming съёмка; рентгенография
film-preparation препарат-мазок
filter фильтр || фильтровать
air ~ воздушный фильтр
bacterial ~ бактериальный фильтр
dry ~ сухой фильтр
fiberglass ~ стекловолоконный фильтр
fold ~ складчатый фильтр
membrane ~ мембранный фильтр
micropore ~ микропористый фильтр
molecular membrane ~ молекулярный мембранный фильтр
plaited ~ складчатый фильтр
ray ~ светофильтр
Seitz ~ фильтр Зейтца
filterable фильтрующийся
filter-funnel фильтр-воронка
filtrate фильтрат || фильтровать
filtration фильтрация, фильтрование
gel ~ гель-хроматография, гель-фильтрация
glomerular ~ клубочковая фильтрация
fimbria (*pl* **fimbriae**) бахромка; фимбрия
fimbrial относящийся к бахромке
fimbriate(d) бахромчатый
finding 1. находка; открытие; обнаружение *(напр. симптомов болезни)* **2.** *pl* данные исследования, результаты ◇ **~s at operation** данные операции
analysis ~s данные анализа
autopsy ~s данные вскрытия
clinical ~s клинические данные
gross ~s макроскопические данные
laboratory ~s данные лабораторного исследования
late ~ поздний синдром
microscopic ~s данные микроскопического исследования
operative ~s операционные данные
postmortem ~s данные посмертного исследования
X-ray ~s рентгенологические данные
fine 1. тонкий; мелкозернистый **2.** чистый; высококачественный
fine-filamented тонковолокнистый
fine-grained мелкозернистый
finger 1. палец *(руки)* **2.** стрелка *(прибора)*
clubbed ~s пальцы в виде барабанных палочек
dose ~ указатель дозы *(на приборе)*
first ~ большой палец
hammer ~ молоткообразный палец
index ~ указательный палец
little ~ мизинец
long ~ средний палец
ring ~ безымянный палец
fingernail ноготь пальца *(руки)*
fingerprint 1. отпечаток пальца **2.** *ген.* пептидная карта, хроматограмма

fire 1. жар; лихора́дка; воспале́ние 2. ро́жа, ро́жистое воспале́ние
firm 1. достове́рный *(о диагнозе)* 2. кре́пкий
firmly твёрдо, кре́пко; реши́тельно
fission 1. деле́ние *(клетки)* 2. расщепле́ние, дробле́ние, сегмента́ция
fissure щель; борозда́; изви́лина ‖ покрыва́ться тре́щинами
fistula фи́стула, свищ
  biliary ~ жёлчный свищ
  gastric ~ желу́дочный свищ
  urinary ~ мочево́й свищ
fit при́ступ, припа́док; су́дороги
fitness 1. выно́сливость, натрениро́ванность 2. приспосо́бленность *(к внешним условиям)* 3. приго́дность
fixation 1. фикса́ция, закрепле́ние 2. фикса́ция, свя́зывание *(напр. комплемента)* 3. сгуще́ние; затвердева́ние
  ~ **of complement** фикса́ция [свя́зывание] комплеме́нта
  perfusion ~ перфузио́нная фикса́ция
  skeletal ~ остеоси́нтез
fixative фикса́тор ‖ фикси́рующий
  Carnoy's ~ фикса́тор Карнуа́
  glutaraldehyde ~ глютаральдеги́дный фикса́тор
flaccid вя́лый, безво́льный; дря́блый
flagella (*sing* flagellum) жгу́тики; ресни́чки
flagellate име́ющий жгу́тики *или* ресни́чки
flaky чешу́йчатый, хлопьеви́дный
flap ло́скут *(ткани)*
  bipedicle ~ ло́скут на двух но́жках
  bone ~ ко́стный трансплanта́т
  cutaneous ~ ко́жный ло́скут
  jump ~ стра́нствующий ло́скут
  muscle ~ мы́шечный ло́скут
  pedicle ~ ло́скут на но́жке
  skin ~ полносло́йный ко́жный ло́скут
  split-thickness ~ расщеплённый ло́скут
flare 1. прили́в кро́ви к лицу́ 2. воспали́тельная гипереми́я 3. вспы́шка; обостре́ние *(болезни)*
flask 1. флако́н; балло́н; пло́ская буты́ль 2. ко́лба
  boiling ~ ко́лба
  Bunsen's ~ плоскодо́нная ко́лба, ко́лба Бу́нзена
  delivery ~ ме́рная ко́лба
  Dewar ~ сосу́д Дьюа́ра
  distilling ~ перего́нная ко́лба
  Erlenmeyer's ~ кони́ческая ко́лба Эрленме́йера
  flat-bottomed ~ плоскодо́нная ко́лба
  graduated [volumetric] ~ ме́рная ко́лба
flat 1. пло́ский; ро́вный 2. притуплённый
flatfoot плоскосто́пие
flatness 1. абсолю́тная ту́пость *(при перкуссии)* 2. пло́скостность

flatten де́лать(ся) ро́вным, уплоща́ть(ся)

flatulence метеори́зм

fleck пя́тнышко, кра́пинка; весну́шка

flexibility 1. ги́бкость; пода́тливость; пласти́чность 2. эласти́чность; упру́гость

flexible 1. ги́бкий, пласти́чный; подви́жный 2. эласти́чный, упру́гий

flexion сгиба́ние; изги́б; сгиб

flexor мы́шца-сгиба́тель, фле́ксор

flexure 1. кривизна́ *(напр. желудка)*; изги́б; искривле́ние 2. сгиба́ние
  hepatic ~ пра́вый [печёночный] изги́б ободо́чной кишки́
  splenic ~ ле́вый [селезёночный] изги́б ободо́чной кишки́

flick щелчо́к

floating пла́вающий; подви́жный, блужда́ющий *(напр. об органе)*

flocculate выпада́ть в оса́док

flocculation флокуля́ция, образова́ние хло́пьев, выпаде́ние хло́пьями

floor 1. дно, основа́ние 2. диафра́гма

florid 1. цвету́щий *(о сыпи)* 2. кра́сный, багро́вый *(о цвете лица)*

flow 1. тече́ние, ток || течь, истека́ть 2. менструа́ция
  bile ~ выделе́ние жёлчи
  blood ~ кровообраще́ние, кровото́к
  coronary blood ~ корона́рный кровото́к
  cutaneous blood ~ ко́жный кровото́к
  placentofetal blood ~ фетоплацента́рный кровото́к

flowmeter расходоме́р

fluctuation колеба́ние; флюктуа́ция

fluid жи́дкость || жи́дкий; жи́дкостный
  amniotic ~ амниоти́ческая жи́дкость
  ascitic ~ асцити́ческая жи́дкость
  cerebrospinal ~ спинномозгова́я жи́дкость
  culture ~ культу́ральная жи́дкость
  extracellular ~ внекле́точная жи́дкость
  follicular ~ фолликуля́рная жи́дкость
  interstitial ~ тка́невая жи́дкость
  lavage ~ промывна́я жи́дкость
  lymphatic ~ лимфати́ческая жи́дкость
  pleural ~ плевра́льный вы́пот; плевра́льная жи́дкость
  seminal ~ семенна́я жи́дкость
  serous ~ серо́зная жи́дкость
  supernatant ~ надоса́дочная жи́дкость, суперната́нт
  synovial ~ синовиа́льная жи́дкость
  tissue ~ тка́невая жи́дкость

fluorescence флюоресце́нция

fluorescent флюоресци́рующий, флюоресце́нтный, светя́щийся

fluoric фто́ристый

fluoride фто́ристое соедине́ние

fluorine фтор, F
fluoroimmunoassay иммунофлюоресце́нтный ана́лиз
fluorometer флюоро́метр
fluoroscope 1. флюоресци́рующий экра́н **2.** флюороско́п
fluoroscopy рентгеноскопи́я
fluorosis флюоро́з *(хроническая интоксикация фтором)*
flutter дрожа́ние, трепета́ние; вибра́ция
flux истече́ние, избы́точное выделе́ние || истека́ть, оби́льно выделя́ться
foam пе́на
human fibrin ~ фибри́нная гемостати́ческая гу́бка
foamy пе́нящийся
focal 1. очаго́вый, гнёздный **2.** фо́кусный
focus (*pl* **foci**) **1.** оча́г *(патологического процесса)* **2.** фо́кус *(напр. оптический)*
~ **of disease** оча́г боле́зни
~ **of infection** инфекцио́нный оча́г
fogging вуа́ль, затемне́ние, потускне́ние *(рентгеновской плёнки)*
fold скла́дка; сгиб || сгиба́ть
fibrotic ~ тяж, фибро́зная спа́йка
inguinal ~ па́ховая скла́дка
nail ~ ногтево́й ва́лик
skin ~ ко́жная скла́дка
vocal ~ голосова́я скла́дка
folding 1. образова́ние скла́док; скла́дчатость **2.** обхва́т
folie психо́з, ма́ния
follicle фолли́кул; мешо́чек; су́мка
dental ~ зубно́й фолли́кул
Graafian ~ гра́афов пузырёк
hair ~ волосяно́й фолли́кул
lymph ~ лимфати́ческий фолли́кул
primordial ~ примордиа́льный [перви́чный] яи́чниковый фолли́кул
follicle-stimulating фолликулостимули́рующий *(о гормоне)*
follicular фолликуля́рный, относя́щийся к фолли́кулу
folliculitis фолликули́т
follow 1. соблюда́ть **2.** сопровожда́ть, следова́ть (за)
following сле́дующий
follow-up 1. контро́ль, учёт **2.** после́дующее врачёбное наблюде́ние **3.** изуче́ние отдалённых результа́тов, ката́мнез
long-term ~ дли́тельное наблюде́ние
fontanel(le) *анат.* роднично́к
food пи́ща; пита́ние
foot 1. стопа́ **2.** основа́ние; ни́жняя часть
forced [march] ~ ма́ршевая стопа́, боле́знь Де́йчлендера
trench ~ транше́йная стопа́
foramen (*pl* **foramina**) *анат.* отве́рстие
force си́ла; уси́лие
adhesive ~ си́ла сцепле́ния
forceps 1. щипцы́; зажи́м **2.** пинце́т
abort ~ абортца́нг
artery ~ артериа́льный зажи́м
biopsy ~ биопси́йные щипцы́

bone ~ кóстные щипцы́
bowel ~ кишéчный зажи́м
clamp ~ кровоостанáвливающий зажи́м
crushing ~ раздáвливающий зажи́м
curved ~ изóгнутый зажи́м
dressing ~ корнцáнг
fenestrated ~ окóнчатый зажи́м
hemostatic ~ кровоостанáвливающий зажи́м
Kocher's ~ пинцéт Кóхера
Liston's ~ кóстные кусáчки Ли́стона
midwifery ~ акушéрские щипцы́
Péan's ~ кровоостанáвливающий зажи́м Пеáна
slide ~ пинцéт для предмéтных стёкол
surgical [thumb, tissue] ~ хирурги́ческий пинцéт

forearm предплéчье

forefinger указáтельный пáлец

forehead лоб

foreign инорóдный, чужерóдный

foremilk молóзиво

foreskin крáйняя плоть

form 1. фóрма; вид; разнови́дность; тип 2. образóвывать, формировáть
band ~ палочкоя́дерный нейтрофи́льный лейкоци́т
cell-surface ~ мембрáнная [повéрхностная] фóрма *(иммуноглобулина)*
involution ~ дегенерати́вная фóрма
monomeric ~ мономéрная фóрма *(белка)*
polymeric ~ полимéрная фóрма *(белка)*
replicative ~ репликати́вная фóрма
rod ~ палочкови́дная фóрма
rough ~ шероховáтая фóрма, R-фóрма *(колоний)*

formalin формали́н

formation 1. образовáние; формировáние; формáция 2. строéние, структýра
blood ~ кроветворéние, гемопоэ́з
bone ~ остеогенéз, костеобразовáние
colony ~ *микр.* колониеобразовáние

formication формикáция *(ощущение ползания мурашек)*

formula 1. фóрмула; зáпись 2. состáв *(напр. лекарственного средства)* 3. номенклатýра

formulary фармакологи́ческий спрáвочник

formulate формули́ровать

formulation технолóгия приготовлéния лекáрственного срéдства

fornicate свóдчатый

fornix (*pl* **fornices**) 1. свод головнóго мóзга 2. свод, свóдчатое образовáние
vaginal ~ свод влагáлища

fossa (*pl* **fossae**) *анат.* я́мка, углублéние
canine ~ собáчья я́мка
coronoid ~ венéчная я́мка
cubital ~ локтевáя я́мка
femoral ~ бéдренная я́мка
iliac ~ подвздóшная я́мка
jugular ~ ярéмная я́мка

pituitary [sellar] ~ гипофизáрная я́мка

fossette 1. небольшóе углублéние, вдавлéние 2. я́зва роговúцы

foster выхáживать *(больного)*, ухáживать *(за больным)*

found оснóвывать, учреждáть

founder основáтель

fovea (*pl* **foveae**) *анат.* я́мка, углублéние; впáдина

foveate вдáвленный

foveola я́мка, я́мочка, мéлкое углублéние

foveolate с мéлкими вдавлéниями; с мéлкими углублéниями

fraction фрáкция; часть; дóля

blood plasma ~s электрофоретúческие фрáкции плáзмы крóви

gamma-globulin ~ гамма-глобулúновая фрáкция *(сыворотки крови)*

postgradient ~ постградиéнтная фрáкция

subcellular ~ субклéточная фрáкция

fractional фракциóнный; дрóбный

fractionate фракционúровать, разделя́ть

fracture 1. перелóм || ломáть 2. трéщина; излóм

articular ~ внутрисуставнóй перелóм

atrophic ~ атрофúческий перелóм

closed ~ закры́тый перелóм

complete ~ пóлный перелóм

complicated ~ осложнённый перелóм

composite ~ мнóжественный перелóм

compound ~ слóжный перелóм

compression ~ компрессиóнный перелóм

congenital ~ врождённый перелóм

consolidated ~ срóсшийся перелóм

dentate ~ зубчáтый перелóм

depressed ~ вдáвленный перелóм

direct ~ прямóй перелóм

epiphysial ~ эпифизáрный перелóм

extra-articular ~ внесуставнóй перелóм

flexion ~ флексиóнный перелóм

impacted ~ вколóченный перелóм

intra-articular ~ внутрисуставнóй перелóм

linear ~ линéйный перелóм

multiple ~ мнóжественный перелóм

non-united ~ несрóсшийся перелóм

oblique ~ косóй перелóм

open ~ откры́тый перелóм

pathologic ~ патологúческий перелóм

simple ~ простóй перелóм

spiral ~ спирáльный перелóм

spontaneous ~ патологúческий [спонтáнный] перелóм

sprain ~ отрывнóй перелóм

stellate ~ звёздчатый перелóм
subperiosteal ~ поднадкóстничный перелóм
supracondylar ~ надмы́щелковый перелóм
supramalleolar ~ надлоды́жковый перелóм
torsion ~ спирáльный перелóм
transverse ~ поперéчный перелóм
united ~ срóсшийся перелóм

fragile 1. хру́пкий, лóмкий *(напр. о костях)* 2. слáбый *(о здоровье)*

fragility 1. хру́пкость, лóмкость *(напр. костей)* 2. слáбость *(здоровья)*

fragment фрагмéнт; кусóк, облóмок, оскóлок; отрéзок, часть

fragmentation фрагментáция, делéние на фрагмéнты; дроблéние

frame 1. каркáс, óстов, костя́к 2. опрáва *(очков)* 3. телосложéние

framework 1. зубнóй мост; зубнóй протéз 2. каркáс

frangibility хру́пкость, лóмкость *(напр. костей)*

freckle весну́шка; пятнó, пя́тнышко

free свобóдный; неприкреплённый ◇ ~ of charge бесплáтно

freezing 1. заморáживание ‖ заморáживающий 2. отморожéние

fremitus вибрáция; дрожáние, колебáние
pericardial ~ шум трéния перикáрда
pleural ~ шум трéния плéвры
vocal ~ голосовóе дрожáние

frenulum *анат.* уздéчка

frenzy бéшенство, нéистовство, бу́йство

frequency частотá
ultra-high [very high] ~ ультравысóкая частотá
vibration ~ частотá колебáний

frequent чáстый, чáсто повторя́емый

fresh 1. свéжий, бóдрый 2. прéсный 3. чи́стый

friable хру́пкий; лóмкий; ры́хлый; рассы́пчатый

friction 1. трéние; шум трéния 2. растирáние

fright испу́г, страх

frigidity 1. хóлодность; безрази́чие 2. фриги́дность, пони́женное половóе влечéние *(у женщин)*

front перéдняя сторонá ‖ перéдний

frontal лóбный; фронтáльный; перéдний

frontoparietal лóбно-теменнóй

frostbite 1. отморожéние ‖ отморáживать 2. отморóженное мéсто

frottage растирáние, массáж

frozen 1. заморóженный 2. замёрзший

fuchsine фукси́н
basic ~ основнóй фукси́н

fulgurant стреля́ющий *(о боли)*

fulminant 1. скоротéчный; молниенóсный *(о течении*

болезни) **2.** стреля́ющий *(о боли)*
fumigation фумига́ция, оку́ривание, дезинфе́кция
function фу́нкция; де́йствие || функциони́ровать; де́йствовать
functional функциона́льный; де́йствующий, акти́вный
functionary функциона́льный
fundal относя́щийся к дну *(органа)*
fundamental основно́й; суще́ственный; фундамента́льный
fundic относя́щийся к дну *(органа)*
fundiform пращеви́дный, петлеви́дный
fundus (*pl* **fundi**) дно *(органа)*
~ **of eye** глазно́е дно
~ **of stomach** дно желу́дка
funduscope офтальмоско́п
fungal грибко́вый; относя́щийся к гриба́м
fungicide фунгици́д
fungiform грибови́дный
fungistatic приостана́вливающий рост грибко́в
fungous *см.* **fungal**
fungus (*pl* **fungi**) гриб; грибо́к
funicle **1.** пупови́на **2.** кана́тик; семенно́й кана́тик **3.** пучо́к не́рвных воло́кон
funiculitis фуникули́т, воспале́ние семенно́го кана́тика
funnel воро́нка
dropping ~ ка́пельная воро́нка
separating ~ дели́тельная воро́нка
fur налёт на языке́
furcation разветвле́ние, раздвое́ние
furfuraceous чешу́йчатый
furrowed испещрённый боро́здками, боро́здчатый
furuncle фуру́нкул
fused **1.** соединённый **2.** распла́вленный
fusiform веретенообра́зный
fusion **1.** слия́ние, сраще́ние, си́нтез **2.** сплав **3.** *офт.* фу́зия
fusocellular веретенообразноклéточный

G

gag *мед. тех.* роторасшири́тель || применя́ть роторасшири́тель
gain приобрета́ть, получа́ть || приобрете́ние; прибавле́ние ◇ ~ **in health** улучше́ние здоро́вья; ~ **in weight** прибавле́ние в ве́се; **to** ~ **strength** набира́ться сил *(после болезни)*
gait похо́дка
ataxic ~ атакти́ческая похо́дка
cerebellar ~ мозжечко́вая похо́дка
hobbling ~ прихра́мывающая похо́дка
tottering ~ нетвёрдая похо́дка
galactic сре́дство, стимули́рующее лакта́цию || стимули́рующий лакта́цию

galactogenic вызыва́ющий образова́ние молока́
galactopoiesis лакта́ция
galactorrhea галакторе́я *(самопроизвольное истечение молока)*
galactosis лакта́ция
galactostasia галактоста́з *(застой молока)*
gall 1. жёлчь **2.** жёлчный пузы́рь **3.** жёлчность, раздражи́тельность
gallbladder жёлчный пузы́рь
  ruptured ~ перфора́ция жёлчного пузыря́
gallstone жёлчный конкреме́нт, жёлчный ка́мень
galvanization гальваниза́ция
gametal гамети́ческий, заро́дышевый
gamete гаме́та, полова́я кле́тка
gametic гамети́ческий, заро́дышевый, относя́щийся к полово́й кле́тке
gametocyte гametoци́т, первичная полова́я [заро́дышевая] кле́тка
gametogenesis гаметогене́з
gamma-chamber га́мма-ка́мера
gammapathy гамма(глобулино)пати́я
  monoclonal ~ моноклона́льная гаммапати́я
ganglion (*pl* **ganglia**) га́нглий
ganglionary гангли́озный, ганглиона́рный
ganglionblocker ганглиоблока́тор
gangliosides *pl* ганглиози́ды
gangrene гангре́на
  gaseous ~ га́зовая гангре́на
  humid ~ вла́жная гангре́на
gap 1. отве́рстие, щель **2.** интерва́л, промежу́ток; расстоя́ние
gargle полоска́ние *(для горла)* || полоска́ть *(горло)*
gas газ || га́зовый
  war ~ боево́е отравля́ющее вещество́
gash глубо́кая ра́на || нанос́ить глубо́кую ра́ну
gasping затруднённое дыха́ние
gastralgia (эпи)гастралги́я *(боль в области желудка)*
gastrectomy гастрэктоми́я, удале́ние всего́ желу́дка *или* его́ ча́сти
gastric желу́дочный, относя́щийся к желу́дку
gastrin гастри́н
gastritic 1. относя́щийся к гастри́ту **2.** страда́ющий гастри́том
gastritis гастри́т, воспале́ние желу́дка
gastroduodenoscopy гастродуоденоскопи́я
gastrodynia *см.* **gastralgia**
gastroenteric желу́дочно-кише́чный
gastroenterologist гастроэнтеро́лог
gastroenterology гастроэнтероло́гия
gastroenteropathy гастроэнтеропати́я
gastroenteroptosis гастроэнтеропто́з
gastroenterostomy гастроэнтеростоми́я; гастроэнтероанастомо́з
gastroesophageal желу́дочно-пищево́дный
gastrogavage зо́ндовое пита́-

ние, кормлéние чéрез желýдочный зонд
gastrogenic гастрогéнный
gastrointestinal желýдочно-кишéчный
gastrology гастролóгия *(учение о болезнях желудка)*
gastropathy гастропатúя
gastroptosis гастроптóз *(опущение желудка)*
gastrorrhagia гастроррагúя, желýдочное кровотечéние
gastrorrhaphy ушивáние желýдка
gastroscope гастроскóп
gastroscopy гастроскопúя
gastrostomy гастростомúя, наложéние желýдочного свищá
gastrotomy гастротомúя, оператúвное вскрытие желýдка
  exploratory ~ диагностúческая гастротомúя
gastrula *эмбр.* гáструла
gastrulation гаструлáция
gather нарывáть
gage 1. мéра; калúбр **2.** измерúтельный прибóр; индикáтор; дáтчик || измерять
  alcohol ~ спиртóметр
gauze мáрля
  absorbent ~ гигроскопúческая мáрля
  hemostatic ~ гемостатúческая мáрля
  sterile ~ стерúльная мáрля
gavage 1. зóндовое питáние, кормлéние чéрез желýдочный зонд **2.** супералиментáция
gel гель
  agarose ~ агарóзный гель
  firm ~ плóтный гель
  loose ~ рыхлый гель
  polyacrylamide ~ полиакриламúдный гель
  starch ~ крахмáльный гель
gelatin 1. желатúн **2.** стýдень, желé
gelatinous желатúновый; студенúстый
gene ген
  additive ~ добáвочный ген
  allelic ~ аллéль, аллéльный ген, аллеломóрф
  antibody(-encoding) ~ антителокодúрующий ген, ген антитéла
  closely-linked ~**s** сцéпленные гéны
  disease-susceptibility ~ ген предрасполóженности к заболевáнию
  genomic ~ генóмный [хромосóмный] ген
  HLA-linked ~ ген систéмы HLA
  multiallelic ~ мультиаллéльный ген
  operating ~ ген-оперáтор
  recessive ~ рецессúвный ген
  regulatory ~ ген-регулятор
  sex-limited ~ ген, огранúченный пóлом
  sex-linked ~ ген, сцéпленный с пóлом
  structural ~ структýрный ген
  supplementary ~ дополнúтельный ген
  suppressor ~ супрессóрный ген
general генерализóванный, óбщий, распространённый

generalist врач óбщей прáктики; семéйный врач
generalization генерализáция, распространéние
generalized генерализóванный, распространённый
generation 1. род, потóмство, поколéние 2. размножéние, воспроизведéние *(потомства)* 3. сúнтез, образовáние
superoxide anion ~ образовáние супероксúд-aниóнов
generator 1. генерáтор 2. дáтчик
genesis генéз, происхождéние
genetic(al) 1. генетúческий 2. наслéдственный
geneticist генéтик
genetics генéтика
molecular ~ молекулярная генéтика
genic гéнный
genital половóй
genitourinary мочеполовóй
genofond генофóнд
genome генóм
viral ~ вúрусный генóм
genotype генотúп, идиотúп
heterozygous ~ гетерозигóтный генотúп
homozygous ~ гомозигóтный генотúп
genu (*pl* **genua**) колéно
geriatrics гериатрúя
germ 1. зарóдыш, эмбриóн; зачáток 2. микрóб, бактéрия ◇ **in** ~ в зачáточном состоянии
germinal зарóдышевый, эмбрионáльный, зачáточный
gerontal, gerontic стáрческий, дряхлый
gerontology геронтолóгия
gestation берéменность; перúод берéменности
gestosis гестóз, токсикóз берéменности
giardiasis лямблиóз
gibbosity, gibbus горб; кифóз
giddiness головокружéние
gingiva (*pl* **gingivae**) деснá
gingival десневóй
gingivitis гингивúт, воспалéние дёсен
ginglymus блоковúдный [шарнúрный] сустáв
girdle 1. *анат.* пóяс 2. опоясывающий лишáй 3. (климатúческий) пóяс
pelvic ~ тáзовый пóяс
thoracic ~ плечевóй пóяс
glabella глабéлла, надперенóсье
gland железá
adrenal ~ надпóчечник
alveolar ~**s** альвеолярные жéлезы
apocrine ~ апокрúнная железá
lacrimal ~ слёзная железá
mammary ~ молóчная железá
parotid ~ околоýшная *(слюнная)* железá
pineal ~ шишковúдное тéло
pituitary ~ гипóфиз
salivary ~**s** слюнные жéлезы
sudoriparous ~ пóтовая железá
suprarenal ~ надпóчечник
sweat ~ пóтовая железá
tarsal ~ мейбóмиева железá
thymus ~ вúлочковая железá, тúмус

thyroid ~ щитови́дная железа́

glandular гландуля́рный, желе́зистый, относя́щийся к железе́

glass 1. стекло́ || стекля́нный 2. стекля́нная посу́да; скля́нка; стака́н 3. микроско́п 4. *pl* очки́

breast ~ молокоотсо́с

cover ~ покро́вное стекло́

cupping ~ медици́нская ба́нка

dropping ~ 1. ка́пельница 2. бюре́тка

medicine ~ мензу́рка

volumetric ~ ме́рный сосу́д

glaucoma глауко́ма

angle-closure ~ закрытоуго́льная глауко́ма

open-angle ~ открытоуго́льная глауко́ма

glia (нейро)гли́я

glial глиа́льный

glioma глио́ма

globule 1. ша́рик, крупи́нка *(лекарственная форма)* 2. ка́пля

globulin глобули́н

gamma ~ га́мма-глобули́н

immune serum ~ сы́вороточный иммуноглобули́н

measles ~ корево́й глобули́н

globulinuria глобулинури́я

glome клубо́к

glomerular клубо́чковый, относя́щийся к (по́чечному) клубо́чку

glomerule *анат.* клубо́чек

glomerulonephritis гломерулонефри́т

hypocomplementemic ~ гломерулонефри́т с гипокомплементеми́ей

immune complex-mediated ~ иммуноко́мплексный гломерулонефри́т

glomerulopathy нефропати́я

transplant ~ посттрансплантацио́нная нефропати́я

glomerulus (*pl* **glomeruli**) клубо́чек

glossa язы́к

glossectomy ампута́ция *или* резе́кция языка́

glossitis глосси́т *(воспаление языка)*

glossodynia глоссалги́я, глоссодини́я

glossopharyngeal языкогло́точный

glottis голосова́я щель

glove перча́тка

rubber ~ рези́новые перча́тки

glucocorticoid глюкокортико́ид

glucose глюко́за, виногра́дный са́хар

glue клей || кле́ить; прикле́ивать(ся), прилипа́ть

gluteal ягоди́чный, относя́щийся к ягоди́чной о́бласти

glycemia гликеми́я *(наличие глюкозы в крови)*

glycerin глицери́н

buffered ~ забу́ференный глицери́н

glycerol *см.* **glycerin**

glycocalyx глікока́ликс *(поверхностный гликопротеидный или полисахаридный слой клетки)*

glycogen гликоге́н, живо́тный крахма́л

glycogenesis гликогене́з

glycolipid гликолипи́д
glycolysis глико́лиз, расщепле́ние глюко́зы
glycopeptide гликопепти́д
glycoprotein гликопротеи́н
glycosuria глик(оз)ури́я
glycosylation гликозили́рование
gnathalgia боль в че́люсти
gnathic челюстно́й
goiter зоб, стру́ма
  Basedow's ~ базе́дова боле́знь, боле́знь Гре́йвса, диффу́зный тиреотокси́ческий зоб
gold зо́лото, Au
gonad гона́да, полова́я железа́
gonadotrop(h)ic гонадотро́пный, влия́ющий на полові́е же́лезы
gonadotrop(h)in гонадотропи́н, гонадотро́пный гормо́н
  chorionic ~ хориони́ческий гонадотропи́н
gonarthritis гони́т, гонартри́т *(воспаление коленного сустава)*
gonioscope гониоско́п *(прибор для исследования радужно-роговичного угла глаза)*
goniotomy гониотоми́я
gonococcal гоноко́кковый
gonocyte гоноци́т, перви́чная полова́я кле́тка
gonorrhea гоноре́я
gonorrheal гоноре́йный
gout пода́гра
gouty подагри́ческий
gradient градие́нт
  density ~ градие́нт пло́тности
  pH ~ градие́нт pH
graduate 1. мензу́рка; ме́рный стака́н **2.** выпускни́к **3.** око́нчить уче́бное заве́дение ◇ **to ~ from the academy** око́нчить акаде́мию {NB: *произношение сущ.* ['grædʒuət], *гл.* ['grædʒueit]}
graft трансплanта́т, имплanта́т ‖ трансплanти́ровать
  allogenic ~ гомотрансплanта́т, аллотрансплanта́т
  autologous ~ аутотрансплanта́т
  bone ~ ко́стный трансплanта́т
  bridging ~ мостови́дный трансплanта́т
  cadaveric ~ тру́пный трансплanта́т
  cutis ~ ко́жный ло́скут
  delayed ~ ло́скут для отсро́ченной пла́стики
  epidermic ~ эпидерма́льный трансплanта́т
  free ~ свобо́дный ло́скут
  full-thickness ~ полносло́йный ко́жный трансплanта́т
  organ ~ о́рганный трансплanта́т
  pedicle ~ ло́скут на но́жке
  tissue ~ тка́невый ло́скут
  tumor ~ о́пухолевый трансплanта́т
  vascular ~ сосу́дистый трансплanта́т
grafting трансплanта́ция, переса́дка; имплanта́ция
  skin ~ переса́дка ко́жи
grain зерно́, гра́нула, крупи́нка
gram-negative грамотрица́тельный

gram-positive грамположи́тельный
grant стипе́ндия
granular зерни́стый; гранули́рованный
granularity зерни́стость
granulation 1. образова́ние гра́нул 2. *pl* грануляцио́нная ткань
granule гра́нула; зёрнышко; зерно́
  acidophilic ~ ацидофи́льная гра́нула
  basal ~ база́льное те́льце, база́льная гра́нула
  cytoplasmic ~ цитоплазмати́ческая гра́нула
  Palade's ~ рибосо́ма, гра́нула Пала́да
  storage ~ накопи́тельная вакуо́ль
granulocyte гранулоци́т, гранулоцита́рный лейкоци́т
  eosinophile ~ эозинофи́л
granulocytopenia гранулоцитопени́я
  malignant ~ агранулоцито́з
  rebound ~ реакти́вная гранулоцитопени́я
granuloma гранулёма
granulomatosis гранулемато́з
granulopenia *см.* **granulocytopenia**
gravid бере́менная
gravida бере́менная же́нщина
gravidity бере́менность
gray се́рое вещество́ *(головного и спинного мозга)*
green:
  brilliant ~ бриллиа́нтовый зелёный
  bromocresol ~ бромкрезо́ловый зелёный
  methyl ~ мети́ловый зелёный
grid 1. *рентг.* решётка, растр 2. *гист.* се́тка, объектодержа́тель
grip 1. грипп 2. внеза́пная ре́зкая боль
grippal гриппо́зный
grippe грипп
groin пах, па́ховая о́бласть
groove *анат.* борозда́, боро́здка, желобо́к; углубле́ние; фиссу́ра
group гру́ппа
  AIDS risk ~ гру́ппа ри́ска по СПИДу
  blood ~ гру́ппа кро́ви
  Duffy blood ~ гру́ппа кро́ви Да́ффи
  Kell blood ~ гру́ппа кро́ви Ке́лла
  Kidd blood ~ гру́ппа кро́ви Ки́дда
  Lewis blood ~ гру́ппа кро́ви Лью́иса
  Lutheran blood ~ гру́ппа кро́ви Лютера́на
  MNS blood ~ гру́ппа кро́ви MNS
  P blood ~ гру́ппа кро́ви P
  Rhesus blood ~ гру́ппа кро́ви по ре́зус-фа́ктору
  Sutter's blood ~ гру́ппа кро́ви Са́ттера
grouping группирова́ние; классифици́рование
  blood ~ определе́ние гру́ппы кро́ви
  leukocyte ~ типи́рование лейкоци́тов
grow расти́, развива́ться
growth 1. рост, разви́тие 2. новообразова́ние, о́пухоль

3. культиви́рование; культу́ра *(бактерий)*
bacterial ~ рост бакте́рий
guide 1. направи́тель; зонд 2. крите́рий, показа́тель 3. показа́ние к опера́ции
guideline руково́дство, устано́вка; *pl* методи́ческие рекоменда́ции
gullet пищево́д
gum десна́
gustation вкус; про́ба на вкус
gustative, gustatory вкусово́й
gut 1. кишка́ 2. ке́тгут 3. *эмбр.* перви́чная кише́чная тру́бка
gymnastics гимна́стика
hygienic ~ гигиени́ческая гимна́стика
remedial ~ лечёбная физкульту́ра
gynecologic(al) гинекологи́ческий
gynecologist гинеко́лог
gynecology гинеколо́гия
gynecopathy гинекологи́ческое заболева́ние
gyrus (*pl* **guri**) изви́лина *(коры полушарий головного мозга)*

H

habit 1. привы́чка 2. (тело)сложе́ние, конститу́ция 3. склад, хара́ктер; скло́нность
dietary ~s пищевы́е привы́чки
drug ~ 1. лека́рственная зави́симость 2. наркоти́ческая зави́симость
harmful ~ вре́дная привы́чка
habitual привы́чный, обы́чный
habituation 1. приобрете́ние привы́чки, привыка́ние 2. приспособле́ние, адапта́ция
drug ~ 1. лека́рственная зави́симость 2. наркоти́ческая зави́симость
haem-... *см.* **hem-...**
Haemamoeba плазмо́дий
hair 1. во́лос, волосо́к 2. во́лосы
lanugo ~s пушко́вые во́лосы
thick ~ густы́е во́лосы
half полови́на ◇ ~ **as large** вдво́е ме́ньше
half-life 1. пери́од полураспа́да *(радионуклидов)* 2. пери́од полувыведе́ния
serum ~ вре́мя полужи́зни в кровяно́м ру́сле *(напр. антитела)*
hallucination галлюцина́ция
auditory ~s слуховы́е галлюцина́ции
visual ~s зри́тельные галлюцина́ции
hallux большо́й па́лец ноги́
hamartoma гамарто́ма
hammer 1. *мед. тех.* молото́к 2. молото́чек *(слуховая косточка)*
reflex ~ неврологи́ческий молото́к
hand кисть руки́
handbook руково́дство, спра́вочник

drug ~ рецептýрный спрáвочник

handicap 1. недостáток; дефéкт 2. помéха, препя́тствие

handicapped инвали́д

physically ~ имéющий физи́ческие недостáтки

haploid гаплóид ‖ гаплóидный

haploidy гаплоиди́я

haplophase гаплофáза

haplotype гаплоти́п

hapten гаптéн

haptoglobin гаптоглоби́н

hard 1. твёрдый; плóтный; жёсткий 2. трýдный; тяжёлый

harelip (врождённая) расщéлина губы́, «зáячья губá»

harm вред ‖ наноси́ть вред

harmful пáгубный, врéдный, опáсный

harmless безврéдный, безопáсный

hazard врéдный фáктор; риск, опáсность

environmental ~s врéдные фáкторы окружáющей среды́

health ~ опáсность для здорóвья

occupational ~s профессионáльные врéдности

HBsAg *см.* hepatitis B surface antigen

head 1. головá 2. *анат.* голóвка, вы́ступ 3. *мед. тех.* насáдка, наконéчник 4. ум, рассýдок

headache головнáя боль, цефалги́я

sick ~ мигрéнь

headrest подголóвник

heal 1. излéчивать, исцеля́ть, спосóбствовать заживлéнию *или* рубцевáнию 2. заживáть, консолиди́роваться *(о перелóме)*

healable излечи́мый, исцели́мый

healer цели́тель

healing 1. лечéние; излéчивание 2. заживлéние 3. лечéбный; целéбный ◇ ~ by first intention заживлéние (рáны) первичным натяжéнием; ~ by granulation [by second intention] заживлéние (рáны) втори́чным натяжéнием

wound ~ заживлéние рáны

health 1. здорóвье 2. целéбная си́ла 3. гигиени́ческий; санитáрный ◇ in ~ and disease в нóрме и при патолóгии; to be in good ~ быть здорóвым; to be out of ~ имéть слáбое здорóвье; to look after one's ~ следи́ть за свои́м здорóвьем

environmental ~ гигиéна окружáющей среды́

industrial ~ промы́шленная гигиéна

international ~ междунарóдное здравоохранéние

maternal ~ охрáна матери́нства

mental ~ 1. психи́ческое здорóвье 2. психогигиéна

occupational ~ гигиéна трудá

public ~ здравоохранéние

school ~ шкóльная гигиéна

healthful 1. здорóвый 2. целéбный, полéзный; оздорови́тельный

healthy 1. здоро́вый 2. жизнеспосо́бный 3. поле́зный
apparently ~ практи́чески здоро́вый
hear слы́шать, облада́ть слу́хом
hearing 1. слух, спосо́бность слы́шать 2. преде́л слы́шимости
heart 1. се́рдце 2. сердцеви́на; ядро́; центра́льная часть
artificial ~ иску́сственное се́рдце
bovine ~ бы́чье се́рдце
heartache боль в се́рдце
heartbeating сердцебие́ние
heartburn изжо́га
heart-lung аппара́т иску́сственного кровообраще́ния, аппара́т «се́рдце — лёгкие»
heat 1. тепло́, теплота́ 2. жар, повы́шенная температу́ра
dry ~ сухо́й жар
heatstroke теплово́й уда́р
heavy 1. тяжёлый; си́льный, интенси́вный; оби́льный 2. пло́тный
hebephrenia гебефрени́я *(форма шизофрении)*
hebetude эмоциона́льное и у́мственное оскуде́ние
hectic гекти́ческий
heel пя́тка
helcoid я́звенный
helcoplasty пласти́ческое замеще́ние я́звенного дефе́кта
helix 1. завито́к *(ушной раковины)* 2. спира́ль *(напр. молекулы ДНК)*
helminthology гельминтоло́гия
heloma мозо́ль, омозоле́лость
help по́мощь || помога́ть, ока́зывать по́мощь
helper 1. помо́щник, ассисте́нт 2. (кле́тка-)хе́лпер
hemagglutination гемагглютина́ция, агглютина́ция эритроци́тов
hemagglutinin гемагглютини́н
hemal кровяно́й
hemangioma гемангио́ма, сосу́дистый не́вус
hemarthrosis гемартро́з, кровоизлия́ние в суста́в
hematemesis крова́вая рво́та, гематеме́зис
hematin гемати́н
hematic 1. кровяно́й 2. де́йствующий на кровь
hematimeter гемоцито́метр
hematoblast *см.* **hemoblast**
hematochrome гематохро́м
hematocrit гематокри́т
hematogenic, hematogenous гематоге́нный
hematologic гематологи́ческий
hematologist гемато́лог
hematology гематоло́гия
hematolytic гемолити́ческий
hematoma гемато́ма
subarachnoid ~ субарахноида́льная гемато́ма
hematophage фагоци́т кро́ви
hematopoiesis *см.* **hemopoiesis**
hematoxylin гематоксили́н
iron ~ желе́зный гематоксили́н
hematuria (и́стинная) гемату́рия
false ~ ло́жная гемату́рия

heme гем *(небелковая часть гемоглобина)*
hemianopsia гемианопси́я
hemic кровяно́й
hemicrania гемикрани́я; мигре́нь
hemilateral относя́щийся к одно́й стороне́
hemiparesis гемипаре́з
hemiplegia гемиплеги́я
hemisphere *анат.* полуша́рие
cerebellar ~ полуша́рие мозжечка́
cerebral ~ полуша́рие большо́го мо́зга
hemoblast гемоцитобла́ст, стволова́я кле́тка кро́ви
hemochromatosis гемохромато́з
hemoconcentration сгуще́ние кро́ви
hemoculture *микр.* гемокульту́ра
hemocyanin гемоциани́н
hemocyte фо́рменный элеме́нт кро́ви
hemocytoblast гемоцитобла́ст, стволова́я кле́тка кро́ви
hemocytology гематоло́гия
hemocytolysis гемо́лиз
hemocytometer гемоцито́метр
hemodialysate гемодиализа́т
protein-free ~ безбелко́вый гемодиализа́т
hemodialysis гемодиа́лиз
long-term ~ хрони́ческий гемодиа́лиз
hemodialyzer иску́сственная по́чка, аппара́т иску́сственной по́чки
hemodilution гемодилю́ция, разбавле́ние [разжиже́ние] кро́ви
hemodynamic гемодинами́ческий
hemoglobin гемоглоби́н
adult ~ зре́лый гемоглоби́н
cord ~ гемоглоби́н пупови́нной кро́ви
fetal ~ фета́льный гемоглоби́н
hemoglobinopathy гемоглобинопати́я, гемоглобино́з
hemoglobinuria гемоглобинури́я
paroxysmal nocturnal ~ ночна́я пароксизма́льная гемоглобинури́я
hemogram гемогра́мма, фо́рмула кро́ви
hemology гематоло́гия
hemolymph гемоли́мфа
hemolysate гемолиза́т
hemolysin гемолизи́н
hemolysis гемо́лиз
hemolytic гемолити́ческий
hemolyze гемолизи́ровать, разруша́ть эритроци́ты
hemopathy гемопати́я
hemophage фагоци́т кро́ви
hemophilia гемофили́я
hemophiliac гемофи́лик, больно́й гемофили́ей
hemopoiesis гемопоэ́з, кроветворе́ние
extramedullary ~ экстрамедулля́рный гемопоэ́з
fetal ~ фета́льный гемопоэ́з
hemopoietic гемопоэти́ческий, кроветво́рный
hemopoietin гемопоэти́н
hemoptysis кровоха́рканье
hemorrhage 1. кровотече́ние **2.** кровоизлия́ние ‖ крово-

точи́ть ◇ to suppress ~ остановить кровотече́ние
atonic ~ атони́ческое кровотече́ние
capillary ~ капилля́рное кровотече́ние
fetal-maternal ~ поступле́ние кро́ви плода́ в кровото́к ма́тери
heavy ~ профу́зное кровотече́ние
internal ~ вну́треннее кровотече́ние
hemorrhagic геморраги́ческий, относя́щийся к кровотече́нию
hemorrhoid геморро́й, геморроида́льная ши́шка
strangulated ~ ущемлённый геморро́й
hemostasis 1. гемоста́з, остано́вка кровотече́ния 2. гемоста́з, кровяно́й стаз
hemostatic кровоостана́вливающее сре́дство || гемостати́ческий, кровоостана́вливающий
hemothorax гемото́ракс
hemotoxic гемотокси́ческий
hemotoxin гемотокси́н
heparinization гепаринизáция
hepatectomy удале́ние пе́чени, гепатэктоми́я
partial ~ резе́кция пе́чени
hepatic печёночный
hepatitis гепати́т ◇ ~ A инфекцио́нный [эпидеми́ческий] гепати́т, гепати́т A, боле́знь Бо́ткина; ~ B сы́вороточный гепати́т, гепати́т B
autoimmune ~ аутоимму́нный гепати́т
serum ~ сы́вороточный гепати́т, гепати́т B
hepatocellular печёночно-клёточный, гепатоцеллюля́рный
hepatocyte гепатоци́т, паренхимато́зная печёночная клётка
hepatolienal гепатолиена́льный, печёночно-селезёночный
hepatolithiasis образова́ние *или* нали́чие камне́й в пе́чени
hepatologist гепато́лог, врач-специали́ст по боле́зням пе́чени
hepatoma гепато́ма, первична́я о́пухоль пе́чени
hepatomegalia, hepatomegaly гепатомегали́я, увеличе́ние пе́чени
hepatopathy боле́знь пе́чени
hepatorrhexis разры́в пе́чени
hepatotoxic гепатотокси́ческий, гепатотокси́чный
hepatotoxicity гепатотокси́чность, токси́ческое де́йствие на пе́чень
herb трава́; расте́ние
hereditary насле́дственный
heredity насле́дственность
heritable насле́дственный; насле́дуемый
hernia гры́жа
~ of intervertebral disk гры́жа межпозвоно́чного ди́ска
constricted ~ ущемлённая гры́жа
crural [femoral] ~ бе́дренная гры́жа
gluteal ~ седа́лищная гры́жа

hiatal ~ гры́жа пищево́дного отве́рстия диафра́гмы
incarcerated ~ ущемлённая гры́жа
inguinal ~ па́ховая гры́жа
irreducible ~ невправи́мая гры́жа
reducible ~ вправи́мая гры́жа
sliding ~ скользя́щая гры́жа
strangulated ~ ущемлённая гры́жа
true ~ и́стинная гры́жа
umbilical ~ пупо́чная гры́жа
ventral ~ гры́жа брюшно́й сте́нки

hernial грыжево́й

herpes *дерм.* ге́рпес

herpetic герпети́ческий

herpetiform герпетифо́рмный, схо́дный с ге́рпесом

heteroantibody гетероантите́ло

heteroantigen гетероантиге́н

heteroantigenic гетероантиге́нный

heteroantiserum гетерологи́чная имму́нная сы́воротка

heterochromia гетерохроми́я

heteroepitope гетероэпито́п, гетероантиге́нная детермина́нта

heterogeneity гетероге́нность, разноро́дность, неодноро́дность

heterogeneous гетероге́нный, разноро́дный, неодноро́дный

heterografting ксенотрансплanта́ция

heterolateral контралатера́льный, располо́женный на противополо́жной стороне́

heterotopous смещённый, име́ющий непра́вильное положе́ние; гетеротопи́ческий

heterozygote *ген.* гетерозиго́та

heterozygous гетерозиго́тный

hiatus *анат.* отве́рстие, щель
aortic ~ аорта́льное отве́рстие *(диафрагмы)*
esophageal ~ пищево́дное отве́рстие *(диафрагмы)*

hiccough, hiccup ико́та || ика́ть

hidden скры́тый; лате́нтный; неви́димый

hidrosis 1. потоотделе́ние 2. гипергидро́з, потли́вость

hidrotic потого́нное сре́дство || потого́нный

high-activity 1. высокоакти́вный 2. высокорадиоакти́вный

high-caloric высококалори́йный

high-toxic высокотокси́чный

hilus воро́та о́ргана

hip 1. тазобе́дренный суста́в 2. бедро́

hirsutism гирсути́зм *(избы́точное оволосе́ние)*

hirudinize ста́вить пия́вки

histaminase гистамина́за

histamine гистами́н

histidine гистиди́н

histiocyte осе́длый макрофа́г, гистиоци́т
cardiac ~ миоци́т А́ничкова

histiocytosis гистиоцито́з
malignant ~ злока́чественный гистиоцито́з

histochemistry гистохи́мия
histocompatibility тка́невая совмести́мость
histogenesis гистогене́з
histogenous гистоге́нный
histogram гистогра́мма
histoincompatibility тка́невая несовмести́мость
histologic(al) гистологи́ческий
histologist гисто́лог
histology гистоло́гия, уче́ние о тка́нях
histolytic разруша́ющий ткань
histone *биохим.* гисто́н
histoplasmin гистоплазми́н
histoplasmosis гистоплазмо́з
history исто́рия боле́зни
antecedent ~ ана́мнез
case ~ исто́рия боле́зни; ана́мнез
familial [family] ~ семе́йный ана́мнез
life ~ ана́мнез жи́зни
medical ~ исто́рия боле́зни
occupational ~ профессиона́льный ана́мнез
past ~ ана́мнез
patient ~ *см.* **medical history**
personal ~ ана́мнез жи́зни
social ~ социа́льный ана́мнез
histotome микрото́м
histotripsy разда́вливание [размозже́ние] тка́ни
hives крапи́вница; сыпь
hoarse си́плый, хри́плый *(о голосе)*; гру́бый, ре́зкий
hoarseness хрипота́, охри́плость *(голоса)*
holder держа́тель; кронште́йн; штати́в
cone ~ тубусодержа́тель
cotton ~ па́лочка с ва́тным тампо́ном
head ~ держа́тель головы́
needle ~ иглодержа́тель
test tube ~ штати́в для проби́рок
hole отве́рстие; углубле́ние
hollow **1.** пустота́, по́лость; *стом.* карио́зная по́лость || пусто́й, по́лый **2.** *анат.* углубле́ние, впа́дина || впа́лый
home:
convalescent ~ санато́рий для выздора́вливающих
geriatric ~ **1.** дом престаре́лых **2.** гериатри́ческая больни́ца
maternity ~ роди́льный дом
nursing ~ **1.** ча́стная лече́бница **2.** дом престаре́лых *или* инвали́дов с медици́нским обслу́живанием
terminal care ~ стациона́р для больны́х с неблагоприя́тным прогно́зом
homeopathic гомеопати́ческий
homeopathist гомеопа́т
homeopathy гомеопа́тия
homeostasis *физиол.* гомеоста́з
immunological ~ иммý́нный гомеоста́з
homeostatic гомеостати́ческий, относя́щийся к гомеоста́зу
homicidal **1.** одержи́мый мы́слью об уби́йстве *(о душевнобольном)* **2.** уби́йственный, смертоно́сный
homing *иммун.* хо́минг, эффе́кт «до́ма»

homogenate гомогена́т
whole cell ~ кле́точный гомогена́т
homogeneity гомоге́нность, одноро́дность
homogeneous гомоге́нный, одноро́дный
homogenization гомогениза́ция
homogenizer гомогениза́тор
homograft аллотрансплanта́т
homografting аллотрансплanта́ция
homolateral относя́щийся к одно́й и той же стороне́; располо́женный на той же стороне́
homologous 1. соотве́тственный **2.** гомологи́ческий
homology 1. соотве́тствие **2.** гомоло́гия
homosexual гомосексуали́ст || гомосексуа́льный
homotransplantation аллотрансплanта́ция
homozygote *ген.* гомозиго́та
homozygous гомозиго́тный
hood вытяжно́й шкаф
hook крюк; крючо́к || захва́тывать крючко́м
hook-shaped крючкова́тый, крючкови́дный, крючкообра́зный
hookworm анкилосто́ма, немато́да
American ~ нека́тор *(возбудитель некатороза)*
hoose гельми́нтный бронхи́т
hordeolum ячме́нь, мейбоми́т
hormone гормо́н
adrenocortical ~ гормо́н ко́ры надпо́чечников
adrenocorticotropic ~ кортикотропи́н, адренокортикотро́пный гормо́н, АКТГ
androgenic ~s андроге́ны, мужски́е полов́ые гормо́ны
antidiuretic ~ антидиурети́ческий гормо́н, вазопресси́н
chorionic gonadotropic ~ хориони́ческий гонадотропи́н
follicle-stimulating ~ фолликулостимули́рующий гормо́н, ФСГ
luteinizing ~ лютеинизи́рующий гормо́н
parathyroid ~ паратгормо́н, паратирео́идный гормо́н
sex ~s полов́ые гормо́ны
steroid ~s стеро́идные гормо́ны
thyroid-stimulating ~ тиреотропи́н, тиреотро́пный [тиреостимули́рующий] гормо́н
horn рог, рогови́дный отро́сток
horny 1. рогово́й; рогови́дный **2.** ороговéвший
hospital больни́ца; лече́бница; го́спиталь; лазаре́т ◇ ~ **for women** гинекологи́ческая больни́ца; **to be admitted to** ~ поступи́ть в больни́цу; **to be in** ~ лежа́ть в больни́це
camp ~ полево́й го́спиталь
charity ~ благотвори́тельная больни́ца
children's ~ де́тская больни́ца
day ~ дневно́й стациона́р
district ~ райо́нная больни́ца
general ~ **1.** больни́ца о́бщего про́филя **2.** гла́вный

[центра́льный] вое́нный го́спиталь
maternity ~ роди́льный дом
mental ~ психиатри́ческая больни́ца
multi-field ~ многопро́фильная больни́ца
one-field ~ однопро́фильная больни́ца
private ~ ча́стная больни́ца
public ~ госуда́рственная больни́ца
special ~ специализи́рованная больни́ца
teaching ~ ба́зовая больни́ца

hospitalization госпитализа́ция, помеще́ние в стациона́р

hospitalize госпитализи́ровать, помеща́ть в стациона́р

host 1. хозя́ин *(паразита)*; органи́зм-носи́тель *(паразита)* 2. реципие́нт
intermediate ~ промежу́точный хозя́ин

hostel общежи́тие

hour:
consulting ~**s** приёмные часы́ *(у врача)*
labor ~**s** рабо́чее вре́мя

human челове́к || челове́ческий

humeral плечево́й, относя́щийся к плечево́й ко́сти

humeroradial плечелучево́й

humeroscapular плечелопа́точный

humeroulnar плечелоктево́й

humerus плечева́я кость

humid 1. сыро́й, вла́жный 2. сопровожда́ющийся отха́ркиванием *или* выделе́ниями

humidification увлажне́ние

humidify увлажня́ть

humidity сы́рость, вла́жность

humor тканева́я жи́дкость
aqueous ~ водяни́стая вла́га, внутриглазна́я жи́дкость
crystalline ~ 1. хруста́лик 2. стеклови́дное те́ло

humoral гумора́льный

hunger 1. го́лод; чу́вство го́лода 2. голода́ние; дли́тельное недоеда́ние || голода́ть, испы́тывать го́лод

hurt 1. поврежде́ние; ра́на; ране́ние || нанести́ поврежде́ние; ра́нить 2. боль || причиня́ть боль

hyalin гиали́н, гиали́новое вещество́

hyaline гиали́новый; прозра́чный, стеклови́дный

hyalinize подверга́ться гиали́новому перерожде́нию

hyalinosis гиалино́з, гиали́новая дистрофи́я

hyaloplasm гиалопла́зма

hyaluronidase гиалуронида́за

hybrid гибри́д || гибри́дный, сме́шанный

hybridity гибри́дность

hybridization гибридиза́ция, скре́щивание

hybridoma гибридо́ма

hydatid 1. эхиноко́кковая киста́ 2. гидати́дный, эхиноко́кковый

hydatidosis эхинококко́з

hydradenitis гидраденит

hydragogue слаби́тельное, вызыва́ющее выделе́ние жи́дкости из кише́чника

hydramnion, hydramnios многово́дие, гидрамнио́н
hydrarthrosis гидрартро́з, водя́нка суста́ва
hydration гидрата́ция
hydriatrics водолече́ние, гидротерапи́я
hydrocardia гидроперика́рд, водя́нка перика́рда
hydrocele гидроце́ле, водя́нка оболо́чек яи́чка
hydrocephalus, hydrocephaly гидроцефали́я, водя́нка головно́го мо́зга
hydrogen водоро́д, H
hydrolysis гидро́лиз
hydrolyzate гидролиза́т, проду́кт гидро́лиза
hydrolyze подверга́ть гидро́лизу; гидролизи́ровать
hydromassage гидромасса́ж
hydronephrosis гидронефро́з
hydropericardium *см.* **hydrocardia**
hydroperitoneum асци́т, водя́нка брюшно́й по́лости
hydrophilic гидрофи́льный
hydrophobia 1. бе́шенство **2.** гидрофоби́я, водобоя́знь
hydrophobic 1. относя́щийся к бе́шенству **2.** гидрофо́бный *(о веществе)*
hydropic водя́ночный; отёчный
hydropneumoperitoneum гидропневмоперито́неум, нали́чие жи́дкости и га́за в брюшно́й по́лости
hydrops водя́нка; отёк
  fetal ~ многово́дие, гидрамнио́н
hydrosalpinx водя́нка ма́точной трубы́, гидроса́льпинкс
hydrotherapy водолече́ние, гидротерапи́я
hydrothorax гидрото́ракс
hydrotubation гидротуба́ция
hydrous во́дный; водяни́стый
hydroxide гидрокси́д
hydroxyproline оксипроли́н
hydruria полиури́я
hygiene гигие́на; санита́рная культу́ра, гигиени́ческие на́выки
  food ~ гигие́на пита́ния
  industrial ~ промы́шленная гигие́на
  mental ~ психогигие́на
  occupational ~ гигие́на труда́
  personal ~ ли́чная гигие́на
  radiation ~ радиацио́нная гигие́на
  social ~ социа́льная гигие́на
hygienic 1. гигиени́ческий **2.** здоро́вый
hygienics гигие́на
hygienist гигиени́ст, специали́ст по гигие́не
hygric вла́жный
hygroscopic гигроскопи́ческий, гигроскопи́чный
hymen де́вственная плева́, ги́мен
hyoglossal подъязы́чно-язы́чный
hyoid подъязы́чная кость || подъязы́чный
hyperacidity ацидо́з; гиперхлоргидри́я
hyperactivity повы́шенная акти́вность; гиперфу́нкция
hyperalgesia гипералгези́я
hyperalimentation 1. перееда́ние; перека́рмливание **2.** уси́ленное пита́ние

parenteral ~ парентера́льное пита́ние
hyperbilirubinemia гипербилирубинеми́я
hypercalcemia гиперкальциеми́я
hypercapnia гиперкапни́я
hyperchlorhydria гиперхлоргидри́я
hypercholesterolemia (гипер)холестеринеми́я
hyperchromatism **1.** гиперхромато́з *(1. усиленная пигментация 2. усиление сродства к красителям)* **2.** увеличе́ние содержа́ния хромати́на в ядре́ клётки
hypercoagulability гиперкоагуля́ция
hyperemesis неукроти́мая рво́та, гипереме́зис
hyperemia гиперемия, покрасне́ние
hyperergy гиперерги́я
hyperesthesia гиперестези́я
hyperexcitability повы́шенная возбуди́мость
hyperextension **1.** перерастяже́ние *(напр. связки)* **2.** переразгиба́ние *(конечности)*
hyperfunction гиперфу́нкция
hypergammaglobulinemia гипергаммаглобулинеми́я
hyperglycemia гипергликеми́я
hyperhidrosis гипергидро́з, уси́ленная потли́вость
hyperimmunity напряжённый иммуните́т
hyperimmunization гипериммуниза́ция
hyperinsulinemia гиперинсулинеми́я
hyperkalemia гиперкалиеми́я
hyperkeratosis гиперкерато́з
hypermature перезре́лый
hypermenorrhea гиперменоре́я, менорраги́я
hypermetropia дальнозо́ркость, гиперметропи́я
hypernephroma гипернефро́ма
hypernutrition *см.* **hyperalimentation**
hyperopia дальнозо́ркость, гиперметропи́я
hyperosmia гиперосми́я
hyperosmotic гиперосмоти́ческий
hyperostosis гиперосто́з
hyperoxia гипербокси́я
hyperoxide пе́рекись
hyperparathyroidism гиперпаратирео́з
hyperpigmentation гиперпигмента́ция
hyperplasia гиперплази́я
lymphoreticular ~ лимфоретикуля́рная гиперплази́я
hyperproteinemia гиперпротеинеми́я
hyperptyalism гиперсалива́ция, птиали́зм
hyperpyretic гиперпирети́ческий
hyperpyrexia гиперпирекси́я
hyperpyrexial гиперпирети́ческий
hyperreactivity повы́шенная реакти́вность
hypersalivation гиперсалива́ция, птиали́зм
hypersecretion гиперсекре́ция, повы́шенная секре́ция
hypersensitivity повы́шенная чувстви́тельность, гипер-

чувстви́тельность; аллерги́я
cold ~ холодо́вая гиперчувстви́тельность
delayed ~ гиперчувстви́тельность заме́дленного ти́па
immediate ~ гиперчувстви́тельность неме́дленного ти́па
immune complex ~ иммуноко́мплексная гиперчувстви́тельность
hypersomia гиганти́зм, макросоми́я
hypersomnia гиперсомни́я
hypersplenism гиперсплени́зм
hypersthenic гиперстени́ческий
hypersusceptibility сенсибилиза́ция, повы́шенная чувстви́тельность к возде́йствию тех *или* иных фа́кторов
hypertension гиперте́нзия
portal ~ порта́льная гиперте́нзия
transient ~ транзито́рная гиперте́нзия
hypertensive 1. гипертензи́вный, повыша́ющий артериа́льное давле́ние 2. гиперто́ник
hyperthermia гипертерми́я, перегрева́ние органи́зма
hyperthyroidism гипертирео́з, гиперфу́нкция щитови́дной железы́
hypertonia гипертони́я *(повышенный тонус мышц)*
hypertonic гипертони́ческий
hypertrichosis гипертрихо́з
hypertrophy гипертрофи́я
vicarious ~ вика́рная [замести́тельная] гипертрофи́я
work ~ рабо́чая гипертрофи́я
hypervariability гипервариа́бельность
hyperventilation гипервентиля́ция *(лёгких)*
hyperviscosity повы́шенная вя́зкость *(напр. крови)*
hypervitaminosis гипервитамино́з
hypesthesia гипестези́я
hyphema гифе́ма *(кровоизлияние в переднюю камеру глаза)*
hypnagogue снотво́рное сре́дство || снотво́рный
hypnosis гипно́з
hypnotherapy гипнотерапи́я, лече́ние гипно́зом
hypnotic снотво́рный препара́т || снотво́рный
hypnotist гипнотизёр
hypoacidity гипохлоргидри́я
hypoactivity пони́женная акти́вность; гипофу́нкция
hypoalimentation неполноце́нное [недоста́точное] пита́ние
hypochondrium подрёберная о́бласть
hypochromatism 1. гипопигмента́ция 2. гипохроми́я, гипохромази́я
hypocomplementemia гипокомплементеми́я
hypocorticism гипокортици́зм, гипофу́нкция коры́ надпо́чечников
hypoderm подко́жная (жирова́я) клетча́тка, гиподе́рма
hypodermic лека́рственное

средство для подкожных инъекций || подкожный
hypodynamia гиподинамия
hypoeosinophilia *гемат.* эозинопения
hypofunction гипофункция
hypogalactia гипогалактия, гиполактия
hypogammaglobulinemia гипогаммаглобулинемия
hypogastric подчревный, относящийся к подчревной области
hypogastrium подчревье, подчревная область, гипогастрий
hypogenitalism гипогонадизм, гипогенитализм
hypoglossal подъязычный
hypoglossus подъязычный нерв
hypoglycemia гипогликемия
dietary ~ алиментарная гипогликемия
hypohydration обезвоживание, гипогидратация, дегидратация
hypokinesia гипокинезия, ограниченная подвижность
hypokinetic гипокинетический
hypomenorrhea гипоменорея
hypomnesia гипомнезия, ослабление памяти
hypomotility гипокинезия, ограниченная подвижность
hyponychial подногтевой
hyponychium подногтевая пластинка, гипонихий, ногтевое ложе
hypo-ovaria гипофункция яичников
hypoperfusion недостаточная перфузия *(крови)*
hypopharynx гортанная часть глотки, гипофаринкс
hypophrenia гипофрения, слабоумие
hypophrenic **1.** поддиафрагмальный **2.** умственно отсталый
hypophysectomy гипофизэктомия
hypophysis гипофиз, мозговой придаток
hypopituitarism гипопитуитаризм *(гипофункция гипофиза)*
hypoplasia гипоплазия, недоразвитие
hypoplastic гипопластический, недоразвитый
hypoplasty *см.* **hypoplasia**
hypopraxia патологическая бездеятельность
hypoproteinosis гипопротеинемия
hypoprothrombinaemia гипопротромбинемия
hyporesponsiveness низкая реактивность, гипореактивность
hyporexia пониженный аппетит
hyposalivation гипосаливация
hyposecretion пониженная секреция, гипосекреция
hyposensitivity пониженная чувствительность
hyposensitization гипосенсибилизация
hyposmia гипосмия, ослабление обоняния
hyposomnia бессонница, инсомния
hypospadias гипоспадия
hyposthenic слабый; апатичный; ослабленный

hyposthenuria гипостенури́я
hypotension гипоте́нзия; пони́женное давле́ние
intracranial ~ внутричерепна́я гипоте́нзия
postural ~ ортостати́ческая гипоте́нзия
reflectory ~ стаби́льная гипоте́нзия
hypotensive 1. гипотензи́вный, понижа́ющий артериа́льное давле́ние 2. гипото́ник
hypothalamus гипотала́мус
hypothenar гипоте́нар, возвыше́ние мизи́нца
hypothermal гипотерми́ческий
hypothermia гипотерми́я, пони́женная температу́ра
deep [profound] ~ глубо́кая гипотерми́я
total body ~ о́бщая гипотерми́я
hypothesis гипо́теза, предложе́ние
hypothyroidism гипотирео́з
hypotonia гипотони́я, гипото́нус [сни́женный то́нус] мышцы
hypotonic гипотони́ческий
hypotrichosis гипотрихо́з, гипотрихи́я
hypovaria гипофу́нкция яи́чников
hypoventilation гиповентиля́ция *(лёгких)*
hypovitaminosis гиповитамино́з, витами́нная недоста́точность
hypovolemia *гемат.* гиповолеми́я
hypovolemic гиповолеми́ческий
hypoxemia гипоксеми́я
hypoxanthine гипоксанти́н
hypoxia гипокси́я, кислоро́дное голода́ние, кислоро́дная недоста́точность
circulatory ~ циркулято́рная гипокси́я
stagnant ~ засто́йная гипокси́я
tissue ~ тка́невая гипокси́я
hysterectomy гистерэктоми́я, экстирпа́ция ма́тки
hysteria истери́я
hysteric(al) истери́ческий
hysterocele гистероцéле, гры́жа ма́тки
hysterocolposcope гистерокольпоско́п
hysterocystic ма́точно-пузы́рный
hysterograph гистеро́граф *(прибор для регистрации сокращений матки)*
hystero-oophorectomy гистероофорэктоми́я, удале́ние ма́тки с прида́тками
hysteropathy боле́знь ма́тки
hysteropexy фикси́рование ма́тки
hysteroptosis опуще́ние ма́тки
hysterorrhexis разры́в ма́тки
hysterosalpingography гистеросальпингографи́я, рентгенографи́я ма́точных труб и ма́тки
hysteroscopy гистероскопи́я, осмо́тр по́лости ма́тки
hysterotomy гистеротоми́я, рассече́ние ма́тки
hysterotrachelectomy ампута́ция ше́йки ма́тки

I

iatraliptics втира́ние *(метод лечения)*
iatric(al) лечéбный, врачéбный
iatrogenic ятрогéнный
iatrogeny ятрогени́я
ice **1.** лёд **2.** замора́живать; моро́зить
ice-bladder пузы́рь со льдом
ichor гни́лостный [ихоро́зный] гной
ichorous гни́лостный, ихоро́зный
ichthyosis ихтио́з
icteric иктери́ческий, желту́шный; страда́ющий желту́хой
icterus желту́ха ◇ ~ **neonatorum** желту́ха новорождённых
nuclear ~ я́дерная желту́ха
ictus **1.** уда́р пу́льса **2.** внеза́пный при́ступ; внеза́пный припа́док *(напр. эпилепсии)*
ideation мышлéние
identical иденти́чный, одина́ковый
identification **1.** идентифика́ция; распознава́ние **2.** определéние, выяснéние
identify идентифици́ровать, распознава́ть *(напр. антиген)*
identity иденти́чность
ideomotor идеомото́рный
idiocy идиоти́я
idiogram идиогра́мма
idiopathic идиопати́ческий
idioplasm идиопла́зма, заро́дышевая пла́зма
idiosyncrasy идиосинкрази́я, повы́шенная чувстви́тельность
idiotic идиоти́ческий
idiotope идиото́п
idiotype идиоти́п, набо́р идиотипи́ческих детермина́нт *(в молекуле антитела)*
idiotypy идиотипи́я, вариа́бельность идиоти́пов
idioventricular относя́щийся к желу́дочку сéрдца, со́бственно желу́дочковый
ileac, ileal **1.** подвздо́шный **2.** относя́щийся к непроходи́мости кишéчника
ileectomy резéкция подвздо́шной кишки́
ileitis илéйт *(воспаление подвздошной кишки)*
distal ~ термина́льный илéйт
regional ~ региона́льный илéйт
ileocecal илеоцека́льный, подвздо́шно-слепокишéчный
ileostomy илеостоми́я
ileotomy илеотоми́я
ileum подвздо́шная кишка́
ileus непроходи́мость кишéчника, и́леус
adynamic ~ *см.* **paralytic ileus**
dynamic ~ динами́ческая непроходи́мость кишéчника
generalized ~ по́лная непроходи́мость кишéчника
localized ~ части́чная непроходи́мость кишéчника
occlusive ~ механи́ческая

непроходи́мость кише́чника
paralytic ~ паралити́ческая непроходи́мость кише́чника
spastic ~ спасти́ческая непроходи́мость кише́чника
iliac *см.* **ileac 1.**
iliacus подвздо́шная мы́шца
ilium подвздо́шная кость
illegal незако́нный, кримина́льный
illness боле́знь, заболева́ние; страда́ние; нездоро́вье; расстро́йство
associated ~ сопу́тствующее заболева́ние
atopic ~ атопи́ческое заболева́ние
chronic ~ хрони́ческое заболева́ние
dangerous ~ опа́сная боле́знь
decompression ~ кессо́нная боле́знь
fatal ~ неизлечи́мое заболева́ние
iatrogenic ~ ятроге́нное заболева́ние
mental ~ психи́ческое заболева́ние
image изображе́ние; представле́ние; о́браз; отраже́ние || изобража́ть; представля́ть; отобража́ть
imaging визуализа́ция, получе́ние изображе́ния
imbalance 1. дисбала́нс; наруше́ние равнове́сия **2.** несоотве́тствие
imbecile имбеци́льный; слабоу́мный
immature незре́лый; недоразви́вшийся
immaturity незре́лость; недоразви́тие
immunological ~ иммунологи́ческая незре́лость, иммунологи́ческая некомпете́нтность
immediate 1. непосре́дственный, прямо́й; ближа́йший **2.** неме́дленный, э́кстренный
immedicable инкура́бельный, неизлечи́мый
immerse погружа́ть, окуна́ть
immersion имме́рсия, погруже́ние
immobile неподви́жный; фикси́рованный *(напр. о переломе)*
immobility неподви́жность
immobilization иммобилиза́ция
immobilize иммобилизи́ровать; фикси́ровать
immune иммýнный; облада́ющий иммуните́том; невосприи́мчивый
immunifaction иммуниза́ция
immunity иммуните́т, невосприи́мчивость *(к болезни)* ◇ **to acquire** ~ приобрести́ иммуните́т
abortive ~ несто́йкий иммуните́т
acquired ~ приобретённый иммуните́т
active ~ акти́вный иммуните́т
adoptive ~ приобретённый иммуните́т
antisperm ~ антисперма́льный иммуните́т
antiviral ~ противови́русный иммуните́т

cell-mediated [cellular] ~ клéточный иммунитéт
complete ~ абсолю́тный иммунитéт
congenital ~ наслéдственный [естéственный, врождённый] иммунитéт
cross ~ перекрёстный иммунитéт
high-grade ~ напряжённый иммунитéт
humoral ~ гуморáльный иммунитéт
local ~ мéстный иммунитéт
native ~ *см.* **congenital immunity**
passive ~ пасси́вный иммунитéт
postvaccinal ~ приви́вочный иммунитéт
specific ~ специфи́ческий иммунитéт
tissue ~ тканевóй иммунитéт

immunization 1. иммунизáция 2. сенсибилизáция
immunoadsorbent иммуносорбéнт
immunoadsorption иммуносóрбция
immunoaffinoelectrophoresis иммуноаффи́нный электрофорéз
immunoanalyzer иммуноанализáтор
immunoassay иммунологи́ческий анáлиз; иммунологи́ческая прóба
immunoautoradiography иммунорадиоавтографи́я
immunobead иммуногрáнула, иммуномикроноси́тель, иммуносфéра
immunobiological иммунобиологи́ческий
immunobiology иммунобиолóгия
immunoblast иммуноблáст
immunoblotting иммуноблóттинг
immunocompetence иммунологи́ческая зрéлость, иммунокомпетéнтность
immunocompetent иммунокомпетéнтный
immunocyte иммуноци́т
immunocytology иммуноцитолóгия
immunodeficiency иммунодефици́тное состоя́ние, иммунодефици́т, иммунологи́ческая недостáточность
acquired ~ приобретённый иммунодефици́т
congenital ~ врождённый иммунодефици́т

immunodepression *см.* **immunosuppression**
immunodiffusion иммунодиффу́зия
immunoelectroassay иммуноэлектрофорети́ческий анáлиз
immunoelectrophoresis иммуноэлектрофорéз
counter ~ противотóчный [встрéчный] иммуноэлектрофорéз
crossed ~ перекрёстный иммуноэлектрофорéз

immunofixation иммунофиксáция
imprint ~ иммуноимпри́нтинг, мéтод иммунофикси́рованных отпечáтков

immunofluorescence иммунофлюоресце́нция
indirect ~ непряма́я иммунофлюоресце́нция
immunofluorimetry иммунофлюорометри́я
immunogenesis иммуногене́з
immunogenetics иммуногене́тика
immunogenic иммуноге́нный
immunogenicity иммуноге́нность
immunoglobulin иммуноглобули́н
immunolabel имму́нная ме́тка
immunologic иммунологи́ческий
immunologist иммуно́лог
immunology иммуноло́гия
immunopathology клини́ческая иммуноло́гия
immunopathy иммунопати́я
immunopotentiation иммуностимуля́ция
immunoprecipitate иммунопреципита́т
immunoprecipitation иммунопреципита́ция
immunoproliferative иммунопролиферати́вный
immunoprophylaxis иммунопрофила́ктика
immunoreactivity иммунореакти́вность
immunoregulation иммунорегуля́ция
immunosorbent иммуносорбе́нт
immunostimulant иммуностимуля́тор
immunosuppressant иммунодепресси́вное сре́дство, иммунодепресса́нт
immunosuppression иммуносупре́ссия, иммунодепре́ссия, подавле́ние иммýнного отве́та
immunotherapy иммунотерапи́я
immunotolerance иммунологи́ческая толера́нтность
impact **1.** уда́р, толчо́к; и́мпульс **2.** возде́йствие, влия́ние, эффе́кт
impacted **1.** вколо́ченный *(о переломе)*; вкли́ненный **2.** ущемлённый
impair ухудша́ть(ся), по́ртить(ся); причиня́ть уще́рб *(здоровью)*; ослабля́ть
impaired осла́бленный, сни́женный
impairment ухудше́ние; поврежде́ние; наруше́ние *(напр. функции органа)*
imperfect **1.** нару́шенный; дефе́ктный; несоверше́нный **2.** непо́лный; незавершённый
impetigo пузырча́тка, импети́го
implant имплант́ат ‖ имплант́ировать, вживля́ть {NB: *произношение сущ.* ['impla:nt], *гл.* [im'pla:nt]}
implantation **1.** имплант́ация, вживле́ние; переса́дка **2.** *эмбр.* имплант́ация, нида́ция **3.** приви́вка; перевива́ние *(опухолевых клеток)*
implication **1.** вовлече́ние **2.** су́щность; роль, значе́ние
impotence импоте́нция, мужска́я полова́я сла́бость
impregnate **1.** импрегни́ровать, пропи́тывать ‖ импрегни́рованный, пропи́тан-

ный 2. оплодотворя́ть 3. бере́менная {NB: *произношение гл.* ['impregneit], *прил.* [im'pregnət]}

impregnation 1. импрегна́ция, пропи́тывание; насы-ще́ние 2. оплодотворе́ние; зача́тие

imprint отпеча́ток

improve улучша́ть(ся)

improvement улучше́ние; положи́тельная дина́мика *(заболевания)*

impulse 1. и́мпульс; толчо́к, уда́р *(сердца)* 2. мотива́ция, побужде́ние

apex ~ верху́шечный толчо́к се́рдца

impurity загрязне́ние; при́месь

inactivation инактива́ция

inactive ине́ртный, пасси́вный, вя́лый; неде́йствующий

inapparent бессимпто́мный; скры́тый; лате́нтный

inborn врождённый; приро́дный

inbred 1. врождённый 2. *ген.* инбре́дный

incapacitation поте́ря трудоспосо́бности

incapacity 1. неспосо́бность; несостоя́тельность 2. нетрудоспосо́бность

incidence охва́т; сфе́ра де́йствия; число́ слу́чаев

disease ~ заболева́емость

incise рассека́ть; надреза́ть; иссека́ть

incision разре́з; надре́з; рассече́ние

included включённый; заключённый; окружённый

inclusion включе́ние

incompatibility несовмести́мость

incompatible несовмести́мый

incompetence 1. недоста́точность; функциона́льная недоста́точность 2. некомпете́нтность

incomplete 1. части́чный, непо́лный 2. несоверше́нный; незако́нченный 3. дефе́ктный

incontinence 1. недержа́ние 2. невозде́ржанность

urinary ~ недержа́ние мочи́

incorporate 1. сме́шивать; включа́ть; присоединя́ть 2. регистри́ровать

incorporation 1. сме́шивание; включе́ние; присоедине́ние 2. регистра́ция

incorrect непра́вильный, неве́рный; нето́чный; некорре́ктный

increase возраста́ние, увеличе́ние; рост; повыше́ние, приро́ст ‖ возраста́ть; увели́чиваться; повыша́ться; расти́ {NB: *произношение сущ.* ['inkri:s], *гл.* [in'kri:s]}

incubation 1. инкубацио́нный пери́од 2. инкуба́ция, выде́рживание в термоста́те 3. культиви́рование

incubator 1. инкуба́тор, куве́з *(для недоношенных детей)* 2. термоста́т

incurability инкура́бельность, неизлечи́мость

incurable инкура́бельный, неизлечи́мый, неисцели́мый

index 1. показа́тель; и́ндекс; коэффицие́нт 2. указа́тельный па́лец
mitotic ~ митоти́ческий и́ндекс
indicate 1. пока́зывать, ука́зывать; обознача́ть 2. служи́ть при́знаком, свиде́тельствовать
indication 1. показа́ние; усло́вие, крите́рий 2. при́знак, симпто́м
indigenous 1. врождённый 2. сво́йственный, прису́щий
indigestion диспепси́я, расстро́йство пищеваре́ния
indirect непрямо́й; ко́свенный
individual 1. индивидуа́льный; отде́льный 2. хара́кте́рный, осо́бенный
indolence безболе́зненность; нечувстви́тельность
induce индуци́ровать; вызыва́ть; побужда́ть; стимули́ровать
induction 1. *физиол.* инду́кция; вызыва́ние 2. вво́дный нарко́з
inductotherapy индуктотерапи́я
induration индура́ция, уплотне́ние *(органа или кожи)*; затверде́ние, отверде́ние
ineffective неэффекти́вный
ineffectiveness неэффекти́вность
inert вя́лый, ине́ртный
inertia вя́лость, ине́ртность; засто́йность
infant младе́нец; ребёнок мла́дшего во́зраста *(до 2 лет)*
breast-fed ~ ребёнок, вска́рмливаемый гру́дью
dysmature ~ недоно́шенный ребёнок
full-term ~ доно́шенный ребёнок
immature ~ недоно́шенный ребёнок
low-birth-weight ~ маловéсный ребёнок
mature ~ доно́шенный ребёнок
newborn ~ новорождённый
postmature ~ перено́шенный ребёнок
term ~ доно́шенный ребёнок
infantile младе́нческий; де́тский; инфанти́льный
infarct инфа́ркт
infarction 1. образова́ние инфа́ркта 2. инфа́ркт
infection инфе́кция; инфици́рование
adenovirus ~ аденови́русная инфе́кция
airborne ~ возду́шная инфе́кция
concurrent ~ сме́шанная инфе́кция
droplet ~ возду́шно-ка́пельная инфе́кция
focal ~ очаго́вая инфе́кция
latent ~ лате́нтная инфе́кция
mixed ~ сме́шанная инфе́кция
systemic ~ систе́мная инфе́кция
viral ~ ви́русная инфе́кция
infectious инфекцио́нный; зара́зный; вы́званный инфе́кцией

infertile бесплóдный
infertility бесплóдие
infestant возбудúтель заболевáния
infiltration 1. инфильтрáция; инфильтрáт **2.** инфильтрáция, проникновéние **3.** пропúтывание
inflammation воспалéние
inflammatory воспалúтельный; воспалённый
influence влияние, воздéйствие || влиять, окáзывать влияние, воздéйствовать
influenza грипп
influenzal гриппóзный
information информáция; свéдения; дáнные
infundibulum *анат.* ворóнка
infuse 1. вливáть, проводúть инфýзию **2.** приготáвливать настóй
infusion 1. внутривéнное вливáние, инфýзия **2.** настóй
  arterial ~ внутриартериáльное вливáние
  intravenous ~ внутривéнное вливáние
  saline ~ вливáние солевóго раствóра
ingest глотáть, проглáтывать; принимáть внутрь
ingestion глотáние, проглáтывание; приём внутрь
ingredient ингредиéнт, компонéнт, составнáя часть
ingrow врастáть *(напр. о ногте)*
inguinal пáховый
inhalation 1. вдыхáние; ингаляция **2.** лекáрственная фóрма для ингаляции
inhale вдыхáть; дéлать ингаляцию
inheritance наслéдственность; наслéдование
  autosomal dominant ~ аутосóмно-доминáнтное наслéдование
inhibit ингибúровать, тормозúть, подавлять, задéрживать
inhibition ингибúция, торможéние, угнетéние, подавлéние, задéржка
  ~ **of growth** угнетéние рóста
  competitive ~ *биохим.* конкурéнтное ингибúрование
inhibitor ингибúтор
inhibitory тормозящий, ингибúрующий, подавляющий
initial начáльный, исхóдный, первúчный
initiate побуждáть, стимулúровать; инициúровать
inject дéлать инъéкцию
injection инъéкция; парентерáльное введéние *(напр. лекарственного средства)*; укóл
  bolus ~ инъéкция удáрной дóзы веществá
  intramuscular ~ внутримышечное введéние
  intravenous ~ внутривéнное введéние
  single ~ однокрáтная инъéкция
injure повредúть; рáнить; ушибúть
injury повреждéние; рáна; ранéние; трáвма; ушúб
  birth ~ родовáя трáвма
  cold ~ отморожéние, обморожéние, холодóвая трáвма
  crush ~ размозжéние
  heat ~ **1.** тепловóй удáр **2.** термúческий ожóг

radiation ~ лучево́е пораже́ние
skull ~ че́репно-мозгова́я тра́вма
vessel ~ поврежде́ние сосу́да
visceral ~ ране́ние вну́треннего о́ргана

inlet входно́е отве́рстие; вход

inner вну́тренний

innervation иннерва́ция

inoculate 1. *микр.* инокули́ровать 2. дела́ть приви́вку

inoculation 1. *микр.* посе́в, инокуля́ция 2. приви́вка, вакцина́ция; иммуниза́ция

inoperable неопера́бельный

inpatient стациона́рный [госпита́льный] больно́й

insanity психо́з; психи́ческая боле́знь
affective [alternating] ~ маниака́льно-депресси́вный прихо́з
induced ~ индуци́рованный психо́з

insemination оплодотворе́ние; осемене́ние
artificial ~ иску́сственное оплодотворе́ние

insensitive нечувстви́тельный, лишённый чувстви́тельности

insertion 1. прикрепле́ние; введе́ние; вставле́ние 2. ме́сто прикрепле́ния *(напр. связки)*
low ~ of placenta предлежа́ние плаце́нты

inside 1. вну́тренняя сторона́ || вну́тренний 2. *разг.* вну́тренности

insidious постепе́нный

insoluble нераствори́мый

insomnia бессо́нница, инсомни́я

inspect 1. осма́тривать, обсле́довать 2. проверя́ть

inspection 1. осмо́тр, обсле́дование; освиде́тельствование 2. прове́рка, инспе́кция
medical ~ медици́нский осмо́тр

inspiration вдыха́ние; вдох

inspiratory дыха́тельный

institution учрежде́ние
medical ~ лече́бное учрежде́ние

instruct инструкти́ровать; обуча́ть

instruction инстру́кция, указа́ние; обуче́ние

instrument инструме́нт; при- бо́р; аппара́т
accessory ~ вспомога́тельный инструме́нт

insufficiency недоста́точность
cardiac ~ серде́чная недоста́точность
cardiovascular ~ серде́чно-сосу́дистая недоста́точность
cerebrovascular ~ недоста́точность мозгово́го кровообраще́ния
coronary ~ корона́рная недоста́точность
hepatic ~ печёночная недоста́точность
mitral ~ митра́льная недоста́точность
pulmonary ~ лёгочная недоста́точность

insufflation вдува́ние; поддува́ние; продува́ние
tubal ~ продува́ние ма́точных труб

insular инсуля́рный, острово́вый

insulin инсули́н
insult 1. пораже́ние; тра́вма 2. инсу́льт
insurance страхова́ние ◇ ~ upon lives страхова́ние жи́зни
disability ~ страхова́ние по нетрудоспосо́бности
insusceptible нечувстви́тельный; невосприи́мчивый
intact инта́ктный; неповреждённый
intake 1. введе́ние; приём внутрь 2. поглоще́ние, потребле́ние 3. вса́сывание, втя́гивание
integrity це́лостность
integument 1. ко́жа; нару́жный покро́в 2. оболо́чка
intellect интелле́кт
intensify уси́ливать
intensity 1. интенси́вность 2. напряжённость; си́ла; эне́ргия
interaction взаимоде́йствие; взаимосвя́зь
intercalary 1. вста́вочный *(напр. о нейроне)*; промежу́точный 2. вста́вленный; интерполи́рованный
intercellular межкле́точный
intercostal межрёберный
intercurrent случа́йный; преходя́щий; интеркурре́нтный
interface пове́рхность разде́ла, кайма́ *(между кожей и слизистой оболочкой)*
interfere 1. причиня́ть вред 2. меша́ть, препя́тствовать; вме́шиваться
interference 1. вмеша́тельство *(хирургическое)* 2. наруше́ние, расстро́йство 3. интерфере́нция
interferon интерферо́н
human leukocyte ~ челове́ческий лейкоцита́рный интерферо́н
interleukin интерлейки́н
intermediate промежу́точный
intermittent перемежа́ющийся; интермитти́рующий; преры́вистый; периоди́ческий
intern врач-инте́рн; врач-стажёр
internal вну́тренний ◇ for ~ use для вну́треннего употребле́ния *(о лекарственном средстве)*
internist терапе́вт
internship *амер.* интернату́ра; одногоди́чная стажиро́вка до вы́дачи пра́ва на практи́ческую де́ятельность
categorical ~ целева́я интернату́ра
interrelation взаимосвя́зь; взаимоотноше́ние; соотноше́ние
interruption 1. прерыва́ние *(напр. беременности)*; наруше́ние; прекраще́ние 2. вмеша́тельство; вторже́ние
~ **of pregnancy** прерыва́ние бере́менности
interspace *анат.* промежу́ток; щель
intertrochanteric межве́ртельный
interval интерва́л, промежу́ток; переры́в
bed turnover ~ оборо́т ко́йки
confidence ~ *стат.* довери́тельный интерва́л
intervention вмеша́тельство
surgical ~ хирурги́ческое вмеша́тельство

interventricular межжелу́дочковый
intervertebral межпозвоно́чный
intestinal кише́чный
intestine 1. кишка́ 2. *pl* кише́чник
  blind ~ слепа́я кишка́
  large ~ то́лстая кишка́
  segmented ~ ободо́чная кишка́
  small ~ то́нкая кишка́
  twisted ~ подвздо́шная кишка́
intolerance непереноси́мость
intoxication 1. интоксика́ция; отравле́ние 2. опьяне́ние
  alcohol ~ алкого́льное опьяне́ние
intra-arterial внутриартериа́льный
intra-articular внутрисуставно́й, интраартикуля́рный
intrabronchial внутрибронхиа́льный
intracellular внутрикле́точный
intracranial внутричерепно́й
intradermal внутрико́жный, интрадерма́льный
intragastric внутрижелу́дочный
intrahepatic внутрипечёночный
intramural внутристе́ночный, интрамура́льный
intramuscular внутримы́шечный
intranatal интраната́льный *(происходящий во время родов)*
intranuclear внутрия́дерный
intraocular внутриглазно́й
intrauterine внутрима́точный; внутриутро́бный
intravenous внутриве́нный
intrinsic 1. врождённый; приро́дный 2. прису́щий *(чему-л.)* 3. вну́тренний; со́бственный, сво́йственный
introduce вводи́ть
introduction введе́ние; вступле́ние
intubate интуби́ровать; вводи́ть тру́бку *(в полый орган)*
intubation интуба́ция
intussusception инвагина́ция
inunction втира́ние
invade 1. проника́ть, внедря́ться 2. поража́ть; распространя́ться *(о болезни)*
invagination 1. инвагина́ция 2. вправле́ние гры́жи
invalid инвали́д
invasion 1. инва́зия 2. нача́ло заболева́ния; при́ступ боле́зни
inverse обра́тный, противополо́жный; перевёрнутый
investigation иссле́дование; изуче́ние; изыска́ние ◇ **to carry on an ~** проводи́ть иссле́довательскую рабо́ту
in vitro «в проби́рке», вне органи́зма
in vivo в живо́м органи́зме
involuntary непроизво́льный
involution инволю́ция, обра́тное разви́тие; дегенера́ция
  involve поража́ть *(болезнью)*; вовлека́ть в патологи́ческий проце́сс; осложня́ть
iodine йод, I
ion ио́н
iridectomy иридэктоми́я

iridotomy иридотоми́я
iris (*pl* **irides**) ра́дужка, ра́дужная оболо́чка гла́за
iron желе́зо, Fe
irradiation 1. облуче́ние 2. распростране́ние; иррадиа́ция 3. излуче́ние
continuous ~ непреры́вное облуче́ние
fractional ~ дро́бное [фракцио́нное] облуче́ние
irregular 1. име́ющий непра́вильную фо́рму; неро́вный 2. несимметри́чный 3. нерегуля́рный; неравноме́рный
irreversible необрати́мый *(о процессе)*
irrigate ороша́ть; промыва́ть
irrigation ороше́ние; промыва́ние
vaginal ~ влага́лищное спринцева́ние
irritability 1. раздражи́тельность 2. раздражи́мость, чувстви́тельность, возбуди́мость
irritation 1. раздраже́ние 2. возбужде́ние
ischalgia ишалги́я
ischemic ишеми́ческий, малокро́вный
ischial седа́лищный
ischium седа́лищная кость
ischuria ишури́я, заде́ржка мочи́
islet *анат.* острово́к
isolate 1. *ген.* изоля́т 2. культу́ра *(микроорганизма)* 3. изоли́ровать, отделя́ть; обособля́ть
isotonic изотони́ческий
isotope изото́п
isotype изоти́п
issue 1. вытека́ние, истече́ние 2. вы́ход; выходно́е отве́рстие 3. исхо́д; результа́т *(лечения)*
itch 1. зуд || вызыва́ть зуд 2. чесо́тка
itching зудя́щий

J

jagged рва́ный *(о ране)*
jaundice желту́ха
~ **of pregnancy** желту́ха бере́менных
infectious ~ 1. инфекцио́нный [эпидеми́ческий] гепати́т, гепати́т А, боле́знь Бо́ткина 2. желту́шный лептоспиро́з
obstructive ~ механи́ческая желту́ха
posttransfusion ~ сы́вороточный гепати́т, гепати́т В
jaw 1. че́люсть 2. бра́нша *(зажима, пинцета)*
jejunal относя́щийся к то́щей кишке́
jejunum то́щая кишка́
jelly-like желеобра́зный
jerk 1. рефле́кс 2. су́дорожное подёргивание
knee ~ коле́нный рефле́кс
tendon ~ сухожи́льный рефле́кс
joint 1. суста́в; диартро́з; сочлене́ние 2. соедине́ние, ме́сто соедине́ния || соединя́ть; свя́зывать
ankle ~ голеносто́пный суста́в

coxofemoral ~ тазобе́дренный суста́в
digital ~s межфала́нговые суста́вы *(кисти и стопы)*
elbow ~ локтево́й суста́в
hip ~ тазобе́дренный суста́в
intercarpal ~s межзапя́стные суста́вы
knee ~ коле́нный суста́в
sacrococcygeal ~ крестцо́во-подвздо́шное сочлене́ние
shoulder ~ плечево́й суста́в
thigh ~ тазобе́дренный суста́в
wrist ~ лучезапя́стный суста́в

jowl че́люсть

judgement мне́ние; взгляд; оце́нка; сужде́ние
clinical ~ клини́ческая оце́нка

jugal скулово́й, относя́щийся к скуле́

jugular 1. ше́йный 2. яре́мная ве́на || яре́мный

juice сок
gastric ~ желу́дочный сок

junction 1. соедине́ние; ме́сто соедине́ния; стык 2. си́напс
gap ~ щелево́й конта́кт
tight ~ пло́тный конта́кт

juvenile ювени́льный, ю́ношеский

juxta-articular околосуставно́й

K

kakergasia *псих.* мерергази́я, части́чное расстро́йство у́мственной де́ятельности

kakke бе́ри-бе́ри, авитамино́з B_1

kala-azar висцера́льный лейшмanио́з, ка́ла-аза́р

kaliopenia гипокалиеми́я

kalium ка́лий, K

kallikrein калликреин

kaolin каоли́н, бе́лая гли́на

kaolinosis каолино́з, каоли́новый пневмокonио́з

karyoblast кариобла́ст

karyogamy кариогами́я

kariokinesis кариокине́з, непрямо́е деле́ние кле́тки

karyolemma кариоле́мма, кариоте́ка, я́дерная оболо́чка

karyolymph кариоли́мфа, я́дерный сок

karyolysis карио́лиз, растворе́ние ядра́ кле́тки

karyolytic кариолити́ческий *(напр. о медикаменте)*

karyomitosis кариомито́з

karyon кле́точное ядро́

karyoplasm *см.* **karyolymph**

karyorrhexis кариоре́ксис, фрагмента́ция ядра́

karyotheca *см.* **karyolemma**

karyotype кариоти́п, хромосо́мный набо́р кле́тки

kasai алимента́рная анеми́я

katabolism катаболи́зм

keck де́лать рво́тное движе́ние

keeled ладьеви́дный

keep 1. держа́ть; сохраня́ть || содержа́ние; состоя́ние 2. вести́ ◇ to ~ alive оста́ться в живы́х; to be in low ~ быть в плохо́м состоя́нии; to ~ diet соблюда́ть дие́ту; to ~ (*smb*)

in bed удéрживать (*кого-л.*) в постéли; to ~ record вести́ зáпись; to ~ record of pulse вести́ зáпись пу́льса; to ~ well сохраня́ть удовлетвори́тельное состоя́ние
keeper санитáр *(в психиатрическом учреждении)*
keloid келóид
Addison's ~ морфéа *(форма бляшечной склеродермии)*
keloidal келóидный
kelotomy грыжесечéние
keratectomy кератэктоми́я, удалéние рогови́цы
keratic 1. роговóй 2. относя́щийся к рогови́це
keratin керати́н
keratinize ороговевáть
keratitis керати́т, воспалéние роговóй оболóчки
deep ~ глубóкий керати́т
herpes (simplex) ~ герпети́ческий керати́т
lagophthalmic ~ керати́т вслéдствие несмыкáния век
mycotic ~ микоти́ческий керати́т
punctate ~ тóчечный керати́т
trophic ~ трофи́ческий керати́т
keratoacanthoma кератоакантóма
keratoconjunctivitis кератоконъюнктиви́т
vernal ~ весéнний кератоконъюнктиви́т
keratoconus кератокóнус
keratoderma кератодерми́я
keratoglobus кератоглóбус
keratolytic кератолити́ческий
keratomalacia кератомаля́ция
keratopathy кератопати́я
keratoplasty кератоплáстика
keratoscopy кератоскопи́я, исслéдование роговóй оболóчки
keratosis кератóз, ороговéние
senile ~ стáрческий кератóз
keratotomy кератотоми́я, рассечéние рогови́цы
radial ~ радиáльная кератотоми́я
kerion кериóн, глубóкая (нагнои́тельная) трихофити́я
Celsus' ~ кериóн Цéльса, инфильтрати́вно-нагнои́тельная трихофити́я
kernicterus я́дерная желту́ха
ketoacidosis кетоацидóз
ketoaciduria кетоацидури́я
ketogenesis кетогенéз
ketogenic кетогéнный
ketone кетóн, кетóновое тéло
ketonemia кетонеми́я
ketonuria кетонури́я
ketosis кетóз
key 1. ключ, код 2. кнóпка 3. веду́щий, основнóй *(напр. симптом)*
kibe ознoблéние
kidney пóчка
accessory ~ добáвочная пóчка
contracted ~ смóрщенная пóчка
cystic ~ кистóзная пóчка
floating ~ подви́жная [блуждáющая] пóчка
gouty ~ подагри́ческая нефропати́я
horseshoe ~ подковообрáзная пóчка
movable ~ подви́жная [блуждáющая] пóчка

precipitated ~ стреми́тельные ро́ды
premature ~ преждевре́менные ро́ды
laboratory лаборато́рия
central ~ центра́льная лаборато́рия
clinical ~ клини́ческая лаборато́рия
express ~ экспре́сс-лаборато́рия
microbiology ~ микробиологи́ческая лаборато́рия
scientific research ~ нау́чно-иссле́довательская лаборато́рия
labrocyte лаброци́т, ту́чная кле́тка, мастоци́т
labyrinth лабири́нт
labyrinthitis лабиринти́т, воспале́ние лабири́нта вну́треннего у́ха
lack 1. недоста́ток, дефе́кт || испы́тывать недоста́ток 2. недоста́точность, несостоя́тельность
~ of blood малокро́вие
oxygen ~ гипокси́я
lacrimal слёзный
lacrimation слезоотделе́ние
lacrimatory вызыва́ющий слезоотде́ление
lactalbumin лактальбуми́н, альбуми́н молока
lactase лакта́за
lactate лакта́т
lactate dehydrogenase лактатдегидрогена́за
lactation лакта́ция
lactobacillus лактобакте́рия
lactose лакто́за, моло́чный са́хар
lactotherapy лактотерапи́я
lagging отстава́ние, запа́здывание
lambliasis лямблио́з
lame хромо́й, уве́чный || кале́чить, уве́чить
lamella пласти́нка
lameness хромота́
intermittent ~ перемежа́ющаяся хромота́
laminectomy ламинэктоми́я, удале́ние ду́жки позвонка́
laminotomy ламинотоми́я
lamp:
germicidal ~ бактерици́дная ла́мпа
quartz ~ ква́рцевая ла́мпа
slit ~ щелева́я ла́мпа
substage ~ освети́тель для микроско́па
ultraviolet ~ ультрафиоле́товая ла́мпа
lancet ланце́т
lanugo пушко́вые во́лосы
lap мо́чка у́ха
laparoscopy лапароскопи́я
laparotomy лапаротоми́я
exploratory ~ диагности́ческая лапаротоми́я
larva личи́нка
larvate скры́тый, бессимпто́мный
laryngitis ларинги́т
dry ~ сухо́й ларинги́т
laryngoscope ларингоско́п, горта́нное зе́ркало
laryngoscopy ларингоскопи́я
direct ~ пряма́я ларингоскопи́я
indirect ~ непряма́я ларингоскопи́я
laryngospasm ларингоспа́зм
laryngotomy ларинготоми́я
larynx горта́нь
laser ла́зер

lash ресни́ца
last **1.** продолжа́ться **2.** после́дний; про́шлый
late по́здний || по́здно
lately неда́вно, в после́днее вре́мя
latent лате́нтный, скры́тый
lateral боково́й, латера́льный
lattice *биохим.* решётка
lavage лава́ж, промыва́ние || проводи́ть лава́ж, промыва́ть *(по́лость)*
  gastric ~ промыва́ние желу́дка
  intraperitoneal ~ промыва́ние брюши́ны, промыва́ние брюшно́й по́лости
lavement лава́ж, промыва́ние
law зако́н
  Einthoven's ~ пра́вило Эйнтхо́вена *(в электрокардиографии)*
  Hamburger's ~ зако́н Амбюрже́ *(о транспорте ионов кровью)*
  Talbot's ~ зако́н Та́льбота, зако́н слия́ния мелька́ний
lax сла́бый, вя́лый
laxative слаби́тельное сре́дство || слаби́тельный
  saline ~ солево́е слаби́тельное
laxity дря́блость, вя́лость *(напр. кожи)*
layer слой ◇ **to close in ~s** закры́ть посло́йно
  boundary ~ погрании́чный слой
  cortical ~ кортика́льный [ко́рковый] слой
  enveloping ~ вне́шний [окружа́ющий] слой
  germinal ~ заро́дышевый листо́к
  horny ~ рогово́й слой
  longitudinal ~ продо́льный слой
  middle ~ сре́дний слой
  outer ~ нару́жный слой
  pigment ~ пигме́нтный слой
  stromal ~ слой строма́льных клёток
  surface ~ пове́рхностный слой
lead I [led] свине́ц, Pb
lead II [li:d] отведе́ние *(напр. электрокардиограммы)*
  chest ~ грудно́е отведе́ние
  esophageal ~ пищево́дное отведе́ние
  extremity ~ отведе́ние от коне́чности
  intracardial (electrode) ~ внутрисерде́чное отведе́ние
  limb ~ отведе́ние от коне́чности
  precordial ~ прекордиа́льное отведе́ние
  standard ~**s** станда́ртные отведе́ния
  unipolar limb ~ однопо́люсное отведе́ние
  Wilson's ~**s** отведе́ния Уи́лсона
leading веду́щий, гла́вный
leaflet:
  ~**s of valves** ство́рки кла́пана
lean худо́й, то́щий, исхуда́вший
least ◇ **at** ~ по кра́йней ме́ре
leave о́тпуск ◇ **to be on a sick** ~ находи́ться на больни́чном листе́

maternity ~ декре́тный о́тпуск
sick ~ о́тпуск по боле́зни
lechopyra послеродова́я лихора́дка
lecithin лецити́н
lecture ле́кция
plenary ~ ле́кция на плена́рном заседа́нии
leech пия́вка || ста́вить пия́вки
medicinal ~ медици́нская пия́вка
left ле́вый
left-handed левору́кий
leg 1. нога́ *(голень до ступни)* 2. но́жка, сто́йка
artificial ~ проте́з ни́жней коне́чности
saber ~ саблеви́дная го́лень
legionellosis легионеллёз, боле́знь легионе́ров
leiomyoma лейомио́ма
soft-tissue ~ лейомио́ма мя́гких тка́ней
leiomyosarcoma лейомиосарко́ма
leishmaniasis лейшмание́з
infantile ~ де́тский средиземномо́рский лейшманио́з
visceral ~ висцера́льный лейшманио́з, ка́ла-аза́р
length длина́; дли́тельность ◇ in ~ в длину́, длино́й
birth ~ рост (ребёнка) при рожде́нии
foot ~ длина́ стопы́
lengthening удлине́ние; растяже́ние
lens 1. ли́нза 2. хруста́лик *(глаза)* ◇ absence of the ~ отсу́тствие хруста́лика, афаки́я
artificial ~ иску́сственный хруста́лик
bifocal ~ бифока́льное очко́вое стекло́
corneal ~ рогови́чная ли́нза
eye ~ хруста́лик гла́за
intraocular ~ внутриглазна́я ли́нза
laser ~ ла́зерная ли́нза
prismatic ~ призмати́ческая ли́нза
silicone ~ силико́новая ли́нза
lentivirus лентиви́рус
leper-house лепрозо́рий
lepra *см.* **leprosy**
leprosary лепрозо́рий
leprosy прока́за, ле́пра
anesthetic ~ не́рвная [анестети́ческая] прока́за
cutaneous ~ лепромато́зная ле́пра
white ~ лейкоде́рма, вити́лиго
leptomeningitis лептоменинги́т
leptospirosis лептоспиро́з
icteric ~ желту́шный лептоспиро́з, боле́знь Васи́льева — Ве́йля
lesion поврежде́ние, пораже́ние
mitral ~ митра́льный поро́к *(сердца)*
lethal лета́ль, лета́льный ген || лета́льный
potentially ~ потенциа́льно лета́льный
lethality лета́льность
lethargy летарги́я, дли́тельная спя́чка
lethe амнези́я
leucocyte *см.* **leukocyte**

leucous бе́лый *(о коже)*, бле́дный
leukapheresis лейкофере́з
leukemia лейкеми́я, лейко́з
  acute myeloid ~ о́страя миело́идная лейкеми́я, о́стрый миело́з, о́стрый миелолейко́з
  blast-cell ~ бла́стная лейкеми́я
  granulocytic ~ гранулоцита́рная лейкеми́я, гранулоцита́рный лейко́з
  hairy-cell ~ волосатокле́точный лейко́з, гистиоцита́рный ретикулоэндотелио́з
  leukemic ~ лейкеми́ческий лейко́з
  lymphatic ~ лимфати́ческий лейко́з, лимфати́ческая лейкеми́я
  lymphoblastic ~ лимфобла́стная лейкеми́я, лимфобла́стный лейко́з
  megakaryocytic ~ мегакариоцита́рная лейкеми́я
  myeloblastic ~ миелобла́стная лейкеми́я
  myelocytic ~ миелоцита́рный лейко́з, миелолейко́з, миелоцита́рная лейкеми́я
  myelomonocytic ~ миеломоноцита́рная лейкеми́я
  plasma cell ~ плазмокле́точный лейко́з
  promyelocytic ~ промиелоцита́рная лейкеми́я
  subleukemic ~ сублейкеми́ческий лейко́з
leukocyte лейкоци́т
  acidophilic ~ эозинофи́л, ацидофи́льный гранулоци́т
  granular ~ гранулоци́т, зерни́стый лейкоци́т
  immune ~ иммунокомпете́нтный лейкоци́т
  resident ~ осе́длый лейкоци́т *(тканевой)*
leukocytolysis лейкоцито́лиз
leukocytopenia лейко(цито)пени́я
leukocytosis лейкоцито́з
leukoma бельмо́, лейко́ма
leukopenia лейко(цито)пени́я
leukoplakia лейкоплаки́я
leukorrhea бе́ли
leukotaxis лейкота́ксис
leukotrienes *pl* лейкотрие́ны
levator поднима́ющая мы́шца
level у́ровень
  elevated ~ повы́шенный у́ровень
  serum ~ у́ровень *(чего-л.)* в сы́воротке кро́ви
  toxic ~ токси́ческая концентра́ция, токси́ческий у́ровень
levocardiogram *кард.* левогра́мма
liberate высвобожда́ть, освобожда́ть
liberation:
  energy ~ высвобожде́ние эне́ргии
libido либи́до, полово́е влече́ние
library библиоте́ка
  clone ~ банк кло́нов
  gene ~ библиоте́ка ге́нов
license лице́нзия; разреше́ние || разреша́ть, дава́ть (официа́льное) разреше́ние
lichen лиша́й
  Wilson's ~ лиша́й Ви́льсона, кра́сный пло́ский лиша́й

lichenification лихенифика́ция
lid ве́ко
lie 1. положе́ние *(плода)* **2.** лежа́ть
impacted transverse ~ ущемлённое попере́чное положе́ние *(плода)*
lien селезёнка
life жизнь
lifeless безжи́зненный
lifelong в тече́ние всей жи́зни
lift 1. подъём ‖ поднима́ться **2.** подъёмник, лифт
ligament свя́зка
bifurcated ~ раздво́енная свя́зка
crucial ~ крестообра́зная свя́зка
falciform ~ серпови́дная свя́зка
inguinal ~ па́ховая свя́зка
intraarticular ~ внутрисуставна́я свя́зка
Poupart's ~ пупа́ртова свя́зка
round ~ кру́глая свя́зка
ligand лига́нд
fluid-phase ~ раствори́мый лига́нд
ligate накла́дывать лигату́ру, перевя́зывать *(напр. сосуд)*
ligation наложе́ние лигату́ры, перевя́зка *(напр. сосуда)*
ligature лигату́ра
light свет ‖ освеща́ть
bright ~ я́ркий свет
flickering ~ мерца́ющий свет
polarized ~ поляризо́ванный свет
visible ~ ви́димый свет
lighten 1. свети́ть **2.** освеща́ть
light-headedness головокруже́ние; спу́танность
limb коне́чность
lower ~ ни́жняя коне́чность
upper ~ ве́рхняя коне́чность
limit преде́л ◇ **within normal ~s** в преде́лах но́рмы
~ of fatigue преде́л выно́сливости
age ~ ограниче́ние по во́зрасту
audibility ~ преде́л слы́шимости
endurance ~ преде́л выно́сливости
pain ~ болево́й поро́г
tolerance ~ преде́л переноси́мости
limitation ограниче́ние
limosis обострённое чу́вство го́лода
limp хромота́ ‖ хрома́ть
remittent ~ перемежа́ющаяся хромота́
line 1. ли́ния *(напр. клеток)* **2.** грани́ца, преде́л **3.** ряд ◇ **in ~ with...** в соотве́тствии с...
~ of demarcation демаркацио́нная ли́ния
~ of depression странгуляцио́нная борозда́
cell ~ кле́точная ли́ния
cloned cell ~ клона́льная кле́точная ли́ния
hot ~ телефо́н дове́рия *(анонимная психологическая помощь)*
immortal cell ~ иммортализо́ванная [бессме́ртная] ли́ния кле́ток

inbred ~ инбре́дная ли́ния
mammary ~ соско́вая ли́ния
medial ~ сре́дняя ли́ния
midclavicular ~ среди́нно-ключи́чная ли́ния
midsternal ~ среднегруди́нная [стерна́льная] ли́ния
New-Zealand rats ~ *ген.* новозела́ндская ли́ния крыс
nipple ~ соско́вая ли́ния
oblique ~ коса́я ли́ния
precipitation ~ ли́ния преципита́ции
pure ~ чи́стая ли́ния
white ~ бе́лая ли́ния (живота́)
Wistar rats ~ *ген.* ли́ния крыс Виста́р

lingua язы́к (*см. тж* **tongue**)
lingula язычо́к
liniment жи́дкая мазь, линиме́нт
lining вы́стилка
linkage связь, сцепле́ние
genetic ~ сцепле́ние ге́нов
linked свя́занный, входя́щий в соедине́ние
lip 1. губа́ 2. край (*напр. язвы*)
hare's ~ за́ячья губа́
vulvar ~ полова́я губа́
lipase липа́за
lipoprotein ~ липопротеин-липа́за
lipidosis липидо́з (*болезнь накопления липидов*) ◇ ~ cutis et mucosae липидо́з ко́жи и сли́зистых оболо́чек, боле́знь У́рбаха — Ви́те
phosphatide ~ фосфати́дный липидо́з, боле́знь Ни́манна — Пи́ка
lipid липи́д
blood ~s липи́ды кро́ви
brain ~s липи́ды мо́зга
plasma ~s липи́ды пла́змы
lipochondrodystrophy липохондродистрофи́я
lipodystrophy липодистрофи́я
intestinal ~ интестина́льная [кише́чная] липодистрофи́я, липогранулемато́з брыже́йки, боле́знь У́иппла
progressive ~ прогресси́рующая сегмента́рная липодистрофи́я, боле́знь Барра-ке́ра — Си́монса
lipofuscin липофусци́н
lipogranulomatosis липогранулемато́з, боле́знь Хе́нда — Шю́ллера — Кри́счена
subcutaneous ~ подко́жный липогранулемато́з, боле́знь Ро́тманна — Мака́и
lipoid липи́д
lipocalcinogranulomatosis липокальциногранулемато́з
lipoma липо́ма
bone ~ липо́ма ко́сти
lipomatosis липомато́з ◇ ~ adiposis dolorosa боле́зненный липомато́з, адипозалги́я, боле́знь Де́ркума
lipophage липофа́г
lipophagia липофаги́я
lipopolysaccharid липополисахари́д
lipoproteins *pl* липопроте́йны
high-density ~ липопроте́йны высо́кой пло́тности
low-density ~ липопроте́йны ни́зкой пло́тности
serum ~ липопроте́йны сы́воротки кро́ви, сы́вороточные липопроте́йны
liposarcoma липосарко́ма

myxoid ~ миксо́идная липосарко́ма
liposome липосо́ма
lipotropic липотро́пный
liquefaction разжиже́ние
liquid жи́дкость || жи́дкий
wash(ing) ~ промывна́я жи́дкость
liquor жи́дкость
listen слу́шать, прослу́шивать ◇ **to ~ for cardiac murmur** выслу́шивать [аускульти́ровать] шумы́ в се́рдце; **to ~ to the heart** выслу́шивать се́рдце; **to ~ to the lung** выслу́шивать лёгкие
listerellosis, lister(i)osis листереллёз
lithocystotomy литоцистотоми́я
lithotomy литотоми́я, камнесече́ние
lithotriptor литотри́птор
litmus ла́кмус || ла́кмусовый
little ◇ **a ~** немно́го
live жить || живо́й {NB: *произношение гл.* [liv], *прил.* [laiv]}
liveborn живорождённый
livedo ливе́до
liver пе́чень
congested ~ засто́йная [муска́тная] пе́чень
fatty ~ жирова́я пе́чень
nutmeg ~ засто́йная [муска́тная] пе́чень
livid (серова́то-)бле́дный
lividity циано́з
cadaveric ~ тру́пные пя́тна
load нагру́зка; уси́лие || нагружа́ть
dosed ~ дози́рованная нагру́зка
immunogenic ~ иммуноге́нный потенциа́л
lobar долево́й, лоба́рный
lobe *анат.* до́ля
~ of the lung до́ля лёгкого
ear ~ мо́чка у́ха
inferior ~ ни́жняя до́ля
middle ~ сре́дняя до́ля
upper ~ ве́рхняя до́ля
lobectomy лобэктоми́я, удале́ние до́ли *(напр. лёгкого)*
lobular до́льковый, лобуля́рный
lobule *анат.* до́лька
local ме́стный, лока́льный, ограни́ченный
localization **1.** локализа́ция **2.** определе́ние местонахожде́ния
localize локализова́ть(ся)
locate **1.** определя́ть локализа́цию **2.** уточня́ть местоположе́ние
location **1.** локализа́ция **2.** определе́ние местонахожде́ния
disease ~ локализа́ция патологи́ческого проце́сса, *sedes morbi*
lochia *pl* ло́хии *(послеродовые выделения из матки)*
lockjaw тризм, тони́ческий спазм мышц че́люстей
locus (*pl* **loci**) **1.** ме́сто; уча́сток **2.** *ген.* ло́кус ◇ **~ minoris resistentiae** ме́сто наиме́ньшего сопротивле́ния, уязви́мое ме́сто
acupuncture ~ ме́сто [то́чка] иглоука́лывания
gene ~ ге́нный ло́кус
immune-related ~ ло́кус имму́нного отве́та
marker ~ маркёрный ло́кус

logorrhea логоре́я, речево́е недержа́ние
loin поясни́ца
long-acting дли́тельно де́йствующий; дюра́нтный *(о лекарственном препарате)*
longevity долгожи́тельство
longitudinal продо́льный
long-lasting дли́тельный, продолжи́тельный; хрони́ческий
longsightedness дальнозо́ркость, гиперметропи́я
look 1. смотре́ть 2. вы́глядеть ◇ **to ~ after** уха́живать (*за кем-л.*); **to ~ for** иска́ть; **to ~ ill** вы́глядеть больны́м; **to ~ pale** вы́глядеть бле́дным
loop петля́ ‖ образо́вывать пе́тли; перекру́чиваться
  Henle's ~ петля́ Ге́нле
  intestinal ~ петля́ кише́чника
loose ры́хлый, свобо́дный *(напр. повязка)*
lordosis лордо́з
loss поте́ря, утра́та
  ~ of appetite поте́ря аппети́та
  ~ of blood кровопоте́ря, поте́ря кро́ви
  ~ of hair выпаде́ние воло́с
  ~ of memory поте́ря па́мяти, амнези́я
  ~ of sensation поте́ря чувстви́тельности, анестези́я
  ~ of sexual power полово́е бесси́лие
  ~ of sleep бессо́нница
  ~ of strength упа́док сил
  ~ of vision поте́ря зре́ния
  ~ of weight поте́ря ве́са, похуда́ние
  acute visual ~ о́страя поте́ря зре́ния
  blood ~ кровопоте́ря, поте́ря крови
  fetal ~ вы́кидыш
  fluid ~ поте́ря жи́дкости
  memory ~ поте́ря па́мяти, амнези́я
  salt ~ поте́ря соле́й *(напр. при спру)*
  sense [sensory] ~ поте́ря чувстви́тельности, анестези́я
  visual ~ поте́ря зре́ния
  water ~ поте́ря воды́
  weight ~ поте́ря ве́са, похуда́ние
lotion лосьо́н
loud гро́мкий
louse вошь
  body ~ платяна́я вошь
  head ~ головна́я вошь
  pubic ~ лобко́вая вошь
lousicide сре́дство про́тив вшей
lousiness вши́вость, педикулёз
low ни́зкий
lower ни́жний
lowering сниже́ние
lubrication сма́зывание
lues си́филис
  congenital [hereditary] ~ врождённый си́филис
lumbago люмба́го
lumbar поясни́чный
lumbarization люмбализа́ция *(позвонка)*
lumen просвет *(напр. сосуда)*
lung лёгкое
  collapsed ~ спа́вшееся лёгкое

congested ~ застóйное лёгкое
iron ~s бóксовый респирáтор, *уст.* «желéзные лёгкие» *(аппарат)*

lupus волчáнка ◇ ~ erythematosus крáсная волчáнка; disseminated ~ erythematosus диссеминíрованная крáсная волчáнка; systemic ~ erythematosus систéмная крáсная волчáнка; ~ vulgaris простáя волчáнка
discoid ~ дискóидная волчáнка

lutein лютеúн

luteotropin лютеотрóпный гормóн

luxation вы́вих
~ of lens вы́вих хрустáлика *(глаза)*

lying-in родоразрешéние; рóды

lymph лúмфа

lymphadenitis лимфаденúт
inguinal ~ пáховый лимфаденúт

lymphadenopathy лимфаденопатúя
bulky ~ генерализóванная лимфаденопатúя

lymphangi(i)tis лимфанг(и)úт

lymphangioma лимфангиóма

lymphatic лимфатúческий

lymphedema лимфедéма

lymphoblast лимфоблáст

lymphocyte лимфоцúт
adherent ~ адгезúвный лимфоцúт
anti-self ~ аутоагрессúвный лимфоцúт
circulating ~s циркулúрующие лимфоцúты
cytotoxic ~ цитотоксúческий лимфоцúт
null ~ «нулевóй» лимфоцúт
quiescent ~ покóящийся лимфоцúт
rosetting ~ розеткообразýющий лимфоцúт
small ~ мáлый лимфоцúт
thymus-derived ~ Т-лимфоцúт

lymphocytopenia лимфо(цито)пенúя

lymphocytosis лимфоцитóз
limb ~ лимфатúческий отёк конéчностей

lymphogranulomatosis лимфогранулематóз, болéзнь Хóджкина

lymphography лимфографúя

lymphokine лимфокúн
efferent ~s эфферéнтные лимфокúны
immunoregulatory ~s иммунорегулятóрные лимфокúны

lymphoma лимфóма
Burkitt's ~ лимфóма [лимфосаркóма] Бéркитта
diffuse aggressive ~ генерализóванная агрессúвная лимфóма
immature ~ незрéлая лимфóма
immunoblastic ~ иммуноблáстная лимфóма
large-cell ~ крупноклéточная лимфóма
malignant ~ злокáчественная лимфóма
non-Hodgkin's ~ нехóджкинская лимфóма
polyclonal ~ поликлонáльная лимфóма

prolymphocytic ~ пролимфоцитáрная лимфóма
undifferentiated ~ недифференцúрованная лимфóма
lymphopenia лимфо(цито)пенúя
lymphopoietin лимфопоэтúн
lymphostasis лимфостáз
lymphotoxicity лимфотоксúчность
lymphotoxin лимфотоксúн
lysate лизáт, продýкт лúзиса
lysine-cystinuria лизúн-цистинурúя
lysis лúзис
osmotic ~ осмотúческий лúзис
premature ~ преждеврéменный лúзис
lysogenic лизогéнный
lysosome лизосóма
lysozyme лизоцúм
lyssa бéшенство
lytic литúческий

M

maceration 1. мацерáция, размягчéние 2. мацерáция, вымáчивание
macerative мацерúрованный, размягчённый
machine:
boring ~ бормашúна
stirring ~ мешáлка; смесúтель
macrocyte макроцúт, крýпный эритроцúт
macroglobulin макроглобулúн
macroglobulinemia макроглобулинемúя
Waldenström's ~ макроглобулинемúя Вáльденстрема
macrohematuria макрогематурúя
macromolecular макромолекулярный
macrophage макрофáг
alveolar ~ альвеолярный макрофáг
elicited ~ активúрованный макрофáг
peritoneal ~s макрофáги брюшúны
resident [stable] ~ гистиоцúт, осéдлый макрофáг
macula пятнó
macular пятнúстый
mad(man) душевнобольнóй
madness безýмие; психóз
magnesia магнéзия
magnetism:
animal ~ живóтный магнетúзм
magnetocardiography магнитокардиографúя
magnetotherapy магнитотерапúя
magnification увеличéние
magnifier увеличúтель; увеличúтельное стеклó
magnitude 1. величинá 2. размéр; вáжность
maidenhood дéвственность
maidism пеллáгра
main глáвный, основнóй ◇ in the ~ в основнóм
maintain 1. поддéрживать 2. содержáть
majority большинствó
malabsorption малабсóрбция, нарушéние всáсывания *(в кишечнике)*

malacia размягчéние
malacoplakia малакоплакúя
malady болéзнь
mental ~ душéвная [психúческая] болéзнь
malaise недомогáние
malaria малярúя
falciparum ~ тропúческая малярúя
induced ~ искýсственно привúтая малярúя
malignant ~ злокáчественная малярúя
quartan ~ четырёхднéвная малярúя, квартáна
quotidian ~ ежеднéвная малярúя
tertian [vivax] ~ трёхднéвная малярúя
maldevelopment порóк развúтия
maldigestion нарушéние пищеварéния
male мужчúна
malformation урóдство *(врождённое)*
malfunction дисфýнкция
malignancy злокáчественность
malignant злокáчественный
malinger симулúровать
malingerer симулянт
mallet молотóчек, молотóк
malleus 1. молотóчек *(в ухе)* 2. сап
malocclusion неправильная окклюзия
malodorous зловóнный
malposition непрáвильное (рас)положéние
maltose мальтóза
malunion непрáвильное сращéние
mamilla сосóк *(грудной железы)*
mamma молóчная [груднáя] железá
mammography маммографúя
management:
~ of labor ведéние рóдов
fluid ~ инфузиóнная терапúя
preoperative ~ предоперациóнное ведéние
surgical ~ хирургúческое лечéние
mandible нúжняя чéлюсть
mandibular относящийся к нúжней чéлюсти
mandrin мандрéн
manducation жевáние
maneuver ручнóй приём; процедýра
Leopold's ~ *акуш.* приём Леопóльда
Queckenstedt ~ приём [мéтод] Квéккенштедта *(для исследования тока ликвора)*
Scanzoni's ~ *акуш.* приём Сканцóни
mania мáния
Bell's ~ мáния Бéлла, óстрая психотúческая азотемúческая энцефалопатúя
manifest 1. очевúдный, явный 2. проявляться *(о признаках болезни)*
manifestation манифестáция, проявлéние; обнаружéние
~ of the disease проявлéние болéзни
facultative ~ факультатúвное проявлéние
multiple ~s мнóжественные проявлéния
somatic ~ соматúческое

проявле́ние *(психического заболевания)*
manipulation манипуля́ция
therapy ~ лече́бная [терапевти́ческая] манипуля́ция
manner спо́соб, ме́тод ◇ **in such a** ~ таки́м о́бразом
manual 1. руково́дство *(книга)*, спра́вочник 2. ручно́й, мануа́льный
map:
chromosome ~ хромосо́мная ка́рта
genetic ~ генети́ческая ка́рта
restriction ~ рестрикцио́нная ка́рта
mapping *ген.* карти́рование
cell surface ~ мембра́нное карти́рование
chromosome ~ хромосо́мное карти́рование
epitope ~ карти́рование эпито́пов
multipoint ~ мультило́кусное карти́рование
marantic истощённый, маранти́ческий
marasmus мара́зм
margin край
lateral ~ нару́жный край
lid ~ край ве́ка
medial ~ вну́тренний край
marginated:
sharply ~ ре́зко оче́рченный
mark оце́нка, отме́тка || отмеча́ть
~ **of illness** при́знак боле́зни, симпто́м
marked 1. заме́тный, суще́ственный, вы́раженный 2. маркиро́ванный
marker маркёр
clonal ~ клона́льный маркёр
complementary ~ дополни́тельный маркёр
fluorescent ~ флюоресце́нтный маркёр
genetic ~ генети́ческий маркёр
isotopic ~ изото́пный маркёр
lymphoid ~ маркёр лимфо́идной тка́ни
myeloid ~ маркёр миелопоэ́за
prognostic ~ прогности́ческий при́знак
surface ~ пове́рхностный маркёр
tumor ~ маркёр о́пухоли
marriage брак, супру́жество
consanguineous ~ ро́дственный брак
marrow ко́стный мозг
bone ~ ко́стный мозг
fat ~ жирово́й ко́стный мозг
hypoplastic (bone) ~ гипопласти́чный ко́стный мозг
spinal ~ спинно́й мозг
martial марциа́льный, содержа́щий желе́зо
masculine мужско́й
mask ма́ска
face ~ ма́ска на лицо́ *(для наркоза)*
gas ~ респира́тор; противога́з
masked маскиро́ванный *(о признаке болезни)*
masochism мазохи́зм
mass ма́сса
massage масса́ж || масси́ровать, де́лать масса́ж
cardiac ~ масса́ж се́рдца

deep ~ глубо́кий масса́ж
open chest cardiac ~ прямо́й масса́ж се́рдца
rubbing ~ растира́ние *(при массаже)*
stroking ~ погла́живание *(при массаже)*
superficial ~ пове́рхностный масса́ж
vacuum ~ ва́куумный масса́ж
vibratory ~ вибрацио́нный масса́ж

masseter жева́тельная мы́шца

masseur 1. массажи́ст 2. массажёр

massive масси́вный; тяжёлый

mastectomy мастэктоми́я, удале́ние моло́чной железы́
radical ~ радика́льная мастэктоми́я

mastication жева́ние

mastitis масти́т, воспале́ние грудно́й железы́
~ of the newborn масти́т новорождённых
lactation [lactic] ~ масти́т во вре́мя кормле́ния гру́дью
phlegmonous ~ флегмоно́зный масти́т
purulent ~ гно́йный масти́т

mastocyte мастоци́т, ту́чная клётка

mastocytoma мастоцито́ма

mastoid сосцеви́дный отро́сток || сосцеви́дный

mastoiditis мастоиди́т, воспале́ние сосцеви́дного отро́стка

mastopathy мастопати́я
cystic ~ кисто́зная мастопати́я
fibrous ~ фибро́зная мастопати́я

match соотве́тствовать, подходи́ть

matching 1. подго́нка, подбо́р; согласова́ние 2. про́ба на совмести́мость
donor-recipient ~ про́ба на (гисто)совмести́мость до́нора и реципие́нта

material вещество́; материа́л
suture ~ шо́вный материа́л

maternal матери́нский

maternity матери́нство

mating спа́ривание; скре́щивание

matron 1. гла́вная медици́нская сестра́ больни́цы 2. сестра́-хозя́йка больни́цы

matrix 1. ма́трикс; ма́трица 2. осно́ва; скеле́т

matter вещество́, мате́рия
gray ~ се́рое вещество́ *(мозга)*

maturate созрева́ть

maturation созрева́ние
sexual ~ полово́е созрева́ние

mature созрева́ть || зре́лый, доно́шенный *(о новорождённом)*

maturity зре́лость
fetus ~ зре́лость [доно́шенность] плода́

maxilla ве́рхняя че́люсть

mazolysis отделе́ние плаце́нты

meal пи́ща, еда́ || принима́ть пи́щу

meal-time вре́мя приёма пи́щи

mean:
arithmetic ~ сре́днее арифмети́ческое

measles корь

German ~ краснýха
mitigated ~ митигúрованная корь
measure 1. мéра; мероприя́тие 2. измеря́ть
precautionary [safety] ~s мéры предосторóжности
measurement 1. измерéние 2. размéр(ы)
temperature ~ измерéние температýры, термометри́я
meatus *анат.* 1. отвéрстие; прохóд 2. канáл
auditory ~ слуховóй прохóд
inferior ~ ни́жний ход
nasal ~ носовóй ход
mechanism:
~ of labor механи́зм рóдов
mechanoreceptor механорецéптор
mechanotherapy механотерапи́я
meconium мекóний
mediastinum средостéние
mediate переноси́ть
mediator медиáтор
key ~ ключевóй медиáтор
medicable излечи́мый; поддаю́щийся лечéнию
medical медици́нский
medicament лекáрство, лекáрственное срéдство
medicate проводи́ть медикаментóзную терапи́ю, лечи́ть лекáрственными срéдствами
medication медикаментóзная терапи́я, лекáрственное лечéние
medicine 1. медици́на 2. внýтренние болéзни, терапи́я 3. лекáрство, лекáрственное срéдство ◇ to take a ~ принимáть лекáрство
clinical ~ клини́ческая медици́на
forensic ~ судéбная медици́на
geriatric ~ гериатри́ческая медици́на, гериатри́я
laxative ~ послабля́ющее срéдство
legal ~ судéбная медици́на
molecular ~ молекуля́рная медици́на
nuclear ~ медици́нская радиолóгия
physical ~ физиотерапи́я
potent ~ сильнодéйствующее лекáрство
proprietary ~ патентóванное лекáрство
space ~ косми́ческая медици́на
medicolegal судéбно-медици́нский
medium 1. средá; питáтельная средá 2. срéдство 3. середи́на ‖ срéдний
blood ~ питáтельная средá, содержáщая кровь
contrast ~ контрáстное веществó
double-strength ~ средá двойнóй концентрáции
embedding ~ зали́вочная средá
high-growth enhancement ~ обогащённая средá
incubation ~ инкубациóнная средá
normal-strength ~ средá нормáльной концентрáции
nutrient ~ питáтельная средá
opaque ~ контрáстное веществó

selective ~ избира́тельная [селекти́вная] среда́
medullary 1. мозгово́й, медулля́рный 2. среди́нный; сердцеви́нный
medullospinal спинномозгово́й
meeting:
medical ~ враче́бная конфере́нция
megacolon мегаколо́н
megakariocyte мегакариоци́т
megaloblast мегалобла́ст
meiosis мейо́з
melancholia, melancholy уны́ние, грусть, меланхо́лия
melanin мелани́н
melanoma мелано́ма
choroidal ~ мелано́ма хориоиде́и
malignant ~ злока́чественная мелано́ма
melanosarcoma меланосарко́ма
melanosis мелано́з
melena меле́на, дёгтеобра́зный стул ◇ ~ spuria ло́жная меле́на
member 1. член, часть те́ла; коне́чность 2. член *(организации)*
family ~ член семьи́
staff ~ сотру́дник
membrane 1. перепо́нка, мембра́на 2. мембра́на, оболо́чка; плёнка
basement ~ база́льная мембра́на
boundary ~ пограни́чная мембра́на
diphtheritic ~ дифтери́йная плёнка
fetal ~ пло́дная оболо́чка
fibrous ~ фибро́зная оболо́чка
ion-exchanger ~ ионообме́нная мембра́на
lining ~ выстила́ющая оболо́чка
lipoprotein ~ липопротеи́новая оболо́чка
mucous ~ сли́зистая оболо́чка
nuclear ~ я́дерная мембра́на
outer ~ нару́жная мембра́на
phage ~ оболо́чка фа́га
placental ~ плацента́рная оболо́чка
porous ~ по́ристая мембра́на
red-cell ~ мембра́на эритроци́та
semipermeable ~ полупроница́емая мембра́на
serous ~ серо́зная оболо́чка
synovial ~ синовиа́льная оболо́чка
tympanic ~ бараба́нная перепо́нка
membraneous перепо́нчатый; мембрано́зный
memory па́мять
immediate ~ кратковре́менная па́мять
immune ~ иммунологи́ческая па́мять
remote ~ па́мять на отдалённые собы́тия
short-term ~ краткосро́чная [операти́вная] па́мять
meningeal менинге́альный
meningioma менингио́ма
meningism менинги́зм
meningitis менинги́т

bacterial ~ бактериа́льный менинги́тbacterial ~ бактериа́льный менинги́т
basal ~ база́льный менинги́т
cerebrospinal ~ цереброспина́льный менинги́т
epidemic ~ эпидеми́ческий менинги́т
meningococcal ~ менингоко́кковый менинги́т
mumps ~ менинги́т при эпидеми́ческом пароти́те
tuberculous ~ туберкулёзный менинги́т

meningococcemia менингококкеми́я

meningococcus менингоко́кк

meninx (*pl* **meninges**) мозгова́я оболо́чка

meniscectomy менискэктоми́я, удале́ние мени́ска

meniscitis менисци́т, воспале́ние мени́ска

meniscotomy менискотоми́я

meniscus мени́ск
~ **of the knee** мени́ск коле́нного суста́ва

menopause менопа́уза; кли́макс

menorrhagia менорраги́я

menses ме́сячные, менструа́ция
painful ~ боле́зненная менструа́ция
vicarious ~ вика́рная менструа́ция

menstruation *см.* **menses**

mental 1. у́мственный **2.** душе́вный; психи́ческий

mentality 1. спосо́бность мышле́ния, интелле́кт **2.** пси́хика, психи́ческая де́ятельность

mention упомина́ние, ссы́лка на *(что-л.)* || упомина́ть, ссыла́ться

menu меню́
dietary ~ диети́ческий стол
sparing dietary ~ щадя́щая дие́та

mercury ртуть, Hg

merocrine мерокри́нный *(о секреции)*

mesaortitis мезаорти́т

mesenchyme мезенхи́ма

mesenteric брыже́ечный

mesentery брыже́йка
bowel ~ брыже́йка кише́чника
jejuno-ileal ~ брыже́йка то́нкого кише́чника

meshwork яче́истая структу́ра
trabecular ~ трабекуля́рная се́ть

mesoappendix брыже́ечка червеобра́зного отро́стка

mesocolon брыже́йка ободо́чной кишки́

mesoderm мезоде́рма

mesosalpinx брыже́йка ма́точной [фалло́пиевой] трубы́

mesothelioma мезотелио́ма
pleural ~ мезотелио́ма плёвры
basal ~ база́льный менинги́т
cerebrospinal ~ цереброспина́льный менинги́т
epidemic ~ эпидеми́ческий менинги́т
meningococcal ~ менингоко́кковый менинги́т
mumps ~ менинги́т при эпидеми́ческом пароти́те

tuberculous ~ туберкулёзный менингит
meningococcemia менингококкемия
meningococcus менингококк
meninx (*pl* meninges) мозговая оболочка
meniscectomy менискэктомия, удаление мениска
meniscitis менисцит, воспаление мениска
meniscotomy менискотомия
meniscus мениск
~ of the knee мениск коленного сустава
menopause менопауза; климакс
menorrhagia меноррагия
menses месячные, менструация
painful ~ болезненная менструация
vicarious ~ викарная менструация
menstruation *см.* menses
mental 1. умственный 2. душевный; психический
mentality 1. способность мышления, интеллект 2. психика, психическая деятельность
mention упоминание, ссылка на *(что-л.)* || упоминать, ссылаться
menu меню
dietary ~ диетический стол
sparing dietary ~ щадящая диета
mercury ртуть, Hg
merocrine мерокринный *(о секреции)*
mesaortitis мезаортит
mesenchyme мезенхима
mesenteric брыжеечный
mesentery брыжейка
bowel ~ брыжейка кишечника
jejuno-ileal ~ брыжейка тонкого кишечника
meshwork ячеистая структура
trabecular ~ трабекулярная сеть
mesoappendix брыжеечка червеобразного отростка
mesocolon брыжейка ободочной кишки
mesoderm мезодерма
mesosalpinx брыжейка маточной [фаллопиевой] трубы
mesothelioma мезотелиома
pleural ~ мезотелиома плевры
mesothelium *анат., эмбр.* мезотелий
message сигнал; импульс
messenger 1. посредник, мессенджер 2. информационная (матричная) РНК, мессенджер-РНК
messing питание
metabolic метаболический, обменный
metabolism метаболизм, обмен веществ
carbohydrate ~ углеводный обмен
fat ~ жировой обмен
intermediary ~ промежуточный обмен
kidney ~ обмен веществ в почке
lipid ~ метаболизм липидов
myocardial ~ обменные процессы в миокарде
protein ~ белковый обмен
water ~ водный обмен

metabolite метаболи́т, проду́кт обме́на
metacarpal пя́стная кость || пя́стный
metamyelocyte метамиелоци́т
metaphysis мета́физ *(часть трубчатой кости, прилегающая к эпифизу)*
metaplasia метаплази́я
metastasis метаста́з
  bone ~ ко́стный метаста́з
  brain [cerebral] ~ метаста́з в мозг
  distant ~ метаста́з на отдале́нии
  liver ~ метаста́з в пе́чень
  lung ~ метаста́з в лёгкое
  malignant ~ метаста́з злока́чественной о́пухоли
  multiple ~ мно́жественные метаста́зы
  regional ~ региона́льный метаста́з
  single ~ одино́чный метаста́з
metastasize метастази́ровать
metatarsal плюснево́й
metatarsus плю́сна
meteorism метеори́зм, скопле́ние га́зов в кише́чнике
meteoropathy метео(ро)пати́я
methemoglobin метгемоглоби́н
methemoglobinemia метгемоглобинеми́я
method 1. ме́тод, спо́соб; приём **2.** систе́ма; поря́док
  ~ of choice ме́тод вы́бора
  ~ of treatment ме́тод лече́ния
  agar-diffusion ~ ме́тод диффу́зии в ага́ре
  approved ~ апроби́рованный ме́тод
  bleaching ~ ме́тод обесцве́чивания
  cascade immunization ~ ме́тод каска́дной иммуниза́ции
  colorimetric ~ колориметри́ческий ме́тод
  Cone-Penfield's ~ ме́тод Ко́уна — Пе́нфилда, субокципита́льная миопласти́ческая краниотоми́я
  dark field ~ ме́тод иссле́дования в тёмном по́ле
  deep freeze ~ ме́тод глубо́кого замора́живания
  frustrated phagocytosis ~ ме́тод незавершённого фагоцито́за
  grafting ~ ме́тод транспланта́ции
  Gram's (staining) ~ ме́тод окра́ски (бакте́рий) по Гра́му
  graphical ~ графи́ческий ме́тод
  Habel's ~ ме́тод Хе́йбела *(проверка эффективности вакцинации против бешенства)*
  immune transfer ~ ме́тод иммуноблóттинга
  immunoenzyme ~ иммуноферме́нтный ме́тод
  immunofluorescence ~ иммунофлюоресце́нтный ме́тод
  immunoprecipitation ~ ме́тод имму́нной преципита́ции
  latex agglutination ~ ме́тод [реа́кция] ла́текс-агглютина́ции

limiting dilution ~ мéтод серúйных разведéний
Lochart-Mummery ~ спóсоб Лóкхарт-Мáммери *(при геморроидальном кровотечении)*
Lowry's ~ мéтод Лáури *(количественное определение белка в жидкости)*
luminescence ~ люминесцéнтный мéтод
Monaldi ~ мéтод Монáльди *(дренаж туберкулёзной каверны)*
plaque inhibition ~ мéтод подавлéния бляшкообразовáния
Ranson's ~ мéтод Рáнсона *(окраска нервной ткани в гистологических препаратах)*
Rinkel's ~ мéтод Рúнкеля *(лечение аллергозов)*
serological ~ серологúческий мéтод
Silber-Porter's ~ мéтод Сúлбера — Пóртера *(определение свободных 17-оксикортикостероидов)*
Smith-Petersen's ~ мéтод Смит-Пéтерсена *(остеосинтез при переломе шейки бедра)*
Stoll's ~ мéтод Стóлла *(в диагностике глистной инвазии)*
surface culture ~ мéтод культýры в монослóе
Westergren ~ мéтод Вéстергрена *(определение скорости оседания эритроцитов)*
metritis метрúт, воспалéние мáтки
metropexy фиксáция мáтки
metroptosis метроптóз, опущéние мáтки
metrorrhagia метроррагúя
metrorrhexis разры́в мáтки
metrostaxis кровотечéние из мáтки
metrotomy метротомúя, рассечéние мáтки
microadenoma микроаденóма
microagglutination микроагглютинáция
microalbuminuria микроальбуминурúя
microaneurism микроаневрúзма
microassay микроанáлиз
microbe микрóб
microbicidal бактерицúдный
microbiology микробиолóгия
microburet(te) микробюрéтка
microcapsules *pl* микрокáпсулы
microcephalia, microcephaly микроцефалúя
microcirculation микроциркулúция
Micrococcus микрокóкк
microcyte микроцúт, кáрликовый эритроцúт
microcytosis микроцитóз
microfilaments *pl* микрофиламéнты
microfiltration микрофильтрáция
microflora микрофлóра
microhemorrage микрогеморрагúя
microinfarct микроинфáркт
microorganism микроорганúзм
microphage микрофáг
micropipette микропипéтка

microscope микроско́п
electron ~ электро́нный микроско́п
fluorescence ~ флюоресце́нтный микроско́п
luminescent ~ люминесце́нтный микроско́п
operating ~ операцио́нный микроско́п
scanning electron ~ скани́рующий [ра́стровый] электро́нный микроско́п
microscopy микроскопи́я
fluorescent ~ флюоресце́нтная микроскопи́я
light ~ светова́я микроскопи́я
microshaker микроше́йкер
microspheres *pl* микросфе́ры
microspherocytosis микросфероцито́з, анома́льно ма́ленькие шарови́дные эритроци́ты
microsurgery микрохирурги́я
microsyringe микрошпри́ц
microtechnique микроме́тод
microtome *мед. тех.* микрото́м || ре́зать на микрото́ме
freeze ~ замора́живающий микрото́м
microvessel микрососу́д
microvilli *pl* микроворси́нки
miction мочеиспуска́ние
midbrain сре́дний мозг
middle сре́дний *(напр. слой)*
midget ка́рлик
midgut *эмбр.* сре́дняя кишка́
midriff **1.** диафра́гма **2.** эпига́стрий
midsection среди́нный разре́з
midwife акуше́рка
migraine мигре́нь
migrate мигри́ровать, перемеща́ться
migration мигра́ция, перемеще́ние
cell ~ мигра́ция кле́ток
macrophage ~ мигра́ция макрофа́гов
nonrandom ~ индуци́рованная мигра́ция
random ~ спонта́нная мигра́ция
mild мя́гкий; лёгкий *(о течении болезни)*
miliaria потни́ца
milk молоко́
breast ~ грудно́е [же́нское] молоко́
cow's ~ коро́вье молоко́
mother's ~ матери́нское молоко́
pasteurized ~ пастеризо́ванное молоко́
milkpox ала́стрим, бе́лая о́спа
mimicking напомина́ющий (*что-л.*), схо́дный (*с чем-л.*)
mind **1.** спосо́бность мышле́ния, интелле́кт **2.** пси́хика, психи́ческая де́ятельность **3.** па́мять
mind-cure психотерапи́я
mineralocorticoid минерал(о)кортико́ид
minority меньшинство́
mint мя́та, *Mentha*
miosis мио́з, суже́ние зрачка́
mirror **1.** зе́ркало **2.** отража́ть
frontal ~ ло́бный рефле́ктор
misadventure несча́стный слу́чай
misbirth, miscarriage вы́кидыш
spontaneous ~ самопроизво́льный вы́кидыш

miscopying ошибка копирования *(напр. при репликации ДНК)*
misdiagnosis неверный [ошибочный] диагноз
misery страдание
misplacement неправильное положение; смещение
mistake ошибка || ошибаться
diagnostic ~ диагностическая ошибка
misuse злоупотребление *(напр. медикаментами)*
mite клещ
house dust ~ клещ домашней пыли
itch [scab] ~ чесоточный клещ
mitigated ослабленный, смягчённый *(о боли)*
mitochondrium митохондрия
mitogen митоген
mitosis митоз, кариокинез
mitral митральный *(о клапане сердца)*
mixture 1. микстура 2. смесь 3. смешивание || мешать, смешивать
moan стон || стонать
mobile 1. подвижный; переносимый 2. изменчивый; непостоянный
mobility 1. подвижность 2. изменчивость; непостоянство
joint ~ подвижность суставов
mode 1. метод, способ 2. форма, вид
model модель; образец
mouse ~ модель на мышах, мышиная модель
moderate умеренный, средний || умерять, смягчать {NB: *произношение прил.* ['modərət], *гл.* ['modəreit]}
modification модификация, изменение
modified модифицированный, изменённый
modifier (ген-)модификатор
immune response ~ иммуномодулятор
modulation модуляция
moist влажный; сырой
moisten увлажнять
molar моляр, коренной зуб
two-root ~ двухкорневой моляр
mole 1. родимое пятно 2. плодный занос
hydatid ~ пузырный занос
molecule молекула
mongolism синдром Дауна, эмбриодия
moniliasis монилиаз, кандидоз
monitor монитор, контролирующий прибор
monitoring мониторинг, постоянный контроль *(состояния больного)*
drug ~ постоянное наблюдение за фармакодинамикой лекарства
immunological ~ иммунологический мониторинг, иммунологический перманентный контроль
radiation ~ постоянный контроль уровня радиации
monoaminoxydase моноаминоксидаза
monoclonal моноклональный
monoclonality моноклональность
monocyte моноцит

monolayer моносло́йная [однослóйная] культýра
mononeuritis мононеври́т ◇ ~ **multiplex** мнóжественный мононеври́т
mononucleasis мононуклеóз
infectious ~ инфекциóнный мононуклеóз, болéзнь Пфéйффера, анги́на Филáтова
monoploid гаплóид *(клетка с гаплоидным числом хромосом)*
monosaccharide моносахари́д
monovaccine моновакци́на
monstrosity урóдство
month мéсяц
monthlies *pl см.* **menses**
mood настроéние, расположéние дýха
morbidity заболевáемость
morbilli *pl* корь
morbus болéзнь, заболевáние
moribund умирáющий
morphogenesis морфогенéз
morphology морфолóгия
mortality смéртность
infant ~ дéтская смéртность
maternal ~ матери́нская смéртность
neonatal ~ смéртность новорождённых
operative ~ смéртность в связи́ с оперáцией
mortification омертвéние, некрóз
mosaicism *ген.* мозаици́зм
mosquito моски́т
motherhood матери́нство
motile подви́жный
motility подви́жность, спосóбность к движéнию
basal ~ спонтáнная [неиндуци́рованная] подви́жность *(клеток)*
motion 1. движéние 2. телодвижéние 3. *pl* испражнéния, кал
swing ~ маятникообрáзное движéние
voluntary ~ произвóльное движéние
motionless неподви́жный
mouse мышь
joint ~ суставнáя мышь
mouth 1. рот 2. отвéрстие; ýстье ◇ **by the** ~ чéрез рот; внутрь *(о приёме лекарства)*
mouthrinse жи́дкость для полоскáния рта
move шевели́ть(ся); дви́гать(ся); передвигáть(ся)
movement 1. движéние; перемещéние 2. дефекáция
active ~**s** акти́вные движéния
concomital ~ содрýжественные движéния
fetal ~**s** движéния плодá
involuntary ~**s** непроизвóльные движéния
joint ~ подви́жность сустáва *или* сустáвов
orthodontic tooth ~ ортодонти́ческое перемещéние зубóв
passive ~ пасси́вное движéние
pendular ~ маятникообрáзное движéние
peristaltic ~ перистальти́ческое движéние
rapid eye ~**s** бы́стрые движéния глаз *(во время сна)*
respiratory ~**s** дыхáтельные движéния

voluntary ~s произво́льные движе́ния
mucopolysaccharide мукополисахари́д
mucoprotein мукопроте́ин
mucopurulent сли́зисто-гно́йный
mucosa сли́зистая оболо́чка
gastric ~ сли́зистая оболо́чка желу́дка
nasal ~ сли́зистая оболо́чка но́са
oral ~ сли́зистая оболо́чка по́лости рта
mouth-to-mouth рот в рот *(дыхание)*
mucous сли́зистый
mucoviscidosis муковисцидо́з
mucus слизь
mud грязь *(напр. лечебная)*
multicystic поликисто́зный
multifactorial мультифакто́ра́льный, многофа́кторный
multilocular 1. име́ющий мно́жественную локализа́цию 2. многока́мерный
multiple мно́жественнный *(напр. о ранениях)*
multiploidy полиплоиди́я
multiply размножа́ть(ся)
multivalency поливале́нтность
mummification мумифика́ция
mumps эпидеми́ческий пароти́т, сви́нка
murmur шум *(при аускультации)*
abdominal ~ урча́ние в животе́
apex ~ шум на верху́шке се́рдца
cardiac ~ шум в се́рдце
crescendo ~ шум с нараста́ющей гро́мкостью, шум «крещéндо»
diastolic ~ диастоли́ческий шум
Graham Steell's ~ шум Грэ́ма Сти́лла *(при митральном стенозе)*
heart ~ шум в се́рдце
late diastolic ~ конечнодиастоли́ческий шум
machinery(-like) ~ шум «по́езда в тонне́ле»
middiastolic ~ шум в середи́не диа́столы
mitral ~ шум над митра́льным кла́паном
nun's ~ шум волчка́ *(выслушиваемый над яремными венами)*
pressure ~ стеноти́ческий шум
presystolic ~ пресистоли́ческий шум
respiratory ~s дыха́тельные шумы́
systolic ~ систоли́ческий шум
muscle мы́шца, му́скул
cardiac ~ серде́чная мы́шца, миока́рд
extensor ~ мы́шца-разгиба́тель
flexor ~ мы́шца-сгиба́тель
involuntary ~ непроизво́льно сокраща́ющаяся мы́шца
papillary ~s сосо́чковые мы́шцы *(сердца)*
respiratory ~s дыха́тельные мы́шцы, дыха́тельная мускулату́ра
skeletal ~ скеле́тная мы́шца
smooth ~ гла́дкая мы́шца
striated [striped] ~ попере́чно-полоса́тая мы́шца

tailor's ~ портня́жная мы́шца
voluntary ~ произво́льно сокраща́ющаяся мы́шца
muscular мы́шечный
musculature мускулату́ра
limb ~ мускулату́ра коне́чности
trunk ~ мускулату́ра ту́ловища
must пле́сень
mutability изме́нчивость
mutagen мутаге́н
mutagenesis мутагене́з
mutant мута́нт
full ~ по́лный мута́нт
mutation мута́ция
chance ~ случа́йная мута́ция
chromosome ~ хромосо́мная мута́ция
gene ~ ге́нная мута́ция
germinal ~ заро́дышевая мута́ция
lethal ~ лета́льная мута́ция
muteness немота́
mutism заде́ржка ре́чи; немота́
myalgia миалги́я
myasthenia миастени́я
myatrophy миатрофи́я
Mycobacterium микобакте́рия ◇ ~ **tuberculosis** микобакте́рия туберкулёза, туберкулёзная па́лочка, бакте́рия Ко́ха
mycology миколо́гия
oral ~ миколо́гия по́лости рта
mycoplasma микопла́зма
mycosis мико́з, грибко́вое заболева́ние
Gilchrist's ~ бластомико́з Ги́лкриста, североамерика́нский бластомико́з
myelin миели́н
myelitis:
transverse ~ попере́чный миели́т
myelocyte миелоци́т
myelodysplasia миелодиспла-зи́я
myelofibrosis миелофибро́з, миелосклеро́з
myelogram миелогра́мма, фо́рмула ко́стного мо́зга
myelography миелографи́я
myeloma миело́ма
multiple ~ мно́жественная миело́ма, миело́мная боле́знь, плазмоцито́ма, боле́знь (Рusти́цкого —) Ка́лера
plasma-cell ~ **1.** *см.* **multiple myeloma 2.** плазмоцито́ма ко́сти
myeloperoxidase миелопероксида́за
myelophthisis миелофти́з
myocardiofibrosis миокардиофибро́з
Boeck's ~ миокардиофибро́з Бе́ка *(при саркоидозе)*
myocardiopathy:
lead ~ свинцо́вое пораже́ние миока́рда
myocarditis миокарди́т
acute isolated [Fiedler's, idiopathic] ~ идиопати́ческий [изоли́рованный] миокарди́т, миокарди́т Абра́мова — Фи́длера
interstitial ~ интерстициа́льный миокарди́т
myocardium серде́чная мы́шца, миока́рд
myoglobin миоглоби́н

myoglobinuria миоглобинурúя
myoma миóма
uterine ~ миóма мáтки
myopathy миопатúя
congenital ~ врождённая миопатúя
corticosteroid ~ кортикостерóидная миопатúя
metabolic ~ метаболúческая миопатúя
paraneoplastic ~ паранеопластúческая миопатúя
reactive ~ реактúвная миопатúя
thyreotoxic ~ тиреотоксúческая миопатúя
myopia миопúя, близорýкость
~ of high degree высóкая близорýкость
progressive ~ прогрессúрующая близорýкость
myorrhaphy 1. мы́шечный шов 2. сшивáние мы́шцы
myosin миозúн
myositis миозúт
epidemic ~ эпидемúческий миозúт, борнхóльмская болéзнь
infectious ~ инфекциóнный миозúт
ossifying ~ оссифицúрующий миозúт
myotonia миотонúя, мы́шечное напряжéние
Thomsen's congenital ~ врождённая миотонúя, болéзнь Тóмсена
myringotomy миринготомúя, парацентéз барабáнной перепóнки
myxedema микседéма
myxoma миксóма
myxovirus миксовúрус

N

naevus *см.* **nevus**
nail 1. нóготь **2.** гвоздь
fracture ~ гвоздь для лечéния перелóма
ingrown ~ врóсший нóготь
intramedullary ~ интрамедулля́рный гвоздь
nail-brush щётка для ногтéй
nailing введéние гвоздя́ *(при перелóме)*
naked 1. гóлый, обнажённый **2.** лишённый оболóчки, неизолúрованный
name:
trade ~ коммéрческое наименовáние *(напр. лекарства)*
nanism, nanosomia кáрликовость, нанúзм, наносомúя
nape заты́лок
napkin 1. салфéтка **2.** пелёнка
narcology наркológия
narcomaniac наркомáн
narcose наркóз
narcotic наркóтик ‖ наркотúческий
narcotize наркотизúровать
naris (*pl* **nares**) ноздря́
narrow ýзкий; ограни́ченный
narrow-mouth узкогóрлый
nasolacrimal носослёзный
nasopharynx носоглóтка
nates *pl* ягодúцы
native 1. врождённый **2.** прирóдный, естéственный

natriuresis натрийуре́з
natural приро́дный, есте́ственный
nature приро́да; хара́ктер
nausea тошнота́
~ **of pregnancy** тошнота́ бере́менных
nauseous тошнотво́рный, отврати́тельный
navel пупо́к
navicular ладьеви́дная кость || ладьеви́дный
nearby бли́жний || побли́зости
nearly почти́, приблизи́тельно
nearsight(edness) близору́кость, миопи́я
necessary необходи́мый, ну́жный ◇ **if** ~ в слу́чае необходи́мости; по показа́ниям
neck 1. ше́я; ше́йка 2. го́рлышко *(бутылки)* 3. ту́бус
~ **of the womb** ше́йка ма́тки
femoral ~ ше́йка бедра́
stiff ~ риги́дность заты́лка
thigh ~ ше́йка бе́дренной ко́сти
uterine ~ ше́йка ма́тки
necrobiosis некробио́з
necrolysis некро́лиз
necropsy аутопси́я, вскры́тие тру́па
necrosis некро́з
acute tubular ~ о́стрый кана́льцевый некро́з *(почки)*
aseptic ~ асепти́ческий некро́з
aseptic ~ **of epiphysis of tibia** асепти́ческий некро́з эпи́физа большеберцо́вой ко́сти, боле́знь О́сгуда — Шла́ттера
aseptic ~ **of vertebra** асепти́ческий некро́з позвонка́, синдро́м Кальве́
epiphyseal ~ некро́з эпи́физа
fat ~ некро́з жи́ра, липонекро́з
focal ~ очаго́вый некро́з
ischemic ~ ишеми́ческий некро́з
liquefaction ~ колликвацио́нный некро́з
moist ~ вла́жная гангре́на
muscular ~ некро́з мы́шцы
pancreas ~ некро́з поджелу́дочной железы́, панкреонекро́з
retinal ~ некро́з сетча́тки *(глаза)*
necrotomy 1. аутопси́я, вскры́тие тру́па 2. некротоми́я, иссече́ние некроти́ческой тка́ни
need потре́бность, необходи́мость || нужда́ться, име́ть потре́бность ◇ **to** ~ **badly** кра́йне нужда́ться
nutritional ~ потре́бность в пита́нии
needle игла́
atraumatic ~ атравмати́ческая игла́
curved ~ закруглённая игла́
cutting ~ ре́жущая игла́
fine ~ то́нкая игла́
hollow ~ по́лая игла́
hypodermic ~ игла́ для подко́жных инъе́кций
knife ~ дисцизио́нная игла́
ligature ~ лигату́рная игла́
skin suture ~ игла́ для шива́ния ко́жи

sternal puncture ~ иглá для стернáльной пýнкции
straight ~ прямáя иглá
surgical ~ хирургѝческая иглá
suture ~ шóвная иглá
swagged ~ атравматѝческая иглá
syringe ~ иглá для шприца
needleholder иглодержáтель
negative отрицáтельный
negativism негативѝзм
neighboring сосéдний, располóженный рядом
Neisseria нейсерѝя, гонокóкк
neonate новорождённый
neoplasia неоплазѝя
neoplasm óпухоль, новообразовáние, неоплáзма
benign ~ доброкáчественная óпухоль
lymphoid ~ óпухоль лимфóидной ткáни
mammary ~ новообразовáние груднóй железы́
metastatic ~ метастатѝческое новообразовáние
neovascularization неоваскуляризáция
nephelometry нефелометрѝя
nephrectomy нефрэктомѝя, удалéние пóчки
nephritis нефрѝт
focal ~ очагóвый нефрѝт
glomerular ~ гломерулонефрѝт
interstitial ~ интерстициáльный нефрѝт
lupus ~ волчáночный нефрѝт, люпус-нефрѝт
nephrocystosis кистóз пóчек
nephrogram рентгеногрáмма пóчек
nephrolithiasis нефролитиáз, почечнокáменная болéзнь
nephrolithotomy нефролитотомѝя, удалéние пóчечных камнéй
nephron нефрóн
nephropathy нефропатѝя
~ of pregnancy нефропатѝя берéменных
diabetic ~ диабетѝческая нефропатѝя
nephroptosis опущéние пóчки, нефроптóз
nephrosclerosis нефросклерóз
Fahr's malignant ~ злокáчественный нефросклерóз Фáра
nephrosis нефрóз
lipoid ~ липóидный нефрóз
nephrotomy нефротомѝя
nerve нерв
afferent ~ центростремѝтельный нерв
cranial ~ чéрепно-мозговóй нерв
efferent ~ центробéжный нерв
facial ~ лицевóй нерв
motor ~ двѝгательный нерв
oculomotor ~ глазодвѝгательный нерв
optic ~ зрѝтельный нерв
peripheral ~ периферѝческий нерв
sensory ~ чувствѝтельный нерв
trifacial [trigeminal] ~ тройнѝчный нерв
vagus ~ блуждáющий нерв
nervous нéрвный
nestis голодáние
net 1. сеть; сéтка 2. ячéистая структýра

nettle крапи́ва, *Urtica*
neuralgia невралги́я
  trigeminal ~ невралги́я тройни́чного не́рва
neurasthenia неврастени́я
neurinoma неврино́ма
neuritis неври́т
  optic ~ неври́т зри́тельного не́рва
neuroblastoma нейробласто́ма
neurodermatitis нейродерми́т
neurofibroma нейрофибро́ма
neurofibromatosis нейрофиброма́то́з, боле́знь Реклингха́узена
neurogenous неврогéнный
neuroglia нейрогли́я
neurohypophysis нейрогипо́физ, за́дняя до́ля гипо́физа
neurologist невропато́лог
neurology невроло́гия
neuroma невро́ма
neuromyotonia нейромиотони́я
neuropathologist невропато́лог
neuropathy невропати́я
  diabetic ~ диабети́ческая невропати́я
  hereditary sensory ~ врождённая сенсо́рная невропати́я
  peripheral ~ периферийческая невропати́я
neuropeptide нейропепти́д
neuropsychological нейропсихологи́ческий
neurosis (*pl* **neuroses**) невро́з
  anxiety ~ невро́з стра́ха
  climacteric ~ климактери́ческий невро́з
neurosurgery нейрохирурги́я
neurosyphilis нейроси́филис
neurotoxicity нейротокси́чность
neurotransmitter медиа́тор
neutralization нейтрализа́ция
  antibody ~ нейтрализа́ция антите́л
neutralize нейтрализова́ть
neutropenia нейтропени́я
neutrophil(e) нейтрофи́л, нейтрофи́льный лейкоци́т
  polymorphonuclear ~ полиморфноя́дерный нейтрофи́л
  rosette-forming ~ розеткообразу́ющий нейтрофи́л
  segmented ~ сегменти́рованный нейтрофи́л
nevus (*pl* **nevi**) роди́мое пятно́
  melanocytic ~ меланоцита́рное роди́мое пятно́
  Sutton's ~ не́вус Са́ттона, центробе́жная лейкоде́рма
newborn новорождённый
next сле́дующий, бу́дущий
nib остриё
niche *рентг.* ни́ша
  ulcer ~ я́звенная ни́ша
nictate морга́ть; мига́ть
nidation *эмбр.* импланта́ция, нида́ция
nidus (*pl* **nidi**) **1.** оча́г патологи́ческого проце́сса **2.** ядро́ *(нерва)*
nightmare ночно́й кошма́р
nightwalker луна́тик
nippers щипцы
nipple **1.** сосо́к *(грудной железы)* **2.** со́ска
nit гни́да
nitrogen азо́т, N
  liquid ~ жи́дкий азо́т
  protein ~ белко́вый азо́т
  residual ~ оста́точный азо́т
nociceptor реце́птор бо́ли

nocturnal ночно́й
nodal узлово́й
node у́зел
axillary lymph ~ подмы́шечный лимфати́ческий у́зел
Bouchard's ~ у́зел [узело́к] Буша́ра *(при остеоартрозе)*
gouty ~ подагри́ческий у́зел, то́фус
gummy ~ гуммо́зный у́зел, гу́мма
Heberden's ~ у́зел [узело́к] Ге́бердена *(при остеоартрозе)*
inguinal lymph ~ па́ховый лимфати́ческий у́зел
Keith-Flack ~ у́зел Ки́са — Фле́ка, си́нусный у́зел
lymphatic ~ лимфати́ческий у́зел
mediastinal lymph ~ медиастина́льный лимфати́ческий у́зел
mesenteric lymph ~ мезентериа́льный лимфати́ческий у́зел
periaortic lymph ~ периаорта́льный лимфати́ческий у́зел
regional lymph ~ региона́рный лимфати́ческий у́зел
signal ~ ви́рховская железа́ *(надключичный лимфатический узел при раке)*
sinus ~ си́нусный у́зел
nodose 1. узлово́й **2.** узлова́тый
nodular узелко́вый
nodule узело́к
rheumatoid ~**s** ревмато́идные узелки́
noise шум
nomenclature номенклату́ра
nonessential несуще́ственный
nonhazardous безопа́сный
nonhealing неизлечи́мый; незажива́ющий
nonhospitalized негоспитализи́рованный *(о больном)*
noninfectious неинфекцио́нный
nonmotile неподви́жный
nonpathogenic непатоге́нный
nonpharmacological немедикаменто́зный
nonpurulent негно́йный
nonresectable не подлежа́щий резе́кции
nonreversible необрати́мый
nonspecific неспецифи́ческий
nontolerant нетолера́нтный
nontoxic нетокси́чный
nonviability нежизнеспосо́бность
norepinephrine норадренали́н
normal норма́льный; станда́ртный
normergy нормерги́я, норма́льная реакти́вность
normoblast нормобла́ст
normolipidemia норма́льный у́ровень липи́дов в крови́
normovolemia норма́льный объём кро́ви
nose нос
depressed ~ провали́вшийся нос
running ~ на́сморк
saddle ~ седлови́дный нос
stuffy ~ зало́женный нос
nosebleed(ing) носово́е кровотече́ние
nosogenic патоге́нный, болезнетво́рный
nosology нозоло́гия

nostril ноздря́
notch надре́з
note 1. за́пись || де́лать за́пись, запи́сывать 2. отличи́тельный при́знак 3. отмеча́ть, замеча́ть
  percussion ~ перкуто́рный звук
notice 1. наблюде́ние 2. замеча́ть, отмеча́ть ◇ **to take** ~ обраща́ть внима́ние *(на что-л.)*
notification 1. извеще́ние, сообще́ние; объявле́ние 2. регистра́ция *(напр. смерти)*
notion 1. поня́тие, представле́ние 2. взгляд, мне́ние
  ~ **of compulsion** навя́зчивая мысль
nourish пита́ть, корми́ть; вска́рмливать
nourishment пита́ние
noxious 1. вре́дный 2. ядови́тый
nozzle наконе́чник; наса́дка
  vaginal ~ влага́лищный наконе́чник
nuclear я́дерный
nucleocapsid нуклеокапси́д
nucleolus я́дрышко
nucleoprotein нуклеопротеи́н, я́дерный бело́к
nucleotoxin нуклеотокси́н, я́дерный токси́н
nucleus ядро́
  cell ~ ядро́ кле́тки, кле́точное ядро́
  pyknotic ~ пикноти́ческое ядро́
numb вызыва́ть онеме́ние *или* окочене́ние || онеме́вший; окочене́вший
number 1. число́, коли́чество 2. но́мер; показа́тель ◇ ~ **of...** ряд, не́которое коли́чество *(чего-л.)*
  ~ **of patients** число́ пацие́нтов
  chromosome ~ число́ хромосо́м
  passage ~ коли́чество пасса́жей
numbness онеме́ние; окочене́ние
numerous многочи́сленный
nurse 1. медици́нская сестра́ 2. уха́живать *(за больным, за ребёнком)* ◇ ~ **on duty** дежу́рная медсестра́
  graduate ~ дипломи́рованная медсестра́
  maternity ~ акуше́рка
  practical ~ мла́дшая медсестра́, сиде́лка
  registered ~ *см.* **graduate nurse**
  scrub ~ операцио́нная сестра́
  trained ~ *см.* **graduate nurse**
  ward ~ пала́тная [постова́я] сестра́
  wet ~ корми́лица
nursery-maid ня́ня, санита́рка
nursing 1. ухо́д *(за больным)* 2. кормле́ние гру́дью *(ребёнка)*
nutriment проду́кт пита́ния
nutrition пита́ние
nyctalgia ночны́е бо́ли
nystagmus ниста́гм
  fatigue ~ уста́лостный ниста́гм
  horizontal ~ горизонта́льный ниста́гм
  labyrinthine ~ лабири́нтный ниста́гм

oligodynamic олигодинами́ческий
oligomenorrhea олигоменоре́я, ску́дные менструа́ции
oligophrenia олигофрени́я, врождённое слабоу́мие
oliguria олигури́я
olive *анат.* оли́ва
omalgia омалги́я, бо́ли в плечево́м суста́ве
omentitis оменти́т, воспале́ние са́льника
omentopexy оментопекси́я, подшива́ние са́льника
omentum са́льник
 gastrocolic [great(er)] ~ большо́й са́льник
 lesser ~ ма́лый са́льник
omphalitis омфали́т, воспале́ние пупка́
omphalocele пупо́чная гры́жа
omphalos пупо́к
omphalotomy перереза́ние пупови́ны
onanism онани́зм
oncogene онкоге́н, онкоге́нный аге́нт || онкоге́нный
oncogenesis онкогене́з
oncogenicity онкоге́нность
oncologist онко́лог
oncology онколо́гия
 pediatric ~ де́тская онколо́гия
oneirism снови́дное наруше́ние созна́ния, онири́зм
one-sided односторо́нний
onflow прито́к
onset нача́ло *(напр. боле́зни)*
 ~ of parturition нача́ло родово́й де́ятельности
 ~ of the rash высыпа́ние, появле́ние сы́пи
 disease ~ нача́ло боле́зни
ontogenesis, ontogeny онтогене́з
onychia онихи́я, воспале́ние ногтево́го ло́жа
onychomycosis онихомико́з, грибко́вое пораже́ние ногте́й
onychopathy пораже́ние ногте́й, онихопати́я
oocyte о(в)оци́т, созрева́ющая яйцекле́тка
oophorectomy оофорэктоми́я, удале́ние яи́чника
oophoritis оофори́т
opacity 1. затемне́ние 2. помутне́ние
 linear ~ *рентг.* лине́йное затемне́ние
opalescence опалесце́нция
opaque 1. тёмный; непрозра́чный 2. тупо́й ◇ **to be ~ to X-rays** быть непрозра́чным для рентге́новских луче́й
open открыва́ть, вскрыва́ть || откры́тый
opening отве́рстие *(напр. кана́ла)*
 external ~ нару́жное отве́рстие
 internal ~ вну́треннее отве́рстие
operate опери́ровать
operating операцио́нный
operation 1. опера́ция 2. де́йствие, манипули́рование 3. проце́сс ◇ **to perform an ~** опери́ровать; **to undergo an ~** подверга́ться опера́ции
 ~ of choice опера́ция вы́бора
 Albee ~ остеотоми́я О́лби *(при ло́жном суста́ве)*

Andreus ~ опера́ция Э́ндрюса *(при водянке яичка)*
Bailey ~ **1.** вентрикулосептопекси́я Бе́йли **2.** комиссуротоми́я Бе́йли
Blair-Brown's ~ ко́жная пла́стика Бле́ра — Бра́уна (*свободным лоскутом*)
Blakemore-Lord's ~ опера́ция Бле́йкмора — Ло́рда *(вмешательство в системе воротной вены)*
bloodless ~ бескро́вная опера́ция
Brock ~ **1.** закры́тая вальвулотоми́я Бро́ка **2.** закры́тая инфундибулэктоми́я Бро́ка
Campbell ~ опера́ция Ке́мпбелла *(для восстановления функции коленного сустава)*
Canfield-Sturmann ~ опера́ция Ка́нфилда — Шту́рманна *(при хроническом гайморите)*
capital ~ больша́я [тяже́лая, опасная для жи́зни] опера́ция
Cave-Rowe ~ пателлопла́стика Ке́йва — Ро́у
cesarean ~ ке́сарево сече́ние
Cheever's ~ опера́ция Чи́вера *(вариант тонзиллэктомии)*
chest ~ опера́ция на о́рганах грудно́й клётки
Coffey's ~ **1.** опера́ция Ко́ффи *(метод уретеросигмоанастомоза)* **2.** гастропекси́я Ко́ффи
cosmetic ~ космети́ческая опера́ция
Culp-de Weerd ~ опера́ция Ка́лпа — де Ве́рда *(при сужении мочеточника)*
double-stage ~ двухступе́нчатая [двухэта́пная] опера́ция
Dragstedt's ~ ваготоми́я Дра́гстедта
Eggers ~ опера́ция Э́ггерса *(при контрактуре коленного сустава)*
Elliot's ~ трепана́ция скле́ры Э́ллиота *(при глаукоме)*
emergency ~ э́кстренная опера́ция
Forbes' ~ ампута́ция Фо́рбса *(вариант ампутации стопы)*
Freyer's ~ аденомэктоми́я Фре́йера
Heineke-Mikulicz' ~ пилоропла́стика Ге́йнеке — Мику́лича
Holmgren's ~ опера́ция Хо́льмгрена *(при отосклерозе)*
Horsley's ~ опера́ция Хо́рсли *(при эпилепсии)*
Kelly's ~ нефропекси́я Ке́лли
König's ~ **1.** опера́ция Ке́нига *(1. при врождённом вывихе бедра 2. при высоком стоянии лопатки)* **2.** ринопла́стика Ке́нига
Lautenschläger's ~ опера́ция Ла́утеншлегера *(при озене)*
Lempert's ~ опера́ция Ле́мперта *(при отосклерозе)*
Leopold-Czerny ~ опера́ция Леопо́льда — Че́рни *(вари-*

ант вентрофиксации матки)

Leriche's ~ опера́ция Лери́ша, периартериа́льная симпатэктоми́я

Lexer's ~ **1.** ринопла́стика Ле́ксера **2.** опера́ция Ле́ксера *(восстановление опорной функции бедра)*

life-saving ~ опера́ция по жи́зненным [вита́льным] показа́ниям

Lowsley ~ **1.** нефропекси́я Ло́усли **2.** орхипекси́я Ло́усли

Lund's ~ опера́ция Лу́нда *(при косолапости)*

major ~ *см.* **capital operation**

Mandl's ~ опера́ция Ма́ндля (*удаление паращитовидных желёз*)

Mayo ~ опера́ция Ме́йо *(при пупочной грыже)*

McBurney ~ опера́ция Мак-Берне́я *(вид аппендэктомии)*

McMurray('s) ~ опера́ция Мак-Ма́рри *(при ложном суставе в шейке бедра)*

Millin's ~ аденомэктоми́я Ми́ллина

Moynihan's ~ резе́кция желу́дка Мо́йнихена

Murphy ~ **1.** артропла́стика Ме́рфи **2.** вентрофикса́ция матки Ме́рфи

Ogston's ~ опера́ция О́гстона *(1. при плоскостопии 2. при genu valgum)*

one-stage ~ одномоме́нтная [одноэта́пная] опера́ция

Orr' ~ опера́ция О́рра (*поперечная резекция печени*)

palliative ~ паллиати́вная опера́ция

plastic ~ пласти́ческая опера́ция

radical ~ радика́льная опера́ция

reconstructive ~ реконструкти́вная опера́ция

reparative [restorative] ~ восстанови́тельная опера́ция

revascularizating ~ опера́ция с це́лью реваскуляриза́ции

Richardson ~ энтеростоми́я Ри́чардсона

salvage ~ опера́ция по жи́зненным [вита́льным] показа́ниям

Schmieden's ~ опера́ция Шми́дена *(вид резекции локтевого сустава)*

Schwyzer's ~ опера́ция Шва́йзера (*при гидронефрозе*)

Scott's ~ опера́ция Ско́тта *(при гидроцефалии)*

Seddon's ~ рахиотоми́я Се́ддона

Shambaugh's ~ опера́ция Шамбо́ *(при отосклерозе)*

Shea's ~ опера́ция Ши *(при отосклерозе)*

single-step ~ одномоме́нтная [одноэта́пная] опера́ция

Stewart's ~ нефроплика́ция Стю́арта (*при гидронефрозе*)

Stookey-Scarff's ~ опера́ция Сту́кея — Ска́рффа *(при гидроцефалии)*

surgical ~ хирурги́ческая опера́ция

Swenson-Hiatt's ~ опера́ция Све́нсона — Хи́атта *(при болезни Гиршпрунга)*
Thiersch ~ 1. опера́ция Ти́рша *(при выпадении прямой кишки)* 2. ко́жная пла́стика Ти́рша *(свободным расщеплённым лоскутом)*
Trotter's ~ бокова́я фаринготоми́я Тро́ттера *(при опухоли глотки)*
tuck-up ~ опера́ция подтя́гивания ко́жи лица́
two-stage ~ опера́ция в два эта́па
urgent ~ сро́чная [неотло́жная, урге́нтная] опера́ция
Warren's ~ опера́ция Уо́ррена *(удаление опухоли молочной железы)*
Whitman's ~ опера́ция Уйтмена *(восстановление функции тазобедренного сустава)*
Williams' ~ опера́ция Уи́льямса *(удлинение мочеточника)*
operative операцио́нный; операти́вный
operon *ген.* опeróн
ophthalmia офтальми́я, воспале́ние гла́за
gonorrheal ~ гоноре́йная офтальми́я
migratory [sympathetic] ~ симпати́ческая офтальми́я
ophthalmic глазно́й
ophthalmologist окули́ст, офтальмо́лог
ophthalmology офтальмоло́гия
ophthalmoscope офтальмоско́п
ophthalmoscopy офтальмоскопи́я
opiates *pl* опиа́ты
opinion мне́ние, оце́нка
ethical ~ эти́ческая оце́нка
opisthotonus опистото́нус
opponent противопоста́вленный, противопоставля́ющий *(о мышце)*
opposite противополо́жный, противолежа́щий
opsonin опсони́н
opsonization опсониза́ция
optical 1. опти́ческий 2. глазно́й
oral ротово́й, ора́льный
orally перора́льно
orbicular кру́глый, сфери́ческий; кольцево́й
orbit глазни́ца, орби́та
orchis яи́чко
orchitis орхи́т, воспале́ние яи́чка
mumps ~ орхи́т при эпидеми́ческом пароти́те
order 1. поря́док 2. назнача́ть, прописывать *(напр. лекарственное средство)*
◇ **in ~ to** для того́, что́бы...
ordinary просто́й, обыкнове́нный, ордина́рный; рути́нный
organ о́рган
cold-stored ~ криоконсерви́рованный о́рган
generative ~s о́рганы размноже́ния
iced ~ криоконсерви́рованный о́рган
internal ~ вну́тренний о́рган
living ~ живо́й о́рган
shock ~ шо́ковый о́рган
target ~ о́рган-мише́нь

organic органи́ческий
organism 1. органи́зм 2. микроорганизм, микро́б
causative ~ патоге́нный микроорганизм
Organization:
World Health ~ Всеми́рная организа́ция здравоохране́ния, ВОЗ
organoleptic органолепти́ческий
orifice *анат.* отве́рстие; у́стье
~ **of the uterus** ма́точный зев
duct ~ отве́рстие прото́ка
internal ~ вну́треннее отве́рстие
origin 1. происхожде́ние 2. ме́сто прикрепле́ния мы́шцы 3. нача́ло не́рва ◇ **due to unknown** ~ вы́званный неизве́стной [невы́ясненной] причи́ной
allergic ~ аллерги́ческая приро́да
toxic ~ токси́ческая приро́да *(процесса)*
original по́длинный, оригина́льный, первонача́льный
originate 1. дава́ть нача́ло, порожда́ть 2. происходи́ть, брать нача́ло
ornithosis орнито́з
oropharynx ротогло́тка
orthodontia ортодонти́я, ортодонтоло́гия
orthopedics ортопеди́я
orthopnea ортопно́э
orthostatic ортостати́ческий
oscillating колеба́ние, маятникообра́зное движе́ние || колеба́тельный
oscillogram осциллогра́мма
oscillography осциллографи́я
oscitation зево́та
osculum (*pl* **oscula**) *анат.* по́ра; ма́ленькое отве́рстие
osme 1. за́пах 2. обоня́ние
ossicle ме́лкая кость
auditory ~ слухова́я ко́сточка
ossification оссифика́ция, окостене́ние
heterotopic ~ гетерото́пная оссифика́ция
muscular ~ оссифика́ция мы́шцы
osteoarthritis остеоартри́т, остеоартро́з
nodal ~ узелко́вая фо́рма остеоартро́за
osteoarthrosis остеоартро́з
~ **of the hip** коксартро́з
osteoblast остеобла́ст
osteoblastoma остеобласто́ма
osteochondropathy остеохондропати́я
endemic ~ эндеми́ческий деформи́рующий остеоартро́з, у́ровская боле́знь, боле́знь Ка́шина — Бе́ка
osteochondrosis остеохондро́з
juvenile vertebral ~ ювени́льный остеохондро́з позвоно́чника, боле́знь Ше́йермана-Мау
osteoclast остеокла́ст
osteoclastoma остеокласто́ма
osteodysplasia остеодиспла-зи́я
osteodystrophia остеодистрофи́я ◇ ~ **fibrosa generalisata** фибро́зная генерализо́ванная остеодистрофи́я
osteodystrophy остеодистрофи́я *(см. тж* **osteodystrophia***)*
deforming ~ деформи́рую-

щая остеодистрофи́я, боле́знь Пе́джета
osteogenesis остеогене́з
imperfect ~ несоверше́нный остеогене́з
osteology остеоло́гия
osteolysis остео́лиз
progressive ~ прогресси́рующий остео́лиз, боле́знь Го́рхема
osteoma остео́ма
osteomalacia остеомаля́ция, размягче́ние ко́сти
hypophosphatemic ~ гипофосфатеми́ческая остеомаля́ция
vitamin D resistent ~ остеомаля́ция, резисте́нтная к витами́ну D
osteomyelitis остеомиели́т
hematogenous ~ гематоге́нный остеомиели́т
osteomyelosclerosis остеомиелосклеро́з, остеомиелофибро́з
osteopathy остеопати́я
hypertrophic ~ гипертрофи́ческая остеопати́я
toxic ~ токси́ческая остеопати́я
osteopetrosis остеопетро́з
osteophyte остеофи́т
osteoporosis остеопоро́з ◇ ~ **due to endocrine disorders** остеопоро́з, вы́званный эндокри́нными наруше́ниями; ~ **due to immobilization** *см.* **inactivity osteoporosis**
idiopathic ~ идиопати́ческий остеопоро́з
inactivity ~ остеопоро́з вследствие неподви́жности, иммобилизацио́нный остеопоро́з
medicamentous ~ медикаменто́зный остеопоро́з
primary ~ перви́чный остеопоро́з
senile ~ сени́льный остеопоро́з
steroid ~ стеро́идный остеопоро́з
osteoradionecrosis лучево́й остеонекро́з
osteosarcoma остеосарко́ма
osteosynthesis остеоси́нтез
nail ~ остеоси́нтез гвоздём
transosseous ~ трансоссеа́льный [чреско́стный] остеоси́нтез
wire ~ остеоси́нтез про́волокой
osteotomy остеотоми́я
ostium (*pl* **ostia**) *анат.* у́стье; отве́рстие
otalgia боль в у́хе
otitis оти́т
adhesive ~ адгези́вный [сли́пчивый] оти́т
otolaryngology отоларинголо́гия
otoneurosurgery отонейрохирурги́я
otoplasty отопла́стика
otosclerosis отосклеро́з
otoscopy отоскопи́я
ototoxicity ототокси́чность, токси́чность для о́рганов слу́ха *(напр. о лекарственном средстве)*
outbreak вспы́шка *(напр. эпидемии)*
outburst вспышка
aggressive ~ вспы́шка гне́ва
outcome исхо́д, результа́т
poor ~ неблагоприя́тный исхо́д
outer вне́шний, нару́жный

outflow отто́к || вытека́ть, оттека́ть
outlook перспекти́ва; прогно́з
outpatient амбулато́рный больно́й
output:
cardiac ~ мину́тный объём се́рдца
heat ~ теплоотда́ча
urinary ~ коли́чество вы́деленной мочи́
outside нару́жный, вне́шний
outstanding выдаю́щийся; выступа́ющий
ovarian яи́чниковый
ovariotomy овариотоми́я
ovary яи́чник
oven термоста́т; печь
drying ~ суши́льный шкаф
over над; свы́ше; бо́льше ◇ to be ~ зака́нчиваться
overall спецоде́жда
doctor's ~ медици́нский хала́т
overburden перегру́зка || перегружа́ть
overdistension перерастяже́ние
overdose чрезме́рная до́за || передози́ровать {NB: *произношение сущ.* ['əuvədous], *гл.* [,əuvə'dous]}
overeating переедáние
overfeeding перека́рмливание
overheating перегрева́ние
overirritation перераздраже́ние
overlap перекрыва́ющий, перекрёстный
overload перегру́зка || перегружа́ть
overloading перегру́зка
kinetic ~ кинети́ческая перегру́зка
tonic ~ тони́ческая перегру́зка
overstaining избы́точная окра́ска
overstrain перенапряже́ние
overweight избы́точный вес
oviduct яйцево́д
ovulation овуля́ция
own 1. со́бственный 2. владе́ть
oxalosis оксало́з
oxidant окисли́тель, оксида́нт
oxydation окисле́ние
oxidize окисля́ть(ся)
oxygen кислоро́д, O
oxygenate насыща́ться кислоро́дом; вступа́ть в соедине́ние с кислоро́дом
oxygenation оксигена́ция
oxygenator окисли́тель
oxygenotherapy оксигенотерапи́я, лече́ние кислоро́дом
oxyhemoglobin оксигемоглоби́н
oxypurinol оксипурино́л
oxytocin окситоци́н
oxyuris остри́ца
ozena озе́на, злово́нный на́сморк
ozone озо́н

P

pacemaker води́тель ри́тма *(сердца)*
endocardial ~ эндокарди́альный води́тель ри́тма

epicardial ~ эпикардиáльный водúтель рúтма
pachydactyly патологúческое утолщéние пáльцев
pachymeningitis пахименингúт
pachynsis патологическое утолщéние *(напр. кожи)*
pack 1. тампóн, пакéт 2. обёртывание, завёртывание || обёртывать, завёртывать
gauze ~ мáрлевый тампóн
surgical ~ тампонáда
packer корнцáнг
packpaper обёрточная бумáга
pad мя́гкая проклáдка, мя́гкая подклáдка
pain 1. боль, страдáние 2. *pl* родовы́е схвáтки ◇ to cause the ~ вызывáть боль; to cry with ~ кричáть *или* плáкать от бóли; to suffer from ~ страдáть от бóли
aching ~ нóющая боль
acute ~ óстрая боль
birth ~s родовы́е схвáтки
burning ~ жгýчая боль
cardiac ~ боль в óбласти сéрдца
colicky ~ кóлика, коликообрáзная бóль
dull ~ тупáя боль
epigastric ~ боль в эпигáстрии, боль под лóжечкой
eye ~ боль в глазý *или* глазáх
false ~s лóжные родовы́е схвáтки
fasting ~ голóдная бóль, боль натощáк
girdle ~ опоя́сывающая бóль
gripping ~ щемя́щая боль
head ~ головнáя боль
joint ~ боль в сустáве *или* сустáвах, артралгúя
labor ~s родовы́е схвáтки; пóтуги
lancinating ~ кинжáльная боль
local ~ мéстная боль
low back ~ боль в крестцóво-поясни́чной óбласти
lower abdomen ~ боль в нúжней чáсти животá
lumbar ~ бóль в поясни́це
moderate ~ умéренная бóль
nocturnal ~ ночнáя бóль
permanent ~ постоя́нная бóль
piercing ~ кóлющая боль
pressing ~ давя́щая боль
pressure ~ боль при надáвливании
radiating ~ иррадиúрующая боль
rest ~ боль в покóе
retrosternal ~ загрудúнная боль
sacral ~ боль в óбласти крестцá
severe ~ сúльная бóль
sharp ~ óстрая боль
shooting ~ стреля́ющая боль
terebrant ~ сверля́щая боль
troublesome ~ мучúтельная бóль
unbearable ~ невыносúмая бóль
painful болéзненный
painless безболéзненный
pair пáра
allelic ~ аллéльная пáра
palatal нёбный
palate нёбо

cleft ~ расщеплённое нёбо, «вóлчья пасть»
hard ~ твёрдое нёбо
soft ~ мя́гкое нёбо
palatoplasty плáстика нёба
pale блéдный
paleness блéдность
palindromic рецидиви́рующий, повторя́ющийся
palliation врéменное облегчéние *(состояния больного)*
palliative паллиати́вный
pallid блéдный
pallium корá больши́х полушáрий мóзга
pallor блéдность
waxy ~ восковáя блéдность
palm 1. ладóнь 2. глáдить, поглáживать
palmar ладóнный
palpable осязáемый; пальпи́руемый
palpation пальпáция
bimanual ~ бимануáльная пальпáция
comparative ~ сравни́тельная пальпáция
deep ~ глубóкая пальпáция
sliding ~ скользя́щая пальпáция
thoroughly ~ тщáтельная пальпáция
palpebra (*pl* palpebrae) вéко
palpebrate моргáть, мигáть
palpitation 1. трепетáние; дрожь 2. учащённое сердцебиéние
palsy парали́ч || парализовáть || парализóванный *(см. тж* paralysis*)*
birth ~ послеродовóй парали́ч
shaking [trembling] ~ дрожáтельный парали́ч, болезнь Паркинсóна
paludism маляри́я
pan кювéта, вáнночка; испари́тель
shallow ~ плóская кювéта
panacea панацéя
pancarditis панкарди́т
pancreas поджелу́дочная железá
pancreatectomy панкреатэктоми́я
pancreatitis панкреати́т
cystic ~ кистóзный панкреати́т
pancreatonecrosis, pancreonecrosis некрóз поджелу́дочной железы́
pancytopenia панцитопени́я
aregenerative ~ арегенерáторная панцитопени́я
pandemia пандеми́я
pandemic пандеми́ческий
panel панéль, набóр *(напр. сывороток)*
pang внезáпная óстрая боль
panmyelopathy панмиелопати́я
panniculitis панникули́т
nodular ~ узловáтый панникули́т
relapsing nodular nonsuppurative [Weber-Christian] ~ болéзнь Вéбера — Кри́счена, рецидиви́рующий лихорáдящий ненагнáивающийся панникули́т
panniculus слой *(ткани)*
pannus пáннус
panserositis ~ пансерози́т
pansinusitis пансинуси́т
pant 1. затруднённое дыхáние 2. задыхáться

paper 1. бума́га 2. докла́д; статья́
filter ~ фильтрова́льная бума́га
litmus ~ ла́кмусовая бума́га
paraffined ~ парафини́рованная бума́га
papilla (*pl* **papillae**) сосо́чек; сосо́к
filiform ~ нитеви́дный сосо́чек
fungiform ~ грибови́дный сосо́чек
gustatory ~ вкусово́й сосо́чек *(языка)*
major duodenal ~ *см.* **Vater's papilla**
nipple-shaped ~ сосцеви́дный сосо́чек
optic ~ сосо́к зри́тельного не́рва
Vater's ~ фате́ров сосо́к, большо́й сосо́чек двенадцатипе́рстной кишки́
papilloedema отёк соска́ зри́тельного не́рва
papilloma папилло́ма
hard ~ твёрдая папилло́ма
Shope's ~ папилло́ма Шо́упа *(вирусная папиллома кожи)*
soft ~ мя́гкая папилло́ма
papillomavirus ви́рус папилло́мы
papula па́пула
papular папулёзный
papule па́пула
papulosis папулёз
parabiosis парабио́з
paracentesis парацenте́з
abdominal ~ пу́нкция брюшно́й сте́нки
paradoxic парадокса́льный *(напр. о реакции)*
paraffin парафи́н
paraffinoma парафино́ма
paragglutination группова́я агглютина́ция, пара(а)гглютинация
parainfluenza парагри́пп
paralysis парали́ч *(см. тж* **palsy***)*
ascending ~ восходя́щий парали́ч, парали́ч Ландри́
compression ~ парали́ч от сдавле́ния
Erb-Charcot's [Erb-Duchenne] ~ спина́льный парали́ч Э́рба, спасти́ческий спина́льный парали́ч
familial periodic ~ семе́йный периоди́ческий парали́ч
immunologic ~ парали́ч имму́нной систе́мы
infantile ~ де́тский парали́ч
Klumpke's ~ парали́ч Клюмпке́ *(при поражении плечевого нервного сплетения)*
Landry's ascending ~ *см.* **ascending paralysis**
Pott's ~ парали́ч По́тта *(параплегия при туберкулёзе позвоночника)*
Wernicke-Mann ~ парали́ч Ве́рнике — Ма́нна *(форма центрального гемипареза)*
parameter пара́метр
paramyxovirus парамиксови́рус
paraneoplastic паранеопласти́ческий
paranephritis паранефри́т
paranoia парано́йя
parapertussis паракоклю́ш
paraplegia параплеги́я

spastic ~ спати́ческая параплеги́я
paraproctitis парапрокти́т
paraproteinemia парапротеинеми́я
parapsychology парапсихоло́гия
parasite паразит, паразити́рующий органи́зм
bloodsucking ~ кровососу́щий парази́т
facultative ~ факультати́вный парази́т
harmless ~ непатоге́нный парази́т
obligate ~ облига́тный [обяза́тельный] парази́т
parasitology паразитоло́гия
paratyphoid парати́ф
parathyroid паращитови́дная [околощитови́дная] железа́
parenchyma паренхи́ма
parent роди́тель
parenteral парентера́льный
paresis паре́з
flaccid ~ вя́лый парали́ч
paresthesia парестези́я
parietal **1.** париета́льный, присте́ночный **2.** теменно́й
parity коли́чество ро́дов в про́шлом *(в анамнезе)*
parkinsonismus паркинсони́зм
parorexia парорекси́я, извращённый аппети́т
parotitis пароти́т
epidemic [infectious] ~ эпидеми́ческий пароти́т, свинка
paroxysm пароксизм, при́ступ
part **1.** часть; отде́л; сегме́нт **2.** дели́ть(ся) ◇ **in** ~ части́чно; **to take** ~ *(in smth)* принима́ть уча́стие *(в чём-л.)*
presenting ~ предлежа́щая часть
terminal ~ коне́чная часть
parthenogenesis партеногене́з
partial части́чный
participate принима́ть уча́стие
particle части́ца
antigen-loaded ~ нагру́женная антиге́ном части́ца
dust ~**s** части́цы пы́ли
foreign ~**s** иноро́дные части́цы
test ~ тест-части́ца
particular осо́бый, осо́бенный; отде́льный
partner партнёр
homosexual ~ гомосексуа́льный партнёр
parturient **1.** рожа́ющая **2.** родово́й; послеродово́й
parturition ро́ды; родоразреше́ние (*см. тж* **labor 2.**)
pathologic ~ патологи́ческие ро́ды
parvovirus парвови́рус
pass проходи́ть; протека́ть ◇ **to** ~ **examinations** сдать экза́мены; **to** ~ **through** проходи́ть че́рез (*что-л.*), пропуска́ть сквозь (*что-л.*)
passable проходи́мый
passage **1.** прохожде́ние; проведе́ние **2.** *анат.* прохо́д; отве́рстие; кана́л **3.** *микр.* пасса́ж || пасси́ровать
food ~ прохожде́ние пи́щи
transplacental ~ трансплацента́рный перено́с

passion 1. страда́ние, боль 2. страсть; аффе́кт
passionless бесстра́стный, невозмути́мый
past про́шлое, проше́дшее ◇ **in the** ~ в ана́мнезе, в про́шлом
pasty вя́зкий, тестообра́зный
patch 1. пятно́; бля́шка 2. ло́скут
patella пате́лла, надколе́нник
patent откры́тый; я́вный; неза́ро́сший; проходи́мый
paternity отцо́вство
path 1. путь, ход 2. проводя́щий путь *(нервной системы)*
pathogene патоге́нный микроорганизм; патоге́нный фа́ктор
pathogenesis патогене́з
pathogenic патоге́нный
pathogenicity патоге́нность
pathognomonic патогномони́чный
pathologic(al) патологи́ческий
pathology патоло́гия
  war ~ патоло́гия вое́нного вре́мени
pathway 1. путь, ход 2. проводя́щий путь *(нервной системы)*
  alternative ~ альтернати́вный путь
  biosynthetic ~ путь биоси́нтеза
patient пацие́нт, больно́й
  ambulant ~ амбулато́рный больно́й
  hospital ~ стациона́рный больно́й
  indoor ~ госпитализи́рованный больно́й
  maintenance hemodialisis ~ больно́й, находя́щийся на подде́рживающем гемодиа́лизе
  medical ~ терапевти́ческий больно́й
  mental ~ психиатри́ческий пацие́нт
  outdoor ~ амбулато́рный больно́й
  pregnant ~ бере́менная пацие́нтка
  recumbent ~ лежа́чий пацие́нт
  walking ~ «ходя́чий» больно́й
pattern 1. структу́ра; конфигура́ция 2. хара́ктер, осо́бенность 3. образе́ц; моде́ль 4. схе́ма; диафра́гма
  gene ~ набо́р хромосо́м
pause па́уза
  compensatory ~ компенса́торная па́уза
pay плати́ть
peak верши́на; пик
pecten *анат.* гре́бень; гребешо́к
  anal ~ заднепрохо́дный гре́бень
pectoral грудно́й
pediatrician педиа́тр
pediatrics педиатри́я
pedicle но́жка; стебелёк
pediculosis вши́вость
pedigree родосло́вная
peduncle но́жка *(напр. мозга)*
peel 1. кожура́; ко́рка 2. шелуши́ться
peeling шелуше́ние *(кожи)*
pellagra пелла́гра

pellicle 1. ко́жица 2. то́нкая плёнка, налёт
pellucid прозра́чный
pelvis (*pl* **pelves**) *анат.* таз ◇ ~ **justo minor** равноме́рно су́женный таз
~ **of the kidney** по́чечная лоха́нка
flat ~ пло́ский таз
narrow ~ у́зкий таз
rachitic flat ~ рахити́ческий пло́ский таз
renal ~ по́чечная лоха́нка
small ~ ма́лый таз
pemphigus пе́мфигус, пузырча́тка ◇ ~ **vulgaris** вульга́рная [обыкнове́нная] пузырча́тка
pencil 1. каранда́ш 2. (у́зкий) пучо́к луче́й
glass ~ стекло́граф
skin ~ дермо́граф
penetrability проница́емость
penetrate пенетри́ровать, проника́ть
penis полово́й член, пе́нис
pepsin пепси́н
peptic 1. относя́щийся к пепси́ну 2. пепти́ческий; желу́дочный
peptidase пептида́за
peptide пепти́д
natriuretic ~ натрийурети́ческий пепти́д
per ◇ ~ **day** в день; ~ **minute** в мину́ту
perceptible ощути́мый, заме́тный
perception восприя́тие, ощуще́ние
light ~ восприя́тие све́та
space ~ простра́нственное восприя́тие
percussion перку́ссия ◇ **at [on]** ~ при перку́ссии
comparative ~ сравни́тельная перку́ссия
direct [immediate] ~ непосре́дственная [прямáя] перку́ссия
indirect ~ непрямáя перку́ссия, перку́ссия при по́мощи плесси́метра
percutaneous чреско́жный
perforate перфори́ровать, пробода́ть
perforation перфора́ция, прободе́ние
~ **of septum** перфора́ция перегоро́дки *(напр. носа)*
~ **of stomach** прободе́ние желу́дка
fetal head ~ перфора́ция голо́вки плода́
intestinal ~ перфора́ция кишки́
perform выполня́ть; де́лать; осуществля́ть
performance:
high ~ высо́кая производи́тельность
perfusion перфу́зия
distal antegrade blood ~ диста́льная антегра́дная перфу́зия *(крови)*
periarteritis периартери́ит
nodular ~ узелко́вый периартери́ит, боле́знь Куссма́ула — Ме́йера
periarthritis периартри́т
scapulohumeral ~ пле́челопа́точный периартри́т
periarthropathy периартропати́я
peribronchitis перибронхи́т
pericarditis перикарди́т

constrictive ~ констрикти́вный перикарди́т
dry ~ сухо́й перикарди́т
exudative ~ экссудати́вный перикарди́т
obliterating ~ облитери́рующий перикарди́т
pericardium перика́рд, серде́чная соро́чка
pericementitis периодонти́т, перицементи́т
apical ~ верху́шечный периодонти́т
pericranium надко́стница че́репа
perimetry периметри́я, измере́ние по́ля зре́ния
automated ~ автомати́ческая периметри́я
perineal проме́жностный
perineotomy перинеотоми́я
perineum проме́жность
period **1.** пери́од **2.** цикл **3.** *pl* ме́сячные, менструа́ция
climacteric ~ климактери́ческий пери́од, кли́макс
gestational ~ пери́од бере́менности
incubation ~ инкубацио́нный пери́од
latent ~ лате́нтный пери́од
postnatal ~ послеродово́й пери́од
posttransplant ~ посттрансплантацио́нный пери́од
prodromal ~ продрома́льный пери́од
puerperal ~ послеродово́й пери́од
refractory ~ рефракте́рный пери́од
periodically периоди́чески
periodicity периоди́чность
periodontal периодонта́льный, околозубно́й
periodontium периодо́нт
periosteum надко́стница
periostitis периости́т, воспале́ние надко́стницы
peripheral периферийческий
periphlebitis перифлеби́т
periproctitis перипрокти́т
perish **1.** погиба́ть **2.** уничтожа́ть, губи́ть
peristalsis периста́льтика
esophageal ~ периста́льтика пищево́да
gastric ~ периста́льтика желу́дка
intestinal ~ периста́льтика кише́чника
waves ~ периста́льтика; перистальти́ческие во́лны
peritendinitis перитендини́т
calcific ~ кальцифици́рующий перитендини́т
peritoneum брюши́на
peritonitis перитони́т
bile ~ жёлчный перитони́т
encapsulated ~ инкапсули́рованный перитони́т
fecal ~ ка́ловый перитони́т
pelvic ~ пельвиоперитони́т
purulent ~ гно́йный перитони́т
tuberculous ~ туберкулёзный перитони́т
perivascular периваскуля́рный
perlèche перле́ш, зае́да
permanent постоя́нный, неизме́нный
permeability проница́емость
capillar ~ проница́емость капилля́ров
endothelial ~ проница́емость эндоте́лия

gas ~ проница́емость для га́зов
glomerular ~ проница́емость по́чечных клубо́чков
membrane ~ проница́емость мембра́ны
permeable проница́емый
permit позволя́ть, допуска́ть
pernicious злока́чественный
pernio(sis) ознобле́ние
peroxidation пе́рекисное окисле́ние, пероксида́ция
lipid ~ пероксида́ция липи́дов
peroxide перокси́д, пе́рекись
persist сохраня́ть, продолжа́ть существова́ть
persistence 1. сто́йкость, усто́йчивость 2. персисте́нция, персисти́рование
person:
elderly ~ пожило́й челове́к
personality *псих.* ли́чность
hysterical ~ истери́ческая ли́чность
personnel ли́чный соста́в, персона́л
auxiliary medical ~ вспомога́тельный медици́нский персона́л
head medical ~ руководя́щий медици́нский персона́л
junior medical ~ мла́дший медици́нский персона́л
medical ~ медици́нский персона́л
middle medical ~ сре́дний медици́нский персона́л
perspiration поте́ние, потоотделе́ние
pertussis коклю́ш
perversion извраще́ние
~ of olfaction извраще́ние обоня́ния
gustatory ~ извраще́ние вку́са
sexual ~ полово́е извраще́ние
pessary 1. песса́рий, ма́точное кольцо́ 2. вагина́льный суппозито́рий
pest *см.* **plague**
pestilence 1. эпиде́мия 2. чума́
pestis чума́ ◇ ~ **minor** ма́лая чума́, туляреми́я *(см. тж* **plague***)*
petechia *(pl* **petechiae***)* пете́хия
petrification петрифика́ция
petrify петрифици́роваться
phage фаг, бактериофа́г
incomplete ~ непо́лный фаг
mature ~ зре́лый фаг
weak ~ сла́бый фаг
phagedenic разъеда́ющий
phagocyte фагоци́т
phagocytosis фагоцито́з
complete ~ завершённый фагоцито́з
defective ~ непо́лный [незавершённый] фагоцито́з
phalanx (*pl* **phalanges**) фала́нга *(пальца)*
phallus полово́й член, пе́нис
pharmacodynamics фармакодина́мика
pharmacognosy фармакогно́зия
pharmacokinetics фармакокине́тика
pharmacology фармаколо́гия
pharmacy 1. фармаци́я 2. апте́ка ◇ ~ **on duty** дежу́рная апте́ка
pharyngitis фаринги́т

dry ~ сухо́й фаринги́т
pharyngoscopy фарингоскопи́я
pharynx гло́тка
phase фа́за; пери́од, ста́дия
filling ~ фа́за наполне́ния *(напр. сердца)*
growth ~ фа́за ро́ста
healing ~ фа́за заживле́ния
inhibitory ~ фа́за торможе́ния
recognition ~ фа́за распознава́ния
rejection ~ фа́за отторже́ния
phenomenon (*pl* **phenomena**) **1.** фено́мен, явле́ние **2.** симпто́м, при́знак
anamnestic ~ анамнести́ческая реа́кция
Donath-Landsteiner ~ фено́мен До́ната — Ла́ндштейнера, пароксизма́льная холодо́вая гемоглобинури́я
knee ~ колe̋нный рефле́кс
Raynaud's ~ синдро́м Рейно́ *(вазоспазм дистальных отделов конечностей)*
Rivero-Carvallo's ~ симпто́м Риве́ро — Карва́льо *(ускорение кровотока в грудной клетке при вдохе)*
Schultz-Charlton ~ фено́мен Шу́льтца — Ча́рльтона, фено́мен гаше́ния сы́пи
toe ~ рефле́кс Баби́нского *(пирамидный признак)*
phenotype феноти́п
cellular ~ клё́точный феноти́п
phenotypic фенотипи́ческий
phenylketonuria фенилкетонури́я, боле́знь Фе́ллинга
pheochromocytoma феохромоцито́ма
phial пузырёк, флако́н *(для лекарства)*
phimosis фимо́з
phlebitis флеби́т
phlebography флеблграфи́я
phlebotomy веносе́кция
phlegmon флегмо́на
gas ~ га́зовая флегмо́на
phlogistic воспали́тельный
phobia фоби́я
phonation фона́ция, произнесе́ние зву́ков
phonocardiography фонокардиографи́я
phosphatase фосфата́за
acid ~ ки́слая фосфата́за
alkaline ~ щелочна́я фосфата́за
phospholipid фосфолипи́д
phosphorylation фосфорили́рование
oxydative ~ окисли́тельное фосфорили́рование
photoallergy фотоаллерги́я
photochemotherapy фотохимиотерапи́я
photocoagulation фотокоагуля́ция
photometry фотометри́я
photoperceptor реце́птор светово́го раздраже́ния
photophobia светобоя́знь
photoradiography флюорографи́я
phrenetic маниака́льный
phrenicotomy френикотоми́я
phrenoptosis ни́зкое стоя́ние диафра́гмы
phthiriasis лобко́вая вши́вость
phthysis туберкулё́з лё́гких, *уст.* чахо́тка

physiatrist физиотерапéвт
physical 1. физи́ческий 2. телéсный, сомати́ческий
physician врач, дóктор ◇ ~ **in chief** глáвный врач; ~ **on call** врач, дежýрный по вы́зовам
  family ~ семéйный врач
  head ~ глáвный врач
  hospital ~ врач стационáра
physiology физиолóгия
phytoagglutinin фитоагглютини́н
phytopharmaca (*sing* **phytopharmacon**) медикаментóзные срéдства расти́тельного происхождéния
pia mater мя́гкая мозговáя оболóчка
pica извращённый аппети́т
picornavirus пикорнави́рус
picture:
  blood ~ карти́на крóви
  clinical ~ клини́ческая карти́на
pierce прокáлывать
piercing прокóл
pigment пигмéнт
  bile [biliary] ~ жёлчный пигмéнт
  black ~ менани́н, чёрный пигмéнт
  blood ~ кровянóй пигмéнт
pigmentation пигментáция
pile 1. вóлос 2. геморроидáльный ýзел 3. *pl* геморрóй
pill пилю́ля; таблéтка ◇ **to take a** ~ приня́ть пилю́лю
pilosis оволосéние
pilous волосáтый
pilule пилю́ля
pin штифт; стéржень; мандрéн
  intramedullary ~ внутрикóстная спи́ца *(для фиксации перелома)*
pincette пинцéт
pinna (*pl* **pinnae**) ушнáя рáковина
pinocytosis пиноцитóз
pinotherapy лечéние гóлодом
pinworm остри́ца
pipet(te) пипéтка ‖ кáпать из пипéтки
  graduated ~ градуи́рованная пипéтка
pit я́мка; вдавлéние
pituicyte питуици́т
pityriasis питириáз
place 1. мéсто 2. стáвить, помещáть ◇ **in** ~ **of...** вмéсто; **in the next** ~ затéм; **to take** ~ происходи́ть, имéть мéсто
placebo плацéбо
placenta плацéнта
plague чумá
  bubonic [glandular] ~ бубóнная чумá
  lung [pneumonic] ~ лёгочная чумá
  septic ~ септи́ческая фóрма чумы́
  Siberian ~ сиби́рская я́зва
planning:
  family ~ плани́рование семьи́
planocellular плоскоклéточный
plant 1. растéние 2. завóд
  drug ~ лекáрственное растéние
planta (*pl* **plantae**) подóшва (стопы́)
plantar подóшвенный
plaque бля́шка; тромбоци́т, кровянáя пласти́нка

plasma пла́зма
blood ~ пла́зма кро́ви
immune ~ иммýнная пла́зма
plasmacytoma, plasmocytoma плазмоцито́ма
solitary ~ изоли́рованная [солита́рная] плазмоцито́ма
plasmid плазми́да
conjugative ~ конъюгати́вная плазми́да
plasmin плазми́н
plasminogen плазминоге́н
plasmodium плазмо́дий
plaster пла́стырь
~ **of Paris** гипс
mustard ~ горчи́чник
plate 1. *анат.* пласти́нка **2.** *микр.* ча́шка Пе́три
nail ~ ногтева́я пласти́нка
platelet тромбоци́т, кровяна́я пласти́нка
giant ~ мегакариоци́т
plating *микр.* посе́в на ча́шки Пе́три
platypodia плоскосто́пие
platysma подко́жная мы́шца ше́и
pledget тампо́н
plenty изоби́лие
pleomastia полимасти́я, гипермасти́я
plethora плето́ра, гиперволеми́я
plethysmography плетизмографи́я
finger ~ пальцева́я плетизмографи́я
pleura плёвра
parietal ~ париета́льная плёвра
visceral ~ висцера́льная плёвра
pleurisy плеври́т
adhesive ~ адгези́вный [сли́пчивый] плеври́т
blocked ~ осумко́ванный плеври́т
dry ~ сухо́й плеври́т
hemorrhagic ~ геморраги́ческий плеври́т
plastic ~ фибрино́зный плеври́т
serous ~ серо́зный плеври́т
wet ~ экссудати́вный плеври́т
plexitis плекси́т
plexus (*pl* **plexuses**) сплете́ние
hemorrhoidal ~ геморроида́льное сплете́ние
lumbosacral ~ поясни́чно-крестцо́вое сплете́ние
nerve ~ не́рвное сплете́ние
pelvic ~ та́зовое сплете́ние
solar ~ со́лнечное сплете́ние
plica (*pl* **plicae**) скла́дка
plication *хир.* образова́ние скла́док, сбо́ривание
Noble's ~ опера́ция Но́бля, интестиноплика́ция
plug 1. про́бка **2.** тампо́н || тампони́ровать **3.** пломбирова́ть, заку́поривать
~ **of cerumen** се́рная про́бка
cotton ~ ва́тный тампо́н
wax ~ се́рная про́бка
plugging заку́порка; тампона́да
pneumococcus (*pl* **pneumococci**) пневмоко́кк
pneumoconiosis пневмоконио́з
pneumonia пневмони́я

bilateral ~ двусторо́нняя пневмони́я
caseous ~ казео́зная пневмони́я
croupous ~ крупо́зная пневмони́я
eosinophilic ~ эозинофи́льная пневмони́я
focal ~ очаго́вая пневмони́я
Friedländer's ~ фри́длендеровская пневмони́я *(вызванная клебсиеллой)*
fungal ~ грибко́вая пневмони́я
gangrenous ~ гангрено́зная пневмони́я
hypostatic ~ гипостати́ческая пневмони́я
influenzal ~ гриппо́зная пневмони́я
inhalation ~ ингаляцио́нная пневмони́я
interstitial plasma cell ~ интерстициа́льная плазмокле́точная пневмони́я
Magrassi-Leonardi's ~ пневмони́я Магра́сси — Леона́рди, эозинофи́льная моноцита́рная пневмони́я
migratory ~ мигри́рующая пневмони́я
pneumocystis ~ пневмоци́стная пневмони́я
virus ~ ви́русная пневмони́я

pneumonitis пневмони́т

pneumothorax пневмото́ракс
◇ to apply ~ накла́дывать пневмото́ракс
artificial [induced] ~ иску́сственный пневмото́ракс
open ~ откры́тый пневмото́ракс
spontaneous ~ спонта́нный пневмото́ракс
traumatic ~ травмати́ческий пневмото́ракс
unilateral ~ односторо́нний пневмото́ракс
valvular ~ кла́панный пневмото́ракс

pock о́спенная пу́стула

pocket карма́н; па́зуха
gingival ~ деснево́й карма́н

pocky рябо́й

podagra пода́гра

poikilocytose пойкилоцито́з

point 1. то́чка; ме́сто 2. остриё
~ of death моме́нт сме́рти
~ of tenderness боле́зненная то́чка
~ of view то́чка зре́ния
fixation ~ то́чка фикса́ции
McBurney's ~ то́чка МакБерне́я *(при аппендиците)*
near ~ *офт.* бли́жняя то́чка
neutral ~ нулева́я то́чка; то́чка отсчёта
painful ~ болева́я то́чка
Robson's ~ то́чка Ро́бсона *(при холецистите)*
single set-up ~ систе́ма еди́ной то́чки *(в лучевой терапии)*
turning ~ of a disease кри́зис боле́зни
zero ~ нулева́я то́чка

pointed остроконе́чный

poison 1. яд ‖ ядови́тый 2. отравля́ть
mitotic ~ митоти́ческий яд

poisoning отравле́ние
drug ~ отра́вление медикаме́нтами
food ~ пищево́е отравле́ние

gas ~ отравле́ние га́зом
heavy metal ~ отравле́ние тяжёлыми мета́ллами
mushroom ~ отравле́ние гриба́ми
narcotic ~ отравле́ние нарко́тиком
saturnine ~ отравле́ние свинцо́м
poisonous ядови́тый
polarization поляриза́ция
pole по́люс
opposite ~**s** разноимённые полюса́
poliomyelitis полиомиели́т
poliovaccine полиовакци́на, вакци́на про́тив полиомиели́та
live attenuated ~ жива́я аттенуи́рованная полиовакци́на
poliovirus полиови́рус, ви́рус полиомиели́та
pollen пыльца́ расте́ний
pollex (*pl* **pollices**) большо́й па́лец ки́сти
pollinosis поллино́з, сенна́я лихора́дка
pollute загрязня́ть
pollution загрязне́ние
polyarthritis полиартри́т
polychondritis полихондри́т
relapsing ~ рецидиви́рующий полихондри́т
polyclinic поликли́ника
polyclonal поликлона́льный
polycythemia полицитеми́я
polydactyly полидактили́я, шестипа́лость
polygenic полиге́нный
polykaryocyte многоя́дерная клё́тка
polymorph полимо́рфноя́дерный лейкоци́т
polymorphism полиморфи́зм
genetic ~ генети́ческий полиморфи́зм
polymyalgia полимиалги́я ◇
~ **rheumatica** ревмати́ческая полимиалги́я
polymyositis полимиози́т
polyneuritis полиневри́т
polynuclear многоя́дерный
polyp поли́п
adenomatous ~ аденомато́зный [желё́зистый] поли́п
gastric ~ поли́п желу́дка
pedunculated ~ поли́п на но́жке
polypeptide полипепти́д
polyposis полипо́з
intestinal ~ полипо́з кише́чника
polyserositis полисерози́т
pons *анат.* (варо́лиев) мост
pool 1. фонд, пул *(напр. клеток)* 2. депо́ кро́ви *(в организме)*
gene ~ генофо́нд
stem cell ~ популя́ция стволовы́х клё́ток
swimming ~ пла́вательный бассе́йн
pooling:
~ **of data** группиро́вка да́нных
poor плохо́й; бе́дный
popliteal подколе́нный
population совоку́пность; популя́ция; населе́ние
clonal ~ клона́льная популя́ция
general ~ о́бщее населе́ние, населе́ние в це́лом
memory cell ~ популя́ция клё́ток па́мяти
pure ~ гомоге́нная популя́ция

porosity поро́зность; по́ристость
porphyria порфири́я ◇ ~ **cutanea tarda** по́здняя ко́жная порфири́я
porta (*pl* **portae**) воро́та *(органа)*
portal порта́льный, воро́тный
portion часть, до́ля; сегме́нт, уча́сток
pyloric ~ of the stomach пилори́ческий отде́л желу́дка
position положе́ние; пози́ция (*см. тж* **posture**)
erect ~ вертика́льное положе́ние
fetal ~ положе́ние плода́
horizontal ~ горизонта́льное положе́ние *(оси сердца)*
knee-chest ~ коле́нно-грудно́е положе́ние *(больного)*
knee-elbow ~ коле́нно-локтево́е положе́ние *(больного)*
oblique ~ косо́е положе́ние *(плода)*
patient ~ положе́ние больно́го *(в постели)*
prone ~ положе́ние на животе́
side ~ положе́ние на боку́
supine ~ положе́ние лёжа на спине́
tilted ~ накло́нное положе́ние
Trendelenburg's ~ положе́ние Тренделенбу́рга *(с приподнятым тазом)*
ventricumbent ~ положе́ние лёжа на животе́
positive положи́тельный
posset свёртываться *(о крови)*
possibility возмо́жность
~ of recovery возмо́жность выздоровле́ния
possible возмо́жный
poster по́стер, плака́т
posterior за́дний
posterity пото́мство
post-graduate аспира́нт
posthemorrhagic постгеморраги́ческий
postmortal посме́ртный
postnatal послеродово́й
post-traumatic посттравмати́ческий
posture положе́ние; по́за (*см. тж* **position**)
bent ~ со́гнутое положе́ние
false ~ непра́вильное положе́ние
unilateral ~ положе́ние лёжа на боку́
upright ~ вертика́льное положе́ние
potassium ка́лий, K
potency 1. эффекти́вность **2.** поте́нция
potent мо́щный; сильноде́йствующий
potential потенциа́л; возмо́жность; спосо́бность
action ~ потенциа́л де́йствия
injury ~ потенциа́л поврежде́ния
membane ~ мембра́нный потенциа́л
redox ~ окисли́тельно-восстанови́тельный потенциа́л
pouch *анат.* мешо́к, карма́н; диверти́кул
poverty недоста́ток, дефици́т *(чего-л.)*
powder 1. (ме́лкий) порошо́к

2. измельча́ть в порошо́к; припу́дривать
compound ~ сло́жный порошо́к
power мо́щность
lens ~ си́ла ли́нзы
radiation ~ интенси́вность радиа́ции
powerless бесси́льный
pox о́спа
sheep ~ о́спа ове́ц
water ~ ветряна́я о́спа
poxvirus по́ксвирус, ви́рус о́спы
practice 1. пра́ктика; враче́бная пра́ктика 2. пра́ктика, клиенту́ра
clinical ~ клини́ческая пра́ктика
practitioner практи́ческий врач, врач-пра́ктик
general ~ врач о́бщего про́филя
private ~ частнопрактику́ющий врач
precardiac прекардиа́льный
precaution предосторо́жность
precede предше́ствовать
precipitate оса́док; налёт ‖ осажда́ть; выделя́ть ‖ осаждённый {NB: *произношение сущ. и прил.* [pri'sipitət], *гл.* [pri'sipiteit]}
precipitation преципита́ция, выпаде́ние оса́дка
precipitin преципити́н
precisely то́чно
precision то́чность *(напр. исследования)*
precursor предше́ственник
prediction прогнози́рование
predisposition предрасполо́женность, скло́нность
genetic ~ генети́ческая предрасполо́женность
hereditary ~ насле́дственное предрасположе́ние
predominance преоблада́ние
predominantly преиму́щественно
pre-eclampsia преэклампси́я
prefer предпочита́ть
pregnancy бере́менность
ectopic [extrauterine] ~ внема́точная [эктопи́ческая] бере́менность
gemellary ~ бере́менность дво́йней
multiple ~ многопло́дная бере́менность
Rh-incompatible ~ ре́зус-несовмести́мая бере́менность
term ~ доно́шенная бере́менность
tubal ~ тру́бная бере́менность
pregnant бере́менная
preincubation преинкуба́ция
premature 1. преждевре́менный 2. недоно́шенный
premed слу́шатель подготови́тельных ку́рсов при медици́нском ко́лледже
premises *pl*:
surgical ~ операцио́нный блок
prenatal дородово́й, предродово́й
preparation 1. препара́т; образе́ц 2. приготовле́ние
unstained ~ неокра́шенный препара́т
prepare 1. пригота́вливать, составля́ть 2. препари́вать
prepuce кра́йняя плоть ◇ to remove ~ удаля́ть [иссека́ть] кра́йнюю плоть

presbyopia ста́рческая дальнозо́ркость, пресбиопи́я

prescribe прописывать *(лекарственное средство)* ◇ **to ~ treatment** назнача́ть лече́ние; **to ~ to [for]** *(smb)* пропи́сывать *(кому-л. лекарство)*

prescription реце́пт; (лека́рственная) про́пись

presence нали́чие; прису́тствие ◇ **in the ~** при нали́чии

present 1. настоя́щее вре́мя **2.** прису́тствующий **3.** *акуш.* предлежа́ть ◇ **at ~** в настоя́щее вре́мя; **to be ~** прису́тствовать, име́ться {NB: *произношение сущ. и прил.* ['preznt], *гл.* [pri'zent]}

presentation 1. предлежа́ние *(плода)* **2.** демонстра́ция *(напр. больного)* **3.** проявле́ние *(признака)*

breech ~ ягоди́чное предлежа́ние

foot ~ ножно́е предлежа́ние

head ~ головно́е предлежа́ние

placental ~ предлежа́ние плаце́нты

polar ~ 1. головно́е предлежа́ние **2.** ягоди́чное предлежа́ние

transverse ~ попере́чное положе́ние

preservation 1. предохране́ние **2.** сохране́ние, консерви́рование

preserve сохраня́ть; консерви́ровать

press нада́вливание, нажа́тие || нада́вливать, нажима́ть

pressure давле́ние; сжа́тие; нада́вливание, нажа́тие ◇ **on ~** при надавливании; **to take (blood) ~** измеря́ть давле́ние *(кровяное)*

blood ~ кровяно́е давле́ние

daily blood ~ дневно́е кровяно́е давле́ние

end-expiratory ~ давле́ние в конце́ вы́доха

high ~ высо́кое давле́ние

intracapillary ~ капилля́рное давле́ние

intracranial ~ внутричерепно́е давле́ние

intraocular ~ внутриглазно́е давле́ние

intrapleural ~ давле́ние в плевра́льной по́лости

intrathoracic ~ внутригрудно́е давле́ние

intraventricular ~ внутрижелу́дочковое давле́ние

low ~ ни́зкое давле́ние

mean ~ сре́днее давле́ние

negative ~ отрица́тельное давле́ние

oncotic ~ онкоти́ческое давле́ние

osmotic ~ осмоти́ческое давле́ние

positive ~ положи́тельное давле́ние

raised ~ повы́шенное давле́ние

systolic ~ систоли́ческое давле́ние

unequal ~ нера́вное [несимметри́чное] давле́ние

venous ~ вено́зное давле́ние

prevalence распространённость *(напр. заболевания)*

prevent предупрежда́ть, предотвраща́ть

prevention предупрежде́ние, профила́ктика
  accident ~ те́хника безопа́сности
  vaccinal ~ вакцинопрофила́ктика
preventive профилакти́ческий
previous предыду́щий, предше́ствуюший
prick 1. прoко́л; уко́л ‖ коло́ть, прока́лывать **2.** остриё
primary перви́чный, основно́й
primipara первородя́щая
primordial первонача́льный; примити́вный
prior предше́ствующий
private ча́стный, ли́чный
privates *pl* нару́жные полово́е о́рганы
probe 1. зонд **2.** зондирова́ние ‖ зонди́ровать
  bulbous-end ~ пу́говчатый зонд
  grooved ~ желобова́тый зонд
  guiding ~ направля́ющий зонд
procedure 1. процеду́ра **2.** мето́дика; ме́тод; приём
proceedings *pl* труды́, протоко́лы *(научного общества)*
process 1. проце́сс; тече́ние *(болезни)* **2.** приём; ме́тод, спо́соб **3.** *анат.* отро́сток; вы́ступ; прида́ток
  atherogenic ~ атероге́нный проце́сс
  inflammatory ~ воспали́тельный проце́сс
  irreversible ~ необрати́мый проце́сс
procidentia выпаде́ние, прола́пс
proconvertin проконверти́н, антифибринолизи́н
proctitis прокти́т, воспале́ние прямо́й кишки́
proctology проктоло́гия
prodromal продрома́льный, предше́ствующий боле́зни
prodrome продро́м
prodrug предше́ственник медикаме́нта
produce производи́ть; вызыва́ть
product:
  breakdown ~ проду́кт распа́да
  end ~ коне́чный проду́кт
  excretory ~ проду́кт выделе́ния
  final ~ коне́чный проду́кт
  intermediary ~ промежу́точный проду́кт
  metabolic ~ проду́кт обме́на
  split ~ проду́кт расщепле́ния
  waste ~ **1.** загрязня́ющее вещество́ **2.** отбро́сы, отхо́ды
production проду́кция
  autoantibody ~ проду́кция аутоантите́л
  spontaneous ~ спонта́нная проду́кция
productive продукти́вный *(напр. кашель)*
professor профе́ссор
profile: профиль
  immunological ~ иммуноло́ги́ческий про́филь
  psychological ~ психологи́ческий про́филь
profound 1. глубо́кий *(напр. о сне)* **2.** по́лный, абсолю́тный *(напр. о покое)*

profuse профу́зный; оби́льный
progeny пото́мство
prognosis (*pl* **prognoses**) прогно́з, предсказа́ние ◇ ~ **for disease** прогно́з боле́зни; ~ **for life** прогно́з в отноше́нии жи́зни
long-term ~ отдалённый прогно́з
program:
scientific ~ нау́чная програ́мма
screening ~ скри́нинговая програ́мма
progression прогресси́рование *(напр. болезни)*
disease ~ прогресси́рование боле́зни
progressive прогресси́вный
prohibit запреща́ть
projection 1. вы́ступ, отро́сток 2. прое́кция
prolactin пролакти́н
serum ~ пролакти́н сы́воротки кро́ви
prolapse прола́пс; выпаде́ние || выпада́ть {NB: *произношение сущ.* ['prəulæps], *гл.* [prəu'læps]}
hemorrhoidal ~ выпаде́ние геморроида́льных узло́в
mitral valve ~ прола́пс митра́льного кла́пана
rectal ~ прола́пс [выпаде́ние] прямо́й кишки́
uterine ~ выпаде́ние ма́тки
proliferation пролифера́ция; разраста́ние
tissue ~ пролифера́ция тка́ни
prolong продлева́ть
prolonged дли́тельный, затяну́вшийся, затяжно́й
prominence *анат.* вы́ступ, вы́пуклость
prominent выдаю́щийся; заме́тный
promoter активáтор; стимуля́тор
promotion актива́ция; стимуля́ция
prompt бы́стрый, неме́дленный
proof 1. испыта́ние; про́ба; прове́рка 2. сто́йкий; непроница́емый
paternity ~ установле́ние отцо́вства
propagator культива́тор *(прибор для культивирования микроорганизмов)*
propagate распространя́ться
propagation распростране́ние
proper пра́вильный; соотве́тствующий
properdin пропeрди́н
properties *pl* сво́йства, ка́чества
analgesic ~ аналгети́ческие [обезбо́ливающие] сво́йства
antipyretic ~ жаропонижа́ющие сво́йства
nutritive ~ пищевы́е сво́йства
rheologic ~ реологи́ческие сво́йства *(напр. крови)*
prophylactic профилакти́ческий
prophylaxis профила́ктика
malarial ~ профила́ктика маляри́и
secondary ~ втори́чная профила́ктика
proportion пропо́рция, соотноше́ние
prostaglandin простагланди́н

prostate предста́тельная железа́, проста́та
prostatitis простати́т
prosthesis (*pl* **prostheses**) **1.** проте́з; иску́сственный о́рган **2.** протези́рование
hip ~ проте́з тазобе́дренного суста́ва
wooden ~ деревя́нный проте́з
prosthetics протези́рование
prostration простра́ция; изнеможе́ние
protease протеа́за
protect защища́ть
protection защи́та; предохране́ние
radiation ~ защи́та от радиа́ции
protective защи́тный; предохрани́тельный
protein протеи́н, бело́к
acute phase ~ протеи́н [бело́к] о́строй фа́зы
autologous ~ аутологи́чный бело́к
Bence-Jones ~ бело́к Бенс-Джо́нса *(при миеломной болезни)*
blood ~ бело́к кро́ви
carrier ~ бело́к-носи́тель
denatured ~ денатури́рованный бело́к
foreign ~ чужеро́дный бело́к
reduced ~ восстано́вленный бело́к
shock ~ шо́ковый протеи́н, шо́ковый бело́к
specific ~ специфи́ческий бело́к
vegetable ~ расти́тельный бело́к
proteinase протеина́за
proteinkinase протеинкина́за
proteinosis протеино́з, белко́вая дистрофи́я
muscle ~ протеино́з мышц
proteinuria протеинури́я
febrile ~ лихора́дочная протеинури́я
proteoglycan протеоглика́н
proteolysis протео́лиз
prothrombin протромби́н
protozoa *pl* просте́йшие *(одноклеточные организмы)*
intestinal ~ просте́йшие, живущие в кише́чнике
protracted затяжно́й, дли́тельный
protrusion протру́зия; выпаде́ние
acetabular ~ протру́зия вертлу́жной впа́дины
hernial ~ грыжево́е выпя́чивание
prove дока́зывать
provide обеспе́чивать
provitamin провитами́н
provirus прови́рус
provision ме́ра предосторо́жности
metrological ~ метрологи́ческое обеспе́чение
provoke вызыва́ть, возбужда́ть
prurigo почесу́ха, прури́го
pruritic зудя́щий
pruritus зуд ◇ ~ **ani** зуд в о́бласти за́днего прохо́да
~ **of pregnancy** зуд бере́менных
pseudarthrosis псевдоартро́з, ло́жный суста́в
pseudoanemia псевдоанеми́я
pseudoangina псевдостенокарди́я
pseudochorea псевдохоре́я

pseudocyst псевдокиста́
pseudodysentery псевдодизентери́я
pseudoparalysis псевдопарали́ч
pseudorickets псевдорахи́т, по́чечная остеодистрофи́я
psittakosis пситтако́з
psoriasis псориа́з ◇ ~ **nummularis** монетови́дный псориа́з
psychasthenia психастени́я
psyche душа́; ра́зум
psychiatrist психиа́тр
psychiatry психиатри́я
  forensic ~ суде́бная психиатри́я
  military ~ вое́нная психиатри́я
  social ~ социа́льная психиатри́я
psychology психоло́гия
psychopathy психопати́я
psychopharmacology психофармаколо́гия
psychosis психо́з
  alcoholic ~ алкого́льный психо́з
  depressive ~ депресси́вный психо́з
  gestational ~ психо́з бере́менной
  involutional ~ инволюцио́нный психо́з
  Korsakoff's ~ ко́рсаковский психо́з
  Leonhard's ~ психо́з Леонга́рда *(форма приступообразной шизофрении)*
  maniacal ~ маниака́льный психо́з
  paranoid ~ парано́идный психо́з
  senile ~ ста́рческий психо́з
psychotherapy психотерапи́я
  intensive ~ интенси́вная психотерапи́я
ptomaine птомаи́н
ptosis птоз, (*опущение верхнего века*)
  eyelid ~ птоз
ptyalin птиали́н
puberty полова́я зре́лость
pubis (*pl* **pubes**) **1.** лобо́к **2.** лобко́вая кость
pucker морщи́на
puerile де́тский
puerperal послеродово́й
puerperium послеродово́й пери́од
puffiness пасто́зность
puffy одутлова́тый
puke 1. рво́та **2.** рво́тные ма́ссы
pulmonary лёгочный
pulp пу́льпа *(напр. зуба)*
  dental ~ пу́льпа зу́ба
pulpitis пульпи́т, воспале́ние пу́льпы зу́ба
pulsate пульси́ровать
pulsation пульса́ция, бие́ние
  hilar ~ пульса́ция воро́т лёгких
pulse 1. пульс **2.** пульса́ция, бие́ние ‖ пульси́ровать ◇ **to feel the** ~ пальпи́ровать пульс; **to take** ~ счита́ть пульс
  bigeminal ~ бигемини́я
  capillar ~ капилля́рный пульс
  epigastric ~ пульса́ция в подло́жечной о́бласти
  febrile ~ лихора́дочный пульс
  filiform ~ нитеви́дный пульс
  foot ~ пульс на стопе́

full ~ по́лный пульс, пульс хоро́шего наполне́ния
hard ~ твёрдый [напряжённый] пульс
hepatic ~ печёночная пульса́ция, пульса́ция пе́чени
impalpable ~ непальпи́руемый пульс
intermittent ~ интермитти́рующий пульс, пульс с перебо́ями
irregular ~ неритми́чный пульс
jerky ~ пульс с выпаде́ниями
jugular venous ~ пульса́ция яре́мных вен
low tension ~ пульс ма́лого напряже́ния, мя́гкий пульс
nail ~ пульса́ция ногтево́го ло́жа
quadrigeminal ~ квадригемини́я
rhythmic ~ ритми́чный пульс
harp ~ ска́чущий пульс
slow ~ ме́дленный пульс
soft ~ мя́гкий пульс
tense ~ твёрдый [напряжённый] пульс
thready ~ нитеви́дный пульс
trigeminal ~ тригемини́я
wiry ~ твёрдый [напряжённый] пульс

pulselessness отсу́тствие пу́льса

pulverization пульвериза́ция

pump 1. насо́с **2.** отка́чивать, нака́чивать ◇ **to ~ off** отка́чивать; **to ~ out** выка́чивать
breast ~ молокоотсо́с
stomach ~ желу́дочный зонд
water jet ~ водостру́йный насо́с

puncture 1. пу́нкция, проко́л || де́лать пу́нкцию; прока́лывать **2.** уко́л **3.** уку́с *(насекомого)*
~ **of the sinus** пу́нкция [проко́л] прида́точных па́зух но́са
bone marrow ~ пу́нкция ко́стного мо́зга
Cope's ~ пу́нкция Ко́упа (*метод пункции левого предсердия*)
cyst ~ пу́нкция кисты́
diagnostic ~ диагности́ческая пу́нкция
lumbar ~ люмба́льная пу́нкция
lymph node ~ пу́нкция лимфати́ческого узла́
thecal ~ спинномозгова́я пу́нкция

pupil зрачо́к
constricted ~ су́женный [у́зкий] зрачо́к
dilated ~ расши́ренный зрачо́к

pure чи́стый

purgative слаби́тельное сре́дство || слаби́тельный
saline ~ солево́е слаби́тельное

purification очи́стка; очище́ние

purified очи́щенный

purify очища́ть

purity чистота́, беспри́месность

purple:
visual ~ зри́тельный пу́рпур, родопси́н

purpose наме́рение, цель *(напр. исследования)*

purpura пу́рпура, кровоизлия́ние в ко́жу
anaphylactoid ~ анафилакто́идная пу́рпура *(форма аллергического васкулита)*
Henoch-(Schönlein) ~ геморраги́ческая пу́рпура Ге́ноха, боле́знь Ше́нлейна — Ге́ноха
idiopathic thrombocytopenic ~ идиопати́ческая тромбоцитопени́ческая пу́рпура, боле́знь Верльго́фа
thrombotic thrombocytopenic ~ тромботи́ческая тромбопени́ческая пу́рпура
purr *кард.* «кошачье мурлы́канье» *(аускультативно-пальпаторный феномен)*
purulent гно́йный
pus гной
pustule пу́стула
malignant ~ сибирея́звенная пу́стула
putrescent гни́лостный
putrescine путресци́н
putrification гние́ние
pyelitis пиели́т
pyelography пиеловрафи́я
intravenous ~ внутриве́нная пиелографи́я
retrograde ~ ретрогра́дная пиелографи́я
pyelonephritis пиелонефри́т
pyemia пиеми́я
pyloroplasty пилоропла́стика
pylorus приврa̍тник желу́дка
pyoderma пиодерми́я
gangrenous ~ гангрено́зная пиодерми́я
pyodermatitis *см.* **pyoderma**
pyretic лихора́дочный
pyridin пириди́н
pyrophosphate пирофосфа́т
pyrophosphatase пирофосфата́за
pyrosis изжо́га
gastric ~ изжо́га
pyuria пиури́я

Q

quack зна́харь
quadriplegia квадриплеги́я, тетраплеги́я
quaggy дря́блый
quake тряс́тись, дрожа́ть
qualified о́пытный, квалифици́рованный
quality ка́чество, сво́йство
~ **of life** ка́чество жи́зни *(больного)*
water-absorbing ~ гигроскопи́чность
qualm 1. при́ступ тошноты́ **2.** беспоко́йство, трево́жное состоя́ние
quantification коли́чественное определе́ние
spectrophotometric ~ спектрофотометри́ческое коли́чественное определе́ние
quantity коли́чество
maximal ~ максима́льное коли́чество
smallest ~ минима́льное коли́чество
quantum (*pl* **quanta**) коли́чество; до́ля ◇ ~ **sufficit** доста́точное коли́чество
quarantine карант́ин ‖ подве́ргнуть каранти́ну
queasy тошнотво́рный

quellung набуха́ние *(напр. капсулы бактерии)*
question вопро́с || спра́шивать, опра́шивать *(пациента)*
questionable сомни́тельный
questionnaire вопро́сник, анке́та
quickening пе́рвые при́знаки шевеле́ния *(плода)*
quiescence поко́й, неподви́жность
quiet споко́йный, ти́хий ◇ **to become ~** успоко́иться
quinsy перитонзилля́рный абсце́сс
quiver дрожь, тре́пет || дрожа́ть, трясти́сь
quotidian ежедне́вный *(о приступах)*
quotient коэффицие́нт
  intelligence ~ коэффицие́нт интеллектуа́льности
  protein ~ белко́вый [альбуми́н-глобули́новый] коэффицие́нт
  respiratory ~ дыха́тельный коэффицие́нт

R

rabies бе́шенство
rabbit кро́лик
racemose гроздеви́дный
rachianaesthesia спинномозгова́я анестези́я
rachicentesis спинномозгова́я пу́нкция
rachiotomy ламинэктоми́я, рахиотоми́я, вскры́тие спинномозгово́го кана́ла
rachis позвоно́чник
rachischisis расщепле́ние позвонко́в
rachitis рахи́т
rad рад *(единица облучения)*
radial **1.** лучево́й *(напр. о нерве)* **2.** радиа́льный *(напр. о расположении волокон)*
radiate распространя́ть(ся), излуча́ть
radiation **1.** излуче́ние, лучеиспуска́ние, радиа́ция **2.** облуче́ние **3.** иррадиа́ция *(напр. боли)*
  alpha ~ а́льфа-излуче́ние
  electromagnetic ~ электромагни́тное излуче́ние
  gamma ~ га́мма-излуче́ние
  hard ~ жёсткое излуче́ние
  infrared ~ инфракра́сное излуче́ние
  ionizing ~ ионизи́рующая радиа́ция
  local ~ ме́стное облуче́ние
  penetrating ~ проника́ющее излуче́ние
  ultraviolet ~ ультрафиоле́товое излуче́ние
radical радика́л || радика́льный
  free ~s свобо́дные радика́лы
radicular корешко́вый, относя́щийся к корешку́
radiculitis радикули́т
  lumbosacral ~ поясни́чно-крестцо́вый радикули́т
radioactivity радиоакти́вность
  natural ~ есте́ственная радиоакти́вность

radioassay радиоизото́пный ана́лиз
radiocardiography радиоизото́пная кардиогра́фия
radiocarpal лучезапя́стный
radiocinematography рентгенокинематогра́фия, кинорентгеногра́фия
radiocontamination радиоакти́вное загрязне́ние
radiodense непроница́емый для излуче́ния
radiodermatitis лучево́й дермати́т
radiodiagnosis рентгенодиагно́стика; лучева́я диагно́стика
radioelement радиоакти́вный элеме́нт
radiogenetics радиацио́нная гене́тика
radiograph рентгеногра́мма
  survey ~ обзо́рная рентгеногра́мма
radiography 1. рентгеногра́фия 2. радиогра́фия
  chest ~ рентгеногра́мма грудно́й клётки
  luminescence ~ люминесце́нтная рентгеногра́фия
  microfocal ~ микрофо́кусная рентгеногра́фия
  postoperative ~ послеоперацио́нная рентгеногра́фия
radioimmunoassay радиоиммунологи́ческое иссле́дование
radioimmunodiffusion радиоиммунодиффу́зия
radioiodine радиоакти́вный йод
radioiron радиоакти́вный изото́п желе́за
radioisotope радиоакти́вный изото́п
radiolabeled ме́ченный радиоакти́вным изото́пом
radiology рентгеноло́гия; радиоло́гия
radiolucent прозра́чный для рентге́новских луче́й
radionuclide радиоакти́вный изото́п
radio-opaque рентгеноконтра́стный
radiopill радиопилю́ля, радиока́псула
radioprotection противолучева́я защи́та
radioscopy рентгеноскопи́я, рентге́новское просве́чивание
radiosensitivity радиочувстви́тельность
radiosurgery радиохирурги́я
radiotherapy лучева́я терапи́я
  fractionated ~ фракциони́рованная лучева́я терапи́я
  preoperative ~ предоперацио́нная лучева́я терапи́я
radius лучева́я кость
radon радо́н, Rn
raise вызыва́ть, индуци́ровать
raised вы́пуклый; припо́днятый
rales *pl* хри́пы
  crackling ~ тре́ску́чие хри́пы
  dry ~ сухи́е хри́пы
  moist ~ вла́жные хри́пы
  piping ~ свистя́щие хри́пы
  ringing ~ зво́нкие хри́пы
  sibilant ~ свистя́щие хри́пы
  sonorous ~ зву́чные хри́пы

vesicular ~ крепити́рующие хри́пы
whistling ~ свистя́щие хри́пы

ramolissement размягче́ние

ramose, ramous ветви́стый, разветвлённый

ramus (*pl* **rami**) ветвь, ответвле́ние *(напр. сосуда)*

randomization рандомиза́ция, ме́тод слепо́го отбо́ра

range 1. сфе́ра; зо́на, о́бласть **2.** амплиту́да колеба́ний **3.** интерва́л; диапазо́н **4.** ра́диус де́йствия **5.** ряд, поря́док ◇ **a wide ~ of...** большо́е разнообра́зие (*чего-л.*); **within the ~** в преде́лах (*чего-л.*)
antibacterial ~ антибактериа́льный спектр *(напр. антибиотика)*
mutation ~ частота́ мута́ций

rank ряд; катего́рия; разря́д

rankle гнои́ться; вызыва́ть нагное́ние

ranula ра́нула *(подъязычная ретенционная киста)*

rape изнаси́лование || (из)наси́ловать

raphe шов, ли́ния соедине́ния

rapid бы́стрый

rare 1. разрежённый *(о газе)*; разжи́женный, разведённый; **2.** ре́дкий

rarefaction разреже́ние; разжиже́ние; разведе́ние

rash сыпь
drug ~ медикаменто́зная сыпь
facial ~ сыпь на лице́
hemorrhagic ~ геморраги́ческая сыпь
heat ~ потни́ца
macular [maculated] ~ пятни́стая сыпь
nettle ~ крапи́вница
prodromal ~ продрома́льная сыпь
roseolous ~ розеолёзная сыпь
skin ~ сыпь на ко́же
varicellar ~ сыпь при ветряно́й о́спе
vesicular ~ пузырько́вая [везикулёзная] сыпь
widespread ~ распространённая сыпь

rate 1. ско́рость; интенси́вность **2.** сте́пень; коэффицие́нт **3.** частота́ **4.** мо́щность; интенси́вность
blood [erythrocyte] sedimentation ~ ско́рость оседа́ния эритроци́тов, СОЭ
glomerular filtration ~ ско́рость клубо́чковой фильтра́ции
heart ~ частота́ серде́чных сокраще́ний
incidence ~ заболева́емость, инциде́нция
infant death ~ показа́тель де́тской сме́ртности
infection ~ инфекцио́нная заболева́емость
maternal mortality ~ показа́тель матери́нской сме́ртности
metabolic ~ ско́рость обме́на веще́ств
morbidity ~ заболева́емость
mortality ~ показа́тель сме́ртности

mutation ~ частота́ мута́ций
prevalence ~ распростране́нность *(напр. болезни)*
pulse ~ частота́ пу́льса
reaction ~ ско́рость реа́кции
recurrence ~ частота́ рециди́вов
respiration ~ частота́ дыха́ния
sedimentation ~ ско́рость оседа́ния *(напр. эритроцитов)*
sickness ~ заболева́емость
stillbirth ~ показа́тель [коэффицие́нт] мертворожда́емости

ratio 1. сте́пень, коэффицие́нт **2.** соотноше́ние, отноше́ние
coding ~ ко́довое число́
extraction ~ кли́ренс, коэффицие́нт очище́ния
nuclear cytoplasmic ~ я́дерно-цитоплазмати́ческое отноше́ние

rattle хри́пы *(при аускультации)*

rave бред || бре́дить

raw сса́дина

ray 1. луч || излуча́ть **2.** *pl* излуче́ние
gamma ~s га́мма-излуче́ние
hard ~s жёсткое излуче́ние
infrared ~s инфракра́сное излуче́ние
ultraviolet ~s ультрафиоле́товое излуче́ние

raying облуче́ние

reabsorption реабсо́рбция
renal tubular ~ реабсо́рбция в по́чечных кана́льцах

reach проника́ть, достига́ть; распространя́ться

react реаги́ровать

reaction реа́кция
acute aggressive ~ *иммун., псих.* о́страя агресси́вная реа́кция
addition ~ реа́кция присоедине́ния
allergic ~ аллерги́ческая реа́кция
anaphylactic ~ анафилакти́ческая реа́кция
blast-transformation ~ реа́кция бластотрансформа́ции
Bordet-Gengou ~ реа́кция Борде́ — Жангу́, реа́кция свя́зывания комплеме́нта
chain ~ цепна́я реа́кция
cross-serological ~ перекрёстная серологи́ческая реа́кция
cutaneous ~ ко́жная реа́кция
delayed(-type) ~ реа́кция заме́дленного ти́па
early(-type) ~ реа́кция неме́дленного ти́па
first-set ~ первичный иммунный отве́т
Friedman's ~ реа́кция Фри́дмана *(для диагностики беременности)*
Galli-Mainini ~ реа́кция Га́лли — Майни́ни *(для диагностики беременности)*
graft-versus-host ~ реа́кция «трансплента́т про́тив хозя́ина»
Herxheimer's ~ реа́кция Герксге́ймера, эндотокси́новая лихора́дка
Hoigné's ~ реа́кция помут-

не́ния Уанье́ *(для диагностики аллергии)*
hypersensitivity ~ реа́кция гиперчувстви́тельности
immune ~ иммýнная реа́кция, иммýнный отве́т
inflammatory ~ воспали́тельная реа́кция
intracutaneous ~ внутрико́жная реа́кция
local ~ ме́стная реа́кция
motor ~ дви́гательная реа́кция
Neufeld's ~ реа́кция [про́ба] Но́йфельда *(для исследования кокковой флоры)*
oxidation [oxidizing] ~ окисли́тельная реа́кция
photoallergic ~ фотоаллерги́ческая реа́кция
poor ~ сла́бый отве́т *(напр. иммунный)*
Prausnitz-Küstner ~ реа́кция Пра́усницца — Кю́стнера *(выявление реагинов в крови)*
primary ~ перви́чный отве́т *(напр. иммунный)*
recollection ~ анамнести́ческая реа́кция
rage ~ я́ростная [бу́йная] реа́кция
redox ~ окисли́тельно-восстанови́тельная реа́кция
reversible ~ обрати́мая реа́кция
Schwartzman's ~ фено́мен Шва́ртцмана, моде́ль альтернати́вного воспале́ния
secondary [second-set] ~ анамнести́ческая реа́кция, втори́чный отве́т, бу́стер-эффе́кт
serum ~ сы́вороточная боле́знь
short-lived immune ~ транзито́рная иммýнная реа́кция
skin ~ ко́жная реа́кция
stress ~ стре́ссовая реа́кция
Sven-Gard ~ реа́кция по Све́ну — Га́рду *(реакция агглютинации бактерий)*
untoward ~ нежела́тельная реа́кция
Weil-Felix ~ реа́кция Ве́йля — Фе́ликса *(для диагностики риккетсиозных инфекций)*
Widal's ~ реа́кция Вида́ля *(для диагностики брюшного тифа и других сальмонеллёзов)*
Wright's ~ реа́кция Ра́йта *(для диагностики бруцеллёза)*

reactivation реактива́ция, обостре́ние
reactivity реакти́вность
cross ~ перекрёстная реакти́вность
vascular ~ сосýдистая реакти́вность
reading 1. отсчёт, показа́ние *(прибора)* **2.** счи́тывание *(показаний прибора)* **3.** *pl* показа́тели, да́нные
readmission регоспитализа́ция
ready гото́вый ◇ ~ **to use** гото́вый к употребле́нию *(напр. о лекарственном средстве)*
reagent реакти́в; реаге́нт
reagin реаги́н
reamputation реампута́ция
reanimation реанима́ция

reasonable допусти́мый, прие́млемый; целесообра́зный *(о методе лечения)*
rebandage сменя́ть повя́зку
rebleeding повто́рное кровотече́ние
rebound возобновле́ние симпто́мов *(после отмены лечения)*
recall 1. *псих.* воспроизведе́ние; вспомина́ние 2. *иммун.* анамнести́ческая реа́кция
recanalization реканализа́ция *(напр. тромба)*
receive принима́ть, получа́ть
recent неда́вний, све́жий *(напр. о ранении)*
reception рецéпция; восприя́тие
receptivity восприи́мчивость
receptor рецéптор
  gustatory ~ вкусово́й рецéптор
  insulin ~ инсули́новый рецéптор
  pressure ~ барорецéптор
  scavenger ~ фагоцита́рный рецéптор
  steroid ~ рецéптор стеро́идных гормо́нов
recession 1. рецéссия, смещéние *(назад)* 2. углублéние
recessive *ген.* рецесси́вный
recidivating рецидиви́рующий
recipient реципиéнт
  blood ~ реципиéнт кро́ви
  responding ~ респо́ндер
  transplant ~ реципиéнт транспланта́та
reciprocal реципро́кный, взаи́мный
reclaim восстана́вливать; регенери́ровать
recognize распознава́ть
recognition распознава́ние
  speech ~ распознава́ние ре́чи
recombinant рекомбина́нт ‖ рекомбина́нтный
recommend рекомендова́ть, сове́товать
record за́пись; регистра́ция; учёт ‖ запи́сывать; регистри́ровать {NB: *произношение сущ.* [ˈrekɔ:d], *гл.* [riˈkɔ:d]}
recorder регистри́рующее устро́йство; да́тчик
recording:
  nystagmus ~ нистагмогра́фи́я
recover выздора́вливать
recovery 1. восстановле́ние; регенера́ция 2. выздоровле́ние
  complete ~ по́лное выздоровле́ние
  ultimate ~ оконча́тельное выздоровле́ние
recrudescence рециди́в; обостре́ние, ухудше́ние состоя́ния
rectify 1. очища́ть, ректифици́ровать 2. выпрямля́ть
rectitis прокти́т
rectoromanoscopy ректороманоскопи́я
rectoscopy ректоскопи́я
rectum пряма́я кишка́
rectus пряма́я мы́шца живота́
recumbency лежа́чее положе́ние
recuperation восстановле́ние *(напр. сил)*; выздоровле́ние

recurrence рецидив
late ~ поздний [отдалённый] рецидив
recurrent повторяющийся, возвратный
recurvation искривление сзади
reddening покраснение
redness краснота, эритема
redox окисление-восстановление || окислительно-восстановительный
redressement исправление, редрессация
reduce 1. вправлять; восстанавливать нормальное положение 2. уменьшать, ослаблять, снижать 3. *хим.* восстанавливать
reducible вправимый *(напр. о грыже)*
reduction 1. вправление; восстановление нормального положения 2. редукция; уменьшение, ослабление, снижение 3. *хим.* восстановление
~ **of incarcerated hernia** вправление ущемлённой грыжи
false ~ ложное [кажущееся] вправление *(грыжи)*
forced ~ насильственное вправление *(грыжи)*
open ~ открытая репозиция
spontaneous ~ самопроизвольное вправление *(грыжи)*
re-education переобучение *(напр. инвалидов)*
re-examination повторное обследование
refer ссылаться
reflect отражать
reflection 1. отражение *(напр. тепла)* 2. отгибание; загибание 3. *псих.* рефлексия
reflector рефлектор; зеркало
head ~ рефлектор, лобное зеркало
reflex рефлекс || рефлекторный
abdominal ~ брюшной рефлекс
accommodation ~ аккомодационный рефлекс
Babinski's ~ рефлекс Бабинского
behavior ~ условный рефлекс
blink ~ мигательный рефлекс
calcaneal tendon ~ ахиллов рефлекс
carotid sinus ~ рефлекс каротидного синуса
ciliary ~ мигательный рефлекс
conditioned ~ условный рефлекс
corneal ~ роговичный рефлекс
defense ~ защитный рефлекс
delayed ~ запаздывающий рефлекс
depressor ~ депрессорный рефлекс
eyeball compression ~ *см.* **oculocardiac reflex**
eye-closure ~ мигательный рефлекс
gag ~ рвотный рефлекс
great toe ~ *см.* **Babinski's reflex**
inborn [inherited] ~ врождённый [безусловный] рефлекс

knee ~ колéнный рефлéкс
laryngeal ~ глóточный рефлéкс
lid ~ мигáтельный рефлéкс
light ~ световóй рефлéкс
oculocardiac ~ глазосердéчный рефлéкс, рефлéкс Áшнера
orient(at)ing ~ ориентирóвочный рефлéкс
pain ~ болевóй рефлéкс
patellar ~ рефлéкс с надколéнника
pharyngeal ~ глóточный рефлéкс
plantar ~ подóшвенный рефлéкс
proprioceptive ~ проприоцептúвный рефлéкс
pupillary ~ зрачкóвый рефлéкс
quadriceps ~ рефлéкс четырёхглáвой мы́шцы бедрá, рефлéкс Вестфáля
Sherrington's ~ рефлéкс Шéррингтона *(при поражении спинного мозга)*
sinocarotid ~ синокаротúдный рефлéкс, рефлéкс каротúдного сúнуса
sucking ~ сосáтельный рефлéкс
tendon ~ сухожúльный рефлéкс
unconditioned ~ врождённый [безуслóвный] рефлéкс
vasomotor ~ вазомотóрный [сосудодвúгательный] рефлéкс
vasopressor ~ вазопрессóрный [сосудосу́живающий] рефлéкс
visceral [viscerogenic] ~ висцерáльный рефлéкс
vomiting ~ рвóтный рефлéкс

reflexotherapy рефлексотерапúя

reflux рефлю́кс; обрáтный ток

refraction рефрáкция, преломлéние

refractory рефрактéрный; невосприúмчивый, устóйчивый

refresh освежáть *(напр. края раны)*

refrigerate охлаждáть(ся)

regeneration регенерáция, восстановлéние

regimen режúм *(напр. питания)*

region 1. *анат.* óбласть *(тела)* 2. óбласть; райóн
~ **of growth** зóна рóста
abdominal ~ óбласть животá
inguinal ~ пáховая óбласть
temporal ~ висóчная óбласть

regional 1. регионáльный, мéстный; ограни́ченный 2. регионáрный *(напр. об анестезии)*

register 1. журнáл зáписей 2. зáпись в журнáле || регистрúровать

registered дипломúрованный *(напр. о медсестре)*

regression регрéсс, обрáтное развúтие

regular регулярный; прáвильный

regulate регулúровать; контролúровать

regulation регуля́ция; регули́рование; контроли́рование
feedback ~ обра́тная [возвра́тная] регуля́ция
positive ~ положи́тельная регуля́ция
regurgitation регургита́ция
aortic ~ аорта́льная регургита́ция
blood ~ регургита́ция кро́ви
food ~ регургита́ция пи́щи
mitral ~ митра́льная регургита́ция
rehabilitation реабилита́ция
rehydratation регидрата́ция
reimplantation реимпланта́ция
reinfection реинфе́кция
rejection отторже́ние
graft ~ отторже́ние транспланта́та
heterotransplantat ~ отторже́ние гетеротранспланта́та
homograft ~ отторже́ние транспланта́та из со́бственной тка́ни
kidney ~ отторже́ние (переса́женной) по́чки
relapse рециди́в || рецидиви́ровать
related 1. ро́дственный 2. свя́занный
relation 1. отноше́ние; связь, зави́симость 2. родство́
consanguineous ~ кро́вное родство́
relationship 1. отноше́ние; связь; зави́симость 2. родство́
relative 1. усло́вный, относи́тельный 2. свя́занный 3. соотве́тственный 4. ро́дственник
blood ~s кро́вные ро́дственники
first-degree ~s ро́дственники пе́рвой сте́пени
relax 1. расслабля́ть(ся), уменьша́ть напряже́ние 2. послабля́ть, вызыва́ть послабля́ющий эффе́кт
relaxant 1. миорелакса́нт 2. вызывающий релакса́цию
relaxation релакса́ция, расслабле́ние, уменьше́ние напряже́ния
myocardial ~ релакса́ция [расслабле́ние] миока́рда
relaxin релакси́н
release 1. выделе́ния, секре́ция || выделя́ть, секрети́ровать 2. облегче́ние 3. вы́писка *(из стационара)*
controlled ~ контроли́руемый отве́т *(на раздражитель)*
histamine ~ высвобожде́ние гистами́на
reliability надёжность; достове́рность
relief успокое́ние, ослабле́ние *(боли)*
relieve успока́ивать, ослабля́ть *(боль)*
reline перебазиро́вка *(зубного протеза)*
REM *см.* **rapid eye movements**
remain остава́ться
remediable поправи́мый; излечи́мый
remedial целе́бный; лече́бный; изле́чивающий
remedy лече́бное сре́дство; лека́рственное сре́дство
antipyretic ~ жаропонижа́ющее сре́дство

diuretic ~ мочегóнное [диуретúческое] срéдство
hypotensive ~ гипотензúвное срéдство
quack ~ знáхарское срéдство

remember пóмнить

remineralization реминерализáция

remission ремúссия
temporary ~ врéменная ремúссия

remittent перемежáющийся; ремиттúрующий

remote дистанциóнный *(напр. о системе мониторинга)*; отдалённый

removal 1. удалéние, устранéние 2. перемещéние
manual ~ ручнóе удалéние *(напр. последа)*
surgical ~ хирургúческое удалéние
suture ~ снятие швов

remove 1. удалять, устранять 2. перемещáть ◇ to ~ the cause устранять причúну *(напр. заболевания)*

renal пóчечный

renewal возобновлéние, обновлéние; восстановлéние
~ of youth омоложéние

renin ренúн

renography нефрографúя, ренографúя

reovirus реовúрус

reoxygenation реоксигенáция

repair восстановлéние; заживлéние || восстанáвливать; заживлять
surgical ~ хирургúческое восстановлéние
wound ~ заживлéние рáны

repeat повторять

repeated повтóрный

repellent репеллéнт *(средство, отпугивающее насекомых)*

repercussion баллотúрование *(напр. головки плода)*

replacement восполнéние; замещéние
fluid ~ замещéние жúдкости
prosthetic ~ протезúрование

replanting 1. пересéв, реинокуляция 2. пересáдка *(органа)*

replicate воспроизводúть; повторять

replication 1. репликáция 2. повтóрность *(напр. опыта)*
virus ~ репликáция вúруса

report доклáд, сообщéние || доклáдывать, сообщáть
case ~ истóрия болéзни
preliminary ~ предварúтельное сообщéние

reposition репозúция; вправлéние

repository депонúрованный, продлённого дéйствия *(о лекарственном средстве)*

representative характéрный, показáтельный, типúчный

repression подавлéние

reproducibility воспроизводúмость

reproduction 1. *биол.* размножéние, репродýкция 2. *псих.* воспроизведéние; репродýкция

repulsion 1. *ген.* оттáлкивание 2. отвращéние

require 1. трéбовать *(чего-л.)* 2. нуждáться *(в чём-л.)*

requirement 1. потре́бность 2. необходи́мое усло́вие
insulin ~ потре́бность в инсули́не
research иссле́дование; изуче́ние, ана́лиз || иссле́довать ◇ **to carry out** ~ производи́ть ана́лиз
bacteriological ~ бактериологи́ческое иссле́дование
laboratory ~ лаборато́рное иссле́дование
surgical ~ хирурги́ческое иссле́дование
resect резеци́ровать, производи́ть резе́кцию; иссека́ть
resection резе́кция; иссече́ние
curative ~ лече́бная резе́кция
intestinal ~ резе́кция кишки́
stomach ~ резе́кция желу́дка
transuretral ~ трансуретра́льная резе́кция *(предстательной железы)*
reserve запа́с; резе́рв
reservoir:
implantable ~ импланти́руемый резервуа́р, импланти́руемая ёмкость
reset вправля́ть; возвраща́ть в исхо́дное положе́ние
residence последипло́мная специализа́ция *(врача)*
resident врач-стажёр
residual оста́точное явле́ние || оста́точный
residue 1. оса́док, отсто́й 2. оста́ток
resin смола́
ion-exchange ~ ионообме́нная смола́
resistance усто́йчивость, резисте́нтность
acquired drug ~ приобретённая лека́рственная усто́йчивость
capillary ~ 1. резисте́нтность капилля́ров 2. капилля́рное сопротивле́ние
drug ~ усто́йчивость по отноше́нию к медикаме́нтам *(микроорганизмов)*
heat ~ термоусто́йчивость, жаропро́чность *(материала)*; выно́сливость к жаре́ *(организма)*
natural ~ есте́ственная резисте́нтность
peripheral ~ периф́ери́ческое (сосу́дистое) сопротивле́ние
phage ~ фагорезисте́нтность
transmissible ~ переноси́мая [трансмисси́вная] резисте́нтность
resistant усто́йчивый, резисте́нтный ◇ ~ **to treatment** не поддаю́щийся лече́нию
resolution 1. растворе́ние 2. разложе́ние; расщепле́ние 3. расса́сывание *(опухоли)*; разреше́ние *(напр. воспалительного процесса)*
resolver раствори́тель
resonance 1. перкуто́рный звук 2. резона́нс
bandbox ~ коро́бочный перкуто́рный звук
magnetic ~ магни́тный резона́нс
nuclear magnetic ~ я́дерный магни́тный резона́нс
tympanic ~ тимпани́ческий перкуто́рный звук

resorption 1. *физиол.* резо́рбция, вса́сывание 2. резо́рбция, расса́сывание
bone ~ расса́сывание ко́сти
resort 1. куро́рт 2. обраще́ние *(за помощью)* || обраща́ться *(за помощью)*
health ~ куро́рт
seaside ~ морско́й куро́рт
respectively соотве́тственно
respiration дыха́ние
abdominal ~ брюшно́е [диафрагма́льное] дыха́ние
amphoric ~ амфори́ческое дыха́ние
artificial ~ иску́сственное дыха́ние
bronchial ~ бронхиа́льное дыха́ние
Cheyne-Stokes ~ дыха́ние Че́йна — Сто́кса
diaphragmatic ~ брюшно́е [диафрагма́льное] дыха́ние
external ~ вне́шнее дыха́ние
fetal ~ дыха́ние плода́
harsh ~ жёсткое дыха́ние
hollow ~ амфори́ческое дыха́ние
jerky ~ преры́вистое дыха́ние
paradoxic ~ парадокса́льное дыха́ние
rough ~ жёсткое дыха́ние
stridorous ~ стридоро́зное дыха́ние
thoracic ~ грудно́е дыха́ние
tissue ~ тканево́е дыха́ние
vesicular ~ везикуля́рное дыха́ние
whistling ~ свистя́щее дыха́ние
respiratory респирато́рный, дыха́тельный
respond реаги́ровать, отвеча́ть *(напр. на раздражение)*
response 1. отве́тная реа́кция, реаги́рование 2. восприи́мчивость ◇ **in ~ to...** в отве́т на...
anamnestic ~ анамнести́ческая реа́кция
antiself ~ аутоимму́нная реа́кция
food leukocytic ~ пищева́я лейкоцита́рная реа́кция
immune ~ иммуу́нный отве́т
memory ~ анамнести́ческая реа́кция
motor ~ дви́гательная реа́кция *(в ответ на раздражение)*
pupillary ~ to light реа́кция зрачко́в на свет
serological ~ серологи́ческий [сы́вороточный] отве́т
responsible отве́тственный; соде́йствующий
responsiveness 1. реакти́вность 2. восприи́мчивость, чувстви́тельность
antibody ~ гумора́льный иммуу́нный отве́т
immune ~ иммунологи́ческая реакти́вность
rest 1. о́тдых, поко́й || отдыха́ть 2. неподви́жность 3. оста́ток ◇ **at ~** в поко́е; **to ~ in bed** соблюда́ть посте́льный режи́м
bed ~ посте́льный режи́м
thorough ~ по́лный поко́й
restenosis рестено́з
restimulation рестимуля́ция
restitution восстановле́ние *(напр. сил)*
restless беспоко́йный

restoration 1. восстановле́ние *(напр. сил)* 2. замеще́ние *(напр. дефекта зубного ряда)* 3. пло́мба; пломбиро́вочный материа́л

restore восстана́вливать *(здоровье)*

restriction ограниче́ние
  fluid ~ ограниче́ние (приёма) жи́дкости
  salt ~ ограниче́ние со́ли *(в пище)*

result результа́т; исхо́д; сле́дствие || сле́довать; проистека́ть ◇ **to ~ from** происходи́ть *(вследствие чего-л.)*; **to ~ in** зака́нчиваться *(чем-л.)*, приводи́ть *(к чему-л.)*; **to obtain ~s** получа́ть результа́ты
  late [long-term] ~s отдалённые результа́ты
  negative ~s отрица́тельные результа́ты
  positive ~s положи́тельные результа́ты

resuscitate 1. реаними́ровать 2. приводи́ть в созна́ние

resuscitation 1. реанима́ция; оживле́ние 2. приведе́ние в созна́ние

retain 1. уде́рживать; сохраня́ть 2. по́мнить

retainer 1. рете́йнер *(непрорезавшийся зуб)* 2. держа́тель; фикса́тор *(зубного протеза)*

retard заде́рживать, замедля́ть *(напр. развитие)*

retardation заде́ржка, замедле́ние *(напр. развития)*
  intellectual [mental] ~ у́мственная отста́лость

retching рво́та

retention рете́нция; заде́ржка; фикса́ция
  ~ **of secundines** заде́ржка после́да
  ~ **of urine** заде́ржка мочи́
  fluid ~ заде́ржка жи́дкости
  graft ~ приживле́ние транспланта́та
  salt ~ заде́ржка [рете́нция] со́ли
  urinary ~ заде́ржка мочи́

reticulocyte ретикулоци́т

reticuloendothelioma ретикулоэндотелио́ма

reticulohistiocytosis ретикулогистиоцито́з

reticulosarcoma ретикулосарко́ма

reticulosis ретикулёз
  malignant ~ злока́чественный ретикулёз
  mast-cell ~ тучноклёточный ретикулёз

reticulum (*pl* **reticula**) 1. ре́тикулум, (то́нкая) сеть 2. нейроглия́ 3. ретикуля́рная ткань
  endoplasmic ~ эндоплазмати́ческая сеть

retina сетча́тка, се́тчатая оболо́чка *(глаза)*

retinitis ретини́т, воспале́ние се́тчатой оболо́чки *(глаза)*
  cytomegalovirus ~ цитомегалови́русный ретини́т
  renal ~ ретини́т при заболева́нии по́чек

retinoblastoma ретинобласто́ма

retinochorioiditis ретинохориоиди́т

retinol ретино́л, витами́н А

retinopapillitis ретинопапилли́т

Leber's ~ ретинопапилли́т Ле́бера, односторо́нний экссудати́вный ретини́т
retinopathy ретинопати́я
diabetic ~ диабети́ческая ретинопати́я
hypertensive ~ гипертони́ческая ретинопати́я
radiation ~ лучева́я ретинопати́я
retraction 1. ретра́кция, сокраще́ние 2. втяже́ние
clot ~ ретра́кция сгу́стка
nipple ~ втяже́ние соска́
retroflexion ретрофле́ксия, заги́б (*органа*) кза́ди
uterine ~ ретрофле́ксия ма́тки
retroperitoneal забрюши́нный
retroposition смеще́ние *(органа)* кза́ди
retropulsion 1. ретропу́льсия *(симптом паркинсонизма)* 2. смеще́ние *(органа)* кза́ди
retrospective ретроспекти́вный
retrosternal загруди́нный
retroversion переги́б *(органа)* кза́ди
retrovesical ретровезика́льный
retrovirus ретрови́рус
return возвраще́ние || возвраща́ться ◇ **to ~ to normal** возвраща́ться к но́рме
revaccination ревакцина́ция
revascularization реваскуляриза́ция
reveal обнару́живать, выявля́ть
reversible обрати́мый
review обзо́р || рассма́тривать
revivescence реанима́ция, оживле́ние
revivification 1. реанима́ция, оживле́ние 2. восстановле́ние сил 3. «освеже́ние» краёв ра́ны
revulsive отвлека́ющий *(о действии, напр. лекарственного средства)*
rhabdomyoma рабдомио́ма
rhabdomyosarcoma рабдомиосарко́ма
rhagades *pl* тре́щины ко́жи *(напр. у углов рта)*
rheobase реоба́за
rheocardiography реокардиогра́фия
rheumatic ревмати́ческий
rheumatism ревмати́зм
palindromic ~ палиндро́мный ревмати́зм
rheumatoid ревмато́идный
rheumatology ревматоло́гия
rhexis разры́в
rhinitis рини́т
allergic ~ аллерги́ческий рини́т
seasonal allergic ~ сезо́нный аллерги́ческий рини́т
vasomotor ~ вазомото́рный рини́т
rhinoscleroma риносклеро́ма
rhinoscopy риноскопи́я
rhinovirus ринови́рус
rhodopsin родопси́н, зри́тельный пу́рпур
rhonchus хрип, хрипя́щий звук
rhythm ритм
biologic ~ биологи́ческий [физиологи́ческий] ритм
cardiac ~ ритм се́рдца
circadian ~ цирка́дный ритм

daily ~ су́точный ритм
idioventricular ~ идиовентрикуля́рный ритм се́рдца
nodal ~ узлово́й ритм
sinus ~ си́нусовый ритм
triple ~ ритм гало́па, трёхчле́нный ритм се́рдца

rib ребро́
cervical ~ ше́йное ребро́
false ~ ло́жное ребро́
rudimentary ~ рудимента́рное ребро́

riboflavin рибофлави́н, витами́н B_2

ribonuclease рибонуклеа́за

ribonucleoprotein рибонуклеопроте́ин

rickets рахи́т
late ~ по́здний рахи́т
renal ~ по́чечная остеодистрофи́я, «по́чечный рахи́т»

rickettsia (*pl* rickettsiae) рикке́тсия

rickettsiosis риккетсио́з
Burnet's ~ риккетсио́з Бе́рнета
tick-borne ~ клещево́й риккетсио́з

right 1. пра́вый 2. пра́вильный; подходя́щий

rigidity ригі́дность; неподви́жность; оцепене́лость
~ of abdominal muscles напряже́ние мышц брюшно́й сте́нки
cadaveric ~ тру́пное окочене́ние
muscular ~ мы́шечная риги́дность
neck [nuchal] ~ риги́дность заты́лка
pupillary ~ риги́дность зрачко́в

ring 1. *анат.* кольцо́; кольцеви́дная структу́ра 2. *хим.* цикл, кольцо́
femoral ~ бе́дренное кольцо́, кольцо́ бе́дренного кана́ла
fibrous ~ фибро́зное кольцо́
hernial ~ гры́жевы́е воро́та
inguinal ~ па́ховое кольцо́
lymphoid ~ лимфати́ческое гло́точное кольцо́, кольцо́ Пирого́ва — Вальде́йера
mitral ~ кольцо́ митра́льного кла́пана
precipitin ~ кольцо́ преципита́ции
retraction ~ контракцио́нное кольцо́
tracheal ~ (хрящево́е) кольцо́ трахе́и
umbilical ~ пупо́чное кольцо́

ringing:
~ of the ears звон в уша́х

ringworm дерматомико́з
~ of the nails онихомико́з
~ of the scalp дерматомико́з волоси́стой ча́сти головы́
bald ~ стригу́щий лиша́й
crusted ~ парша́

rinse полоска́ние ‖ полоска́ть; промыва́ть

rise подъём, повыше́ние ‖ поднима́ться, повыша́ться
temperature ~ повыше́ние температу́ры

risk риск
~ of death риск сме́рти
high ~ высо́кая сте́пень ри́ска
operative ~ риск опера́ции, операцио́нный риск
radiation ~ опа́сность лучево́го пораже́ния

RN *см.* **registered nurse**
roborant укрепля́ющее сре́дство || укрепля́ющий
robust кре́пкий, здоро́вый
rocker кача́лка; ше́йкер
rod 1. па́лочка *(бактерия)* **2.** па́лочка *(клетка сетчатки глаза)* **3.** сте́ржень *(напр. для остеосинтеза)*
muscle ~ миофибри́лла
roentgenography рентгеногра́фия
body section ~ рентгенотомогра́фия
roller бинт
roof кры́ша; свод *(напр. черепа)*
~ of the skull кры́ша че́репа
room:
admission ~ приёмный поко́й
autopsy [dissecting] ~ секцио́нный зал, секцио́нная
doctor's consulting ~ враче́бный кабине́т
dressing ~ перевя́зочная
medical treatment ~ процеду́рный кабине́т
operating ~ операцио́нная
reception ~ приёмный поко́й
waiting ~ приёмная
root ко́рень, корешо́к
hair ~ ко́рень во́лоса
motor ~ дви́гательный (пере́дний) нейро́н *(спинного мозга)*
nerve ~ не́рвный корешо́к
rosacea розаце́а, кра́сные угри́
rosary:
rachitic ~ рахити́ческие «чётки»
rose ро́жа, ро́жистое воспале́ние
roseola розео́ла
rosette *иммун.* розе́тка
spontaneous ~s спонта́нные розе́тки
rosetting реа́кция розеткообразова́ния
rot гние́ние; гниль || гнить
rotation рота́ция; враще́ние
rotator рота́тор, враща́ющая мы́шца
rotula надколе́нник; надколе́нная ча́шечка
round 1. обхо́д *(врачебный)* **2.** кругово́е движе́ние **3.** кру́глый ◇ **to make one's daily ~** де́лать ежедне́вный обхо́д
ward ~ враче́бный обхо́д, обхо́д пала́т
roundworm кру́глый глист, немато́да
routine обы́чный
row:
~ of teeth зубно́й ряд
rub 1. тре́ние || тере́ть **2.** растира́ние || растира́ть
friction ~ шум тре́ния
pleural ~ шум тре́ния пле́вры
rubber 1. рези́на **2.** масса́жист; массажи́стка
rubella красну́ха
rubeola корь
rubromycosis рубромико́з, руброфити́я
~ of nail plates рубромико́з ногтевы́х пласти́нок
rubrophytosis *см.* **rubromycosis**
ructus отры́жка
ruga (*pl* **rugae**) морщи́на, скла́дка

rule:
Starling's ~ закóн Стáрлинга *(для сокращения полого органа)*
rupture перелóм; разры́в; прободéние, перфорáция || разрывáть(ся), прорывáть(ся)
closed ~ закры́тый перелóм
fetus membrane ~ разры́в плóдных оболóчек
spontaneous ~ спонтáнный разры́в
uterine ~ разры́в мáтки

S

saburra 1. гни́лостное разложéние пи́щи в желу́дке **2.** гря́зно-сéрый налёт на языкé
sac 1. мешóк; мешóчек; су́мка; **2.** кáпсула óпухоли *или* кисты́ **3.** инкапсули́рованный абсцéсс у кóрня зу́ба
air ~s лёгочные альвеóлы
aneurismal ~ аневризмати́ческий мешóк
heart ~ перикáрд
hernial ~ грыжевóй мешóк
lacrimal [tear] ~ слёзный мешóк
vitelline [yolk] ~ желтóчный мешóк
Saccharomyces *pl* сахаромицéты *(род дрожжевых грибов)*
saccharuria глюкозури́я
saccule 1. мешóчек *(напр. гортани)* **2.** сфери́ческий мешóчек *(перепончатого лабиринта внутреннего уха)*
sacral крестцóвый
sacralization сакрализáция
sacrococcygeal крестцóво-кóпчиковый
sacroiliac крестцóво-подвздóшный
sacroiliitis сакроилеи́т
sacrolumbal, sacrolumbar пояснúчно-крестцóвый
sacrum (*pl* **sacra**) крестéц
saddle:
Turkish ~ *анат.* турéцкое седлó
sadness угнетённое состоя́ние
safe безопáсный; надёжный
safety безопáсность; надёжность
drug ~ безопáсность медикамéнта
radiation ~ радиациóнная безопáсность
sagittal сагиттáльный
saline солевóй раствóр || солевóй; содержáщий соль
saliva слюнá
salivary слю́нный
salivation слюноотделéние, саливáция
sallowness желту́шность, желтовáтый цвет *(кожи)*
salmiac хлóристый аммóний; нашаты́рный спи́рт
salmonella сальмонéлла
salmonellosis сальмонеллёз
salpingitis 1. сальпинги́т, воспалéние фаллóпиевых труб **2.** сальпингооти́т, тубооти́т
gonococcal ~ гонокóкковый сальпинги́т

salpingo-oophoritis сальпингоофори́т
salpingoplasty пла́стика фалло́пиевой трубы́
salpinx 1. ма́точная [фалло́пиева] труба́ 2. слухова́я [евста́хиева] труба́
salt соль
salting-out *хим.* выса́ливание
salubrious благоприя́тный; поле́зный; целе́бный; здоро́вый
saluresis салиури́я, салиуре́з, выделе́ние соле́й с мочо́й
salutary *см.* **salubrious**
salvage сохране́ние *(напр. органа при операции)*
salve ма́зь || сма́зывать ма́зью
same ◇ **just the ~** то́чно тако́й же; **much the ~** почти́ тако́й же
sample 1. образе́ц; про́ба || апроби́ровать; брать про́бу 2. *стат.* вы́борка || производи́ть вы́борку
  blood ~ про́ба кро́ви
  check ~ 1. контро́льная про́ба 2. контро́льная вы́борка
  cluster ~ группова́я вы́борка
  comparable ~ сравни́мая [сопостави́мая] вы́борка
  master ~ гла́вная вы́борка
  random ~ случа́йная вы́борка
  set ~ вы́борочная совоку́пность
  stool ~ про́ба ка́ла
sampling 1. взя́тие про́бы; подбо́р образцо́в 2. *стат.* вы́борка; вы́борочное наблюде́ние
sanable излечи́мый
sand песо́к
  urinary ~ мочево́й песо́к
sandglass песо́чные часы́
sanguification кроветворе́ние
sanguimotion циркуля́ция кро́ви
sanguineous 1. кровяно́й 2. содержа́щий кровь
sanguinity *уст.* кро́вное родство́
sanguis кровь
sanitation 1. санитари́я 2. сана́ция, оздоровле́ние
  food ~ пищева́я санитари́я
  poor ~ неудовлетвори́тельное санита́рное состоя́ние
sanity (психи́ческое) здоро́вье
saphena подко́жная ве́на ноги́
sapless вя́лый, бесси́льный
saponification *хим.* омыле́ние
sapremia септицеми́я
saprodontia ка́риес зубо́в
saprophyte сапрофи́т
sarcina *pl* сарци́ны *(род микроорганизмов)*
sarcoidosis саркоидо́з
sarcolemma сарколе́мма
sarcoma сарко́ма
  breast ~ сарко́ма грудно́й железы́
  Ewing's ~ сарко́ма Ю́инга
  fascial ~ фасциа́льная сарко́ма
  histiocytic ~ *см.* **reticulocytic sarcoma**
  Kaposi's (hemorrhagic) ~ (геморраги́ческая) сарко́ма Ка́поши, гемангиосарко́ма
  reticulocytic ~ ретикуло-

клéточная саркóма, ретикулосаркóма
retroperitoneal ~ забрюшúнная саркóма
Rous ~ саркóма Рáуса
sarcomatosis саркоматóз
satiation 1. насыщéние, удовлетворённость 2. пресыщение
satisfactory удовлетворúтельный
saturation 1. насыщéние; насыщенность 2. впúтывание; пропúтывание, пропúтка
saucer-shaped блюдцеобрáзный
save спасáть; сохранять
saw пилá, пúлка || пилúть; распúливать
amputation ~ ампутациóнная пилá
blade ~ листовáя пилá
crown ~ трепáн
gypsum ~ пилá для гúпса
wire ~ прóволочная пилá
scab кóрка, струп || покрывáться кóрками *или* стрýпьями
scabicide противочесóточное срéдство
scabies чесóтка
scald ожóг; ожóговая рáна || обжигáть, обвáривать
scalding жжéние при мочеиспускáнии
scale 1. чешýйка 2. налёт; зубнóй кáмень || снимáть [удалять] зубнóй кáмень 3. шкалá 4. *pl* весы́ 5. шелушúться
pharmaceutical ~ аптéкарские весы́
thermometer ~ шкалá термóметра
scaler инструмéнт для удалéния зубнóго кáмня
scaling 1. шелушéние 2. удалéние зубнóго кáмня
scalp скальп; волосúстая часть головы́
scalpel скáльпель
laser ~ лáзерный нож
scanner скáнер, скани́рующее устрóйство
scanning 1. сканúрование 2. сцинтиграфúя
scaphoid ладьевúдный
scapula (*pl* **scapulae**) лопáтка
scar шрам; рубéц || рубцевáться
keloid ~ келóидный рубéц
scarification скарификáция
scarificator скарификáтор, скарификациóнный нож
scarlatina скарлатúна
scarring рубцевáние
scatemia кишéчная аутоинтоксикáция
scatol скатóл
scatoma скатóма, кáловая «óпухоль»
scatter рассéивать(ся)
scent 1. зáпах 2. чутьё, нюх || нюхать, обонять
schedule 1. расписáние; табли́ца 2. óпись, спúсок
interview ~ опрóсный лист; опрóсник
scheme 1. план; проéкт; прогрáмма || составлять план; проектúровать 2. схéма
Krönlein's ~ схéма Крéнлейна
serological typing ~ схéма

серологи́ческого типи́рования
schistasis врождённое расщепле́ние, врождённое несраще́ние
schistoglossia расщепле́ние языка́
schistosomiasis шистосом(ат)о́з, бильгарцио́з
  Katayama ~ боле́знь Катаямы, япо́нский шистосом(ат)о́з
  Manson's intestinal ~ шистосомо́з Ма́нсона, кишечный шистосомато́з
schistosomus шистосо́ма
schizognathism расщепле́ние че́люсти
schizoid шизо́идный
schizophrenia шизофрени́я
  simple ~ проста́я шизофрени́я
school:
  ~ of nursing медици́нское учи́лище, шко́ла медсестёр
  midwifery ~ акуше́рское учи́лище
sciagraphy рентгенографи́я
sciatica ишиалги́я, и́шиас
science:
  medical ~ медици́нская нау́ка
  sanitary ~ санитари́я, гигие́на
scientific нау́чный
scientist учёный
scintigraphy сцинтиграфи́я
  bone ~ сцинтиграфи́я ко́сти
scintillation сцинтилля́ция; мерца́ние; вспы́шка
scirrhus скирр, скирро́зный рак
scission рассече́ние, разреза́ние
scissors *мед. тех.* но́жницы
scissure тре́щина, щель
sclera скле́ра *(глазного яблока)*
scleritis склери́т, воспале́ние скле́ры
sclerodactyly склеродактили́я
scleroderma склеродерми́я
scleromalacia размягче́ние скле́ры
sclerosis 1. склеро́з **2.** уплотне́ние *(фиброзное)*
  multiple ~ рассе́янный склеро́з
  progressive ~ систе́мная склеродерми́я
  tuberous ~ туберо́зный склеро́з
sclerotherapy склеротерапи́я, лече́ние склерози́рованием
sclerotic склероти́ческий
sclerotomy *офт.* склеротоми́я
scolex ско́лекс *(головка солитёра)*
scoliosis сколио́з
scoop 1. ло́жка *(хирургическая)* **2.** выска́бливание ло́жкой || выска́бливать ло́жкой
scopolamine скополами́н
scorbutus цинга́, скорбу́т
scotoma ското́ма
  scintillating ~ мерца́ющая ското́ма
scrape соско́б || выска́бливать, соска́бливать
scraper кюре́тка
scraping 1. выска́бливание, соска́бливание; кюрета́ж **2.** соско́б

scratch цара́пина, ко́жная насе́чка || цара́пать
screen 1. экра́н, ши́рма || экрани́ровать 2. фильтр 3. проводи́ть рентгеноскопи́ю
complement ~ определе́ние акти́вности комплеме́нта
fluorescent ~ флюоресци́рующий экра́н
lead ~ свинцо́вый экра́н
X-ray ~ рентге́новский экра́н
screening:
population ~ ма́ссовое обсле́дование популя́ции
screw винт || приви́нчивать
scrofula золоту́ха, туберкулёз лимфати́ческих желёз
scrotum мошо́нка
scrub тере́ть, скрести́, мыть щёткой
scrubbing мытьё щёткой *(напр. рук)*
scurf пе́рхоть
scurvy цинга́, скорбу́т
seal 1. уплотне́ние; изоля́ция; герметиза́ция || уплотня́ть; изоли́ровать; герметизи́ровать 2. затво́р; кла́пан 3. печа́ть
doctor's personal ~ ли́чная печа́ть врача́
seam 1. шов 2. рубе́ц 3. морщи́на
sear прижига́ть *(ткань)*
search иссле́дование; по́иск || иссле́довать; иска́ть
searcher зонд; щуп
seasickness морска́я боле́знь
seat 1. сиде́нье, стул 2. локализа́ция
seatworm остри́ца
sebaceous жирово́й, са́льный
seborrhea себоре́я, (гипер)стеато́з
~ **of the scalp** себоре́я волоси́стой ча́сти головы́
dry ~ суха́я себоре́я
secondary 1. втори́чный 2. второстепе́нный 3. вспомога́тельный
secrecy:
medical ~ враче́бная та́йна
secretagogue вещество́, стимули́рующее секре́цию || уси́ливающий секре́цию
secretion 1. секре́т *(железы)* 2. выделе́ние, секре́ция
endocrine ~ вну́тренняя секре́ция
exocrine [external] ~ вне́шняя [экзокри́нная] секре́ция
gastric ~ желу́дочная секре́ция
interferon ~ секре́ция интерферо́на
internal ~ вну́тренняя секре́ция
nasal ~ выделе́ния из но́са
selective ~ избира́тельная секре́ция
wound ~**s** отделя́емое ра́ны
section 1. рассече́ние, разре́з 2. гистологи́ческий срез 3. вскры́тие, се́кция
abdominal ~ лапаротоми́я, чревосече́ние
cesarean ~ ке́сарево сече́ние
frontal ~ фронта́льный срез
frozen ~ заморо́женный срез
longitudinal ~ продо́льный срез
median ~ среди́нный разре́з

paraffin ~ парафи́новый срез
serial ~ сери́йный срез
transverse ~ попере́чный срез
ultrathin ~ ультрато́нкий срез
secundines *акуш.* после́д
security 1. безопа́сность, надёжность 2. защи́та
sedative седати́вное [успока́ивающее] сре́дство || седати́вный, успока́ивающий
sediment оса́док || осажда́ть
urinary ~ мочево́й оса́док
sedimentation осажде́ние
see 1. ви́деть 2. находи́ть, обнару́живать 3. осма́тривать *(больного)* ◇ to ~ a physician посети́ть врача́
seeding 1. *микр.* посе́в 2. диссемина́ция *(напр. клеток опухоли)*
seem каза́ться
seepage 1. проса́чивание, пропи́тывание 2. ка́пельная кли́зма
segment сегме́нт
~ of a tapeworm чле́ник солитёра
muscle ~ миото́м, мы́шечный сегме́нт
segmentation дробле́ние, сегмента́ция
segmentectomy сегментэктоми́я, удале́ние сегме́нта *(лёгкого)*
segmented сегменти́рованный *(напр. о ядре клетки)*
segregation 1. сегрега́ция 2. *ген.* расщепле́ние *(локусов)*
genome ~ гено́мное расщепле́ние
seizure припа́док; при́ступ
generalized ~ (большо́й) эпилепти́ческий припа́док
select отбира́ть, выбира́ть
selection селе́кция; отбо́р
directional ~ напра́вленный отбо́р
genotypic ~ генотипи́ческая селе́кция
interspecific ~ межвидово́й отбо́р
random ~ случа́йный отбо́р
selective избира́тельный, селекти́вный
selectivity избира́тельность, селекти́вность
self-aggression аутоагре́ссия
self-analysis *псих.* самоана́лиз
self-antigen аутоантиге́н
self-development спонта́нное разви́тие
self-digestion самоперева́ривание, ауто́лиз
self-epitope аутоэпито́п, аутоантиге́нная детермина́нта
self-existing идиопати́ческий; самопроизво́льный
self-hapten *ген.* аутогапте́н
self-healing самоизлече́ние, спонта́нное заживле́ние
self-infection аутоинфе́кция
self-regulation саморегуля́ция
self-suggestion самовнуше́ние
semen спе́рма, семенна́я жи́дкость
semicircular полукру́жный *(о каналах костного лабиринта)*

semifluid полужи́дкий
semilunar полулу́нный; серпови́дный
semination осемене́ние; оплодотворе́ние
seminoma семино́ма, сперматоцито́ма
semiotics семио́тика, семиоло́гия, симптоматоло́гия
semipermeable полупроница́емый
semitransparent полупрозра́чный
send посыла́ть, направля́ть
sender 1. да́тчик 2.реги́стр 3. переда́тчик
senescence старе́ние
senile сени́льный, ста́рческий
senior 1. ста́рший 2. студе́нт ста́ршего ку́рса
  scientist ~ ста́рший нау́чный сотру́дник
senopia ста́рческое наруше́ние зре́ния
sensation чу́вство; ощуще́ние, восприя́тие
  burning ~ чу́вство жже́ния
  deep ~ глубо́кая чувстви́тельность
  pin ~ чу́вство пока́лывания
  tactile ~ осяза́ние
  unpleasant ~ неприя́тное чу́вство
sense чу́вство; ощуще́ние, восприя́тие || чу́вствовать; ощуща́ть, воспринима́ть
  ~ of hearing слух
  ~ of taste вкус, вкусово́е восприя́тие
  ~ of touch осяза́ние
  ~ of well-being хоро́шее самочу́вствие
  light ~ светоощуще́ние
  muscle ~ мы́шечное чу́вство, проприоце́пция
sensibility чувстви́тельность; восприи́мчивость
  deep ~ глубо́кая чувстви́тельность
sensibilization сенсибилиза́ция
sensitive чувстви́тельный
sensitiveness чувстви́тельность; восприи́мчивость
sensitivity 1. чувстви́тельность; восприи́мчивость 2. раздражи́тельность ◇ ~ **to pain** чувстви́тельность к бо́ли
  antibiotic ~ чувстви́тельность *(микроорганизма)* к антибио́тику
  contact ~ конта́ктная чувстви́тельность
  cutaneous ~ ко́жная чувстви́тельность
  high-grade ~ гиперчувстви́тельность
  light ~ светочувстви́тельность; восприя́тие све́та
  low-grade ~ ни́зкая чувстви́тельность
sensor 1. чувстви́тельный элеме́нт; да́тчик 2. реце́птор
  flow-through ~ прото́чный да́тчик
separate отде́льный
separation разделе́ние; отсло́йка *(напр. сетчатки)*
  placental ~ отделе́ние плаце́нты
  premature placental ~ преждевре́менное отделе́ние плаце́нты
sepsis се́псис

fulminant ~ молниено́сный се́псис
puerperal ~ послеродово́й се́псис
streptococcal ~ стрептоко́кковый се́псис
septal относя́щийся к перегоро́дке
septan семидне́вный *(напр. о лихорадке)*
septic септи́ческий
septicemia септицеми́я
neonatal ~ септицеми́я новорождённых
septum (*pl* septa) перегоро́дка
interatrial ~ межпредсе́рдная перегоро́дка
interventricular ~ межжелу́дочковая перегоро́дка
nasal ~ носова́я перегоро́дка
sequela (*pl* sequelae) после́дствие, оста́точное явле́ние; осложне́ние; по́зднее проявле́ние
sequence 1. после́довательность; ряд; поря́док сле́дования 2. после́дствие, оста́точное явле́ние
amino-acid ~ после́довательность аминокисло́т *(в белковой молекуле)*
blood-clotting ~ систе́ма свёртывания кро́ви
nucleotide ~ нуклеоти́дная после́довательность
sequestration 1. изоля́ция *(больного)* 2. образова́ние секве́стра
sequestrotomy секвестротоми́я
sequestrum (*pl* sequestra) секве́стр *(участок некротизированной ткани)*
seralbumin сы́вороточный альбуми́н
series:
~ of observations се́рия [ряд] наблюде́ний
serious серьёзный; вызыва́ющий опасе́ния *(о болезни)*
serodiagnosis серологи́ческая диагно́стика
serofast серорезисте́нтный
seroglobulin сы́вороточный глобули́н
serogroup серологи́ческая гру́ппа, серогру́ппа
serology сероло́гия
seromarker сы́вороточный маркёр
seronegative серонегати́вный
seropositive серопозити́вный
seroprevention, seroprophylaxis серопрофила́ктика
seroreaction 1. серологи́ческая про́ба 2. сы́вороточная боле́знь
serosa серо́зная оболо́чка
serositis серози́т, воспале́ние серо́зных оболо́чек
serotest:
medicolegal ~ суде́бно-медици́нский серологи́ческий тест
serotherapy серотерапи́я
serotonin серотони́н
serotype сероти́п *(напр. вируса)*
Hikojima ~ сероти́п Хикодзи́ма, сероти́п холе́рного вибрио́на
military ~ сероти́п микро́ба, испо́льзуемый в ка́честве бактериологи́ческого ору́жия
serous серо́зный

serpiginous ползу́чий *(напр. о кожном поражении)*
serrate зубча́тый, зазу́бренный
serum 1. сы́воротка 2. сы́воротка кро́ви 3. серо́зная жи́дкость
antibacterial ~ антибактериа́льная сы́воротка
antibody-containing ~ сы́воротка, содержа́щая антитела́, имму́нная сы́воротка
antidiphtheric ~ противодифтери́йная сы́воротка
antiglobulin ~ антиглобули́новая сы́воротка
antigranulocyte ~ антигранулоцита́рная сы́воротка
antilymphocytic ~ антилимфоцита́рная сы́воротка
antimacrophage ~ антимакрофага́льная сы́воротка
anti-ophidic ~ противозмеи́ная сы́воротка
antiplague ~ противочу́мная сы́воротка
antirabies ~ антираби́ческая сы́воротка, сы́воротка про́тив (ви́руса) бе́шенства
antitetanic [antitetanus] ~ противостолбня́чная сы́воротка
antithymocyte [antithymus] ~ антитимоцита́рная сы́воротка
antitoxic ~ антитокси́ческая сы́воротка
blood ~ сы́воротка кро́ви
clumping ~ агглютини́рующая сы́воротка
convalescent ~ сы́воротка реконвалесце́нта
cytotoxic antireticular ~ цитотокси́ческая антиретикуля́рная сы́воротка
donor ~ до́норская сы́воротка
hemolyzed ~ гемолизи́рованная сы́воротка
human ~ челове́ческая сы́воротка
hyperimmune ~ гиперимму́нная сы́воротка
immune ~ имму́нная сы́воротка
maternal ~ матери́нская сы́воротка
normal human ~ норма́льная челове́ческая сы́воротка
patient's ~ сы́воротка больно́го
precipitating ~ преципити́рующая сы́воротка
test ~ тест-сы́воротка, станда́ртная сы́воротка
serve служи́ть; обслу́живать
service слу́жба
accident ~ слу́жба э́кстренной (медици́нской) по́мощи при несча́стных слу́чаях
blood transfusion ~ слу́жба перелива́ния кро́ви
emergency ~ слу́жба э́кстренной (медици́нской) по́мощи
flying doctor ~ санита́рная авиа́ция
health ~ слу́жба здравоохране́ния
home health ~ медици́нская по́мощь на дому́
life-saving ~ спаса́тельная слу́жба
psychiatric ~ психиатри́ческая слу́жба

set 1. ряд, гру́ппа; набо́р, компле́кт 2. вправля́ть *(напр. кость)* ◇ **to ~ a bone** производи́ть репози́цию ко́сти
~ of instruments набо́р инструме́нтов
control ~ контро́льная гру́ппа
settling 1. оседа́ние; осажде́ние 2. оса́док
several не́сколько
severe тяжёлый; си́льный *(напр. о боли)*
severity:
disease ~ тя́жесть боле́зни
sew шить, зашива́ть
sewage сто́чные во́ды, нечисто́ты
sex пол
sex-limited *ген.* ограни́ченный по́лом
shadow те́нь; затемне́ние *(на рентгенограмме)*
heart ~ тень [силуэ́т] се́рдца
shaft 1. ствол; сте́ржень 2. диа́физ ко́сти
~ of the femur те́ло бе́дренной ко́сти
shake 1. дрожь || дрожа́ть, трясти́(сь) 2. потрясе́ние; шок 3. встря́хивать; взба́лтывать
shaker кача́лка; вибра́тор
sham симуля́ция, притво́рство || симули́ровать, притворя́ться
shank 1. го́лень 2. черено́к *(инструмента)*
shape фо́рма, очерта́ние, вид || формирова́ть
heart ~ фо́рма се́рдца
shapeless бесфо́рменный
sharp 1. о́стрый; ре́зкий *(о боли)* 2. о́стрый, то́нкий *(о зрении, слухе)*
shears (больши́е) но́жницы
sheath 1. оболо́чка 2. влага́лище 3. презервати́в
myelin ~s миели́новые оболо́чки *(нервов)*
nerve ~ не́рвное влага́лище
synovial ~ синовиа́льное влага́лище
tendon ~ сухожи́льное влага́лище
shedding 1. слу́щивание; шелуше́ние 2. выпаде́ние моло́чных зубо́в
sheet 1. простыня́ 2. слой; пласт 3. лист; табли́ца; ве́домость
temperature ~ температу́рный листо́к
shelf-life срок го́дности *(напр. лекарства)*
shell ◇ **to ~ out** *хир.* вылу́щивать, энуклеи́ровать
shield экра́н; щит; защи́та || экрани́ровать; защища́ть
shielded экрани́рованный; защищённый *(в лучевой терапии)*
shielding экрани́рование; защи́та
synchronous ~ синхро́нное экрани́рование
shift 1. смеще́ние, сдвиг 2. измене́ние 3. мигра́ция *(клеток)* ◇ **~ to the left** сдвиг вле́во; **~ to the right** сдвиг впра́во
mediastinal ~ смеще́ние средосте́ния
shigellosis шигеллёз, бактериа́льная дизентери́я

shin 1. го́лень 2. пере́дний край большеберцо́вой ко́сти
saber ~ саблеви́дная го́лень
shinbone 1. кость го́лени 2. большеберцо́вая кость
shingles опоя́сывающий лиша́й, опоя́сывающий ге́рпес
shiver озно́б; дрожь ‖ дрожа́ть, трясти́сь
shock 1. уда́р, толчо́к ‖ ударя́ть 2. потрясе́ние, уда́р ‖ потряса́ть, поража́ть 3. шок ‖ вызыва́ть шок
acoustic ~ акусти́ческий шок
anaphylactic ~ анафилакти́ческий шок
burn ~ ожо́говый шок
cardiogenic ~ кардиоге́нный шок
electric ~ электрошо́к
hemorrhagic ~ геморраги́ческий шок, шок при кровопоте́ре
hypoglycemic ~ гипогликеми́ческий шок
hypovolemic ~ гиповолеми́ческий шок
insulin ~ инсули́новый шок
mental ~ психоге́нный шок
nervous ~ не́рвный шок
operative ~ шок, свя́занный с опера́цией
toxic ~ токси́ческий шок
wound ~ травмати́ческий шок
shoot при́ступ бо́ли
short 1. коро́ткий; кратковре́менный 2. недоста́точный ◇ **to be ~ of breath** страда́ть оды́шкой
shortbreathing оды́шка; нехва́тка во́здуха
shortening укоро́чение; сокраще́ние
shortsightedness близору́кость, миопи́я
shot 1. до́за 2. уко́л; инъе́кция
shoulder плечо́
frozen ~ «заморо́женное плечо́»
shoulder-blade лопа́тка
show пока́зывать
shrinkage сокраще́ние; сжа́тие; смо́рщивание
cicatrical ~ рубцо́вое смо́рщивание
shrivel смо́рщиваться
shudder дрожь; вздра́гивание ‖ дрожа́ть; вздра́гивать
shunt шунт ‖ шунти́ровать
arteriovenous ~ артериове-но́зный шунт
left-to-right ~ шунт сле́ва напра́во
optociliary ~ оптоцилиа́рный шунт
right-to-left ~ шунт спра́ва нале́во
shunting шунти́рование
sialadenitis сиалadени́т
sialography сиалографи́я
sialolith сиалоли́т, слю́нный ка́мень
sialorrhea слюнотече́ние
sialostasis сиалоста́з
sib 1. кро́вный ро́дственник 2. *pl* си́бсы *(родные братья и сёстры)*
siblings *pl* си́бсы *(родные братья и сёстры)*
sibship кро́вное родство́
siccative высу́шивающий
sick 1. больно́й 2. испы́тывающий тошноту́ ◇ **to feel ~** испы́тывать тошноту́

mentally ~ душевнобольно́й
sicklemia серпови́дно-кле́точная анеми́я
sickle-shaped серпови́дный *(напр. об эритроците)*
sickness 1. боле́знь, заболева́ние 2. тошнота́
altitude ~ высо́тная боле́знь
bleeding ~ кровоточи́вость, гемофили́я
decompression ~ кессо́нная боле́знь
falling ~ эпиле́псия, *разг.* паду́чая боле́знь
Gambian sleeping ~ со́нная боле́знь, летарги́ческий энцефали́т
green ~ хлоро́з
monthly ~ менструа́ции
morning ~ у́тренняя рво́та *(беременных)*
mountain ~ го́рная боле́знь
radiation ~ лучева́я боле́знь
sea ~ морска́я боле́знь
serum ~ сы́вороточная боле́знь
severe ~ тяжёлая боле́знь
sleeping ~ со́нная боле́знь, летарги́ческий энцефали́т
X-ray ~ заболева́ние, вы́званное рентге́новскими луча́ми
side сторона́; бок ‖ боково́й
sideroblast сидеробла́ст
siderocyte сидероци́т
sideropenia сидеропени́я
siderosis сидеро́з, отложе́ние желе́за
sight 1. зре́ние 2. по́ле зре́ния 3. ви́деть; рассма́тривать
day ~ дневно́е зре́ние
failing ~ слабе́ющее зре́ние
far ~ зре́ние вдаль
keen ~ о́строе зре́ние
old-age ~ пресбиопи́я, ста́рческая дальнозо́ркость
sightless слепо́й
sigmoid сигмови́дная кишка́ ‖ сигмови́дный
sigmoiditis сигмоиди́т
sign при́знак, симпто́м *(болезни, чаще объективный)*
~s of pregnancy при́знаки бере́менности
accessory ~ дополни́тельный при́знак
Ballance's ~ симпто́м Ба́ленса *(признак разрыва селезёнки)*
Blumberg's ~ симпто́м Щёткина — Блю́мберга *(при перитоните и перитонизме)*
Boston's ~ симпто́м Бо́стона *(при тиреотоксикозе)*
Brodie's ~ симпто́м Бро́ди *(при особой форме остеомиелита)*
Buerger's ~ симпто́м Бю́ргера *(при нарушении кровообращения в сосудах нижних конечностей)*
Cope's ~ симпто́м Ко́упа *(при аппендиците)*
dysmorphic ~ при́знак дисморфи́зма
Elsberg-Dyke's ~ симпто́м Э́лсберга — Да́йка *(при опухоли позвоночника)*
focal neurologic ~ очаго́вый неврологи́ческий при́знак
Gifford's ~ симпто́м Ги́ффорда *(при тиреотоксикозе)*
Gowers' ~ при́знак [симпто́м] Го́верса *(при спинной сухотке)*

Graefe's ~ симптóм Грéфе *(при тиреотоксозе)*
Holmes' ~ симптóм Хóлмса *(при экссудативном перикардите)*
Lasègue ~ (перекрёстный) симптóм Ласéга *(при пояснично-крестцовом радикулите)*
Mennel's ~ при́знак Мéннельса *(при поражении тазобедренного сустава и крестцово-подвздошного сочленения)*
Möbius ~ симптóм Мёбиуса *(при базедовой болезни)*
Morris' ~ симптóм Мóрриса *(при аппендиците)*
Munro's ~ симптóм Мáнро *(при аппендиците)*
neck ~ риги́дность заты́лка *(как признак менингита)*
objective ~ объекти́вный при́знак
Oliver-Cardarelli [Oliver's] ~ симптóм Óливера — Кардарéлли *(при расширении аорты)*
Plummer's ~ при́знак Плáммера *(при мегалобластной анемии)*
Porges' ~ симптóм Пóргеса *(признак плеврита)*
Quincke's ~ симптóм Кви́нке, капилля́рный пульс
Romberg's ~ при́знак Рóмберга *(при поражении мозжечка)*
Rotch's ~ при́знак Рóтча *(при экссудативном перикардите)*
Rumpel-Leede ~ симптóм (Кончалóвского —) Ру́мпеля — Лéеде *(проба на проницаемость капилляров)*
Smith's ~ при́знак Сми́та *(при инфекционном лимфоцитозе)*
subjective ~ субъекти́вный симптóм
Traube's ~ двойнóй тон Трáубе
Trousseau's ~ симптóм Труссó *(при спазмофилии или тетании)*
unfavorable ~ неблагопри́ятный при́знак
warning ~ предупреждáющий знак; насторáживающий знак
Wickham's ~ сéтка Уи́кхема *(признак красного плоского лишая)*

signal сигнáл; и́мпульс
audible ~ звуковóй сигнáл
feedback ~ сигнáл обрáтной свя́зи

signalization сигнализáция

signature сигнату́ра

significance значéние, вáжность; достовéрность *(статистическая)*
diagnostic ~ диагности́ческая знáчимость, диагности́ческое значéние
prognostic ~ прогности́ческая знáчимость

significant значи́тельный

silent субклини́ческий, латéнтный, бессимптóмный

silhouette:
cardiac ~ силуэ́т [тень] сéрдца *(при рентгеновском исследовании)*

silicosis силикóз

silicotuberculosis силикотуберкулёз

similarity схо́дство, подо́бие
simple просто́й; неосложнённый
simplified упрощённый *(о методе)*
simulation 1. симуля́ция 2. имита́ция; моделúрование
simultaneous симульта́нный, синхро́нный, одновреме́нный *(об операциях)*
sinapism горчи́чник
sinew сухожи́лие
single одино́чный
single-layered однослóйный
single-stranded однотя́жевый *(напр. о нуклеиновой кислоте)*
single-use однора́зовый *(напр. о шприце)*
singultus отры́жка
sinus си́нус; па́зуха; по́лость
coronary ~ корона́рный [вене́чный] си́нус
frontal ~ ло́бная па́зуха
maxillary ~ верхнечелюстна́я [га́йморова] па́зуха
nasal ~ прида́точная па́зуха но́са
upper jaw ~ верхнечелюстна́я [га́йморова] па́зуха
sinusitis синуси́т
frontal ~ фронти́т
siphonage промыва́ние *(напр. желудка)*
siriasis со́лнечный уда́р
site 1. ме́сто, уча́сток 2. локализа́ция 3. помеща́ться, находи́ться
~ **of entry** входны́е воро́та *(инфекции)*
~ **of fracture** ме́сто перело́ма
~ **of injection** ме́сто инъе́кции
antigenic ~ о́бласть детермина́нты *(в молекуле антигена)*
complement fixation ~ комплементсвя́зывающий уча́сток *(молекулы)*
recognition ~ *ген.* сайт узнава́ния
sitotherapy диетотерапи́я
situation положе́ние, ситуа́ция
size разме́р, величина́; объём
chamber ~ разме́р ка́мер *(напр. сердца)*
hospital ~ (ко́ечная) мо́щность больни́цы
infarct ~ разме́р инфа́ркта
sizing 1. измере́ние 2. калибро́вка
skeletal скеле́тный
skeleton скеле́т
axial ~ осево́й скеле́т
sketch схе́ма ‖ изобража́ть схемати́чески
skiatherapy рентгенотерапи́я
skin ко́жа ◇ **through** ~ чреско́жный
goose-flesh ~ «гуси́ная» ко́жа
marble ~ мра́морная ко́жа
piebald ~ витили́го
sailor's ~ «ко́жа моряко́в», обве́тренная потемне́вшая ко́жа
skull че́реп
skull-breaker краниокла́ст, акуше́рские ко́стные щипцы́
skullcap свод че́репа
slant косо́й, ско́шенный

slash глубо́кий поре́з, глубо́кая ра́на
sleep сон || спать
  drug-induced ~ медикаменто́зный сон
  slow wave ~ ме́дленный сон
  superficial ~ пове́рхностный сон
  walking ~ сомнамбули́зм, снохожде́ние, лунати́зм
sleepiness сонли́вость
sleeplessness бессо́нница
slice шлиф; срез
slide 1. предме́тное стекло́ **2.** микроскопи́ческий препара́т
  ground ~ предме́тное стекло́
  stained ~ окра́шенный микроскопи́ческий препара́т
slight сла́бый, то́нкий; незначи́тельный; лёгкий
slime слизь
slimy вя́зкий; сли́зистый
sling пе́ревязь; поддержи́вающая повя́зка
  Glisson's ~ петля́ Гли́ссона для вытяже́ния позвоно́чника
slip:
  cover ~ покро́вное стекло́
slit щель
  glottic ~ голосова́я щель
slough отторга́ющиеся некроти́ческие ма́ссы || отторга́ться *(о некротических массах)*
slow ме́дленный, заме́дленный
sludging:
  ~ **of the blood** скле́ивание [агрега́ция] эритроци́тов, образова́ние «моне́тных сто́лбиков»
sluggish ме́дленный, вя́лый; ине́ртный
slumber дремо́та, неглубо́кий сон
smack вкус; при́вкус
smallpox о́спа
smart жгу́чая [ре́зкая] боль || причиня́ть [вызыва́ть] жгу́чую [ре́зкую] боль
smear 1. мазо́к || брать мазо́к **2.** ма́зать, сма́зывать
  blood ~ мазо́к кро́ви
  direct ~ прямо́й мазо́к
  dried ~ сухо́й мазо́к
  fixed ~ фикси́рованный мазо́к
  fresh ~ све́жий мазо́к
  pus ~ мазо́к гно́я
  sputum ~ мазо́к мокро́ты
  stained ~ окра́шенный мазо́к
  vaginal ~ влага́лищный мазо́к
smegma сме́гма, препуциа́льная сма́зка
smell 1. за́пах || па́хнуть **2.** обоня́ние || обоня́ть
smelling обоня́ние
smile:
  sardonic ~ «сардони́ческая улы́бка» *(при столбняке)*
smog смог, загрязнённый тума́н
smoker кури́льщик
smoking куре́ние
smooth 1. гла́дкий **2.** одноро́дный **3.** успока́ивать(ся)
snakebite уку́с змеи́
snap треск; щелчо́к || щёлкать
  opening ~ щелчо́к откры́тия *(митрального клапана)*
snapping щёлкающий

snare *мед. тех.* (поли́пная) петля́
sneeze чиха́нье || чиха́ть
sniff 1. вдох но́сом || вдыха́ть но́сом 2. ню́хать
snore храп || храпе́ть
snuff ню́хать; обоня́ть
soap мы́ло
green ~ зелёное мы́ло
tar ~ дегтя́рное мы́ло
toilet ~ туале́тное мыло
society о́бщество ◇ ~ **for internal medicine** терапевти́ческое о́бщество
scientific ~ нау́чное о́бщество
student scientific ~ студе́нческое нау́чное о́бщество
socket *анат.* впа́дина, углубле́ние; ячёйка; лу́нка
~ **of hip** вертлу́жная впа́дина
tooth ~ зубна́я альвео́ла
sodium на́трий, Na
sodoku содоку́ *(болезнь от укуса крысы)*
soft мя́гкий
softening размягче́ние
~ **of the brain** энцефаломаля́ция, размягче́ние мо́зга
red ~ кра́сное размягче́ние мо́зга
white ~ бе́лое размягче́ние мо́зга
solar со́лнечный
sole подо́шва стопы́
solid 1. твёрдый, пло́тный 2. сплошно́й, це́льный
solitary 1. одино́чный, отде́льный 2. еди́нственный, едини́чный
solubility раствори́мость
soluble раствори́мый
sparingly ~ уме́ренно раствори́мый
solubleness раствори́мость
solution раство́р
aqueous ~ во́дный раство́р
isoosmotic ~ изоосмоти́ческий раство́р
isotonic sodium chloride ~ изотони́ческий раство́р пова́ренной со́ли; физиологи́ческий раство́р
molar ~ моля́рный раство́р
physiological salt ~ физиологи́ческий раство́р
Ringer's ~ раство́р Ри́нгера (— Ло́кка) *(вид физиологического раствора)*
saturated ~ насы́щенный раство́р
stock ~ основно́й [исхо́дный] раство́р
strong ~ кре́пкий раство́р
test ~ станда́ртный раство́р
volumetric ~ титро́ванный раство́р
solve реша́ть, разреша́ть *(вопрос, проблему)*
solvent раствори́тель
somatic сомати́ческий, те́лесный
somatomegaly гиганти́зм
somatopleure *эмбр.* сомато-пле́вра, сомати́ческая мезоде́рма
somatostatin соматостати́н
somatotropin соматотро́пный гормо́н
somatotype тип конститу́ции
somnambulism сомнамбули́зм, снохожде́ние, лунати́зм
somnifacient снотво́рное (сре́дство) || снотво́рный
somnolent 1. со́нный, сонли́-

вый 2. находя́щийся в полубессозна́тельном состоя́нии

somnolism гипноти́ческое состоя́ние

sonoencephalography ультразвукова́я энцефалографи́я

sonogram эхогра́мма, соногра́мма

sonography (ультразвукова́я) эхографи́я

sonotachocardiography эхотахокардиографи́я

soor кандидо́зный стомати́т, моло́чница

sopor со́пор, сопоро́зное состоя́ние

sordes *pl* налёт на губа́х и зуба́х *(при лихорадке)*

sore 1. ко́жная я́зва; ра́на 2. кровоподтёк, синя́к

bed ~ про́лежень

cold ~ просто́й ге́рпес

hard ~ твёрдый шанкр

pressure ~ про́лежень

souffle не́жный ду́ющий шум *(при аускультации)*

sound 1. звук; тон || звуча́ть 2. зонд, щуп || зонди́ровать, иссле́довать

bottle ~ амфори́ческий звук

breath ~s дыха́тельные шумы́

bubbly ~s пузы́рчатые хри́пы

cannon ~ пу́шечный тон *(сердца)*

flapping ~ хло́пающий тон *(при аускультации сердца)*

friction ~ шум тре́ния

heart ~ тон се́рдца

rubbing ~ шум тре́ния

shaking [succussion] ~ шум плёска

vocal ~ голосово́й звук, гла́сная

soundproof звуконепроница́емый

source исто́чник; нача́ло

~ **of trouble** причи́на наруше́ния, этиоло́гия

radiation ~ исто́чник излуче́ния

spa 1. минера́льный исто́чник 2. куро́рт с минера́льными во́дами

space 1. простра́нство; ме́сто 2. промежу́ток; интерва́л

abdominal ~ брюшна́я по́лость

dead ~ *физиол.* мёртвое простра́нство

intercostal ~ межребе́рье, межрёберный промежу́ток

interdental ~ межзу́бный промежу́ток

intracellular ~ внутрикле́точное простра́нство

joint ~ суставна́я по́лость

mediastinal ~ средосте́ние

spalling отсла́ивание, отсло́йка

span отре́зок вре́мени, интерва́л

life ~ продолжи́тельность жи́зни

sparsity разреже́ние, рарефика́ция *(напр. костной ткани)*

spasm спазм; су́дорога

~ **of accommodation** спазм аккомода́ции

coronary artery ~ спазм корона́рных сосу́дов

facial ~ тик

glottic ~ спазм голосово́й ще́ли

spondylolysis спондило́лиз
spondyloptosis опуще́ние вну́тренностей
spondylosis спондилёз
sponge 1. гу́бка ‖ вытира́ть гу́бкой 2. тампо́н
spongioblast спонгиобла́ст
spongy гу́бчатый, по́ристый
spontaneous спонта́нный, самопроизво́льный
spoon ло́жка
uterine ~ гинекологи́ческая кюре́тка
spore *бакт.* спо́ра
sporogenic спорообразу́ющий
sporotrichosis споротрихо́з
spot 1. пятно́ ‖ покрыва́ться пя́тнами 2. ме́сто
hot ~ приро́дный оча́г заболева́ния
Koplik's ~s пя́тна (Фила́това —) Ко́плика *(энантема при кори)*
pigmented ~s пигме́нтные пя́тна
rose ~ розео́ла
senile ~s ста́рческие пя́тна
sore ~ про́лежень
typhoid ~ брюшнотифо́зная розео́ла
yellow ~ жёлтое пятно́ *(глаза)*
spotted пятни́стый
spotty 1. пятни́стый 2. неоднoро́дный
sprain растяже́ние *(напр. связок)* ‖ растя́гивать *(напр. связки)*
spray 1. аэрозо́ль 2. опры́скивание ‖ опры́скивать
sprayer 1. распыли́тель; пульвериза́тор 2. опры́скиватель
spread 1. распростране́ние ‖ распространя́ться 2. расшире́ние, растяже́ние ‖ расширя́ться, растя́гиваться
bronchogenic ~ бронхоге́нное распростране́ние
hematogenous ~ гематоге́нное распростране́ние
lymphogenous ~ лимфоге́нное распростране́ние
metastatic ~ метастати́ческое распростране́ние, метастази́рование
person-to-person ~ распростране́ние [переда́ча] от челове́ка к челове́ку *(напр. инфекции)*
spreader 1. *мед. тех.* расшири́тель 2. шпа́тель *(бактериологический)*
spring 1. ключ, родни́к 2. пружи́на 3. упру́гость, эласти́чность
thermal ~ горя́чий минера́льный исто́чник
sprinkle обры́згивать, опры́скивать
sprue 1. спру 2. *стом.* ли́тник
spume пе́на ‖ пе́ниться
spur ко́стная шпо́ра; остеофи́т
calcaneal [heel] ~ пя́точная шпо́ра
marginal ~ остеофи́т
spurious ло́жный, ка́жущийся
spurt струя́ ‖ бить струёй
sputter-coated покры́тый ме́тодом напыле́ния
sputum мокро́та
bloody ~ кровяни́стая мокро́та
foamy ~ пе́нистая мокро́та
rusty ~ ржа́вая мокро́та

viscid ~ вя́зкая мокро́та
squama (*pl* **squamae**) чешуя́, чешу́йка
squash разда́вливать, расплю́щивать
squeeze сжа́тие, сда́вливание || сжима́ть; сда́вливать
squint косогла́зие, страби́зм
  convergent ~ сходя́щееся косогла́зие
  divergent ~ расходя́щееся косогла́зие
squirt 1. шприц **2.** сла́бая струя́ || ли́ться сла́бой струёй
stab 1. уко́л; простре́л || коло́ть; стреля́ть *(о болевом ощущении)* **2.** ко́лотая ра́на
stability стаби́льность; про́чность; состоя́ние равнове́сия
stabilization стабилиза́ция
stable стаби́льный, сто́йкий, усто́йчивый
  heat ~ термостаби́льный
stadium ста́дия; фа́за
staff персона́л, штат
  home ~ персона́л [штат] стациона́ра
  hospital ~ персона́л [штат] больни́цы
  nursing ~ се́стринский персона́л
  subprofessional ~ вспомога́тельный персона́л
stage 1. ста́дия; фа́за; пери́од **2.** сто́лик *(микроскопа)*
  early ~ ра́нняя ста́дия
  late ~ по́здняя ста́дия
  prodromal ~ продрома́льный пери́од
  terminal ~ после́дняя ста́дия; термина́льная фа́за
staggers *pl* головокруже́ние
stagnation стагна́ция; стаз; засто́й
stain 1. краси́тель; кра́ска || кра́сить **2.** пятно́; пя́тнышко
  blood ~ кровяно́е пятно́
  contrast ~ контра́стная окра́ска
  Gram's ~ *микр.* окра́ска по Гра́му
stainable окра́шиваемый
staining окра́ска, окра́шивание
  intravital ~ прижи́зненная окра́ска
  negative ~ отрица́тельная окра́ска *(напр. по Граму)*
  positive ~ положи́тельная окра́ска *(напр. по Граму)*
  selective ~ избира́тельная окра́ска
  vital ~ прижи́зненная окра́ска
stalk *анат.* сте́бель; но́жка
stammer заика́ние || заика́ться
stammering заика́ние
stand штати́в; подста́вка, сто́йка
  table ~ насто́льный штати́в
standard станда́рт; но́рма || станда́ртный; нормати́вный
  radiation ~ но́рма радиацио́нной безопа́сности
standardization стандартиза́ция; норми́рование
standstill остано́вка; па́уза
  ventricular ~ асистоли́я желу́дочков *(сердца)*
stapes стре́мя *(слуховая косточка)*
staphyle язычо́к мя́гкого нёба
staphylococcus стафилоко́кк

◇ ~ **albus** бéлый стафилокóкк; ~ **aureus** золоти́стый стафилокóкк; ~ **citreus** лимóнно-жёлтый стафилокóкк; ~ **pyogenes** гноерóдный стафилокóкк
staphyloderma стафилокóкковая пиодерми́я, стафилодерми́я
stapler сшивáющий аппарáт
star звездообрáзное образовáние || звездообрáзный
starch крахмáл
animal ~ гликогéн
glove ~ перчáточный тальк
hepatic ~ гликогéн пéчени
starvation голодáние
stasis стаз
state состоя́ние; стáтус
allergic ~ аллерги́ческий стáтус
febrile ~ лихорáдочное состоя́ние
functional ~ функционáльное состоя́ние
general ~ óбщее состоя́ние
grave ~ тяжёлое состоя́ние
immune ~ иммунологи́ческий стáтус
present ~ состоя́ние в настоя́щее врéмя, стáтус
satisfactory ~ удовлетвори́тельное состоя́ние
steady ~ гомеостáз
twilight ~ сýмеречное состоя́ние *(сознания)*
withdrawal ~ абстинéнция
static стати́ческий, неподви́жный; стационáрный
station:
first-aid ~ пункт пéрвой пóмощи
nurse's ~ пост медсестры́
treatment ~ медпýнкт
statistics стати́стика; совокýпность статисти́ческих дáнных
medical ~ медици́нская стати́стика
sickness ~ стати́стика заболевáемости
sickness absence ~ стати́стика врéменной нетрудоспосóбности
status состоя́ние; стáтус
immune ~ иммунологи́ческий стáтус
mental ~ психи́ческое состоя́ние
nutritional ~ состоя́ние питáния
receptor ~ рецептóрный стáтус
stay:
hospital ~ пребывáние в стационáре || оставáться, пребывáть
steam пар || стерилизовáть пáром; пропáривать
steatolysis липóлиз
steatoma атерóма; липóма
steatorrhea стеаторéя, жи́рный стул
stellate звездообрáзный
stem ствол
brain ~ ствол мóзга
stenocardia стенокарди́я
Prinzmetal's ~ стенокарди́я При́нцметала, синдрóм перéдней груднóй стéнки
stenosis стенóз; стриктýра, сужéние
bronchial ~ стенóз брóнха
mitral ~ митрáльный стенóз
pyloric ~ стенóз приврáтника
tricuspid ~ трикуспидáль-

ный стенóз, стенóз трёхствóрчатого клáпана
step-by-step ступéнчатый; постепéнный
stereognosis простráнственное чýвство
stereopsis бинокулярное зрéние
stereotypy стереотипúя
sterility 1. стерúльность 2. бесплóдие, стерúльность
aquired ~ приобретённое [вторúчное] бесплóдие
hybrid ~ гибрúдная стерúльность
reversible ~ обратúмое бесплóдие
sterilization стерилизáция
heat ~ стерилизáция жáром
steam ~ стерилизáция пáром
ultraviolet ~ стерилизáция ультрафиолéтовым облучéнием
sterilize стерилизовáть
sterilizer стерилизáтор
steam ~ автоклáв
sternalgia загрудúнные бóли
sternotomy стернотомúя, рассечéние грудúны
sternum (*pl* **sterna**) грудúна
sternutation чихáние
steroid стерóид
sex ~**s** половые стерóидные гормóны
stertorous хрипящий *(о дыхании)*
stethoscope стетоскóп
binaural ~ фонендоскóп
stickiness адгезúвность
sticking:
cell ~ адгéзия клéток
stiff 1. тугоподвúжный; ригúдный 2. жёсткий 3. окоченéвший, застывший
stiffness 1. тугоподвúжность, ригúдность 2. жёсткость 3. окоченéние
~ **of the jaw** спазм чéлюстей, тризм
~ **of the neck** ригúдность затылка
joint ~ тугоподвúжность сустáва
muscular ~ мышечная скóванность
stifle удушéние || душúть
stigma (*pl* **stigmata**) 1. стúгма, прúзнак *(напр. болезни)* 2. *pl* мéлкие кóжные высыпáния
still спокóйный, тúхий
stillbirth мертворождённость, мертворождéние
stillborn мертворождённый
stimulant 1. стимулúрующее срéдство || стимулúрующий 2. раздражúтель
stimulate стимулúровать
stimulation 1. стимуляция 2. раздражéние
antigenic ~ антигéнная стимуляция
stimulator стимулятор
biogenic ~ биогéнный стимулятор
stimulus стúмул; раздражúтель; úмпульс
minimal ~ минимáльно воспринимáемый раздражúтель
subluminal ~ подпорóговый раздражúтель
supramaximal ~ сверхраздражúтель, сверхмаксимáльное раздражéние

threshold ~ поро́говый раздражи́тель
unconditioned ~ безусло́вный раздражи́тель
vasoconstrictor ~ сосудосу́живающий и́мпульс

sting 1. уку́с *(насекомого)* 2. ожо́г крапи́вой
insect ~ уку́с насеко́мого

stink злово́ние

stipend *амер.* стипе́ндия

stippling исче́рченность; зерни́стость
basophilic ~ базофи́льная зерни́стость *(протоплазмы)*

stitch 1. стежо́к, (хирурги́ческий) шов ‖ накла́дывать шов, зашива́ть 2. шо́вный материа́л 3. ко́лющая боль; уко́л

stoma (*pl* stomata) 1. отве́рстие, по́ра; у́стье 2. *хир.* сто́ма

stomach желу́док; живо́т ◇ to clean the ~ промыва́ть желу́док
fishhook ~ желу́док в фо́рме рыболо́вного крючка́
hourglass ~ желу́док в фо́рме песо́чных часо́в
waterfall ~ каска́дный желу́док

stomach-ache боль в желу́дке

stomatitis стомати́т
aphthous ~ афто́зный стомати́т
gangrenous ~ гангрено́зный стомати́т, но́ма
herpetic ~ герпети́ческий стомати́т
mycotic ~ грибко́вый [микоти́ческий] стомати́т
vesicular ~ везикуля́рный стомати́т

stomatology стоматоло́гия

stone ка́мень, конкреме́нт
bladder ~ ка́мень мочево́го пузыря́
gall ~ жёлчный ка́мень
kidney ~ по́чечный ка́мень
oxalate ~ оксала́тный ка́мень
phosphate ~ фосфа́тный ка́мень
tear ~ ка́мень слёзного прото́ка
urate ~ ура́тный ка́мень
urethral ~ ка́мень мочето́чника

stool стул
first ~ первичный кал, меко́ний
formed ~ офо́рмленный стул
loose ~ жи́дкий стул
tarry ~ дёгтеобра́зный стул, меле́на

stoppage заку́порка; заде́ржка

stopper 1. про́бка 2. заку́поривать
glass ~ притёртая стекля́нная про́бка

stopping пло́мба *(напр. зубная)*

stopple 1. про́бка 2. заку́поривать

stout ту́чный

strabismus косогла́зие, страби́зм

straight прямо́й *(напр. о почечном канальце)*

straighten выпрямля́ть ‖ вы́прямленный

strain 1. напряже́ние; уси́лие 2. (пере)растяже́ние ‖ (пе-

ре)растя́гивать 3. штамм; род; поро́да *(микроорганизма)* 4. насле́дственная черта́
~ **of bacteria** бактериа́льный штамм
antibiotic-resistant ~ антибиотикоусто́йчивый штамм
hybrid ~ *ген.* гибри́дная ли́ния
ligamental ~ растяже́ние свя́зок
pure ~ *ген.* чи́стая ли́ния
resistant ~ усто́йчивый *(к чему-л.)* штамм
toxin-producing ~ штамм, продуци́рующий токси́ны
virulent ~ вируле́нтный штамм
strangle задыха́ться
strangulated ущемлённый *(напр. о грыже)*
strangulation сдавле́ние, странгуля́ция; ущемле́ние
strangury странгури́я, затруднённое мочеиспуска́ние
strap 1. поло́ска лейкопла́стыря || фикси́ровать с по́мощью лейкопла́стыря 2. реме́нь
stratigraphy томографи́я
stratum (*pl* **strata**) слой (*см. тж* **layer**)
stream пото́к; тече́ние; струя́ || течь; струи́ться
strength 1. си́ла 2. про́чность 3. концентра́ция *(раствора)*
~ **of movements** си́ла движе́ний
muscle ~ мы́шечная си́ла
streptobacillus стрептобаци́лла
streptococcal стрептоко́кковый
streptococcus стрептоко́кк
hemolytic ~ гемолити́ческий стрептоко́кк
streptoderma стрептодерми́я
streptokinase стрептокина́за
streptolysin стрептолизи́н
stress 1. напряже́ние, уси́лие || вызыва́ть напряже́ние 2. стресс || создава́ть стресс
stretcher носи́лки
stretching вытяже́ние; разгиба́ние; растяже́ние
stria (*pl* **striae**) полоса́; поло́ска
striated полоса́тый; исче́рченный
strict то́чный; определённый; стро́гий *(напр. о диете)*
stricture стрикту́ра; стено́з
stridor стри́дор, стридоро́зное дыха́ние
stripe полоса́; поло́ска; то́нкий слой; прожи́лка
fascial ~ поло́ска фа́сции
stroke 1. при́ступ; припа́док 2. уда́р; толчо́к || ударя́ть
apoplectic ~ инсу́льт
stroma стро́ма; соединительнотка́нный карка́с
strong си́льный, кре́пкий; здоро́вый
strongyloidiasis стронгилоидо́з
strophulus стро́фулюс, де́тская почесу́ха
structure структу́ра, строе́ние; устро́йство
antigenic ~ антиге́нная структу́ра
body ~ структу́ра ко́сти

honeycomb ~ ячéистая структýра
symmetrical ~ симметри́чное строéние
struma (*pl* **strumae**) **1.** утолщéние; нарóст **2.** зоб, струма (*см. тж* **goiter**)
Hashimoto's ~ зоб Хасимóто, хрони́ческий лимфоматóзный тиреоиди́т
iron hard ~ *см.* **Riedel's struma**
Langhans ~ стрýма Лангхáнса, вид фолликулярного рáка щитови́дной железы́
Riedel's ~ стрýма Ри́деля, кáменный зоб
stubborn упóрный, не поддающийся *(напр. лечению)*
study 1. изучéние, исслéдование; обслéдование || изучáть, исслéдовать; обслéдовать **2.** наýка; óбласть наýки
anatomic ~ анатоми́ческое исслéдование
blind ~ слепóе исслéдование
clinicopathological ~ клинико-анатоми́ческое исслéдование
cytogenetic ~ цитогенети́ческое исслéдование
double-blind ~ двойнóе слепóе исслéдование
histopathological ~ гистологи́ческое исслéдование
immunological ~ иммунологи́ческое исслéдование
laboratory ~ лаборатóрное исслéдование
morbidity ~ изучéние заболевáемости
mortality ~ анáлиз летáльности
pharmacokinetic ~ фармакокинети́ческое исслéдование
pilot ~ поискóвое исслéдование
population ~ популяциóнное исслéдование
preliminary ~ предвари́тельное исслéдование
radiologic ~ радиологи́ческое исслéдование; рентгенологи́ческое исслéдование
retrospective ~ ретроспекти́вный анáлиз
statistical ~ статисти́ческое исслéдование
survival ~ анáлиз выживáемости
stuff веществó; ткань; материáл
stuffiness:
~ **of the ear** залóженность ушéй
~ **of the nose** залóженность нóса
stump культя́; обрýбок
amputation ~ ампутациóнная культя́
gastric ~ культя́ желýдка
stupe припáрка, тёплая примóчка
stupefacient 1. наркоти́ческий **2.** вызывáющий стýпор
stupor 1. помрачéние сознáния **2.** стýпор
sturdy здорóвый; крéпкий, си́льный
stutter заикáние || заикáться
sty *офт.* ячмéнь
stylet 1. стилéт **2.** мандрéн
stype тампóн
stypsis останóвка кровотечéния

subacute подóстрый
subalimentation пони́женное [недостáточное] питáние
subarachnoid субарахнои-дáльный, подпаути́нный
subaxillary подмы́шечный
subclavian подключи́чный
subclinical субклини́ческий, бессимптóмный
subconscious подсознáтельный
subcortical подкóрковый
subcostal подрёберный
subcutaneous, subdermal подкóжный
subdiaphragmatic поддиафрагмáльный
subfebrile субфебри́льный
subgroup подгрýппа
subinternship субинтернатýра
subinvolution субинволю́ция, непóлная инволю́ция
subject 1. предмéт; тéма **2.** подвергáть воздéйствию {NB: *произношение сущ.* ['sʌbdʒekt], *гл.* [səb'dʒekt]}
subjective субъекти́вный
sublation отслóйка, отделéние
subliminal подсознáтельный; подпорóговый *(о раздражении)*
sublingual подъязы́чный
subluxation подвы́вих
~ **of lens** подвы́вих хрустáлика *(глаза)*
submandibular подчелюстнóй
submental подподборóдочный
submersion погружéние в жи́дкость
submicroscopic(al) субмикроскопи́ческий
submucous подсли́зистый
subnutrion *см.* **undernourishment**
suboccipital подзаты́лочный
subperiosteal поднадкóстничный
subphrenic поддиафрагмáльный
subpleural субплеврáльный
subscapular подлопáточный
subscription прóпись, рецéпт
subsequent послéдующий
subsepsis субсéпсис
subserous подсерóзный, субсерóзный
substance веществó, материáл; субстáнция
blood group ~ антигéн грýппы крóви
chemical ~ хими́ческое веществó
fluorescent ~ флуоресци́рующее веществó
foreign ~ при́месь; инорóдное веществó
ground ~ основнóе веществó
growth ~ фáктор рóста
growth-promoting ~ стимуля́тор рóста
intercellular ~ межклéточное веществó
ketogenic ~ кетогéнное веществó
radioactive ~ радиоакти́вное веществó
vasoactive ~**s** вазоакти́вные субстáнции
white ~ бéлое веществó *(мозга)*
substitute замени́тель, замести́тель || замещáть, заменя́ть
blood ~ кровезамени́тель
substrate 1. субстрáт **2.** питáтельная средá

subthreshold подпоро́говый
subtotal субтота́льный
subtype подти́п
subunit субъедини́ца
subvalvular подкла́панный
subvitaminosis гиповитамино́з
successful успе́шный, эффекти́вный
succorhea суккоре́я, избы́точное соковыделе́ние
succussion сотрясе́ние
sucking соса́ние
suckling сосуно́к; грудно́й ребёнок
suction 1. соса́ние 2. вса́сывание 3. отса́сывание, аспира́ция
sudamen *дерм.* потни́ца
sudation поте́ние; потоотделе́ние
sudden внеза́пный, неожи́данный
suffer страда́ть ◇ **to ~ from a disease** страда́ть *(како́й-л.)* боле́знью
sufficient доста́точный
suffocate 1. души́ть 2. задыха́ться
suffocation 1. удуше́ние 2. асфикси́я, уду́шье
gas ~ отравле́ние удуша́ющим га́зом
suffusion подко́жный кровоподтёк, «синя́к»
sugar са́хар
blood ~ са́хар кро́ви
fasting blood ~ са́хар кро́ви натоща́к
simple ~ моносахари́д
suggest предполага́ть; наводи́ть на мысль
suggestion внуше́ние
suicide 1. самоуби́йство, суици́д || соверша́ть самоуби́йство 2. самоуби́йца
suicidology суицидоло́гия
sulcus (*pl* **sulci**) *анат.* борозда́
sulfate:
keratan ~ кератансульфа́т
sulfur се́ра, S
summarize сумми́ровать, обобща́ть
summation сумма́ция
sunbath со́лнечная ва́нна
sunburn зага́р
sunspots *pl* весну́шки
sunstroke со́лнечный уда́р
superacidity повы́шенная кисло́тность
superalimentation избы́точное пита́ние; перека́рмливание
supercooling переохлажде́ние
superdistension перерастяже́ние, чрезме́рное растяже́ние
superexcitation перевозбужде́ние
superficial пове́рхностный
superinfection суперинфе́кция
superior ве́рхний, располо́женный вы́ше
supernatant надоса́дочная жи́дкость
supernutrition перека́рмливание; перееда́ние
supervirulent сверхвируле́нтный
supervision наблюде́ние
supply обеспе́чивать, снабжа́ть; пита́ть || пита́ние, снабже́ние
blood ~ кровоснабже́ние
support 1. подде́ржка, опо́ра || подде́рживать 2. штати́в

burette ~ штати́в для бюре́ток
suppose предполага́ть
suppository суппозито́рий, свеча́ *(лекарственная форма)*
suppress подавля́ть; тормози́ть
suppression 1. подавле́ние; торможе́ние 2. *ген.* супре́ссия
suppressor *ген.* супре́ссор
suppurate гнои́ться, нагна́иваться
supraclavicular надключи́чный
suprarenal надпо́чечный
suprasonic ультразвуково́й
supravalvular надкла́панный
supraventricular наджелу́дочковый, суправентрикуля́рный
surdity глухота́
sure ве́рный, уве́ренный ◇ to be ~ of быть уве́ренным *(в чём-л.)*
surface пове́рхность
dorsal ~ за́дняя пове́рхность
free ~ свобо́дная [откры́тая] пове́рхность
inferior ~ ни́жняя пове́рхность
lateral ~ бокова́я пове́рхность
masticatory ~ жева́тельная пове́рхность
medial ~ медиа́льная [вну́тренняя] пове́рхность
non-stick ~ неадгезио́нная пове́рхность
skin ~ пове́рхность ко́жи
upper ~ ве́рхняя пове́рхность
ventral ~ пере́дняя пове́рхность
surface-active пове́рхностно-акти́вный
surgeon хиру́рг
leading ~ веду́щий хиру́рг
traumatic ~ травмато́лог
surgery 1. хирурги́я 2. *(хирургическая)* опера́ция 3. кабине́т *или* приёмная врача́-хиру́рга ◇ unsuitable for ~ не подлежа́щий хирурги́ческому лече́нию
bone ~ ко́стная хирурги́я
bypass ~ хирурги́ческая опера́ция наложе́ния шу́нта
cardiovascular ~ серде́чно-сосу́дистая хирурги́я
cell ~ клё́точная инжене́рия
craniofacial ~ че́репно-лицева́я хирурги́я
endoscopic ~ эндоскопи́ческая хирурги́я
eye ~ операти́вная офтальмоло́гия
gene ~ ге́нная инжене́рия
general ~ о́бщая хирурги́я
gynecological ~ операти́вная гинеколо́гия
laser ~ ла́зерная хирурги́я
maxillofacial ~ че́люстно-лицева́я хирурги́я
microvascular ~ микрососу́дистая хирурги́я
military ~ вое́нно-полева́я хирурги́я
ophthalmic ~ операти́вная офтальмоло́гия
oral ~ операти́вная стоматоло́гия
plastic ~ пласти́ческая хирурги́я

reconstructive ~ восстановительная хирургия
thoracic ~ грудная хирургия
urgent ~ неотложная хирургия
war ~ военно-полевая хирургия

surgical хирургический

surround окружать

surroundings окружающая среда

survey 1. осмотр, обследование; освидетельствование || осматривать, обследовать, освидетельствовать 2. обзор || обзорный *(напр. о рентгенограмме)*

survival 1. выживание 2. продолжительность существования
disease-free ~ период ремиссии
long-term ~ длительное выживание

survive выживать; оставаться в живых

susceptibility восприимчивость; чувствительность; подверженность

suspect подозревать

suspension взвесь, суспензия
bacterial ~ бактериальная взвесь

suspicion подозрение, сомнение

suspicious подозрительный, вызывающий сомнение

suture 1. *анат.* шов 2. шов; наложение шва || накладывать швы 3. шовный материал
circular ~ циркулярный шов
coronal ~ венечный шов *(черепа)*
delayed ~ отсроченный [поздний] шов
dermal ~ кожный шов
lambdoidal ~ лямбдовидный шов
Lane's bone ~ костный шов Лейна *(вид остеосинтеза при переломе)*
noose ~ узловой шов
relaxing ~ ослабляющий шов, шов, снимающий напряжение
Rogers' bone ~ костный шов Роджерса
sagittal ~ стреловидный [сагиттальный] шов *(черепа)*
stay ~ фиксирующий шов
tobacco-bag ~ кисетный шов
wire ~ проволочный шов

swab 1. тампон; тупфер || вытирать *или* промывать тампоном 2. мазок || брать мазок ◇ **to take a ~** сделать мазок
gauze ~ марлевый шарик
throat ~ мазок из зева

swallow глоток || глотать, проглатывать

swallowing глотание
difficult ~ затруднённое глотание

swear клясться, давать клятву

sweat пот, испарина || потеть
night ~ ночной пот

sweating потение, потоотделение || потогонный

swelling 1. припухлость,

о́пухоль 2. набуха́ние || набуха́ющий
brain ~ отёк мо́зга
capsular ~ набуха́ние ка́псулы
osmotic ~ осмоти́ческое набуха́ние
swim 1. пла́вание || пла́вать 2. головокруже́ние || чу́вствовать головокруже́ние
swollen набу́хший; одутлова́тый; взду́тый
swoon о́бморок || па́дать в о́бморок
sword-cut 1. ре́заная ра́на 2. рубе́ц
sycoma кру́пная борода́вка на но́жке
sycosis сико́з, фолликули́т бороды́
parasitic ~ паразита́рный сико́з
symbiosis симбио́з
symmetrical симметри́чный
sympathectomy симпатэктоми́я
sympathetic симпати́ческий
sympathicotonia симпатикотони́я
sympathomimetic симпатомимети́ческий
symphysiotomy симфизиотоми́я
symphysis симфи́з; ло́нное сочлене́ние
symptom симпто́м
abstinence ~ симпто́м абстине́нции, симпто́м отме́ны
alarming ~ трево́жный симпто́м
accidental ~ случа́йный симпто́м
Bechterew's ~ симпто́м Бе́хтерева *(при ишиасе)*
cardinal ~ кардина́льный симпто́м
Chvostek's ~ симпто́м Хво́стека *(при тетании)*
clinical ~ клини́ческий симпто́м
Comolli's ~ симпто́м Комо́лли *(при переломе лопатки)*
Cullen's ~ симпто́м Ка́ллена *(при остром панкреатите или кровоизлиянии в брюшную полость)*
deficiency ~ при́знак недоста́точности
focal ~ очаго́вый симпто́м
Ganser's ~ симпто́м Га́нзера, псевдодеме́нция
Koplik's ~ при́знак Ко́плика (— Бе́льского — Фила́това), пя́тна Ко́плика (— Фила́това) *(при кори)*
Mayo-Robson's ~ симпто́м Ме́йо-Ро́бсона *(при панкреатите)*
Meyer's ~ симпто́м Ма́йера при *(поражении пирамидных путей)*
minor ~ ма́лый симпто́м
Naffziger's ~ симпто́м Наффци́гера *(при менингорадикулите пояснично-крестцовой области)*
Ortner's ~ симпто́м О́ртнера *(при заболеваниях печени и жёлчных протоков)*
Roger's ~ симпто́м Ро́джера *(при дефекте межжелудочковой перегородки)*
Sale's ~ симпто́м Се́йля *(при воспалительных процессах в брюшной полости)*
Sanders ~ симпто́м Са́ндер-

са *(при констриктивном перикардите)*
Smith-Fischer's ~ симптóм Смúта — Фúшера *(при туберкулёзном бронхадените)*
Sterlin's ~ симптóм Стéрлина *(при язвенном поражении кишечника)*
Stokes ~ симптóм Стóкса *(при сдавлении верхней полой вены)*
Suker's ~ симптóм Сýкера *(признак тиреотоксикоза)*
Sumner's ~ симптóм Сáмнера *(при раздражении брюшины)*
Suzman's ~ симптóм Сáзмена *(при коарктации аорты)*
Toynbee ~ симптóм Тóйнби *(признак отосклероза)*
typically ~s типúчные симптóмы
usually ~s обы́чные симптóмы
symptomatology симптоматолóгия
symptomfree, symptomless бессимптóмный
synapse синáпс
synchondrose синхондрóз
synchronous синхрóнный, одновремéнный
syncope óбморок
syndactyly синдактилúя
syndrome синдрóм, симптомокóмплекс
acquired immunodeficiency ~ синдрóм приобретённого иммунодефицúта, СПИД
adrenogenital ~ адреногенитáльный синдрóм
Andreus' ~ синдрóм Э́ндрюса *(при пустулёзном бактериде)*
antibody deficient ~ синдрóм иммунодефицúта
anticardiolipin ~ антикардиолипúновый синдрóм
autoimmune ~ аутоиммýнный синдрóм
Behçet's ~ синдрóм Бéхчета, мукокутаноувеáльный синдрóм
Benedict's ~ синдрóм Бенедúкта *(при ахлоргидрии)*
Budd-Chiari ~ синдрóм Бáдда — Киáри *(при затруднении оттока из печёночных вен)*
Bywaters' ~ синдрóм Байýотерса, травматúческий токсикóз, краш-синдрóм
Caplan ~ синдрóм Каплáна, ревматóидный пневмокониóз, силикоартрúт
carpal tunnel ~ синдрóм карпáльного канáла
chiasmal ~ хиазмáльный синдрóм
chronic fatigue ~ синдрóм хронúческой устáлости
Churg-Strauss' ~ синдрóм Чéрджа — Стрóсса *(вид узелкóвого периартерита)*
compression ~ синдрóм сдавлéния
Conn's ~ синдрóм Кóнна, первúчный гиперальдостеронúзм
Crigler-Najjar ~ синдрóм Крúглера — Найя́ра *(вид желтухи новорождённых)*
Cronkhite-Canada ~ синдрóм Крóнкхайта — Кáнада *(при гастроинтестинальном полипозе)*

Crooke-Apert-Gallais' ~ синдро́м Кру́ка — Апе́ра — Галле́, адреногенита́льный синдро́м

Cushing's ~ синдро́м (Ице́нко —) Ку́шинга, гиперадренокортицизм

Debré-de Toni-Fanconi ~ синдро́м Дебре́ — де То́ни — Фанко́ни, аминокисло́тный диабе́т

Down's ~ синдро́м Да́уна, эмбриодия́

Dressler's ~ синдро́м Дре́сслера, постинфа́рктный синдро́м

Dubin-Johnson ~ синдро́м Ду́бина — Джо́нсона, негемолити́ческая конституциона́льная желту́ха

Duncan's ~ синдро́м Дунка́на, лимфопролиферати́вный синдро́м

Ehlers-Danlos ~ синдро́м Э́лерса — Данло́са, гипермоби́льный синдро́м, эласти́ческая фибродисплази́я

Evans' ~ синдро́м Э́ванса (— Фи́шера) (*сочетание аутоиммунных гемолитической анемии и тромбоцитопении*)

failing heart ~ синдро́м серде́чной недоста́точности

Fanconi's ~ **1.** синдро́м [анеми́я] Фанко́ни **2.** аминокисло́тный диабе́т

Farber's ~ синдро́м Фа́рбера, диссемини́рованный липогранулемато́з

Felty's ~ синдро́м Фе́лти (*вид ревматоидного артрита с системными проявлениями*)

floppy valve ~ синдро́м прола́пса кла́пана (*напр. митрального*)

Forbes-Albright ~ синдро́м Фо́рбса — О́лбрайта (*при гиперфункции гипофиза*)

Goodpasture ~ синдро́м Гудпа́счера (*сочетание лёгочного гемосидероза с нефритом*)

Gowers' ~ синдро́м Го́верса, вазовага́льный криз

Gray ~ синдро́м Гре́я, интоксика́ция хлорамфенико́лом

Guérin-Stern ~ синдро́м Гере́на — Ште́рна, мно́жественные врождённые контракту́ры суста́вов

Guillain-Barré ~ синдро́м Гийе́на — Барре́ (— Штро́ля), о́стрый перви́чный идиопати́ческий полирадикулоневри́т

Hamman-Rich ~ синдро́м Ха́ммена — Ри́ча, бы́стро прогресси́рующий пневмофибро́з

hand-shoulder ~ синдро́м «плечо́ — рука́»

Hench ~ синдро́м Хэ́нча, палиндро́мный ревмати́зм

Henoch-Schonlein ~ синдро́м Ше́нлейна — Ге́ноха, геморраги́ческий васкули́т, капилляротоксико́з

Horner's ~ глазозрачко́вый синдро́м Го́рнера

Horton-(Bing) ~ синдро́м Хо́ртона (— Би́нга), гистами́новая мигре́нь

Hunter's ~ синдро́м Гу́нтера, мукополисахаридо́з II ти́па

Hunt's ~ синдро́м Ха́нта, синдро́м коле́нчатого га́нглия
Hurler's ~ синдро́м Гу́рлер, мукополисахаридо́з I ти́па
hyperviscosity ~ синдро́м гипервя́зкости
immunodeficiency ~ синдро́м иммунодефици́та
irritation ~ синдро́м раздраже́ния
Kennedy's ~ синдро́м Ке́неди, база́льно-ло́бный синдро́м
Kimmelstiel-Wilson ~ синдро́м Ки́ммелстила — Уи́лсона, интеркапилля́рный гломерулосклеро́з
Korsakoff's ~ ко́рсаковский [алкого́льный амнести́ческий] синдро́м
Kostmann's ~ синдро́м Ко́стманна, агранулоцито́з грудны́х дете́й
Kreysig's ~ синдро́м Кре́йзига (*при спаечном перикардите*)
Ladd's ~ синдро́м Ла́дда (*признак врождённой непроходимости кишечника*)
Landry(-Guillain-Barré) ~ синдро́м Ла́ндри, восходя́щий парали́ч
Lane's ~ синдро́м Ле́йна, насле́дственная эрите́ма ладо́ней и подо́шв
Lehndorff's ~ синдро́м Ле́ндорффа, аллерги́ческая анеми́я новорождённых
Lennox ~ синдро́м Ле́ннокса, акинети́ческий ма́лый эпилепти́ческий припа́док
Lermoyez ~ синдро́м Лермуайе́ (*форма болезни Меньера*)
Lesch-Nyhan ~ синдро́м Ле́ша — На́йхана, насле́дственная боле́знь обме́на веще́ств с гиперурикеми́ей
Lightwood-Albright ~ синдро́м Ла́йтвуда — О́лбрайта, семе́йный по́чечный ацидо́з
lipoido-nephrotic ~ липо́идно-нефроти́ческий синдро́м
local ~ ме́стный [лока́льный] синдро́м
Loeffler's [Löffler's] ~ синдро́м Лёффлера (*1. эозинофильная пневмония 2. рестриктивная кардиомиопатия*)
Louis-Bar ~ синдро́м Луи́-Бар, атакси́я-телеангиэктази́я
Lowe's ~ синдро́м Ло́у, окулоцереброрена́льный синдро́м у дете́й
Lyell's ~ синдро́м Ла́йелла, токси́ческий эпидерма́льный некро́лиз
Mac-Quarrie's ~ синдро́м Мак-Куа́рри, идиопати́ческая семе́йная гипогликеми́я
Madelung's ~ синдро́м Ма́делунга, диффу́зная липо́ма ше́и
malabsorption ~ синдро́м наруше́ния вса́сывания
Mallory-Weiss ~ синдро́м Ма́ллори — Ве́йсса (*кровотечение из слизистой оболочки дистального отдела пищевода*)
Marie-Bamberger's ~ синд-

ро́м Мари́ — Ба́мбергера, лёгочная остеодистрофи́я
Martland's ~ синдро́м Ма́ртланда, травмати́ческая энцефалопати́я боксёров
Mauriac ~ синдро́м Мориа́ка, де́тский са́харный диабе́т
Meigs' ~ синдро́м Ме́йгса *(при доброкачественных опухолях яичников или матки)*
Meulengracht's ~ синдро́м [боле́знь] Ме́йленграхта, ювени́льная перемежа́ющаяся желту́ха
milk-alkali ~ синдро́м пищево́й гиперкальциеми́и
Milkman's ~ синдро́м [боле́знь] Ми́лкмена, ра́нняя фа́за остеомаля́ции
Milroy's ~ синдро́м Ми́лроя, идиопати́ческий элефантиа́з
Moore ~ синдро́м Му́ра, абдомина́льная эпиле́псия, «брюшна́я мигре́нь»
Morgagni-Adams-Stokes ~ синдро́м Морга́ньи — А́дамса — Сто́кса *(при полной поперечной блокаде сердца)*
morning sickness ~ синдро́м у́тренней рво́ты
Morquio's ~ синдро́м Мо́ркио, мукополисахаридо́з IV ти́па
Morton's ~ синдро́м Мо́ртона, метатарзалги́я, синдро́м сдавле́ния ладо́нного не́рва
nerve compression ~ синдро́м сдавле́ния не́рва
occlusion ~ окклюзио́нный синдро́м
overlap ~s перекрёстные [перекрыва́ющиеся] синдро́мы
paraneoplastic ~ паранеопласти́ческий синдро́м
Peutz-Jeghers ~ синдро́м Пе́йтца — Е́герса, насле́дственный полипо́з кише́чника
Pickwickian ~ пи́квикский синдро́м, гиповентиля́ция с ожире́нием
Pierre Robin ~ синдро́м Пье́ра Робе́на, гипоплази́я ни́жней че́люсти
Plummer-Vinson ~ синдро́м Пла́ммера — Ви́нсона, сидеропени́ческая дисфаги́я
Posner-Schlossmann's ~ синдро́м По́знера — Шло́сманна, цикли́ческая глауко́ма
postinfarction ~ синдро́м по́сле инфа́ркта миока́рда
postpump ~ постгемодиа́лизный синдро́м
Prasad-Koza ~ синдро́м Пра́сада — Ко́уза, врождённая агаммаглобулинеми́я с лимфаденопати́ей
radiation ~ лучево́й синдро́м
radicular ~ корешко́вый синдро́м
Reichert ~ синдро́м Ре́йхерта, синдро́м бараба́нного сплете́ния
Reiter's ~ синдро́м Ре́йтера, уроге́нный артри́т и конъюнктиви́т
Riley-Day ~ синдро́м Ра́йли

— Де́я, семе́йная вегетати́вная дисфу́нкция

Sabin's ~ синдро́м Сэ́бина, псевдотоксоплазмо́з

Sanfilippo's ~ синдро́м Санфили́ппо, мукополисахаридо́з III ти́па

Scheie's ~ синдро́м Ше́йе, мукополисахаридо́з V ти́па

Schroeder ~ синдро́м Шре́дера *(при гиперфункции надпочечников)*

Selye ~ синдро́м Селье́, адаптацио́нный синдро́м

Senear-Usher's ~ синдро́м Сени́ра — А́шера, себоре́йная пузырча́тка

shoulder-hand ~ синдро́м «плечо́ — рука́»

sicca ~ синдро́м Ше́грена, сухо́й синдро́м

sick sinus ~ синдро́м сла́бости си́нусового узла́

Sjögren's ~ синдро́м Ше́грена, сухо́й синдро́м

Sluder's ~ симптомоко́мплекс Сла́дера, невралги́я крылонёбного га́нглия

Steinbrocker's ~ синдро́м Сте́йнброккера, плечекистево́й синдро́м

Sturge-Weber-Krabbe's ~ синдро́м Сте́рджа — Ве́бера — Кра́ббе, нево́идная аме́нция, нейрокута́нный синдро́м

sudden infant death ~ синдро́м внеза́пной сме́рти грудны́х дете́й

Swift's ~ синдро́м Сви́фта, акродини́я

Takayasu's ~ синдро́м [боле́знь] Така́су, боле́знь отсу́тствия пу́льса

thalamic ~ талами́ческий синдро́м, синдро́м зри́тельного бугра́

thromboembolic ~ тромбоэмболи́ческий синдро́м

transfusion-associated acquired immunodeficiency ~ посттрансфузио́нный СПИД

Trotter's ~ синдро́м Тро́ттера *(при опухоли глотки)*

Turner's ~ синдро́м Те́рнера, агенези́я гона́д

vertebral ~ вертебра́льный [позвоно́чный] синдро́м

Waldenström's ~ макроглобулинеми́я Ва́льденстрема

Weingarten ~ синдро́м Ва́йнга́ртена, тропи́ческая эозинофили́я

withdrawal ~ синдро́м отме́ны

Wolff-Parkinson-White ~ синдро́м Во́льффа — Па́ркинсона — Уа́йта, синдро́м преждевре́менного возбужде́ния желу́дочков

Wood's ~ синдро́м Ву́да *(при эмболии в системе лёгочной артерии)*

synechia (*pl* **synechiae**) 1. сине́хия, сраще́ние 2. *анат.* спа́йка

iris ~ спа́йка ра́дужной оболо́чки

synkinesis синкинези́я *(содружественное рефлекторное движение)*

synovia синовиа́льная жи́дкость

synostosis синосто́з

synovioma синовио́ма

benign ~ доброка́чествен-

ная синовиóма, виллонодулярный синовит
malignant ~ злокáчественная синовиóма
synovitis синовит, воспалéние синовиáльной оболóчки
synovium синовиáльная оболóчка, синовиáльная мембрáна
synthesis сúнтез
antibody ~ сúнтез антитéл
syphilis сúфилис
congenital ~ врождённый сúфилис
primary ~ первúчный сúфилис
secondary ~ вторúчный сúфилис
tertiary ~ третúчный сúфилис
visceral ~ висцерáльный сúфилис
syringe 1. шприц || впрыскивать, вводúть с пóмощью шпрúца 2. спринцóвка || спринцевáть
high-pressure ~ шприц-инжéктор
hypodermic ~ шприц для подкóжных инъéкций
insulin ~ инсулúновый шприц
Luer ~ люэровский шприц, шприц Люэра
syringing спринцевáние
syringitis воспалéние евстáхиевой трубы́
syringomyelia сирингомиелúя
syrup сирóп
system систéма
adrenergic ~ адренэргúческая систéма
autonomic nervous ~ вегетатúвная нéрвная систéма
biomagnetic ~ биомагнúтная систéма
cardiovascular ~ сердéчно-сосýдистая систéма
central nervous ~ центрáльная нéрвная систéма
clotting ~ систéма свёртывания крóви
complement ~ *иммун.* систéма комплемéнта
genital ~ половáя систéма
hemopoietic ~ кроветвóрная систéма
hepatobiliary ~ гепатобилиáрная систéма
heterologous ~ гетерологúчная систéма
hemodialysis ~ систéма гемодиáлиза
host-virus ~ систéма «вúрус — клéтка хозя́ина»
hypophysis ~ гипофизáрная систéма
immune ~ иммýнная систéма
involuntary nervous ~ вегетатúвная нéрвная систéма
kinin ~ кинúновая систéма
lymphatic ~ лимфатúческая систéма
musculoskeletal ~ кóстно-мы́шечная систéма
nervous ~ нéрвная систéма
pyramidal ~ пирамúдная [пирамидáльная] систéма
regulatory ~ регулятóрная систéма
reticuloendothelial ~ ретикулоэндотелиáльная систéма
stress-reactive ~ стресс-реактúвная систéма
urogenital ~ мочеполовáя систéма

vagal nervous ~ парасимпатическая нервная система
vegetative nervous ~ вегетативная нервная система
systemic системный
systole систола
ventricular ~ систола желудочков

T

tabes 1. сухотка спинного мозга 2. прогрессирующее истощение ◇ ~ **dorsalis** сухотка спинного мозга
table 1. стол; столик 2. таблица 3. пластинка ◇ ~ **for dressing** перевязочный стол
bedside ~ прикроватный столик
generation ~ генеалогическая таблица
life ~ *стат.* таблица вероятности дожития
objective ~ предметный столик *(микроскопа)*
operating ~ операционный стол
overbed ~ надкроватный столик
plaster ~ гипсовальный стол
round ~ круглый стол *(напр. дискуссия)*
table-spoon столовая ложка *(доза)*
tablet таблетка
coated ~ таблетка с оболочкой, таблетка с покрытием
enteric-coated ~ таблетка с покрытием, растворимым в кишечнике
extended release ~ таблетка пролонгированного действия
film-coated ~ таблетка с плёночным покрытием
prolonged-action ~ таблетка продлённого действия
sublingual ~ таблетка под язык
sugar coated ~ таблетка с сахарным покрытием
sustained-action ~ таблетка пролонгированного действия
tachyarrhythmia тахиаритмия
tachycardia тахикардия
atrial ~ предсердная тахикардия
neurogenic ~ нейрогенная тахикардия
nodal ~ узловая тахикардия
orthostatic ~ ортостатическая тахикардия
paroxysmal ~ пароксизмальная тахикардия
supraventricular ~ суправентрикулярная тахикардия
ventricular ~ желудочковая тахикардия
tachypnea частое дыхание
tactile тактильный
taenia (*pl* taeniae) 1. повязка; полоска *(ткани)* 2. ленточный глист
tagged меченый
tagging маркирование
tail хвост

~ of the pancreas хвост поджелу́дочной железы́
take брать; взять ◇ to ~ the history собира́ть ана́мнез; to ~ the impression снять отпеча́ток
talc тальк
talus тара́нная кость
tampon тампо́н || тампони́ровать
gauze ~ ма́рлевый тампо́н
tamponade тампона́да
cardiac [heart] ~ тампона́да се́рдца
tan (со́лнечный) зага́р || загора́ть
tank бак; резервуа́р; сбо́рник; танк, тенк
distilling ~ куб для дистилля́ции воды́
sedimentation ~ отсто́йник
seed ~ чан для выра́щивания посевно́го материа́ла *(напр. бактериального)*
tantrum вспы́шка гне́ва
tap 1. про́бка 2. лёгкий уда́р 3. выпуска́ть жи́дкость путём пу́нкции
spinal ~ спинномозгова́я пу́нкция
tape:
adhesive ~ лейкопла́стырь
tapeworm 1. ле́нточный червь 2. солитёр, це́пень
armed ~ вооружённый [свино́й] це́пень
beef ~ бы́чий [невооружённый] солитёр
broad ~ широ́кий ленте́ц
fish ~ ры́бий ленте́ц, ры́бий солитёр
hookless ~ невооружённый [бы́чий] солитёр
late ~ широ́кий ленте́ц
tapotement посту́кивание, покола́чивание *(метод массажа)*
tapping парацентéз
pleural ~ торакоцентéз
tardive ме́дленный; запозда́лый, отсро́ченный
tarry дёгтеобра́зный
tarsal 1. предплюснево́й 2. тарза́льный *(относящийся к хрящу века)*
tarsectomy 1. удале́ние косте́й предплю́сны 2. иссече́ние уча́стка хряща́ ве́ка
tarsitis 1. воспале́ние предплюснев́ых косте́й 2. тарзи́т *(воспаление хряща века)*
tarsoplasty тарзопла́стика
tarsus (*pl* tarsi) 1. предплю́сна 2. хрящ ве́ка
tartar зубно́й ка́мень
taste вкус, вкусово́е ощуще́ние || ощуща́ть вкус
taste-blindness поте́ря вкусово́го восприя́тия
taxis 1. вправле́ние *(напр. вывиха)* 2. *биол.* та́ксис
tea 1. чай; сбор 2. насто́й *или* отва́р из лека́рственных трав
breast ~ грудно́й сбор
diuretic ~ мочего́нный чай
green ~ зелёный чай
herb ~ сбор трав
laxative ~ слаби́тельный чай
nervine ~ успокои́тельный чай
teach учи́ть, обуча́ть
team брига́да, гру́ппа
cardiac ~ кардиологи́ческая

бригáда *(напр. скорой помощи)*
emergency ~ бригáда э́кстренной пóмощи
mobile ~ выезднáя бригáда
primary care ~ бригáда пéрвой пóмощи
shock ~ (противо)шóковая бригáда
surgical ~ хирурги́ческая бригáда

tear [tiə] I слезá

tear [teə] II разры́в ‖ разрывáть
~ **of perineum** разры́в промéжности

tearing слезоотделéние

tea-spoon чáйная лóжка *(доза)*

technique **1.** тéхника; мéтод, спóсоб **2.** технолóгия **3.** обору́дование; аппарату́ра
Amos ~ микролимфоцитотокси́ческий тест Амó
culture ~ мéтод культиви́рования *(напр. клеток)*
cup-plate ~ чáшечный мéтод *(определения чувствительности к антибиотикам)*
Dean-Webb ~ мéтод Ди́на — Уэ́ба *(титрования антисыворотки)*
dual dilution ~ мéтод сери́йных разведéний
ELISA ~ мéтод твёрдофáзного иммунофермéнтного анáлиза
fingerprinting ~ мéтод «отпечáтков пáльцев»
flotation ~ мéтод флотáции
fluorescent antibody ~ иммунофлюоресцéнтный мéтод
immunoassay ~ мéтод иммунологи́ческого анáлиза
immunodiffusion ~ мéтод иммунодиффу́зии
labeling ~ спóсоб мéчения
paraffin-embedding ~ тéхника зали́вки в парафи́н
radioimmunoassay ~ радиоиммунологи́ческий мéтод
random sampling ~ метóдика случáйной вы́борки
Rebuck's ~ мéтод Рéбука, мéтод «кóжного окóшка»
rosetting ~ мéтод розеткообразовáния
surgical ~ хирурги́ческая метóдика
tracer ~ изотóпный мéтод

teeth *pl* (*sing* **tooth**) зу́бы
Fournier's ~ зу́бы Фурньé
Hutchinson's ~ зу́бы Гéтчинсона *(при врождённом сифилисе)*
opposing ~ зу́бы-антагони́сты

teething прорéзывание зубóв

tegmen (**sing tegmina**) *анат.* покрóвная структу́ра; кры́ша

tela *гист.* **1.** сетеви́дная структу́ра **2.** тóнкая сетеви́дная ткань

telangiectasia телеангиэктази́я

teleradiography телерентгеногрáфия

telereceptor телерецéптор, рецéптор, восприни мáющий на удалéнии

temperature температу́ра ◇ **to bring the ~ down** снижáть температу́ру; **to take ~** измеря́ть температу́ру

alternating ~ перемежáющаяся температýра
high ~ высóкая [повы́шенная] температýра
indoor ~ температýра в помещéнии
normal ~ нормáльная температýра
rectal ~ ректáльная температýра
room ~ температýра в кóмнате
subnormal ~ понúженная температýра

temple висóк
temporal 1. висóчный 2. врéменный, преходя́щий
temulence опьянéние; отравлéние алкогóлем
tenacity вя́зкость
tenaculum держáтель; расширúтель
tend ухáживать *(за больным)*
tendency тендéнция
tender 1. слáбый *(о здоровье)* 2. болéзненный *(напр. при дотрагивании)*
tenderness болéзненность
tendinitis тендинúт
insertion ~ энтесопатúя
tendinous сухожúльный
tendon сухожúлие
flexor ~ сухожúлие сгибáтеля
heel ~ ахúллово сухожúлие
tendovaginitis тендовагинúт
crepitant [crepitating] ~ крепитúрующий тендовагинúт
stenosing ~ стенозúрующий тендовагинúт, болéзнь де Кервéна
tenesmus тенéзмы
tenoplasty тенопла́стика
tenosuture сухожúльный шов
tense натя́нутый, тугóй; напряжённый
tension 1. давлéние 2. натяжéние 3. напряжéние
~ of fontanelles напряжéние родничкóв
~ of the pulse напряжéние пýльса
arterial ~ артериáльное давлéние
intraocular ~ внутриглазнóе давлéние
oxygen ~ напряжéние кислорóда
tensor напрягáющая мы́шца
tent 1. палáтка 2. тампóн ‖ тампонúровать
oxygen ~ кислорóдная палáтка
tentative 1. óпытный, прóбный, экспериментáльный 2. гипотетúческий, предполагáемый
teratic урóдливый
teratogenecity тератогéнность
teratom(a) муратóма
ovarian ~ тератóма яúчника
tergal дорсáльный, спиннóй; ты́льный
term 1. предéл, срок 2. *pl* мéсячные, менструáция
terminal конéчный, терминáльный
terror:
night ~s ночны́е стрáхи
test тест, прóба; испытáние; óпыт ‖ прóбовать; испы́тывать ◇ ~ for sterility прóба на стерúльность
~ of significance тест достовéрности

Addis ~ про́ба А́ддиса — Како́вского *(для исследования осадка мочи)*
allergic ~ аллерги́ческий тест, аллерги́ческая про́ба
Apt-Downer's ~ про́ба А́пта — Да́унера *(исследование крови в кале новорождённых)*
Bárány's ~ про́ба Ба́рани *(для исследования вестибулярного аппарата)*
bench ~ лаборато́рный тест, лаборато́рное испыта́ние
caloric ~ калори́ческая про́ба
Carhart ~ про́ба Ка́рхарта *(метод аудиометрии)*
Cattler ~ про́ба Ка́ттлера *(для исследования водно-солевого обмена)*
compatibility ~ про́ба на совмести́мость *(напр. при переливании крови)*
complement fixation ~ реа́кция свя́зывания компле́мента
Coombs' ~ реа́кция Ку́мбса *(при некоторых аутоиммунных заболеваниях)*
Doppler ultrasound ~ до́пплеровское ультразвуково́е иссле́дование
erythrocyte resistance ~ иссле́дование резисте́нтности эритроци́тов
Evans ~ про́ба Э́ванса *(для обнаружения лютеинизирующего гормона)*
exercise ~ про́ба с физи́ческой нагру́зкой
Fölling's ~ про́ба Фёллинга *(для диагностики фенилкетонурии)*
glucose tolerance ~ про́ба на переноси́мость глюко́зы
Ham's ~ тест Хэ́ма *(при пароксизмальной гемоглобинурии)*
hearing ~ про́ба для иссле́дования слу́ха
hemagglutination inhibition ~ тест ингиби́ции гемагглютина́ции
Hines-Brown's ~ про́ба Ха́йнеса — Бра́уна *(для диагностики гипертензии)*
histamin ~ гистами́новый тест *(для исследования секреции желудка)*
Huddleson's ~ реа́кция Ха́ддлсона *(для диагностики бруцеллёза)*
intelligence ~ тест на у́ровень интелле́кта
intracutaneous [intradermal] ~ внутрико́жная про́ба
Kahn's ~ реа́кция Ка́на, реакция флоккуля́ции при диагно́стике си́филиса
Kety ~ про́ба Ке́ти *(для оценки проницаемости кровеносных сосудов)*
kidney function ~ ме́тод иссле́дования фу́нкции по́чек
knee-heel ~ коле́нно-пя́точная про́ба
Landis ~ про́ба Ле́ндиса *(для определения проницаемости капилляров)*
latex ~ ла́текс-тест
leukocyte migration inhibition ~ тест ингиби́ции мигра́ции лейкоци́тов
Lewis ~ про́ба Лью́иса *(при*

эндартериите нижних конечностей)
loading ~ про́ба с нагру́зкой
lymphocyte transformation ~ тест (бласт)трансформа́ции лимфоци́тов
lymphocytotoxicity ~ тест лимфоцитотокси́чности
macrophage migration inhibition ~ тест ингиби́ции мигра́ции макрофа́гов
Mantoux ~ ко́жная про́ба Манту́ (*для диагностики туберкулёза*)
Master's ~ про́ба Ма́стера, двухступе́нчатая про́ба при корона́рной недоста́точности
Matas ~ про́ба Ма́таса (*для исследования коллатерального кровообращения в головном мозге*)
maximal exercise ~ про́ба с максима́льной нагру́зкой
McClure-Aldrich's ~ про́ба Мак-Клю́ра — О́лдрича, гидрофи́льная [волды́рная] про́ба
Nelson(-Mayer's) ~ реа́кция Не́лсона — Ме́йера (*в диагностике сифилиса*)
neutralization ~ тест нейтрализа́ции
occult blood ~ про́ба на скры́тую кровь
orthostatic ~ ортостати́ческая про́ба
patch ~ аппликацио́нная про́ба
Paul ~ про́ба Па́уля (*для диагностики оспы*)
Paul-Bunnell(-Davidsohn) ~ реа́кция Па́уля — Бу́ннеля (— Де́йвидсона) (*для диагностики инфекционного мононуклеоза*)
Perthes' ~ про́ба Пе́ртеса, ма́ршевая про́ба (*для исследования глубоких вен нижней конечности*)
Pirquet's ~ про́ба Пирке́ (*для диагностики туберкулёза*)
pointing ~ па́льце-носова́я про́ба
postural ~ ортостати́ческая про́ба
pregnancy ~ тест на бере́менность
provocative ~ провокацио́нная про́ба
qualitative ~ ка́чественная про́ба
quantitative ~ коли́чественная про́ба
Queckenstedt ~ про́ба Кве́кенштедта *(для исследования шейных вен)*
quick ~ сро́чная [э́кстренная] про́ба
Quick's ~ про́ба Кви́ка, протромби́новая про́ба, протромби́новое вре́мя
rapid ~ *см.* **quick test**
Rivers' histamin ~ двойна́я про́ба Ри́верса, двойна́я гистами́новая про́ба
rotatory ~ враща́тельная про́ба
Samuels ~ про́ба Са́мюэлса (*при нарушении кровообращения в нижних конечностях*)
Schick's ~ реа́кция Ши́ка, ко́жная про́ба с дифтери́йным токси́ном
Schirmer's ~ про́ба Ши́рме-

ра (*для диагностики синдрома Шегрена*)

Schultz-Charlton ~ фено́мен Шу́льтца — Ча́рлтона, фено́мен гаше́ния сы́пи

skin ~ ко́жная про́ба

Stewart-Hamilton ~ ме́тод Стю́арта — Ха́милтона, ме́тод определе́ния міну́тного объёма се́рдца

susceptibility ~ про́ба на чувстви́тельность *(напр. микроорганизма к антибиотику)*

Takata-Ara ~ реа́кция Така́та — А́ра, коагуляцио́нная про́ба

Takayama's ~ про́ба Такая́мы (*для выявления крови в пятне*)

Thomas ~ ме́тод То́маса, ме́тод иссле́дования дыха́тельных движе́ний диафра́гмы

three-glass ~ трёхстака́нная про́ба

tolerance ~ про́ба для определе́ния толера́нтности

Trendelenburg's ~ про́ба Тренделенбу́рга (*при варикозном расширении вен нижних конечностей*)

vision ~ про́ба для определе́ния остроты́ зре́ния

Volhard's ~ про́ба Фо́льгарда (*для исследования функции почек*)

Waaler-Rose ~ про́ба Ва́алера — Ро́уза (*для определения ревматоидного фактора*)

water elimination ~ водовыдели́тельная про́ба

Wilder's ~ про́ба Уа́йлдера, печёночно-во́дная про́ба

Wilkins' ~ про́ба Уи́лкинса (*для диагностики болезней гипофиза надпочечников*)

testicle *см.* **testis**

testing испыта́ние; иссле́дование || испыта́тельный

electrophysiologic ~ электрофизиологи́ческое иссле́дование

rapid ~ бы́строе [сро́чное] иссле́дование

testis *(pl* **testes***)* *анат.* яи́чко

inverted ~ перекру́ченное яи́чко

undescended ~ неспусти́вшееся яи́чко, крипторхи́зм

tetanic 1. столбня́чный **2.** тетани́ческий

tetanus 1. столбня́к **2.** тета́нус, тетани́ческое сокраще́ние

generalized ~ о́бщий столбня́к

local ~ ме́стный столбня́к

tetany тетани́я, су́дорожный синдро́м

hyperventilation ~ тетани́я при гипервентиля́ции

neonatal ~ тетани́я новорождённых

tetrad тетра́да *(совокупность четырёх элементов)*

Fallot's ~ тетра́да Фалло́, сло́жный врождённый поро́к се́рдца

tetraplegy тетраплеги́я, парали́ч всех четырёх коне́чностей

tetter *разг.* боле́знь ко́жи *(напр. лишай, экзема)*

dry ~ суха́я экзе́ма
moist ~ вла́жная экзе́ма
scaly ~ псориа́з
texture строе́ние, тексту́ра
thalamus (*pl* **thalami**) тала́мус, зри́тельный бугóр
thalassemia талассеми́я, средиземномо́рская анеми́я
thalassotherapy талассотерапи́я, морелече́ние
thanatopsy аутопси́я, вскры́тие тру́па
theater **1.** операцио́нная **2.** аудито́рия; демонстрацио́нный зал
theca *анат.* оболо́чка; ка́псула
thenar те́нар, возвыше́ние большо́го па́льца ки́сти
theoretical теорети́ческий
theory тео́рия
therapeutics терапи́я, консервати́вное лече́ние
therapeutist врач, применя́ющий консервати́вные (*не хирургические*) ме́тоды лече́ния
therapy терапи́я, лече́ние (*см. тж* **treatment 1.**)
adjuvant ~ адъюва́нтная терапи́я
ambulant ~ амбулато́рное лече́ние
anticoagulant ~ антикоагуля́нтное лече́ние
combination ~ комбини́рованная терапи́я
effective ~ эффекти́вная [успе́шная] терапи́я
electroconvulsive ~ электросу́дорожное лече́ние
emergent ~ неотло́жная терапи́я
estrogen ~ лече́ние эстроге́нами
immunization ~ иммунотерапи́я
infrared ~ лече́ние инфракра́сными луча́ми
initial ~ инициа́льная [нача́льная] терапи́я
intensive ~ интенси́вная терапи́я
labor ~ трудова́я терапи́я, трудотерапи́я
laser ~ ла́зерная терапи́я
mud ~ грязелече́ние
multidrug ~ лече́ние мно́гими лека́рственными сре́дствами одновреме́нно
occupational ~ *см.* **labor therapy**
orthodontic ~ ортодонти́ческое лече́ние
physical ~ физиотерапи́я
radiation ~ лучева́я терапи́я
replacement ~ замести́тельная терапи́я
salvage ~ спаси́тельная терапи́я
shock ~ шо́ковая терапи́я
sleep ~ лече́ние сном
substitution ~ замести́тельная терапи́я
sunlight ~ гелиотерапи́я, лече́ние со́лнечным све́том
supporting ~ подде́рживающая терапи́я
systemic ~ систе́мная терапи́я, о́бщее лече́ние
tissue ~ тка́невая терапи́я
work ~ *см.* **labor therapy**
X-ray ~ рентгенотерапи́я
thermoalgesia повы́шенная чувстви́тельность к теплово́му раздражи́телю

thermoanesthesia термоанестези́я, отсу́тствие температу́рной чувстви́тельности
thermography термографи́я, теплови́дение
thermolabil термолаби́льный, нестóйкий по отноше́нию к теплу́
thermometer термóметр
maximum ~ максима́льный (медици́нский) термóметр
thermometry термометри́я
oral ~ ора́льная термометри́я
rectal ~ ректа́льная термометри́я
skin ~ измере́ние кóжной температу́ры
thermonuclear термоя́дерный
thermoplegia теплово́й уда́р
thermoradiotherapy терморадиотерапи́я
thermoreceptor терморецéптор, температу́рный рецéптор
thermotherapy термотерапи́я, лече́ние температу́рным возде́йствием
thermotolerant теплостóйкий
thesaurismosis болéзнь накопле́ния, тезаурисмóз
cholesterol ~ болéзнь накопле́ния холестери́на
glycogen ~ болéзнь накопле́ния гликоге́на, гликогенóз
lipid ~ липидóз, липи́дный тезаурисмóз, болéзнь накопле́ния липи́дов
thesis (*pl* **theses**) диссерта́ция
thiamin тиами́н, аневри́н, витами́н B_1
thickening 1. утолще́ние 2. сгуще́ние
intima ~ утолще́ние и́нтимы
thigh бедрó; бéдренная кость
thick тóлстый; плóтный, густóй
thickening утолще́ние
thin 1. худоща́вый 2. тóнкий 3. рéдкий *(напр. о волосах)* 4. разрежённый 5. водяни́стый, разба́вленный, жи́дкий
thinking мышле́ние
abstract ~ абстра́ктное мышле́ние
autistic ~ аутисти́чное мышле́ние
incoherent ~ бессвя́зное мышле́ние
paralogic ~ паралоги́ческое мышле́ние
sticky ~ вя́зкое мышле́ние
thinning истонче́ние
thin-walled тонкосте́нный
thirst жа́жда || испы́тывать жа́жду
thoracic грудно́й
thoracocentesis торакоценте́з, плевра́льная пу́нкция
thoracoplasty торакопла́стика
intrapleural ~ интраплевра́льная торакопла́стика
thorax грудна́я клéтка
barrel-shaped ~ бочкообра́зная грудна́я клéтка
pigeon ~ кури́ная [килеви́дная] грудна́я клéтка
thread нить; волокнó
threshold 1. порóг, порóговая величина́ 2. предéл, грани́ца
~ **of sensitivity** порóг чувстви́тельности, порóг восприя́тия

auditory ~ поро́г слухово́го восприя́тия
differential ~ поро́г разли-че́ния
hearing ~ слухово́й поро́г, поро́г слухово́го восприя́тия
ischemic ~ поро́г ишеми́и
pain ~ поро́г болево́й чувстви́тельности
stimulus ~ поро́г раздраже́ния

thrill дрожа́ние; дрожь, тре́пет || дрожа́ть, трепета́ть
diastolic ~ диастоли́ческое дрожа́ние
purring ~ «коша́чье мурлы́кание» *(при пороке сердца)*
systolic ~ систоли́ческое дрожа́ние

throat горта́нь; го́рло

throb бие́ние, пульса́ция || би́ться, пульси́ровать

throe 1. си́льная боль **2.** бо́ли (во вре́мя ро́дов) **3.** аго́ния

thrombangiitis тромбангии́т
obliterating ~ облитери́рующий тромбангии́т, боле́знь Бю́ргера

thrombocyte тромбоци́т, кровяна́я пласти́нка

thrombo(cyto)penia тромбо(цито)пени́я

thromboembolism тромбоэмболи́я

thrombophilia:
essential ~ эссенциа́льная тромбофили́я

thrombophlebitis тромбофлеби́т ◇ ~ **migrans** мигри́рующий тромбофлеби́т

thrombosis тромбо́з
arterial ~ артериа́льный тромбо́з
deep (venous) ~ тромбо́з глубо́ких вен
hemorrhoidal ~ тромбо́з геморроида́льных вен
leg vein ~ тромбо́з ве́ны ни́жней коне́чности
mesenteric ~ тромбо́з сосу́дов брыже́йки
venous ~ тромбо́з ве́ны

thrombus тромб
organized ~ организо́ванный тромб
parietal ~ присте́ночный тромб
red ~ кра́сный тромб
saddle ~ тромб-нае́здник
white ~ бе́лый тромб

through че́рез, сквозь

thrush моло́чница
milk ~ моло́чница

thumb большо́й па́лец руки́

thymic ти́мусный, относя́щийся к ви́лочковой железе́

thymocyte тимоци́т, кле́тка ти́муса

thymus ти́мус, ви́лочковая железа́
fetal ~ ти́мус плода́

thyrocele о́пухоль щитови́дной железы́

thyroid щитови́дная железа́

thyroiditis тиреоиди́т *(воспаление щитовидной железы)*
Hashimoto's ~ зоб Хасимо́то, хрони́ческий лимфомато́зный тиреоиди́т

thyrotomy 1. тиреотоми́я, ларинготоми́я **2.** рассече́ние щитови́дной железы́

thyrotoxicosis тиреотоксико́з

thyroxin тироксин
tibia большеберцовая кость
tic тик
  facial ~ тик лицевых мышц
tick клещ
tie завязывать; перевязывать
tight плотный; тугой; тесный
  gas ~ газонепроницаемый
tightness сжимание ◇ **to have a sense of** ~ чувствовать стеснение *(напр. в области сердца)*
tilt наклон ‖ наклонять(ся)
time время; период
  bleeding ~ время кровотечения
  breath holding ~ время задержки дыхания
  circulation ~ время циркуляции; скорость кровотока
  clotting ~ время образования сгустка
  delivery ~ срок родов
  life ~ продолжительность жизни
  prothrombin ~ протромбиновое время
timer таймер, отметчик времени
timetable расписание
tinction окраска, окрашивание
tincture 1. настойка 2. подкрашивать; окрашивать
tinea 1. грибковое заболевание кожи 2. опоясывающий лишай
tingling покалывание; пощипывание
tinnitus шум в ушах
tip верхушка, кончик; остриё
  finger ~ кончик пальца
  nose ~ кончик носа
tired усталый, утомлённый
tiredness усталость, утомляемость
tisic больной тяжёлым туберкулёзом лёгких, *разг.* «чахоточный»
tissue ткань
  adipose ~ жировая ткань
  compact ~ плотная ткань
  connective ~ соединительная ткань
  fat(ty) ~ жировая ткань
  fibrous ~ фиброзная ткань
  glandular ~ железистая ткань
  granular [granulation] ~ грануляционная ткань
  hemopoietic ~ кроветворная ткань
  host ~ ткань хозяина *(напр. для паразита)*
  interstitial ~ интерстициальная [межуточная] ткань
  lining ~ выстилающая ткань
  lymphatic ~ лимфатическая ткань
  muscular ~ мышечная ткань
  nervous ~ нервная ткань
  scar ~ рубцовая ткань
  soft ~ мягкая ткань
  subcutaneous ~ подкожная клетчатка
  subcutaneous connective ~ подкожная соединительная ткань
  supportive ~ опорная ткань
  underlying ~ подлежащая ткань
titer титр
titrimetry титрование

titubate 1. спотыка́ться **2.** заика́ться
tocography токография́
tocology акуше́рство
toe па́лец стопы́
big [great] ~ большо́й па́лец стопы́
little ~ мизи́нец стопы́
togavirus тогави́рус
tolerance 1. выно́сливость; толера́нтность, переноси́мость **2.** допусти́мая до́за
glucose ~ толера́нтность к глюко́зе, спосо́бность усва́ивать глюко́зу
immunologic ~ иммунологи́ческая усто́йчивость, иммунологи́ческая сопротивля́емость
tomography томографи́я
computed ~ компью́терная томографи́я
emission ~ эмиссио́нная томографи́я
high resoluted computed ~ компью́терная томографи́я с высо́ким разреше́нием
positron emission ~ позитро́нная эмиссио́нная томографи́я
tone 1. тон **2.** то́нус
heart ~ тон се́рдца, серде́чный тон
vascular ~ сосу́дистый то́нус
tongs *pl* щипцы́, клёщи
tongue язы́к
bald ~ «лакиро́ванный» язы́к
burning ~ чу́вство жже́ния в языке́
coated ~ обло́женный язы́к
dry ~ сухо́й язы́к
hair ~ «волоса́тый» язы́к
moist ~ вла́жный язы́к
raspberry ~ мали́новый язы́к
tongue-tied косноязы́чный
tonometer тоно́метр
tonsil минда́лина
tonsillectomy тонзиллэктоми́я
tonsillitis тонзилли́т, воспале́ние минда́лин
acute ~ анги́на, о́стрый тонзилли́т
follicular ~ фолликуля́рная анги́на
lacunar ~ лакуна́рная анги́на
Vincent's ~ анги́на Пла́ута — Венса́на
tonus то́нус
muscle [muscular] ~ то́нус мышц, мы́шечный то́нус
tooth (*pl* **teeth**) зуб
anterior ~ пере́дний зуб
artificial ~ иску́сственный зуб
baby ~ моло́чный зуб
bicuspid ~ премоля́р, ма́лый коренно́й зуб
buccal ~ коренно́й зуб
calf ~ моло́чный зуб
canine ~ клык
cheek ~ моля́р, большо́й коренно́й зуб
cuspid ~ клык
cutting ~ резе́ц
deciduous ~ моло́чный зуб
denture ~ проте́зный зуб
eye ~ ве́рхний клык
filled ~ запломбиро́ванный зуб
hollow ~ зуб с дупло́м
incisive ~ резе́ц
late ~ зуб му́дрости

transmission перено́с; переда́ча
aerial ~ возду́шный перено́с *(инфекционного начала)*
human-to-human ~ переда́ча *(напр. инфекции)* от челове́ка к челове́ку
insect ~ переда́ча *(напр. инфе́кции)* че́рез насеко́мых
man-to-man ~ переда́ча *(напр. инфекции)* от челове́ка челове́ку
neuromuscular ~ не́рвномы́шечная переда́ча
placental ~ трансплацента́льная переда́ча *(инфекции)*
sexual ~ перено́с *(инфекции)* половы́м путём
transovarial ~ трансовариа́льный перено́с *(инфекции)*
transmitter 1. *биол.* медиа́тор 2. перено́счик *(возбудителя инфекции)*
transesophageal чреспищево́дный
transparent прозра́чный
transplant транспланта́т || транспланти́ровать, де́лать переса́дку
free ~ свобо́дный трансплanта́т
transplantation трансплanта́ция, переса́дка
autogenous ~ аутотрансплanта́ция
bone marrow ~ переса́дка ко́стного мо́зга
cardiac [heart] ~ переса́дка се́рдца
kidney [renal] ~ переса́дка по́чки *или* по́чек
transport тра́нспорт, перено́с
cholesterol ~ тра́нспорт холестери́на
transposition 1. перемеще́ние; перестано́вка 2. транспози́ция
transsection попере́чный разре́з
transudate транссуда́т
transvaginal трансвагина́льный, чрезвлага́лищный
transverse попере́чный
trapezium кость-трапе́ция *(запястья)*
trapezius трапециеви́дная мы́шца
trauma тра́вма
abdominal ~ тра́вма живота́
acute ~ о́страя тра́вма
birth ~ родова́я тра́вма
head ~ тра́вма головы́
nonpenetrating ~ непроника́ющая тра́вма
penetrating ~ проника́ющая тра́вма
psychic ~ психи́ческая тра́вма
recent ~ све́жая тра́вма
traumatic травмати́ческий
traumatize 1. травми́ровать 2. ра́нить
travail ро́ды; родово́й акт || рожа́ть
tray та́зик, лото́к; поддо́н
treat 1. лечи́ть 2. обраба́тывать *(напр. препарат)*
treated:
specially ~ специа́льно обрабо́танный, подве́ргнутый специа́льной обрабо́тке
treatment 1. лече́ние, терапи́я *(см. тж* **therapy***)* 2. обрабо́тка *(напр. препарата)* ◇ ~ **by laser** ла́зерная терапи́я, лече́ние ла́зером; ~ **by**

medication лека́рственное [медикаменто́зное] лече́ние; ~ **by sleep** лече́ние сном; **to give** ~ лечи́ть, проводи́ть лече́ние; **to put under** ~ подве́ргнуть лече́нию *или* обрабо́тке; **to require** ~ нужда́ться в лече́нии
abortive ~ аборти́вное лече́ние
adequate ~ адеква́тное лече́ние
causal ~ причи́нная [этиотро́пная] терапи́я
climatic ~ климатотерапи́я
combined ~ комбини́рованное лече́ние
conservative ~ консервати́вное лече́ние
drug ~ лека́рственное [медикаменто́зное] лече́ние
external ~ нару́жное лече́бное возде́йствие
gratuitous ~ беспла́тное лече́ние
hemoperfusion ~ (лече́бная) гемоперфу́зия
home ~ лече́ние на дому́
hospital ~ стациона́рное лече́ние
immediate ~ сро́чное лече́ние
irradiation ~ лучева́я терапи́я
light ~ светолече́ние
medicinal ~ лека́рственное [медикаменто́зное] лече́ние
modern ~ совре́менное лече́ние
nonpharmacological ~ немедикаменто́зное лече́ние
outdoor ~ внебольни́чное лече́ние
outpatients ~ лече́ние амбулато́рных больны́х
pathogenetic ~ патогенети́ческое лече́ние
percutaneous ~ чреско́жное лече́бное возде́йствие
pharmacological ~ лека́рственное [медикаменто́зное] лече́ние
preventive ~ профилакти́ческое лече́ние
radical ~ радика́льное лече́ние
sanatorium ~ санато́рное лече́ние
serum ~ серотерапи́я
successful ~ успе́шное лече́ние
supportive ~ подде́рживающая терапи́я
surgical ~ хирурги́ческое лече́ние
thrombolytic ~ тромболити́ческая терапи́я
ward ~ стациона́рное лече́ние
water ~ водолече́ние

tree:
bronchial ~ бронхиа́льное де́рево
genealogic ~ генеалоги́ческое де́рево

trembling дрожа́ние, дрожь
~ **of the aged** ста́рческое дрожа́ние

tremor тре́мор, дрожа́ние
alcoholic ~ алкого́льный тре́мор
fine ~ ме́лкий тре́мор
kinetic ~ тре́мор при движе́нии
limb ~ дрожа́ние [тре́мор] коне́чностей

muscular ~ мы́шечное дрожа́ние
senile ~ ста́рческое дрожа́ние

trend направле́ние *(напр. хода реакции)*; скло́нность, тенде́нция

trepan трепа́н *(хирургический инструмент)* || трепани́ровать

trepanation трепана́ция

trepanize трепани́ровать

treponema трепоне́ма, спирохе́та

treponematosis трепонемато́з

triad *см.* **trias**

trial испыта́ние; о́пыт; про́ба
clinical ~ клини́ческое испыта́ние
comparative ~ сравни́тельное испыта́ние *(напр. метода лечения)*
double-blind ~ двойно́е слепо́е испыта́ние *(лекарственного вещества)*
double-crossover ~ двойно́е перекрёстное испыта́ние *(лекарственного вещества)*
multicentric ~ многоцентрово́е иссле́дование

triangle треуго́льник
Einthoven's ~ треуго́льник Эйнтхо́вена *(в электрокардиографии)*
Garland's ~ треуго́льник Га́рланда при экссудати́вном плеври́те
Grocco's ~ треуго́льник Гро́кко — Ра́ухфуса, паравертебра́льный треуго́льник при экссудати́вном плеври́те

trias триа́да
Bezold's ~ триа́да Бе́цольда *(при отосклерозе)*
Bleuler's ~ триа́да Бле́йлера *(при шизофрении)*
Sabin's ~ триа́да Се́йбина *(при токсоплазмозе)*
Still's ~ триа́да Сти́лла *(лимфаденопатия, спленомегалия, артрит)*

triceps три́цепс, трёхгла́вая мы́шца

trichinosis трихино́з

trichomoniasis трихомониа́з

trichomycosis трихомико́з, *(грибковое поражение волос)*

tricipital трёхгла́вый *(о мышце)*

trickle стру́йка || ка́пать, сочи́ться

tricuspid **1.** трёхство́рчатый *(о клапане)* **2.** трёхбугорко́вый *(о зубе)*

trigeminal тройни́чный *(о нерве)*

trigeminy *кард.* тригемини́я

trismus тризм *(тоническая судорога жевательной мускулатуры)*

trisomy *ген.* трисоми́я

triturate растира́ть в поро́шок

troc(h)ar троака́р *(инструмент)*

trolley ◇ ~ **for newborn** теле́жка для новорождённых

trophic трофи́ческий

trophoblast трофобла́ст

tropical тропи́ческий

tropism тропи́зм
selective ~ избира́тельный тропи́зм
specific ~ специфи́ческий тропи́зм

trouble 1. трево́га, беспоко́йство **2.** боле́знь, неду́г
true настоя́щий, и́стинный
trunk 1. ту́ловище **2.** ствол *(нерва, сосуда)*
main ~ гла́вный ствол
nerve ~ ствол не́рва
truss банда́ж
hernia ~ грыжево́й банда́ж
try пыта́ться ◇ **to ~ in** подгоня́ть *(напр. зубной протез)*
Trypanosome трипаносо́ма
trypanosomiasis трипаносомиа́з, трипаносомо́з
Gambian ~ гамби́йский трипаносомо́з, со́нная боле́знь, летарги́ческий энцефали́т
trypsin трипси́н
tubage тюба́ж, зонди́рование || зонди́ровать
tube 1. труба́, тру́бка **2.** проби́рка
~ of medium проби́рка с пита́тельной средо́й
agar ~ проби́рка с ага́ром *(в микробиологии)*
alimentary ~ пищевари́тельный тракт
auditory ~ евста́хиева труба́
centrifuge ~ центрифу́жная проби́рка
dropping ~ пипе́тка
duodenal ~ дуодена́льный зонд
endotracheal ~ эндотрахеа́льная тру́бка, интуба́тор
Fallopian ~ фалло́пиева труба́
feeding ~ зонд для иску́сственного кормле́ния
flatus ~ газоотво́дная тру́бка
glass ~ стекля́нная тру́бка; проби́рка
intubation ~ тру́бка для интуба́ции
tracheal ~ трахеотоми́ческая тру́бка
tracheostomy ~ трахеостоми́ческая тру́бка
X-ray ~ рентге́новская тру́бка
tuber:
calcaneal ~ пя́точный буго́р
frontal ~ ло́бный буго́р
tubercle 1. бугоро́к, тубе́ркул **2.** туберкулёзный бугоро́к, туберкулёзная гранулёма
tuberculin туберкули́н
Koch's old ~ ста́рый туберкули́н [альт-туберкули́н] Ко́ха
tuberculosis туберкулёз
cavitary ~ каверно́зный туберкулёз
closed ~ закры́тый туберкулёз
disseminated ~ диссемини́рованный туберкулёз
glandular ~ туберкулёз желёз
hilar ~ туберкулёзный оча́г у ко́рня лёгких
laryngeal ~ туберкулёз горта́ни
miliary ~ милиа́рный туберкулёз
primary ~ перви́чный туберкулёз
pulmonary ~ туберкулёз лёгких
renal ~ туберкулёз по́чек
tuberosity *анат.* бугри́стость
ischial ~ седа́лищный буго́р

tubule:
renal ~s по́чечные кана́льцы
tuft ко́нчик па́льца; верху́шка
tularemia туляреми́я
tumor новообразова́ние, о́пухоль
~ of the uterus о́пухоль ма́тки
benign ~ доброка́чественная о́пухоль
bone ~ ко́стная о́пухоль
bone-marrow ~ о́пухоль ко́стного мо́зга
Brenner ~ о́пухоль Бре́ннера, аденофибро́ма яи́чника
colorectal ~ о́пухоль то́лстой и прямо́й кишки́
desmoid ~ десмо́идная о́пухоль
epithelial ~ эпителиа́льная о́пухоль
Ewing's ~ о́пухоль Ю́инга, омобласто́ма
fatty ~ жирови́к, липо́ма
gastric ~ о́пухоль желу́дка
giant cell ~ гигантокле́точная о́пухоль
glomus ~ гло́мусная о́пухоль, гломангио́ма
growing ~ расту́щая о́пухоль
innocent ~ доброка́чественная о́пухоль
intracranial ~ внутричерепна́я о́пухоль
intraocular ~ внутриглазна́я о́пухоль
islet cell ~ инсулино́ма
Koenen's ~ о́пухоль Ке́нена, околоногтева́я фибро́ма
Krukenberg's ~ о́пухоль Кру́кенберга, рак желу́дка с метаста́зами в яи́чники
malignant ~ злока́чественная о́пухоль
Masson's ~ о́пухоль (Барре́—) Массо́на, гло́мусная о́пухоль, ангионевро́ма
metastatic ~ метастати́ческая о́пухоль, метаста́з
odontogenic ~ одонтоге́нная о́пухоль
ovary ~ о́пухоль яи́чника
palpable ~ пальпи́руемая о́пухоль
pedunculated ~ о́пухоль на но́жке
plasma-cell ~ плазмокле́точная о́пухоль, плазмоцито́ма
primary ~ перви́чная о́пухоль
recurrent [relapsing] ~ рециди́вная о́пухоль
soft-tissue ~ о́пухоль мя́гких тка́ней
solid ~ пло́тная о́пухоль
teratoid ~ терато́идная о́пухоль, терато́ма
testicular ~ о́пухоль яи́чка
tongue ~ о́пухоль языка́
Warthin's ~ о́пухоль Уо́ртина, аденолимфо́ма
Wilms' ~ о́пухоль Ви́льмса, аденомиосарко́ма, аденосарко́ма по́чки
tunic оболо́чка, покро́в
tunnel:
carpal ~ карпа́льный [запя́стный] кана́л
TUR *см.* **transuretral resection**
turbidity му́тность; помутне́ние
turbinate 1. носова́я ра́ковина **2.** спиралеобра́зный

turgescence 1. набуха́ние, припу́хлость 2. плето́ра
turgor ту́ргор
~ **of the skin** ту́ргор ко́жи
turn оборо́т; поворо́т || повора́чивать(ся) ◇ **to** ~ **into** превраща́ть(ся)
~ **of bandage** ход бинта́
~ **of life** перехо́дный во́зраст
turpentine скипида́р || растира́ть скипида́ром
turunda туру́нда
tussis ка́шель
tussive кашлево́й; вы́званный ка́шлем
tweezers *pl* пинце́т; щи́пчики
twice два́жды ◇ ~ **as large** вдво́е бо́льше
twins *pl* близнецы́
biovular ~ двуяйцо́вая дво́йня
dizygotic ~ дизиго́тные близнецы́
fraternatal ~ двуяйцо́вая дво́йня
similar ~ иденти́чные близнецы́
uniovular ~ однояйцо́вые близнецы́
twisted перекру́ченный
twitch су́дорога; конву́льсия
muscle ~ сокраще́ние мы́шц(ы)
tyle, tyloma мозо́ль
tympanites метеори́зм
tympanum бараба́нная по́лость
type 1. тип, класс 2. гру́ппа *(крови)*
body ~ конститу́ция
clinical ~ клини́ческий тип
typhlitis тифли́т, воспале́ние слепо́й кишки́
typhoid брюшно́й тиф || брюшнотифо́зный
abdominal ~ брюшно́й тиф
typhus тиф; сыпно́й тиф
endemic ~ эндеми́ческий тиф
epidemic ~ эпидеми́ческий тиф
exanthematic [exanthematous] ~ сыпно́й [вши́вый] тиф
flea-borne ~ блоши́ный тиф
louse-borne ~ вши́вый [сыпно́й] тиф
Malayan ~ лихора́дка цуцугаму́ши
murine ~ мыши́ный тиф
tick ~ клещево́й тиф
typical типи́чный
typing типи́рование, определе́ние ти́па *или* гру́ппы
blood ~ определе́ние гру́ппы кро́ви
phage ~ фаготипи́рование
serologic ~ серологи́ческое типи́рование, серотипи́рование
tissue ~ типи́рование тка́ни
tyrosine тирози́н
tyrosinosis тирозино́з, боле́знь накопле́ния тирози́на

U

ubiquity повсеме́стный
ulcer я́зва
~ **of the stomach** я́зва желу́дка
bleeding ~ кровоточа́щая я́зва

callous ~ каллёзная я́зва
cancerous ~ ра́ковая [канкро́зная] я́зва
cicatrizing ~ рубцу́ющаяся я́зва
corneal ~ я́зва рогови́цы
creeping ~ ползу́чая я́зва
Cushing's ~ я́зва Ку́шинга, я́зва желу́дка *или* двенадцатипе́рстной кишки́ при пораже́нии центра́льной не́рвной систе́мы
decubital ~ изъязвлённый про́лежень
esophageal ~ я́зва пищево́да
hard ~ твёрдый шанкр
healing ~ зажива́ющая я́зва
hollow ~ глубо́кая я́зва
leg ~ я́зва го́лени
nomadic ~ ползу́чая я́зва
penetrating ~ пенетри́рующая я́зва
peptic ~ пепти́ческая я́зва
perforating ~ прободна́я я́зва
pressure ~ изъязвлённый про́лежень
radiation ~ лучева́я я́зва
round ~ кру́глая я́зва
serpiginous ~ «ползу́чая» я́зва
shallow ~ пове́рхностная я́зва
soft ~ мя́гкий шанкр
stress ~ я́зва вследствие стре́сса
trophic ~ трофи́ческая я́зва
varicose ~ варико́зная я́зва
weak ~ вя́ло зажива́ющая я́зва

ulcerated изъязвлённый
ulceration изъязвле́ние
ulcerous я́звенный
ulna (*pl* ulnae) локтева́я кость
ulnar локтево́й
ulotic спосо́бствующий рубцева́нию
ultimate коне́чный
ultracentrifuge ультрацентрифу́га
ultrafiltration ультрафильтра́ция
ultramicroscopy ультрамикроскопи́я, электро́нная микроскопи́я
ultramicrotome:
freezing ~ замора́живающий ультрамикрото́м
ultrared инфракра́сный
ultrashort ультракоро́ткий
ultrasonics ультразву́к
ultrasonography ультрасонографи́я, эхографи́я
ultrasound ультразву́к
ultrastructure ультрастру́кту́ра
ultrathin сверхто́нкий
ultraviolet ультрафиоле́товый
ultravirus фильтру́ющийся ви́рус
umbilical пупо́чный
umbilicus (*pl* umbilici) пупо́к
weeping ~ «мо́кнущий» пупо́к
unaffected непоражённый, незатро́нутый
unaided беспо́мощный
unaltered неизменённый
unbalanced неуравнове́шенный; несбаланси́рованный
unbloody бескро́вный
unbranched неразветвлённый
unconditioned безусло́вный
unconscious бессозна́тельный
unconsciousness бессозна́тельное состоя́ние ◇ to

lapse into ~ впада́ть в бессозна́тельное состоя́ние
unction сма́зывание ма́зью
uncurable неизлечи́мый
uncus (*pl* unci) 1. *анат.* образова́ние в ви́де крючка́ 2. крючо́к *(головного мозга)*
undercooling переохлажде́ние
underdeveloped недора́звитый, неполноце́нный
undergo подверга́ться, испы́тывать
underjaw ни́жняя че́люсть
undernourishment, undernutrition пони́женное [недоста́точное] пита́ние
undescended неопусти́вшийся *(напр. о яичке)*
undetected необнару́женный
undeveloped нера́звитый
undifferentiated недифференци́рованный
undigested неперева́ренный
undiluted неразведённый; неразба́вленный
undress разбинтова́ть; обнажи́ть
undulations *pl*:
respiratory ~ дыха́тельные колеба́ния
unfavorable неблагоприя́тный
unfit неприго́дный *(по состоянию здоровья)*
ungual ногтево́й
unguent(um) мазь
unhealthy 1. нездоро́вый 2. вре́дный *(для здоровья)*
unicellular одноклёточный
uniformity одноро́дность
unilateral односторо́нний
uninfected неинфици́рованный
uninjured неповреждённый
uninuclear одноя́дерный
union соедине́ние; сраще́ние; заживле́ние
delayed ~ заме́дленная консолида́ция *(напр. перелома)*
immediate ~ заживле́ние перви́чным натяже́нием
incomplete ~ непо́лная консолида́ция
primary ~ заживле́ние перви́чным натяже́нием
unipolar униполя́рный, однопо́люсный
unisexual однопо́лый
unit 1. едини́ца 2. отделе́ние; пала́та *(напр. специализированная)* 3. аппара́т; прибо́р
~ of urgent surgery отделе́ние неотло́жной хирурги́и
antitoxic ~ антитокси́ческая едини́ца
burns ~ ожо́говое отделе́ние
hemodialysis ~ отделе́ние гемодиа́лиза
intensive care ~ отделе́ние интенси́вной терапи́и
international ~ междунаро́дная едини́ца
medical ~ медици́нское учрежде́ние
mouse ~ мыши́ная едини́ца *(в эксперименте)*
neurological ~ неврологи́ческое отделе́ние
ophthalmological ~ офтальмологи́ческое отделе́ние
psychosomatic ~ психосомати́ческое отделе́ние
rat ~ крыси́ная едини́ца
resuscitation ~ реанимацио́нное отделе́ние

sedimentation ~ конста́нта седимента́ции
surgical ~ хирурги́ческое отделе́ние
violent patients ~ отделе́ние для беспоко́йных психиатри́ческих больны́х
univalent одновале́нтный
universal о́бщий, универса́льный
unknown неизве́стный; неизу́ченный
unmyelinated безмиели́новый
unnatural неесте́ственный; иску́сственный
unoxydizable неокисля́емый
unpainful безболе́зненный
unpenetrable непенетри́рующий, непроница́емый
unpreparedness неподгото́вленность
unpurified неочи́щенный
unrecognized нераспо́знанный
unreduced невпра́вленный *(о грыже)*; нерепони́рованный *(при переломе)*
unrest беспоко́йство, волне́ние
unspecific неспецифи́ческий
unstable неусто́йчивый; несто́йкий; нестаби́льный
unsterile нестери́льный
unstriated неисче́рченный, гла́дкий *(о мышце)*
untreated 1. неле́ченый 2. необрабо́танный
unusual необы́чный
unviable, unvital нежизнеспосо́бный
upper ве́рхний, вы́сший
upset 1. недомога́ние; наруше́ние 2. опроки́дывать(ся) {NB: *произношение сущ.* ['ʌpset], *гл.* [ʌp'set]}
uptake усвое́ние; поглоще́ние || усва́ивать; поглоща́ть {NB: *произношение сущ.* ['ʌpteik], *гл.* [ʌp'teik]}
urachus *эмбр.* мочево́й прото́к, ура́хус
uraniscorraphy стафилорафи́я, зашива́ние расще́лины твёрдого нёба
uraniscus нёбо
uratemia уратеми́я *(повышение содержания мочевой кислоты в крови)*
uraturia уратури́я *(выделение уратов с мочой)*
urea мочеви́на
ureaplasma уреапла́зма
uremia уреми́я
ureter мочето́чник
ureterocele уретероце́ле, гры́жа у́стья мочето́чника
ureterolith конкреме́нт [ка́мень] в мочето́чнике
ureteroplasty пласти́ческая опера́ция на мочето́чнике
urethra мочеиспуска́тельный кана́л, уре́тра
urethritis уретри́т
urethrorrhea выделе́ния из мочеиспуска́тельного кана́ла
urgent сро́чный, неотло́жный
uricemia урикеми́я *(содержание мочевой кислоты в крови)*
urinanalysis ана́лиз мочи́
urinate мочи́ться
urination мочеиспуска́ние
difficult ~ затруднённое мочеиспуска́ние
frequent ~ ча́стое мочеиспуска́ние

involuntary ~ непроизвóльное мочеиспускáние
nocturnal ~ ночнóе мочеиспускáние
painful ~ болéзненное мочеиспускáние
urine мочá ◇ to collect ~ собирáть мочý *(напр. суточную)*
acid ~ кúслая мочá
alkaline ~ щелочнáя мочá
chilous ~ хилёзная мочá
cloudy [nebulous] ~ мýтная мочá
nocturnal ~ ночнáя мочá
residual ~ остáточная мочá
urine-glass мочеприёмник
urinometer арeóметр для измерéния плóтности мочú
urobilin уробилúн
urobilinogen уробилиногéн
urogenital мочеполовóй
urogram урогрáмма
urography урографúя
excretory ~ экскретóрная урографúя
intravenous ~ внутривéнная урографúя
plan ~ обзóрная урографúя
urolith уролúт, мочевóй кáмень
urolithiasis уролитиáз, мочекáменная болéзнь
urology урологúя
urosepsis уросéпсис, урогéнный сéпсис
urtica 1. волды́рь 2. крапúва
urticaria крапúвница
cold ~ холодóвая крапúвница
giant ~ гигáнтская крапúвница
medicamentous ~ медикаментóзная крапúвница
Milton's ~ крапúвница Мúлтона, ангионевротúческий отёк, отёк Квúнке
solar ~ сóлнечная крапúвница
use употреблéние, применéние || употреблять, применять, испóльзовать {NB: *произношение сущ.* [ju:s], *гл.* [ju:z]} ◇ to make ~ пóльзоваться, применять
long-term ~ длúтельное применéние
safe ~ безопáсное применéние
user:
drug ~ наркомáн
usual обы́чный
uta америкáнский [кóжно-слúзистый] лейшманиóз
uterine мáточный, относящийся к мáтке
uterogestation мáточная берéменность
uterography *рентг.* метрографúя, гистерографúя
uteropexy гистеропексúя, подшивáние мáтки
uterus (*pl* **uteri**) мáтка
infantile ~ инфантúльная мáтка
utricle эллиптúческий мешóчек, мáточка *(вестибулярного лабиринта)*
uvea увеáльный тракт, сосýдистая оболóчка глáза
uveoparotitis увеопаротúт
uvula (*pl* **uvuli**) (нёбный) язычóк

V

vaccina *см.* vaccinia

vaccinate вакцини́ровать
vaccination вакцина́ция
compulsory ~ обяза́тельная всео́бщая вакцина́ция
Jennerian ~ (противоо́спенная) вакцина́ция по Дже́ннеру
preventive ~ профилакти́ческая вакцина́ция
renewed ~ ревакцина́ция
scheduled ~ календа́рные приви́вки
vaccine вакци́на
adsorbed ~ адсорби́рованная вакци́на
allergen-free ~ безаллерге́нная вакци́на
attenuated ~ осла́бленная [аттенуи́рованная] вакци́на
autogenous ~ аутовакци́на
complex ~ ко́мплексная вакци́на
diphtheria ~ (противо)дифтери́йная вакци́на
dry ~ суха́я вакци́на
formalin-killed ~ вакци́на, уби́тая формали́ном
Haffkine's ~ противочу́мная вакци́на Ха́вкина
inactivated ~ инактиви́рованная вакци́на
Jenner's ~ противоо́спенная вакци́на Дже́ннера
killed ~ инактиви́рованная [уби́тая] вакци́на
live ~ жива́я вакци́на
measles ~ противокорева́я вакци́на
measles-mumps-rubella ~ тривакци́на про́тив ко́ри, эпидеми́ческого пароти́та и красну́хи
mixed ~ сме́шанная вакци́на
multipartial ~ поливале́нтная вакци́на
mumps ~ вакци́на про́тив эпидеми́ческого пароти́та
Pasteur's ~ сибирея́звенная вакци́на Пасте́ра
pertussis ~ коклю́шная вакци́на
polio ~ полиомиели́тная вакци́на
polyvalent ~ поливале́нтная вакци́на
quadriple ~ тетравакци́на
rabies ~ антираби́ческая вакци́на
Sabin's ~ вакци́на Сэ́бина *(против полиомиелита)*
Salk's ~ вакци́на Со́лка *(против полиомислита)*
smallpox ~ противоо́спенная вакци́на
TAB ~ брюшнотифо́зно-паратифо́зная вакци́на
tetanus ~ противостолбня́чная вакци́на
triple ~ тривакци́на
weaked ~ осла́бленная вакци́на
Weigl's louse ~ риккетсио́зная вакци́на Ве́йгля
vaccinia 1. вакци́ния, вакцина́льная боле́знь **2.** коро́вья о́спа
vaccinotherapy вакцинотерапи́я
vacuole 1. *цитол.* вакуо́ль **2.** небольша́я по́лость *(в ткани)*
phagocytic ~ фаголизосо́ма
vacuum ва́куум; разреже́ние
ultimate ~ преде́льное разреже́ние

vagal вáгусный, относя́щийся к блуждáющему нéрву
vagina (*pl* **vaginae**) влагáлище
vaginismus спазм влагáлища, вагини́зм
vaginitis вагини́т, кольпи́т
  bacterial ~ бактериáльный вагини́т, бактериáльный кольпи́т
vaginomycosis микóз [грибкóвое поражéние] влагáлища
vaginoplasty плáстика влагáлища
vagotomy ваготоми́я, перерéзка блуждáющего нéрва
  complete ~ пóлная перерéзка блуждáющего нéрва, пóлная ваготоми́я
  incomplete ~ непóлная ваготоми́я
  proximal ~ перерéзка блуждáющего нéрва в проксимáльном отдéле
  selective ~ селекти́вная [избирáтельная] ваготоми́я
  truncal ~ перерéзка стволá блуждáющего нéрва
vagotony ваготони́я
vagotropic ваготрóпный
vagus (*pl* **vagi**) блуждáющий нерв
valence, valency валéнтность
vallecula *анат.* углублéние; жёлоб; вы́емка
valley жёлоб, желобóк
valuable цéнный, вáжный
value:
  caloric ~ калори́йность
  diagnostic ~ диагности́ческая цéнность
  nutritive ~ питáтельная цéнность
  prognostic ~ прогности́ческое значéние
  survival ~ показáтель выживáемости
  tabular ~ величинá, привeдённая в таблúце
valve *анат.* клáпан; заслóнка
  aortic ~ аортáльный клáпан
  bicuspid ~ двy(х)ствóрчатый [митрáльный] клáпан
  cardiac ~ клáпан сéрдца
  ileocecal ~ илеоцекáльная [баугúниева] заслóнка
  inflating ~ клáпан вдóха *(при аппаратном дыхании)*
  mitral ~ *см.* **bicuspid valve**
  pinch ~ клáпан с зажи́мами
  prosthetic ~ протéз клáпана
  safety ~ предохрани́тельный клáпан
  semilunar ~ полулýнный клáпан
  tricuspid ~ трёхствóрчатый клáпан
valvular клáпанный
valvulitis вальвули́т, воспалéние клáпана
valvuloplasty вальвулоплáстика
  balloon ~ баллóнная вальвулоплáстика
vaporization 1. испарéние 2. выпáривание
vaporize 1. испаря́ть(ся) 2. выпáривать
vaporizer испари́тель
variability измéнчивость
variation 1. вариáция, колебáние 2. изменéние
  daily ~s циркáдные изменéния

phenotypic ~s фенотипи́ческие вариа́ции
seasonal ~s сезо́нные колеба́ния *(напр. заболеваемости)*

varicectomy иссече́ние варико́зного узла́

varicella ветряна́я о́спа

varicocele варикоце́ле, варико́зное расшире́ние вен семенно́го кана́тика

varicosity **1.** варико́з **2.** варико́зный у́зел

variety разнови́дность, вид

variola о́спа, натура́льная о́спа

variolation, variolization противоо́спенная вакцина́ция

varioloid вариоло́ид

various разли́чный, разнообра́зный

varix (*pl* varices) варико́зный у́зел

vary меня́ться, изменя́ться

vascular сосу́дистый

vascularization васкуляриза́ция

vasculitis васкули́т, ангии́т
widespread ~ распространённый [генерализо́ванный] васкули́т

vaseline вазели́н

vasitis воспале́ние семявынося́щего прото́ка, вази́т

vasoactive вазоакти́вный

vasoconstriction вазоконстри́кция, сокраще́ние сосу́да

vasodila(ta)tion дилята́ция [расшире́ние] сосу́да

vasodilator сосудорасширя́ющее сре́дство

vasography ангиографи́я

vasoligation, vasoligature перевя́зка сосу́да, перевя́зка семявынося́щего прото́ка

vasomotor вазомото́рный, сосудодви́гательный

vasopressin вазопресси́н *(гормон задней доли гипофиза)*

vasospasm спазм сосу́дов
cerebral ~ спазм мозговы́х сосу́дов
ocular ~ спа́зм глазны́х сосу́дов

vasotomy вазотоми́я

vasotribe кровоостана́вливающий зажи́м, зажи́м на сосу́д

vast обши́рный

vault *анат.* свод, сво́дчатое образова́ние
~ of skull свод че́репа

vector **1.** ве́ктор **2.** перено́счик *(возбудителя инфекции)*

vectorcardiography векторкардиографи́я

vegetable расти́тельный; овощно́й

vegetarian вегетариа́нец || вегетариа́нский

vegetatian вегета́ция, разраста́ние

vehicle среда́ *(при приготовлении медикаментов)*; наполни́тель

veil:
posterior ~ of soft palate нёбная занаве́ска

vein ве́на
azygous ~ непа́рная ве́на
central retinal ~ центра́льная ве́на сетча́тки *(глаза)*
jugular ~ яре́мная ве́на
portal ~ воро́тная ве́на
saphenous ~ сафе́на

varicose ~ варикóзно расши́ренная вéна
velocity скóрость
blood ~ скóрость кровотóка
reaction ~ скóрость реáкции
velum *анат.* 1. пáрус *(напр. клапана)* 2. нёбная занавéска
venenous ядови́тый
venepuncture пýнкция вéны, венепýнкция
venereal венери́ческий
venesection веносéкция, венесéкция
venography флебографи́я
venom яд
bee ~ пчели́ный яд
scorpion ~ яд скорпиóна
snake ~ змеи́ный яд
venostasis веностáз, застóй крóви в вéнах
venous венóзный
ventilation вентиля́ция
assisted ~ вентиля́ция с испóльзованием вспомогáтельных средств
controlled ~ управля́емая вентиля́ция
forced ~ уси́ленная вентиля́ция, уси́ленное внéшнее дыхáние
mouth-to-mouth ~ искýсственное дыхáние «рот в рот»
ventricle 1. желýдок 2. желýдочек
~ of the brain желýдочек мóзга
fourth ~ четвёртый желýдочек *(мозга)*
heart ~ желýдочек сéрдца
third ~ трéтий желýдочек *(мозга)*
ventricular желýдочковый, вентрикуля́рный
ventrotomy чревосечéние, лапаротоми́я
venule вéнула
verbigeration *псих.* вербигерáция
verify верифици́ровать; удостовéрить(ся)
vermicide, vermifuge противогли́стное срéдство
vermix червеобрáзный отрóсток, аппéндикс
verruca (*pl* verrucae) бородáвка
version *акуш.* поворóт
Braxton Hicks ~ поворóт Брéкстона Ги́кса
cephalic ~ поворóт на голóвку
external ~ нарýжный поворóт
podalic ~ поворóт на нóжку
spontaneous ~ спонтáнный [самопроизвóльный] поворóт
vertebra (*pl* vertebrae) позвонóк
butterfly ~ расщеплённый позвонóк в фóрме бáбочки
cervical ~ шéйный позвонóк
cleft ~ расщеплённый позвонóк
collapsed ~ сплю́щенный позвонóк
lumbar ~ поясни́чный позвонóк
odontoid ~ зубови́дный позвонóк, эпистрофéй
vertebral позвонóчный
vertex 1. верхýшка, вéрхняя часть 2. тéмя
vertigo головокружéние

height ~ высо́тное головокруже́ние, головокруже́ние на высоте́
vesical пузы́рный
vesicant ко́жно-нарывно́е вещество́
vesication образова́ние пузыре́й
vesicle вези́кула, пузырёк
germinal ~ заро́дышевый пузырёк
phagocytotic ~ фагосо́ма
vessel 1. *анат.* сосу́д 2. сосу́д; резервуа́р
collateral ~ коллатера́льный сосу́д
coronary ~ корона́рный [вене́чный] сосу́д
graduated ~ градуи́рованный сосу́д *(напр. цилиндр)*
great ~ кру́пный сосу́д
mesenteric ~ сосу́д брыже́йки
vessel-suture сосу́дистый шов
vestibule *анат.* преддве́рие
oral ~ преддве́рие ротово́й по́лости
vestigial рудимента́рный
viable жизнеспосо́бный
vial апте́чный пузырёк, флако́н
vibration вибра́ция
sound ~s звуковы́е колеба́ния
vibrio вибрио́н
vicarious вика́рный, замести́тельный; компенси́рующий
vicious поро́чный; непра́вильный; патологи́ческий
view:
side ~ вид сбо́ку
villi (*pl от* villus) *анат.* ворси́нки
intestinal ~ кише́чные ворси́нки
synovial ~ ворси́нки синовиа́льной оболо́чки
villose волоса́тый; волосяно́й; ворси́нчатый
villosity ворси́нчатость
villous *см.* villose
viral ви́русный
virgin де́вственный; чи́стый, нетро́нутый
virginity де́вственность
virile мужско́й
virion вирио́н
virulence вируле́нтность
microbial ~ вируле́нтность микро́бов
virulent вируле́нтный
virus ви́рус
adeno-associated ~ аде́ноассоции́рованный ви́рус
AIDS ~ ви́рус СПИДа
arthropod(e)-borne ~ арбови́рус
attenuated ~ аттенуи́рованный ви́рус
cancer ~ ви́рус ра́ка
defective ~ дефе́ктный ви́рус
epidemic parotitis ~ *см.* mumps virus
Epstein-Barr ~ ви́рус Эпста́йна — Ба́рра
filter-passing ~ фильтру́ющийся ви́рус
fixed ~ фикси́рованный ви́рус
hepatitis ~ ви́рус гепати́та
herpes simplex ~ ви́рус просто́го ге́рпеса
human immunodeficiency ~ ви́рус иммунодефици́та челове́ка
influenza ~ ви́рус гри́ппа

Lassa ~ ви́рус Ла́сса
latent ~ лате́нтный ви́рус
measles ~ ви́рус ко́ри
mumps ~ ви́рус сви́нки, ви́рус эпидеми́ческого пароти́та
neurotropic ~ нейротро́пный ви́рус
Newcastle's ~ ви́рус Нью́ка́сла, ви́рус псевдочумы́ птиц
oncogenic ~ онкоге́нный ви́рус
papilloma ~ ви́рус папилло́мы
rabies ~ ви́рус бе́шенства
rubella ~ ви́рус красну́хи
smallpox [variola] ~ ви́рус о́спы челове́ка, ви́рус натура́льной о́спы
weakened ~ осла́бленный ви́рус
viscera (*sing* viscus) вну́тренние о́рганы
visceral висцера́льный, относя́щийся к вну́тренним о́рганам
visco(si)metry вискозиметри́я
viscosity вя́зкость
blood ~ вя́зкость кро́ви
visible ви́димый
vision зре́ние
binocular ~ бинокуля́рное зре́ние
chromatic [color] ~ цветово́е зре́ние
daylight ~ зре́ние при дневно́м све́те
near ~ ви́дение вблизи́
night ~ ночно́е зре́ние
shaft ~ «тру́бчатое» зре́ние *(поле зрения только перед глазом)*
solid ~ стереоскопи́ческое зре́ние
twilight ~ зре́ние в су́мерках
visit:
doctor's ~ враче́бный обхо́д
visual визуа́льный; зри́тельный
vital вита́льный; жи́зненный
vitality жизнеспосо́бность
vitamin витами́н
antineurinic ~ витами́н B_1, тиами́н, аневри́н
antipernicious-anemia ~ витами́н B_{12}
antirachitic ~ витами́н D, кальциферо́л
antiscorbutic ~ витами́н C, аскорби́новая кислота́
antisterility ~ витами́н E
antixerophthalmic ~ витами́н A, ретино́л
coagulation ~ витами́н K
vitelline *эмбр.* желто́чный
vitiligo витили́го
vitrectomy витрэктоми́я, экстирпа́ция стеклови́дного те́ла *(глаза)*
vitreoretinochorioidopathy витреоретинохориоидопати́я
vitreous 1. стеклови́дное те́ло *(глаза)* 2. стекля́нный 3. стеклови́дный
voice го́лос
volar ладо́нный
volatile лету́чий; испаря́ющийся
volume объём; ёмкость
~ of movements объём движе́ний
blood ~ объём кро́ви
cell ~ объём кле́тки

circulating blood ~ объём циркулирующей крови
corpuscular ~ объём клеток *(крови)*, показатель гематокрита
gastric ~ объём желудка
intravascular ~ внутрисосудистый объём
minute ~ минутный объём *(напр. сердца)*
minute ventilation ~ минутный объём вентиляции *(напр. лёгких)*
regurgitation [regurgitant] ~ регургитационный объём
reserve ~ резервный объём *(напр. воздуха)*
residual ~ остаточный объём *(напр. воздуха после выдоха)*
stroke ~ ударный [систолический] объём сердца
ventricular ~ объём желудочка *(напр. сердца)*

voluminous объёмистый, имеющий большой объём
voluntary 1. произвольный 2. добровольный
volvulus заворот *(кишок)*
colon ~ заворот толстой кишки

vomit рвать, страдать рвотой
vomiting рвота ◇ to induce ~ вызывать рвоту
bilious ~ рвота жёлчью
black ~ рвота «кофейной гущей»
bloody ~ рвота кровью
fecal ~ рвота калом
violent ~ сильная рвота

vomitive рвотный *(напр. средство)*
vulnerability ранимость; предрасположенность
vulnerable ранимый, уязвимый
vulnerate ранить
vulva вульва
vulvitis вульвит
vulvovaginitis вульвовагинит

W

waist:
~ of the heart талия сердца

wait ждать, ожидать
wakefulness 1. бодрствование 2. бессонница, инсомния
walk ходить
walking 1. походка 2. ходячий *(о больном)*
wall *анат.* стенка; перегородка
abdominal ~ брюшная стенка
aortic ~ стенка аорты
bladder ~ стенка (мочевого) пузыря
bowel ~ стенка кишки
cell ~ клеточная стенка
chest ~ грудная стенка
gastric ~ стенка желудка
inferior ~ нижняя стенка
inner ~ внутренняя стенка
vascular [vessel] ~ стенка сосуда

wander блуждать, бродить
wandering подвижный; блуждающий *(напр. об органе)*
war:
germ ~ бактериологическая война

ward больни́чная пала́та; отделе́ние больни́цы
isolation ~ пала́та для изоля́ции, бокс, изоля́тор
maternity ~ роди́льное отделе́ние
medical ~ терапевти́ческая пала́та
reception ~ **1.** приёмный поко́й **2.** регистрату́ра
recovery ~ отделе́ние для выздора́вливающих
wardmaid санита́рка *(в стационаре)*
warfare:
bacterial ~ бактериологи́ческая война́
warm тёплый || согрева́ть
warm-blooded теплокро́вный
warming согрева́ние; нагрева́ние
warning предве́стник; предостереже́ние
wart борода́вка
common ~ обы́чная борода́вка
fig ~ остроконе́чная борода́вка, остроконе́чная кондило́ма
flat ~ пло́ская борода́вка
horny ~ орогове́вшая борода́вка
juvenile ~ ю́ношеская борода́вка
plantar ~ подо́швенная борода́вка
pointed ~ *см.* **fig wart**
senile ~ ста́рческая борода́вка
soft ~ мя́гкая борода́вка
warty борода́вчатый
wash мытьё; промыва́ние; полоска́ние || мыть; промыва́ть ◇ **to ~ out a stomach** промыва́ть желу́док
throat ~ полоска́ние го́рла
washing промыва́ние
gastric ~ промыва́ние желу́дка
waste выделе́ния; отхо́ды; отбро́сы
agricultural ~**s** сельскохозя́йственные отхо́ды
industrial ~**s** отхо́ды промы́шленного произво́дства
metabolic ~ проду́кт обме́на
radioactive ~ радиоакти́вные отхо́ды
watch наблюде́ние || наблюда́ть
night ~ ночно́е дежу́рство
water вода́
bidistilled ~ бидистиллиро́ванная вода́
drinking ~ питьева́я вода́
extracellular ~ внекле́точная жи́дкость
ground ~ подзе́мные во́ды
joint ~ синовиа́льная жи́дкость
lead ~ свинцо́вая примо́чка
oxygenated ~ пе́рекись водоро́да
potable ~ питьева́я вода́
raw ~ сыра́я вода́
tap ~ водопрово́дная вода́
washing ~**s** промывны́е во́ды
waste ~ сто́чная вода́
well ~ вода́, разрешённая к потребле́нию
waterbath водяна́я ба́ня
waterborne передаю́щийся че́рез во́ду *(об инфекции)*
water-cure гидротерапи́я, водолече́ние
waterless безво́дный

waterproof непромока́емый; водонепроница́емый
waters *pl* пло́дные во́ды
water-soluble водораствори́мый
wave волна́; колеба́ние; зубе́ц *(напр. ЭКГ)*
diphasic ~ двухфа́зная волна́
downward ~ нисходя́щая волна́
electromagnetic ~**s** электромагни́тные во́лны
flat ~ пло́ский [ни́зкий] зубе́ц
high ~ высо́кая волна́; высо́кий зубе́ц
negative ~ отрица́тельный зубе́ц
positive ~ положи́тельный зубе́ц
pulse ~ пу́льсовая волна́ *(сфигмограммы)*
split ~ расщеплённый зубе́ц
upward ~ восходя́щая волна́
waveform фо́рма волны́ *или* зубца *(напр. ЭКГ)*
wavelength длина́ волны́
wax воск; парафи́н
ear ~ ушна́я се́ра
waxy воскови́дный
way путь, спо́соб ◇ **by the natural** ~**s** есте́ственными путя́ми
weak сла́бый; боле́зненный
weaken ослабля́ть; ослабева́ть
weakness сла́бость
~ **of pains** сла́бость родово́й де́ятельности
heart ~ сла́бость серде́чной де́ятельности
muscular ~ мы́шечная сла́бость
sphincter ~ сла́бость [недоста́точность] сфи́нктера
weaning отня́тие от груди́
weanling иску́сственно вска́рмливаемый ребёнок
weariness утомле́ние
weary утомлённый
web *анат.* ткань; мембра́на; перепо́нка
webbed име́ющий соединительнотка́нную оболо́чку
weighing взве́шивание
weight **1.** вес; тя́жесть **2.** груз; нагру́зка ◇ ~ **for traction** груз для вытяже́ния
birth ~ вес при рожде́нии
body ~ вес те́ла
molecular ~ молекуля́рный вес
traction ~ вес гру́за *(при вытяжении)*
welfare:
child ~ охра́на младе́нчества *или* де́тства
well хорошо́ ◇ **to be** ~ чу́вствовать себя́ хорошо́
wen стеато́ма, атеро́ма
wet сма́чивать, увлажня́ть ‖ мо́крый, сыро́й
wettability сма́чиваемость
wetting сма́чивающий; увлажня́ющий
wheal волды́рь
wheelbarrow больни́чная коля́ска-носи́лки
wheelchair кре́сло-ката́лка
wheezy задыха́ющийся
whirlpool вихрева́я ва́нна
white:
~ **of the eye** скле́ра
whites *pl* бе́ли

blood stained ~ бéли с при́месью кро́ви
whoop при́ступ ка́шля
wide широ́кий
widen расширя́ть(ся)
widening расширéние
heart ~ расширéние сéрдца
mediastinal ~ расширéние средостéния
widespread широко́ распространённый
wind 1. вéтер 2. дыха́ние 3. метеори́зм 4. провéтривать 5. вито́к; оборо́т
windburn обвéтренный
windness метеори́зм
window:
oval ~ ова́льное окно́ *(между предсердиями)*
windpipe дыха́тельное го́рло
wink мига́ние || морга́ть; мига́ть
wiping обтира́ние
wire 1. про́волока; про́вод 2. бактериологи́ческая петля́ ◇ ~ for skeletal traction спи́ца для ко́стного вытяжéния
wolfjaw во́лчья пасть
womb ма́тка
wool:
absorbent cotton ~ гигроскопи́ческая ва́та
asbestos ~ асбéстовая ва́та
cotton ~ ва́та
surgical ~ хирурги́ческая ва́та
work рабо́тать ◇ to ~ out разраба́тывать
worker:
case ~ патрона́жная медсестра́
medical social ~ мéдико-социа́льный рабо́тник
work-up обслéдование
worm червь; глист
bladder ~ фи́нна, цисти́церк
flat ~ пло́ский глист
maw ~ аскари́да
seat ~ остри́ца
wound ра́на; ранéние || ра́нить
bite ~ ра́на от уку́са
burn ~ ожо́говая ра́на
chopped ~ ру́бленая ра́на
contaminated ~ загрязнённая ра́на
crushed ~ размозжённая ра́на
facial ~ ра́на лица́
flesh ~ повéрхностная ра́на
incised ~ рéзаная ра́на
knife ~ ножева́я ра́на
lacerated ~ рва́ная ра́на
missile ~ огнестрéльная ра́на
open ~ откры́тая ра́на
penetrating ~ проника́ющая [пенетри́рующая] ра́на
punctured ~ ко́лотая ра́на
severe ~ тяжёлая ра́на
shell [shotgun] ~ огнестрéльная ра́на
slash ~ рéзаная ра́на
stab ~ ко́лотая ра́на
torn ~ рва́ная ра́на
wounded ра́неный
badly ~ тяжелора́неный
light [minor, walking] ~ легкора́неный
wrench вы́вихнуть
wrinkle скла́дка; морщи́на
wrist лучезапя́стный суста́в; запя́стье
wryneck кривошéя
wuchereria вухерéрия

X

xanthelasma ксантела́зма *(век)*
xanthine ксанти́н
xanthinoxydase ксантиноксида́за
xanthodermia ксантодерми́я
xanthogranulomatosis ксантогрануломато́з
xanthoma ксанто́ма
xanthomatosis ксантомато́з
  chronic idiopathic ~ хрони́ческий идиопати́ческий ксантомато́з
xanthopsin жёлтый зри́тельный пу́рпур, ксантопси́н
xenoantibody ксеноантите́ло
xenogenic ксеноге́нный, гетерологи́чный, чужеро́дный
xenograft ксеногра́фт, чужеро́дный трансплантáт
xenotransplantation ксенотрансплантáция, пересáдка чужеро́дной ткáни
xeroderma ксеродéрма, «пергáментная» ко́жа
xerophthalmia ксерофтальми́я, су́хость глáз(а)
xerosis ксеро́з; патологи́ческая су́хость *(напр. кожи)*
  conjunctival ~ су́хость конъюнкти́вы
X-linked Х-сцéпленный
X-radiation рентгéновское излучéние
X-ray рентгéновский луч

Y

yawn зево́та || зевáть
yawning зево́та
yaws фрамбези́я, тропи́ческая гранулёма
yeast дро́жжи; дрожжевы́е грибки́
yellowness желту́шность *(напр. кожи)*
yolk *цитол.* дейтероплáзма; желто́к
young молодо́й

Z

zona 1. *анат.* зо́на; по́яс; о́бласть **2.** опоя́сывающий лишáй
zone *анат.* зо́на; по́яс; о́бласть
  hemolysis ~ зо́на гемо́лиза *(в микробиологии)*
  hysterogenic ~ истероге́нная зо́на
  Mackenzie's ~s зо́ны Маке́нзи
  radiation danger ~ зо́на радиацио́нной опáсности
zoografting ксенопла́стика *(пластическая операция с использованием ткани животного)*
zoonosis зооно́з
zooparasit паразúт живо́тных, зоопарази́т
zoosperm сперматозо́ид
zoster опоя́сывающий лишáй
zygoma скуловáя кость
zygote зиго́та, оплодотворённая яйцеклéтка
zyme ферме́нт, энзи́м
zymosis брожéние, ферментáция
zymozan зимозáн, антикомплементáрный фáктор

РУССКО-АНГЛИЙСКИЙ МЕДИЦИНСКИЙ СЛОВАРЬ

Около 10 500 терминов

RUSSIAN-ENGLISH MEDICAL DICTIONARY

About 10 500 terms

РУССКИЙ АЛФАВИТ

Аа	Жж	Нн	Фф	Ыы
Бб	Зз	Оо	Хх	Ьь
Вв	Ии	Пп	Цц	Ээ
Гг	Йй	Рр	Чч	Юю
Дд	Кк	Сс	Шш	Яя
Ее	Лл	Тт	Щщ	
Ёё	Мм	Уу	Ъъ	

А

абитурие́нт *m* university entrant, applicant
або́рт *m* abort(ion), embryotocia
абортца́нг *m* abort [ovum] forceps
абстине́нция *f* withdrawal state, abstinence
абсце́сс *m* abscess
  ~, перитонзилля́рный quinsy abscess
авиа́ция *f*, **санита́рная** flying doctor service
авируле́нтный avirulent
автокла́в *m* autoclave, steam sterilizer
авторадиографи́я *f* tracer analysis, autoradiography
агаммаглобулинеми́я *f* agammaglobulinemia
ага́р *m* agar ◇ ~ **с глицери́ном** glycerin agar
  ~, глюко́зный glucose agar
  ~, жёлчный bile salt agar
  ~, кровяно́й blood agar
  ~, мясопепто́нный plain agar
  ~, полужи́дкий semisolid agar
агаро́за *f* agarose
агглютина́ция *f* agglutination
  ~, группова́я group agglutination
  ~, непо́лная partial agglutination
  ~, самопроизво́льная spontaneous agglutination
агглютини́н *m* agglutinin
  ~, холодо́вый cold agglutinin
аггрева́ция *f* aggravation
агенези́я *f* agenesia, agenesis
аге́нт *m* agent
  ~, денатури́рующий denaturant
  ~, инфекцио́нный infectious agent
  ~, хелати́рующий chelator
  ~, цитоци́дный cytocide
агломера́ция *f* agglomeration
аглосси́я *f* aglossia
агона́льный agonal
агони́ст *(мышца)* *m* agonist
аго́ния *f* agony (of death), death-throes
агранулоци́т *m* agranulocyte
агранулоцито́з *m* agranulocytosis, malignant granulocytopenia
агрега́ция *f* aggregation
  ~ (клéток) в монослóе monolayer aggregation
агресси́вность *f* aggression
адгези́вность *f* adhesiveness
аденогипо́физ *m* antehypophysis, adenohypophysis

аденокарцино́ма *f* adenocarcinoma, acinar carcinoma
аденофибро́ма *f* adenofibroma
~ **яи́чника** Brenner's tumor, ovarian adenofibroma
адинами́чный adynamic
адинами́я *f* adynamia
адренали́н *m* adrenalin(e), epinephrine
азооспермия *f* azoospermia
азо́т *m* nitrogen, N
~, **белко́вый** protein nitrogen
~, **жи́дкий** liquid nitrogen
~, **оста́точный** residual nitrogen
азурофи́льный azurophilic
айнгу́м *m см.* **анью́м**
акинези́я *f* akinesia
аксоле́мма *f* axolemma
аксо́н *m* axon(e)
АКТГ *см.* **гормо́н, адренокортикотро́пный**
актива́тор *m* activator, promoter
актива́ция *f* activation, promotion
акуше́рка *f* maternity nurse, obstetrics, midwife
акуше́рство *n* tocology
алгези́я *f* algesia
алейкеми́я *f* aleukemia
алекси́я *f* alexia
алкало́з *m* alkalosis, alkalemia
~, **высо́тный** altitude alkalosis
~, **декомпенси́рованный** uncompensated alkalosis
~, **дыха́тельный** respiratory alkalosis
~, **метаболи́ческий** metabolic alkalosis
алкого́лик *m* drunkard, drinker
алкоголи́зм *m* alcoholism
алкого́ль *m* alcohol
алле́ли *m pl* alleles
~, **домина́нтные** dominant alleles
~, **рецесси́вные** recessive alleles
~ **совмести́мости** compatibility alleles
аллелосома́льный allelosomal
аллелоти́п *m* allelotype
алле́льность *f* allelism
алле́льный allelic
аллерге́н *m* allergen
аллерге́нность *f* allergenicity
~, **перекрёстная** cross allergenicity
аллерги́д *m* allergid
аллергиза́ция *f* allergization
аллергизи́рованный allergen-challenged, allergizated
аллерги́ческий allergic
аллерги́я *f* allergy ◇ ~ **к дома́шней пы́ли** house dust allergy
~, **бактериа́льная** bacterial allergy
~, **ко́жная** dermal allergy
~, **конта́ктная** contact allergy
~, **лека́рственная** drug allergy
~, **пищева́я** dietary [food] allergy
~, **профессиона́льная** workplace [occupational] allergy
~, **холодо́вая** cold allergy
аллерголо́гия *f* allergology
аллоантиге́н *m* alloantigen
аллоантите́ло *n* alloantibody

аллоге́нный allogenic
аллоиммуниза́ция *f* alloimmunization
аллотрансплантáт *m* homograft, allogenic graft, allograft
аллотрансплантáция *f* homotransplantation, homografting, allografting
аллоэпитóп *m* alloepitope
алопецúя *f* alopecia
~, **гнёздная** alopecia areata
~, **краевáя** marginal alopecia
~, **рентге́новская** roentgen alopecia
~, **рубцóвая** cicatrical alopecia
~, **стáрческая** senile alopecia
альбинúзм *m* albinism
альбумúн *m* albumin
~ **молокá** lactalbumin
~, **сывороточный** seralbumin
альбумúновый albuminous
альвеóла *f* alveole
~, **зубнáя** tooth socket
~, **лёгочная** air sac
альвеолúт *m* alveolitis
альвеоля́рный alveolar
альгоменоре́я *f* algomenorrhea
альдостерóн *m* aldosterone
альтерáция *f* alteration
альтернáция *f* alternation
альтернúрующий alternating
áльфа-излуче́ние *n* alpha-radiation
áльфа-фетопротеин *m* alpha-fetoprotein
амаврóз *m* amaurosis
амблиопúя *f* amblyopia
амбулатóрный ambulatory, ambulant
амёбиáз *m* amebiasis
~ **пе́чени** hepatic amebiasis
амёбовúдный ameboid
амёбоцúт *m* amebocyte
амелоблáст *m* ameloblast
амелогене́з *m* amelogenesis
аменоре́я *f* amenorrhea
~, **гипоталамúческая** hypothalamic amenorrhea
~, **лактациóнная** lactation amenorrhea
~, **психоге́нная** emotional amenorrhea
амилáза *f* amylase
амилазурúя *f* amylasuria
амилóид *m* amyloid
амилоидóз *m* amyloidosis
амитóз *m* amitosis
аммиáк *m* ammonia
амнезúя *f* amnesia, loss of memory
~, **антерогрáдная** anterograde amnesia
~, **периодúческая** episodic amnesia
амниóн *m* amnion
амнионúт *m* amnionitis
амниоре́я *f* amniorrhea
амниоценте́з *m* amniocentesis
~, **влагáлищный** vaginal amniocentesis
~ **по генетúческим показáниям** genetic amniocentesis
~, **чрезбрюшúнный** transabdominal amniocentesis
амóрфный amorphous
ампелотерапúя *f* ampelotherapy
амплитýда *f* amplitude

а́мпула *f* **1.** *анат.* ampulla **2.** *фарм.* amp(o)ule
~ **ма́точной трубы́** ampulla of the uterine tube
ампутацио́нный amputating
ампута́ция *f* amputation
~ **(стопы́) по Пирого́ву** Pirogoff's (foot) amputation
~ **ше́йки ма́тки** hysterotrachelectomy
ампути́ровать amputate
амфоте́рный amphoteric
анабио́з *m* anabiosis
анаболи́зм *m* anabolism
анаболи́т *m* anabolite
анаболи́ческий anabolic
анавакци́на *f* anavaccine
аналгези́я *f* analgesia
анале́птик *m* analeptic
ана́лиз *m* assay, analysis (*pl* analyses)
~, **агрегацио́нный** aggregation assay
~, **адгезио́нный** adhesion assay
~, **активацио́нный** activation analysis
~, **антиге́нный** antigenic analysis
~, **бактериологи́ческий** bacterial examination
~, **биологи́ческий** biological assay
~ **выжива́емости** survival study
~, **идиотипи́ческий** idiotypic analysis
~, **иммуногенети́ческий** immunogenotypic analysis
~, **иммунологи́ческий** immunoassay
~, **иммуносорбе́нтный** immunosorbent assay
~, **иммунофлуоресце́нтный** fluoroimmunoassay, immunofluorescence assay
~, **иммуноэлектрофорети́ческий** immunoelectroassay
~, **кла́стерный** cluster analysis
~, **колориметри́ческий** colorimetric analysis
~, **контро́льный** check analysis
~ **кро́ви** blood examination
~ **кро́ви, клини́ческий** complete blood count
~, **лине́йно-регрессио́нный** linear regression analysis
~ **ме́тодом бло́ттинга в ге́ле** gel-blotting analysis
~ **ме́тодом электро́нного микрозо́нда** electron microprobe analysis
~ **мочи́** urinanalysis
~, **после́довательный** sequential analysis
~, **прото́чный цитометри́ческий** flow cytometric analysis
~, **радиоизото́пный** radioassay
~, **радиоимму́нный** immunoradiometric assay
~, **радиоиммуносорбе́нтный** radioimmunosorbent assay
~, **рентгенографи́ческий** X-ray analysis
~, **рентгенострукту́рный** X-ray diffraction analysis
~, **спектроскопи́ческий** spectroscopic analysis
~, **ферме́нтный** enzyme analysis
анализа́тор *m* :
~, **кислоро́дный** oxygen detector

анализи́ровать analyze
ана́льный anal
ана́мнез *m* antecedent [case, past] history, anamnesis ◇ в ~е in the past; **собира́ть** ~ to take the history
~ **жи́зни** personal [life] history
~, **профессиона́льный** occupational history
~, **семе́йный** familial history
~, **социа́льный** social history
анамнести́ческий anamnestic
анаплази́я *f* anaplasia
анаса́рка *f* anasarca
анастомо́з *m* anastomosis
~, **артериовено́зный** arteriovenous anastomosis
~ **«бок в бок»** side-to-side anastomosis
~ **«бок в коне́ц»** side-to-end anastomosis
~, **кише́чный** intestinal anastomosis
~ **«коне́ц в бок»** end-to-side anastomosis
~ **«коне́ц в коне́ц»** end-to-end anastomosis
ана́том *m* anatomist
анатоми́ческий anatomic(al)
анато́мия *f* anatomy
~, **описа́тельная** descriptive anatomy
~, **патологи́ческая** pathological anatomy
~, **прикладна́я** applied anatomy
~, **сравни́тельная** comparative anatomy
~, **топографи́ческая** regional anatomy
анафа́за *f* anaphase
анафилакси́я *f* anaphylaxis
анафилакти́ческий anaphylactic
анаэро́б *m* anaerobe
~, **облига́тный** obligate anaerobe
~, **факультати́вный** facultative anaerobe
анаэробио́з *m микр.* anaerobiosis
анаэро́бный anaerobic
ангидро́з *m* an(h)idrosis
ангии́т *m* angi(i)tis, vasculitis
~, **аллерги́ческий ко́жный** allergic cutaneous angiitis
~, **висцера́льный** visceral angiitis
~, **некротизи́рующий** necrotizing angiitis
анги́на *f* angina, acute tonsillitis
~, **агранулоцита́рная** agranulocytic angina
~, **лакуна́рная** lacunar tonsillitis
~ **Фила́това** infectious mononucleosis
~, **фолликуля́рная** follicular tonsillitis, follicular angina
ангино́зный anginal
ангиобла́ст *m* angioblast
ангиобласто́ма *f* angioblastoma
ангиогене́з *m* angiogenesis
ангиографи́я *f* angiography, vasography
~, **церебра́льная** cerebral angiography
ангиокардиографи́я *f* angiocardiography
ангиоло́гия *f* angiology
ангио́ма *f* angioma
ангиомато́з *m* angiomatosis

ангионевро́з *m* angioneurosis
ангиопаре́з *m* angioparesis
ангиопати́я *f* angiopathy
ангиопоэ́з *m* angiopoiesis
ангиоре́ксис *m* angiorrhexis
ангиоспа́зм *m* vascular spasm
ангиотензи́н *m* angiotensin
ангиотри́б *m* angiotribe
ангиотрофоневро́з *m* angiotrophoneurosis
ангиохоли́т *m* angiocholitis
ангиэктази́я *f* angiectasia, angiectasis
андроге́н *m* androgen
андроло́гия *f* andrology
аневри́зма *f* aneurysm
~ **ао́рты** aortic aneurysm
~, **артериовено́зная** arteriovenous aneurysm
~, **веретенообра́зная** fusiform aneurysm
~, **и́стинная** primary [true] aneurysm
~, **ло́жная** spurious aneurysm
~, **рассла́ивающая** dissecting aneurysm
~ **се́рдца** cardiac aneurysm
аневризмати́ческий aneurysmatic
аневризмэктоми́я *f* aneurysmectomy
анеми́чный anemic
анеми́я *f* anemia
~, **алимента́рная** deficiency anemia
~, **апласти́ческая** aplastic anemia
~, **ботриоцефа́льная** bothriocephalus anemia
~, **гемолити́ческая** hemolytic anemia
~, **гемолити́ческая аутоиму́нная** hemolytic autoimmune anemia
~, **геморраги́ческая** hemorrhagic anemia
~, **гипохро́мная** hypochromic anemia
~, **железодефици́тная** iron deficiency [sideropenic, hypoferric] anemia
~ **Ку́ли** Cooley's anemia, thalassemia major
~, **микроцита́рная** microcytic anemia
~, **нормоцита́рная** normocytic anemia
~, **перницио́зная** Addison's anemia
~, **постгеморраги́ческая** posthemorrhagic anemia, anemia after bleeding
~, **серпови́дно-кле́точная** drepanocytemia, drepanocytosis, sickle-cell disease
~, **спленоге́нная** splenic anemia
анерги́я *f* anergy
анестезиоло́гия *f* anesthesiology
анестези́я *f* anesthesia; loss of sensation
~, **внутриве́нная** infusion [intravenous] anesthesia
~, **инфильтрацио́нная** infiltration anesthesia
~, **кауда́льная** caudal anesthesia
~, **ме́стная** local [topical] anesthesia
~, **о́бщая** general anesthesia
~, **по́лная** total anesthesia
~, **проводнико́вая** conduction [block] anesthesia
~, **региона́рная** regional anesthesia

~, **сакра́льная** sacral anesthesia

~, **сегмента́рная** segmental anesthesia

~, **спинномозгова́я** spinal [lumbar] anesthesia, rachianesthesia

~, **субарахноида́льная** subarachnoid anesthesia

~, **эпидура́льная** epidural anesthesia

анесте́тик *m* anesthetic

анизометропи́я *f* anisometropia

анизотро́пный anisotropic

анизоцито́з *m* anisocytosis

анкило́з *m* ankylosis

~, **ко́стный** bony ankylosis

анкилосто́ма *f* ankylostoma, hookworm

аннулопла́стика *f (напр. митрального клапана)* annuloplasty

ановуля́ция *f* anovulation

анома́лия *f* anomaly

~, **врождённая** congenital anomaly

анома́льный anomalous

анорексиге́нный anorexigenic

анорекси́я *f* anorexia

аноректа́льный anorectal

аносми́я *f* anosmia

антагони́зм *m* antagonism

антаци́дный ant(i)acid

антиаллерги́ческий antiallergic

антибактериа́льный antibacterial

антибио́тик *m* antibiotic

~ **широ́кого спе́ктра де́йствия** broad-spectrum antibiotic

антиви́русный antiviral

антигельми́нтный antihelmintic

антиге́н *m* antigen

~, **австрали́йский** Australia antigen

~, **бактериа́льный** bacterial antigen

~ **гепати́та В, пове́рхностный** hepatitis B surface antigen, HBsAg

~ **гистосовмести́мости** histocompatibility antigen

~ **гру́ппы кро́ви** blood group substance

~, **карциноэмбриона́льный** oncofetal antigen

антиге́нность *f* antigenicity

антигистами́нный antihistaminic

антидиурети́ческий antidiuretic

антидо́т *m* antidote

антииммýнный anti-immune

антикоагуля́нт *m* anticoagulant

антикомплемента́рность *f* anticomplementarity

антимикро́бный antimicrobial

антиоксида́нт *m* antioxidant

антираби́ческий antirabic

антиревмати́ческий antirheumatic

антисепти́ческий antiseptic

антисы́воротка *f* antiserum

антитела́ *n pl* antibodies

~, **агреги́рованные** aggregated antibodies

~, **комплементсвя́зывающие** complement-fixing antibodies

~, **ме́ченые** labeled antibodies

arthropathy, psoriatic arthritis
~, реакти́вный reactive arthritis
~, ревмато́идный rheumatoid arthritis
~, сифилити́ческий syphilitic arthritis
~, туберкулёзный tuberculous arthritis
~, экссудати́вный exudative arthritis
~, ювени́льный ревматоидный juvenile rheumatoid arthritis
~, ювени́льный хрони́ческий juvenile chronic arthritis
артрити́зм *m* arthritism
артрити́ческий arthritic
артрографи́я *f* arthrography
артроде́з *m* arthrodesis, artificial ankylosis
артро́з *m* arthrosis
~, деформи́рующий arthrosis deformans
артро́лиз *m* arthrolysis
артроли́т *m* arthrolith, joint stone
артроло́гия *f* arthrology
артропати́я *f* arthropathy
~, нейроге́нная neurogenic arthropathy
артропла́стика *f* arthroplasty
артроско́п *m* arthroscope
артроскопи́я *f* arthroscopy
артрото́м *m* arthrotome
артротоми́я *f* arthrotomy
артроце́ле *n* arthrocele
артроценте́з *m (пункция сустава)* arthrocentesis
артрэктоми́я *f (удаление сустава)* arthrectomy
архитекто́ника *f невр.* architectonics
асбесто́з *m* asbestosis
асе́птика *f* asepsis
асепти́ческий aseptic
асимметри́я *f* asymmetry
асинклити́зм *m* asynclitism
асистоли́я *f* asystole, asystolia
аскари́да *f* Ascaris, maw worm
аскаридо́з *m* ascariasis, maw worm invasion
аспараги́н *m* asparagine
аспарта́за *f* aspartase
аспе́кт *m* aspect
аспергиллёз *m* aspergillosis
аспергилло́ма *f* aspergilloma
аспермия *f* aspermia
аспира́нт *m* post-graduate (student)
аспира́т *m* aspirate
~, тонкоиго́льный fine needle aspirate
аспира́ция *f* aspiration
~, меко́ниевая meconium aspiration
аспления *f* asplenia
ассимиля́ция *f* assimilation
ассисте́нт *m* assistant
ассоции́рованный associated
астени́я *f* asthenia
астигмати́зм *m* astigmatism
а́стма *f* asthma
~, бронхиа́льная bronchial asthma
астроглия *f* astroglia
асфикси́я *f* asphyxia
~, бе́лая white asphyxia
~, внутриутро́бная fetal asphyxia
~ новорождённого asphyxia neonatorum
~, си́няя blue asphyxia

~, травмати́ческая traumatic asphyxia

асфикти́ческий asphyxial

асци́т *m* ascites, hydroperitoneum, peritoneal [abdominal] dropsy

атакси́я *f* ataxia

ателекта́з *m* atelectasis

атерогене́з *m* atherogenesis

атеро́ма *f* atheroma

атеросклеро́з *m* atherosclerosis

атето́з *m* athetosis

атипи́чный atypical

атла́нт *m (первый шейный позвонок)* atlas

атлантозаты́лочный atlanto-occipital

атмосфе́ра *f* atmosphere

атмосфе́рный atmospheric

атони́ческий atonic

атопи́я *f* atopic allergy, atopy

атрези́я *f* atresia

атрети́ческий atresic, atretic

атриовентрикуля́рный *(предсердно-желудочковый)* atrioventricular

атрофи́я *f* atrophy ◇ **~ от безде́йствия** atrophy of disuse

~, бу́рая brown atrophy

~, о́страя жёлтая acute yellow atrophy (of the liver)

аудито́рия *f* lecture-room, lecture-hall

а́ура *f* aura

аускульта́ция *f* auscultation

аутоагре́ссия *f* self-aggression

аутоаллерги́я *f* autoallergy

аутоантиге́н *m* autoantigen, self-antigen

аутоантите́ло *n* autoantibody

аутовакци́на *f* autogenous vaccine

аутогапте́н *m* self-hapten

аутогемотрансфу́зия *f* autohemotransfusion

аутоге́нный autogenous

аутоиммуните́т *m* autoimmunity

аутоинтоксика́ция *f* autointoxication

~, кише́чная scatemia

аутоинфе́кция *f* self-infection

ауто́лиз *m* autolysis, self-digestion

аутолити́ческий autolytic

аутологи́ческий autologous

аутопла́стика *f* autoplasty

аутопси́я *f* autopsy, postmortem examination, necropsy, necrotomy

ауторадиографи́я *f* autoradiography

аутосенсибилиза́ция *f* autosensitization

аутосо́ма *f* autosoma

аутосо́мный autosomal

аутосы́воротка *f* autoserum

аутотрансплanта́т *m* autograft

аутотрансплантáция *f* autografting, autotransplantation

аутотрансфу́зия *f* autotransfusion

аутофаги́я *f* autophagy

аутоцитотокси́чность *f* autocytotoxicity

аутоэпито́п *m* autoimmune epitope

афази́я *f* aphasia

афаки́я *f* aphakia, absence of the lens

афебри́льный afebrile

а́фта *f* aphtha

а́фты *f pl* aphthae
~, тропи́ческие moniliasis, tropical aphthae
аффе́кт *m* affect
аффекти́вный affective
аффере́нтный afferent
аффините́т *m* affinity
ахиллобурси́т *m* *(бурсит пяточного сухожилия)* Achilles bursitis
ацидо́з *m* hyperacidity
аэра́ция *f* aeration
аэроаллерге́н *m* aeroallergen, inhalant allergen
аэро́б *m* aerobe
аэро́бный aerobian, aerobic
аэродонталги́я *f* aerodontalgia
аэрозо́ль *m* aerosol, spray
аэротерапи́я *f* air cure
аэрофаги́я *f* aerophagy

Б

базалио́ма *f* basal cell carcinoma, basal cell epithelioma
база́льный basal
базиля́рный basilar
базофи́л *m* basophil, basophilic cell
базофили́я *f* high basophil count, basophilia
базофи́льный basophilic
бактериа́льный bacterial
бактериеми́я *f* bacteremia
бакте́рии *f pl* bacteria (*sing* bacterium)
~, анаэро́бные anaerobic bacteria
~, ацидофи́льные acidophilic bacteria
~, аэро́бные aerobic bacteria
~, грамотрица́тельные gram-negative bacteria
~, грамположи́тельные gram-positive bacteria
~, дифтериеподо́бные coryneform bacteria
~, кислотоусто́йчивые acid-fast bacteria
~, колиподо́бные coliform bacteria
~, палочкови́дные rodlike bacteria
~, патоге́нные pathogenic bacteria
бактерио́лиз *m* bacteriolysis
бактериолизи́н *m* bacteriolysin
бактериолити́ческий bacteriolytic
бактерио́лог *m* bacteriologist
бактериологи́ческий bacteriologic(al)
бактериоло́гия *f* bacteriology
бактериоскопи́я *f* bacterioscopy
бактериостати́ческий bacteriostatic
бактериофа́г *m* bacteriophage
~, дизентери́йный dysenteric bacteriophage
бактериофаги́ческий bacteriophagic
бактериофаги́я *f* bacteriophagia
бактериури́я *f* bacilluria
бактерици́дный bactericidal, bacillicidal, microbicidal
балани́т *m* balanitis

баланопла́стика *f* balanoplasty
баланопости́т *m* balanoposthitis
баланорраги́я *f* balanorrhagia
бала́нс *m* balance
~, **азо́тистый** nitrogen balance
~, **во́дно-солево́й** fluid-and-electrolyte balance
~, **во́дный** water balance
~, **отрица́тельный** negative balance
~, **положи́тельный** positive balance
~, **теплово́й** heat balance
баллоти́рование *n* (*напр. плода в матке*) ballottement, repercussion
бальза́м *m* balm, balsam (*pl* balsami)
~, **кана́дский** Canada balsam
бальзами́ческий balmy, balsamic
бальнеологи́ческий balneologic, balneal
бальнеоло́гия *f* balneology
бальнеотерапи́я *f* balneotherapy, balneation
банда́ж *m* belt, bandage, binder, brace
~, **грыжево́й** (hernial) truss
банк *m*:
~ **ге́нов** gene bank
~ **кло́нов** clone library
~ **кро́ви** blood bank
~ **спе́рмы** semen bank
ба́нки *f pl*, **медици́нские** cupping glass, wet cups
ба́ня *f*, **водяна́я** water bath
барестези́я *f* baresthesia
бароꞌка́мера *f* pressure [altitude] chamber
барооти́т *m* barotitis
барореце́птор *m* baroreceptor, pressure receptor
баросинуси́т *m* barosinusitis
барота́ксис *m* barotaxis
баротерапи́я *f* barotherapy
баротра́вма *f* barotrauma
~, **декомпрессио́нная** decompression barotrauma
баротропи́зм *m* barotropism
бартолини́т *m* bartholinitis
барье́р *m* barrier
~, **гематоэнцефали́ческий** blood-brain barrier
~, **защи́тный** protective barrier
~, **плацента́рный** placental barrier
бассе́йн *m*, **пла́вательный** swimming bath, swimming pool
бахро́мчатый fimbriated
баци́лла *f* bacillus (*pl* bacilli)
бациллоноси́тель *m* (bacilli)carrier
бе́дренный femoral
бедро́ *n* femur, thigh, hip
безболе́зненность *f* indolence
безболе́зненный unpainful, indolent, painless
безво́дный waterless, anhydrous
безвре́дный harmless
безде́тность *f* childlessness
безжелту́шный anicteric
безжи́зненный lifeless
безмиели́новый amyelinic
безмикро́бный amicrobic
безопа́сность *f* security, safety
~ **медикаме́нта** drug safety

~, радиацио́нная radiation safety
безопа́сный non-hazardous
безу́мие *n* madness, folly
бе́ли *pl* leucorrhea, leucorrhagia, whites
~, кровяни́стые blood stained whites
белковоподо́бный albuminoid
бело́к *m* protein
~, денатури́рованный denatured protein
~ кро́ви blood protein
~, расти́тельный vegetable protein
~, специфи́ческий specific protein
~, чужеро́дный foreign protein
~, шо́ковый shock protein
бельмо́ *n* leukoma
бензо́л *m* benzene, benzol
бере́менная gravid, pregnant
бере́менность *f* pregnancy, gestation, gravidity, graviditas
~, внема́точная extrauterine [ectopic] pregnancy, ecсyesis
~ дво́йней gemellary pregnancy
~, доно́шенная term pregnancy
~, ма́точная uterogestation, uterine pregnancy
~, многопло́дная multiple pregnancy
~, ре́зус-несовмести́мая Rh-incompatible pregnancy
~, тру́бная tubal pregnancy
бе́ри-бе́ри *n* beri-beri
бескле́точный cell-free, acellular
бескро́вный bloodless, unbloody, exsanguinate
беспло́дие *n* infertility, sterility, acyesis, infecundity
~, же́нское atocia
~, обрати́мое reversible sterility
беспло́дный infertile, sterile, acyetic
беспоко́йный restless
беспоко́йство *n* anxiety
беспоко́ящийся anxious
бесси́лие *n*, **полово́е** loss of sexual power, impotence, impotency
бесси́льный impotent, powerless, weak
бессимпто́мный asymptomatic, silent, symptom-free
бессо́нница *f* insomnia, hyposomnia, loss of sleep
бесстра́стный passionless
бесфо́рменный shapeless
бе́шенство *n* rabies, lyssa
библиоте́ка *f* library
~ ге́нов gene library
бигемини́я *f* bigeminal pulse, bigeminy
бикс *m* dressing box
биле́т *m*, **экзаменацио́нный** examination card
биливерди́н *m* biliverdin
билируби́н *m* bilirubin
~, непрямо́й indirect bilirubin
~, о́бщий total bilirubin
~, прямо́й conjugated bilirubin
билирубинеми́я *f* bilirubinemia
билирубинури́я *f* bilirubinuria
бимануа́льный bimanual
бинокуля́рный binocular

бинт *m* bandage, roller ◇ **ска́тывать ~** to roll a bandage
  ~, эласти́чный elastic bandage
биодо́за *f* biological dose
биоката́лиз *m* biocatalysis
биологи́ческий biologic(al)
биоло́гия *f* biology
  ~, молекуля́рная molecular biology
  ~, радиацио́нная radiation biology
  ~ челове́ка human biology
  ~, эксперимента́льная experimental biology
биома́сса *f* biomass
биометри́ческий biometric
биометри́я *f* biometry
биоханизм —
биомехани́зм *m* biomechanism
биомеха́ника *f* biomechanics
биоксида́нт
биооксида́нт *m* biooxidant
биопотенциа́л *m* biopotential
биопси́я *f* biopsy
  ~, аспирацио́нная aspiration [suction] biopsy
  ~, напра́вленная guided biopsy
  ~, операцио́нная open biopsy
  ~ пе́чени, чреско́жная percutaneous hepatic aspiration
  ~, прице́льная target biopsy
  ~, пункцио́нная needle [punch] biopsy
  ~, щёточная brush biopsy
  ~, эндоскопи́ческая endoscopic biopsy
биори́тм *m* biorhythm
биоси́нтез *m* biosynthesis
биосовмести́мость *f* biocompatibility
биоспектроскопи́я *f* biospectroscopy
биоте́хника *f* biological engineering
биоти́н *m* biotin, vitamin H
биоти́п *m* biotype
биотрансформа́ция *f* biotransformation
биофизи́ческий biophysical
биофлавоно́иды *m pl* bioflavonoids
биохими́ческий biochemical
биохи́мия *f* biochemistry
  ~, клини́ческая clinical biochemistry, clinical [medical] chemistry
  ~, молекуля́рная molecular biochemistry
биоэколо́гия *f* bioecology
биоэлектри́ческий bioelectric
биоэлеме́нт *m* bioelement
бипариета́льный biparietal
биполя́рность *f* bipolarity
бисексуа́льный bisexual
бифидобакте́рия *f* bifid bacterium
бифурка́ция *f* bifurcation
би́цепс *m* biceps
благоприя́тный favorable
благотво́рный beneficial
бланк *m* blank, form
  ~, рецепту́рный prescription blank
бластоге́н *m* blastogene
бластогене́з *m* blastogenesis
бластоге́нный blastogenic
бластоде́рма *f* blastoderm
бластодерма́льный blastodermal
бластоди́ск *m* blastodisk
бласто́ма *f* blastoma
бластомато́зный blastomatous

бластомико́з *m* blastomycosis
~, **брази́льский** Brazilian [South American] blastomycosis
~, **глубо́кий** deep blastomycosis
~, **европе́йский** European blastomycosis
~, **кело́идный** keloidal blastomycosis
~, **ко́жный** cutaneous blastomycosis
~, **лёгочный** pulmonary blastomycosis
~, **пове́рхностный** superficial blastomycosis
~, **североамерика́нский** North American blastomycosis
~, **систе́мный** systemic blastomycosis
~, **тропи́ческий** tropical blastomycosis
~, **южноамерика́нский** Brazilian [South American] blastomycosis
бластомогене́з *m* blastomogenesis
бластомоге́нный blastomogenic
бластопо́р *m* blastopore
бластотоми́я *f* blastotomy
бластоци́ста *f* blastocyst
бластоци́т *m эмбр.* blastocyte
бластоцито́ма *f* blastocytoma
бла́стула *f эмбр.* blastula
бле́дность *f* paleness, pallor
~, **воскова́я** waxy pallor
бле́дный pale, pallid
блефари́т *m* blepharitis
блефароспа́зм *m* blepharospasm, winking spasm
близнецы́ *pl* twins
~, **дизиго́тные** dizygotic twins
~, **монозиго́тные [одноя́йцо́вые]** monozygotic twins, co-twins
близору́кость *f* myopia, shortsightedness, nearsightedness
~, **высо́кая** myopia of high degree
~, **прогресси́рующая** progressive myopia
блок *m* block
~, **криоста́тный** snap-frozen block
~, **операцио́нный** surgery block
блока́да *f* blocking
~, **внутрижелу́дочковая** intraventricular block
~, **синоаурикуля́рная** sinoauricular block
бло́ттинг *m иммун.* blotting
блужда́ющий (*напр. об органе*) floating
блюдцеобра́зный saucer-shaped
бля́шка *f* patch
~, **кровяна́я** plaque, thrombocyte
бобови́дный bean-shaped
бо́дрствование *n* wakefulness
бокс *m* box
болево́й algetic
боле́зненный painful
болезнетво́рный nosogenic, pathogenic
боле́зни *f pl*:
~, **вну́тренние** internal diseases
~, **коллаге́новые** collagenoses
~ **наруше́ния обме́на** metabolic diseases

боле́знь *f* affection, affliction, illness, disease, morbus
~, **аддисо́нова** Addison's disease
~, **базе́дова** Basedow's disease, Basedow's goiter
~ **Бе́хтерева** Bechterew's disease, Marie-Strümpell disease, ankylosing spondylitis
~ **Бе́хчета** Behçet's disease
~, **бро́нзовая** bronze disease, Addison's disease
~, **вакцина́льная** vaccinia
~ **Васи́льева — Ве́йля** Weil's disease, icterohemorrhagic leptospirosis
~ **Ви́льсона** Wilson's disease
~, **высо́тная** altitude sickness
~, **го́рная** mountain sickness
~ **Де́йчлендера** march foot, Deutschlender's disease
~, **желчнока́менная** chole(cysto)lithiasis
~ **Кви́нке** angioneurotic [Quincke's] edema
~, **кессо́нная** caisson disease, decompression illness
~ **Кро́на** regional enteritis, Krohn's disease
~, **лучева́я** radiation disease
~ **Мику́лича** Mikulicz's disease
~, **морска́я** sea sickness
~, **мочека́менная** urolithiasis
~ **накопле́ния гликоге́на** glycogen thesaurismosis
~ **накопле́ния холестери́на** cholesterol thesaurismosis
~, **паразита́рная** parasitic disease
~ **передвиже́ния** kinetosis
~ **почечнока́менная** nephrolithiasis
~ **психи́ческая** mental malady, mental disease
~ **Рейно́** Raynaud's disease
~ **Ре́йтера** *(уретро-окуло-синовиальный синдром)* Reiter's disease
~ **Реклингха́узена** *(1. нейрофиброматоз 2. паратиреоидная остеодистрофия)* Recklinghausen's disease
~, **со́нная** sleeping sickness, trupanosomiasis
~ **Сти́лла** Still's disease
~, **сы́вороточная** serum disease
~ **Така́ясу** *(болезнь отсутствия пульса)* Takayasu's disease
~ **Уи́ппла** *(липогранулематоз брыжейки)* Whipple's disease
~ **уку́са крыс** sodoku
~ **Хо́джкина** *(злокачественный лимфогранулематоз)* Hodgkin's disease
~ **Хо́ртона** *(гигантоклеточный артериит)* Horton's arteritis
~ **Ше́грена** Sjögren's disease, sicca syndrome

бо́ли *f pl*:
~ **в плечево́м суста́ве** omalgia
~ **в поясни́це** lumbar pains
~, **голо́дные** fasting pains
~, **да́вящие** pressing pains
~, **жгу́чие** burning pains

~, иррадии́рующие radiating pains
~, кинжáльные lancinating pains
~, коликообрáзные colicky pains
~, кóлющие piercing pains
~, мéстные local pains
~, мучи́тельные troublesome pains
~, невыноси́мые unbearable pains
~, ночны́е nyctalgia, nocturnal pains
~, нóющие aching [dull] pains
~, опоя́сывающие girdle pains
~, óстрые sharp pains
~, óстрые внезáпные pains
~, постоя́нные permanent pains
~ при глотáнии odynophagia
~ при движéнии kinesalgia
~ при надáвливании pressure pain
~, сверля́щие terebrant pains
~, си́льные severe pains
~, стреля́ющие shooting pains
~, тупые aching [dull] pains
~, умéренные moderate pains

боль *f* pain, dolor ◇ вызывáть ~ to cause the pain
~ в желýдке stomach-ache
~ в животé abdominal pain
~ в крестцóво-поясни́чной óбласти low back pain
~ в óбласти сéрдца cardiac pain
~ в покóе rest pain
~ в спинé backache
~ в эпигастри́и epigastric pain
~, головнáя headache, head pain, cephalalgia, cephalodynia
~, загруди́нные sternalgia, retrosternal pains
~, зубнáя odontalgia, toothache

больни́ц/а *f* hospital ◇ обращáться в ~у to apply to the hospital
~, бáзовая teaching hospital
~, благотвори́тельная charity hospital
~, гинекологи́ческая hospital for women
~, государственная public hospital
~, дéтская children's hospital
~, многопрóфильная multifield hospital
~ óбщего прóфиля general hospital
~, однопрóфильная onefield hospital
~, психиатри́ческая mental hospital
~, райóнная district hospital
~, специализи́рованная special hospital
~, чáстная private hospital

больнóй *m* patient
~, амбулатóрный out-patient, ambulatory patient
~, госпитализи́рованный *см.* больнóй, стационáрный
~, лежáчий recumbent patient
~, находя́щийся на под-

де́рживающем гемодиа́лизе maintenance hemodialysis patient
~, психиатри́ческий mental patient
~, стациона́рный hospital [indoor] patient, in-patient
~, терапевти́ческий medical patient
~, хирурги́ческий surgical patient
~, ходя́чий walking patient

бо́люс *m* bolus

бор *m* bur; drill

бормаши́на *f* drill, drilling [boring] machine

борода́вка *f* verruca, wart
~, вульга́рная common wart
~, мя́гкая soft wart
~ на но́жке, кру́пная sycoma
~, ороговéвшая horny wart
~, остроконе́чная fig [pointed] wart, condyloma acuminatum
~, пло́ская flat wart
~, подо́швенная plantar wart
~, ста́рческая senile wart

борода́вчатый warty

борозда́ *f анат.* sulcus, groove
~, странгуляцио́нная line of depression

боро́здчатый furrowed

борре́лии *f pl (род спирохет)* Borrelia

борьба́ *f* fight

ботули́зм *m* botulism

брадикарди́я *f* bradycardia
~, си́нусовая sinus bradycardia

брадикини́н *m* bradykinin

брахиалги́я *f (боль в плече)* brachialgia

бред *m* delirium, delusion rave
~, алкого́льный delirium tremens
~, бу́йный violent delirium

бредово́й delusive, delirious

брига́да *f* team
~, выездна́я mobile team
~, кардиологи́ческая cardiac team
~ пе́рвой по́мощи primary care team
~, противошо́ковая shock team
~, хирурги́ческая surgical team
~ э́кстренной по́мощи emergency team

бровь *f* (eye)brow

броже́ние *n* fermentation

бром *m* bromine, Br

бромидро́з *m* bromidrosis

броми́зм *m* bromism

бронх *m* bronchus (*pl* bronchi)

бронхиа́льный bronchial

бронхио́ла *f* bronchiole

бронхиоли́т *m* bronchiolitis, capillary bronchitis
~, облитери́рующий obliterating bronchiolitis

бронхи́т *m* bronchitis
~, астмати́ческий asthmatic bronchitis
~, геморраги́ческий hemorrhagic bronchitis
~, гни́лостный putrid bronchitis
~, засто́йный congestive bronchitis
~, катара́льный catarrhal bronchitis

~, крупо́зный croupous bronchitis
~, механи́ческий mechanic bronchitis
~, пласти́ческий plastic bronchitis
~, продукти́вный productive bronchitis
~, псевдомембрано́зный pseudomembranous bronchitis
~, фибрино́зный fibrinous bronchitis
~, экссудати́вный exudative bronchitis
бронхоадени́т *m* bronchoadenitis
бронхоальвеоля́рный bronchoalveolar
бронхоге́нный bronchogenic
бронхогра́мма *f* bronchogram
бронхографи́я *f* bronchography
бронхоли́т *m* broncholith
бронхолитиа́з *m* broncholithiasis
бронholо́гия *f* bronchology
бронхомико́з *m* bronchomycosis
бронхопати́я *f* bronchopathy
бронхоплевра́льный bronchopleural
бронхопневмони́я *f* bronchopneumonia
бронхоре́я *f* bronchorrhea
бронхоско́п *m* bronchoscope
бронхоскопи́ческий bronchoscopic
бронхоскопи́я *f* bronchoscopy
бронхоспа́зм *m* bronchospasm
бронхоспирографи́я *f* bronchospirography
бронхотоми́я *f* bronchotomy
бронхофони́я *f* bronchophony
бронхоэкта́зия *f* bronchiectasis
бруцеллёз *m* brucellosis, goat [Malta] fever
бруцеллёзный brucellar
брыже́ечный mesenteric
брыже́йка *f* mesentery
~ кише́чника bowel mesentery
~ ма́точной трубы́ mesosalpinx
~ ободо́чной кишки́ mesocolon
~ то́нкого кише́чника jejuno-ileal mesentery
~ червеобра́зного отро́стка mesoappendix
брюши́на *f* peritoneum
брюшко́ *n (мышцы)* belly
бубо́н *m* bubo(n)
бубо́нный bubonic
буго́р *m*:
~, ло́бный frontal tuber
~, пя́точный calcaneal tuber
~, седа́лищный tuber of the ischium
бугоро́к *m* tubercle
бугри́стость *f анат.* tuberosity
буж *m* bougie
бужи́рование *n* bougi(e)nage
булавови́дный clubbed
булими́я *f* excessive appetite
буллёзный bullous, blebby
бульба́рный bulbar
бульо́н *m* broth ◇ ~ с глицери́ном glycerol broth
~, мясопепто́нный beef-extract broth

бурси́т *m* bursitis
бурсэктоми́я *f (иссечение синовиальной сумки)* bursectomy
буты́лочка *f* **для кормле́ния** *(грудного ребёнка)* feeding bottle
буты́ль *f* bottle
бу́фер *m* buffer
бу́ферный buffered
бюре́тка *f* buret(te), dropping glass
~, **градуи́рованная** volume buret(te)

В

вагини́т *m* vaginitis, colpitis
ваго́н *m*:
~, **для ра́неных** hospital ward car
~, **санита́рный** hospital [medical] car
ваготоми́я *f* vagotomy
~, **избира́тельная** selective vagotomy
~, **проксима́льная** proximal vagotomy
ваготони́я *f* vagotony
ваготро́пный vagotropic
ва́гусный vagal
ва́жность *f* importance
вазели́н *m* mineral butter, vaseline
вазоакти́вный vasoactive
вазомото́рный vasomotor
вазопресси́н *m* antidiuretic hormone, vasopressin
вазотоми́я *f* vasotomy
вакуо́ль *f* vacuole
ва́куум *m* vacuum
ва́куум-або́рт *m* suction [aspiratory] curettage
вакци́на *f* vaccine
~, **адсорби́рованная** adsorbed vaccine
~, **антираби́ческая** rabies vaccine
~, **безаллерге́нная** allergen-free vaccine
~, **жива́я** live vaccine
~, **инактиви́рованная** inactivated vaccine
~, **коклю́шная** pertussis vaccine
~, **ко́мплексная** complex vaccine
~, **осла́бленная** attenuated vaccine
~ **Пасте́ра** Pasteur's vaccine
~, **поливале́нтная** polyvalent [multipartial] vaccine
~, **противокорева́я** measles vaccine
~, **противоо́спенная** smallpox [jennerian] vaccine
~, **противостолбня́чная** tetanus vaccine
~ **про́тив эпидеми́ческого пароти́та** mumps vaccine
~, **сибирея́звенная** anthrax vaccine
~, **сме́шанная** mixed vaccine
~, **суха́я** dry vaccine
~, **уби́тая** killed vaccine
~, **формали́новая** formalin-killed vaccine
вакцина́ция *f* vaccination
~, **обяза́тельная** compulsory [mandatory] vaccination
вакцини́ровать vaccinate

вакци́ния *f* vaccinia
вакцинопрофила́ктика *f* vaccinal prevention
вакцинотерапи́я *f* vaccinotherapy
вале́нтность *f* valence, valency
ва́лик *m*, **ногтево́й** nail fold
вальвули́т *m* valvulitis
вальвулопла́стика *f* valvuloplasty
~, **балло́нная** balloon valvuloplasty
ва́нна *f* bath ◇ **принима́ть ~у** to take a bath
~, **возду́шная** air bath
~, **гигиени́ческая** hygienic bath
~, **горчи́чная** mustard bath
~, **горя́чая** hot bath
~, **грязева́я** mud bath
~, **жемчу́жная** pearl [bubble] bath
~, **кислоро́дная** oxygen bath
~, **контра́стная** contrast [alternating] bath
~, **минера́льная** mineral bath
~, **морска́я** sea-(water) bath
~, **радо́новая** radon bath
~, **светова́я** light bath
~, **сероводоро́дная** sulfurated hydrogen bath
~, **сидя́чая** sitting [half] bath
~, **со́лнечная** sun bath
~, **углеки́слая** carbon dioxide bath
~, **успока́ивающая** sedative bath
~, **хво́йная** pine needle bath
ва́нночка *f* pan
вариа́ции *f pl*, **фенотипи́ческие** phenotypic variabilities
варико́з *m* **вен** varicose veins
вариоло́ид *m* varioloid
васкули́т *m* vasculitis
~, **генерализо́ванный** widespread vasculitis
васкуляриза́ция *f* vascularization
ва́та *f* cotton wool
~, **асбе́стовая** asbestos wool
~, **гигроскопи́ческая** absorbent [purified] cotton (wool)
~, **негигроскопи́ческая** raw cotton
~, **хлопчатобума́жная** cotton wool
введе́ние *n* introduction
вводи́ть introduce
вдавле́ние *n* pit, impression
вда́вленный foveate
вдох *m* inspiration, breath
~ **но́сом** sniff
вдува́ние *n* insufflation
вдыха́ть inhale, breathe in
вегетариа́нец *m* vegetarian
вегета́ция *f* vegetation
веде́ние *n*:
~, **предоперацио́нное** preoperative management
~ **ро́дов** management of labor
веду́щий leading
вези́кула *f* vesicle
ве́ко *n* eyelid, palpebra
ве́ктор *m* vector
векторкардиографи́я *f* vectorcardiography
величина́ *f* magnitude, value
~, **приведённая в табли́це** tabular value
велоэрго́метр *m* bicycle ergometer

велоэргометрия *f* bicycle exercise
вена *f* vein
~, варикозно расширенная varicose vein
~, воротная portal vein
~, непарная azygous vein
~ ноги, подкожная saphena
~, полая cava
~ сетчатки, центральная central retinal vein
~, яремная jugular vein
венепункция *f* venepuncture
венерический venereal
венесекция *f* phlebotomy, venesection
венозный venous
веностаз *m* venostasis
вентиляция *f* ventilation
~, управляемая controlled ventilation *(e.g. of the lung)*
~, усиленная forced ventilation
венула *f* venule
вербигерация *f псих.* verbigeration
веретено *n ген.* spindle
веретенообразноклеточный fusocellular
веретенообразный fusiform
верифицировать verify
вероятность *f* probability
верхний superior, upper
верхушка *f* apex, vertex
~ сердца apex of the heart
вес *m* weight
~, избыточный overweight
~, молекулярный molecular weight
~ при рождении birth weight
~ тела body weight
веснушка *f* freckle, ephelis, lenticula, sunspot
вестерн-блоттинг *m* Western-blotting
весы *pl* balance, scales
~, аптекарские pharmaceutical scale
~ для грудных детей baby balance
ветвь *f* branch, ramus
вещество *n* substance, matter
~, бактерицидное bactericide
~, боевое отравляющее war gas
~, вазоактивное vasoactive substance
~, инородное foreign substance
~, кожно-нарывное vesicant
~, контрастное contrast medium, contrast substance
~ кости, губчатое cancellous bone
~, межклеточное intercellular substance
~, питательное nutrient
~, серое *(головного и спинного мозга)* gray matter
~, флюоресцирующее fluorescent substance
~, химическое chemical substance
взаимодействие *n*, **межклеточное** cell-cell collaboration, cell-cell cooperation
взаимосвязь *f* interrelation
взбалтывание *n* agitation
взвесь *f* suspension
взвешивание *n* weighing
вибрация *f* vibration
вибрион *m* vibrio
вид *m*:

~, вне́шний appearance
~ сбо́ку side view
ви́дение *n*, ночно́е night vision
ви́деть see
ви́димый visible
видоспецифи́чность *f* species specificity
визуализа́ция *f* imaging
вика́рный vicarious
винт *m* screw
вирио́н *m* virion
вируле́нтность *f* virulence
ви́рус *m* virus
~, адено-ассоции́рованный adeno-associated virus
~, аттенуи́рованный attenuated virus
~ бе́шенства rabies virus
~ гепати́та hepatitis virus
~ гри́ппа influenza virus
~, дефе́ктный defective virus
~ иммунодефици́та челове́ка human immunodeficiency virus, HIV
~ ко́ри measles virus
~ красну́хи rubella virus
~, лате́нтный latent virus
~, нейротро́пный neurotropic virus
~, онкоге́нный oncogenic virus
~, осла́бленный weakened [attenuated] virus
~ о́спы smallpox [variola] virus
~ папилло́мы papilloma virus
~ полиомиели́та poliovirus
~ просто́го ге́рпеса herpes simplex virus
~ сви́нки *см.* ви́рус эпидеми́ческого пароти́та
~, СПИДа *см.* ви́рус иммунодефици́та челове́ка
~, Т-лимфотропный T-lymphotropic virus
~, фикси́рованный fixed virus
~, фильтру́ющийся filter-passing virus, ultravirus
~ эпидеми́ческого пароти́та epidemic parotitis [mumps] virus
ви́русный viral
вискозиметри́я *f* viscosimetry
ви́смут *m* bismuth, Bi
висо́к *m* temple
висо́чный temporal
висцера́льный visceral
витами́н *m* vitamin
~ A vitamin A, antixerophthalmic vitamin
~ B_1 vitamin B_1, antineuritic vitamin, thiamine
~ B_2 vitamin B_2, riboflavin
~ B_3 vitamin B_3, pantothenic acid
~ B_6 vitamin B_6, pyridoxine
~ B_{12} vitamin B_{12}, cyancobalamine
~ C vitamin C, antiscorbutic vitamin
~ D vitamin D, antirachitic factor
~ E vitamin E, antisterility factor, tocopherol
~ H vitamin H, biotin
~ K vitamin K, antihemorrhagic factor
витили́го *n* vitiligo, white leprosy, piebald skin
ВИЧ *см.* ви́рус иммунодефици́та челове́ка
взаимоде́йствие *n* collaboration, cooperation, interaction

включа́ть incorporate, include

включе́ние *n* incorporation, inclusion

~, внутрикле́точное inclusion body

включённый included

вколо́ченный *(о переломе)* impacted

вкус *m* gustation, taste

вкусово́й gustative, gustatory

влага́лище *n* sheath; vagina

~ не́рва nerve sheath

~, синовиа́льное synovial sheath

~, сухожи́льное tendon sheath

вла́жность *f (воздуха)* humidity

вла́жный humid, moist

влече́ние *n*, **полово́е** sexual drive

влива́ние *n* infusion

~, внутриартериа́льное arterial infusion

~, внутриве́нное (intravenous) infusion

влива́ть infuse

влия́ние *n* influence

вме́сто in place of

вмеша́тельство *n* intervention

~, хирурги́ческое surgical intervention

вме́шиваться interfere

внеза́пный sudden

внезаро́дышевый extraembryonic

внекле́точный extracellular

внема́точный extrauterine

внесосу́дистый extravascular

внесуставно́й extra-articular

вне́шний external, outside

вну́тренний inner, internal

внутриартериа́льный intra-arterial

внутрибронхиа́льный intrabronchial

внутриве́нный intravenous, endovenous

внутриглазно́й intraocular

внутрижелу́дочный intragastric

внутрикле́точный intracellular, endocellular

внутрико́жный intradermal

внутрима́точный intrauterine

внутримы́шечный intramuscular

внутрипечёночный intrahepatic

внутрисуставно́й intra-articular

внутриутро́бный intrauterine

внутричерепно́й intracranial

внутрия́дерный intranuclear

внуше́ние *n* suggestion

во́гнутый concave

вода́ *f* water

~, бидистиллиро́ванная bidistilled water

~, водопрово́дная tap water

~, питьева́я potable [drinking] water

~, сто́чная waste water

~, сыра́я row water

води́тель *m:*

~ ри́тма pacemaker

~ ри́тма, эндокардиа́льный endocardial pacemaker

~ ри́тма, эпикардиа́льный epicardial pacemaker

во́дный hydrous

водобоя́знь *f* hydrophobia

водолечёбница *f* balneary

водолече́ние *n* water-cure, water treatment

водопрово́д *m анат.* aqueduct
~, **си́львиев** Sylvian aqueduct
водораствори́мый water-soluble
водоро́д *m* hydrogen, H
во́ды *f pl*:
~, **околопло́дные** waters
~, **промывны́е** washing waters
~, **сто́чные** sewage
водя́нка *f* dropsy, hydrops
водя́ночный hydropic
возбуди́мость *f* excitability
~, **повы́шенная** hyperexcitability
возбуди́тель *m* **инфе́кции** infectious agent, germ
возбужда́ть excite, stimulate
возбужда́ющий excitant
возбужде́ние *n* excitation, agitation
~, **не́рвное** nervous agitation
возбуждённый excited
возвра́тный recurrent
возвраще́ние *n* return
возвыше́ние *n анат.* eminence
~ **большо́го па́льца руки́** ball of thumb
возде́йствие *n*, **однокра́тное** single exposure
во́здух *m* air
~, **атмосфе́рный** ambient air
~, **вдыха́емый** inspired air
~, **выдыха́емый** expired air
воздухоно́сный aeriferous
возду́шно-ка́пельный *(перенос инфекции)* airborne, droplet
возмо́жность *f* possibility
~ **выздоровле́ния** possibility of recovery
возмо́жный possible
возника́ть arise
возобновле́ние *n* renewal
во́зраст *m* age
~, **в кото́ром ребёнок на́чал ходи́ть** walking age
~, **гестацио́нный** gestational age
~, **детoро́дный** childbearing age
~, **календа́рный** chronological age
~, **ко́стный** *рентг.* bone age
~ **культу́ры** *(клеток)* culture age
~, **морфологи́ческий** anatomical age
~, **пенсио́нный** retirement age
~, **сре́дний** middle age
~, **физиологи́ческий** physiological age
~, **шко́льный** school age
возрастно́й age-dependent
война́ *f*, **бактериологи́ческая** germ [bacterial] warfare
волды́рь *m* bulla, blister
волна́ *f* wave
~, **двухфа́зная** diphasic wave
~, **нисходя́щая** downward wave
~, **пульсова́я** pulse wave
волне́ние *n* agitation
во́лны *f pl*, **электромагни́тные** electromagnetic waves
волокни́стый fibrous
воло́кна *n pl*:
~, **адренерги́ческие** *(нервные)* adrenergic fibers
~, **аргентофи́льные** argentophilic [reticular] fibers

~, коллаге́новые collagen(ic) [collagenous] fibers
~, холинерги́ческие *(нервные)* cholinergic fibers
волокно́ *n* fiber
~, **безмя́котное** *(нервное)* unmyelinated fiber
~, **дви́гательное** *(нервное)* motor fiber
~, **миели́новое** *(нервное)* myelinated fiber
~, **мы́шечное** muscular fiber
~, **эффере́нтное** *(нервное)* efferent fiber
во́лос *m* hair, pilus
волоса́тый hairy
во́лосы *m pl*:
~, **густы́е** thick hair
~, **пушко́вые** lanugo hair
волосяно́й villose, villous
волча́нка *f* lupus
~, **диско́идная** discoid lupus
~, **кра́сная систе́мная** systemic lupus erythematosus, LE
~, **простя́я** lupus vulgaris
вопро́с *m* question
вопро́сник *m* questionnaire
воро́нка *f* funnel, infundibulum
~, **дели́тельная** separating [dropping] funnel
воро́та *pl* hilus
~, **грыжевы́е** hernial ring
~, **инфе́кции** entry of infection
воро́тный portal
ворси́нка *f* villus
ворси́нки *f pl* villi
~, **кише́чные** intestinal villi
~ **синовиа́льной оболо́чки** synovial villi
ворси́нчатость *f* villosity
воск *m* wax
воскови́дный waxy
воспале́ние *n* inflammation
~ **горта́ни** laryngitis
~ **грудно́й железы́** mastitis
~ **ма́тки** metritis
~ **минда́лин** tonsillitis
~ **надко́стницы** periostitis
~ **ногтево́го ло́жа** onychia
~ **пищево́да** esophagitis
~ **прямо́й кишки́** proctitis
~ **пупка́** omphalitis
~ **рогово́й оболо́чки гла́за** keratitis
~ **са́льника** omentitis
~ **серо́зных оболо́чек** serositis
~ **слепо́й кишки́** typhlitis
~ **сосцеви́дного отро́стка** mastoiditis
воспали́тельный inflammatory
восприи́мчивость *f* sensitiveness, sensitivity, receptivity, susceptibility
восприя́тие *n* reception, perception
~, **вкусово́е** taste perception
~, **простра́нственное** space perception
~ **ре́чи** speech perception
~ **све́та** light perception
воспроизведе́ние *n* reproduction
воспроизводи́мость *f* reproducibility
воспроизводи́ть replicate, reproduce
восстана́вливать 1. *хим.* reduce **2.** restore
восстановле́ние *n* **1.** *хим.* reduction **2.** restitution, restoration
~ **ве́са** recovery of weight
~, **хирурги́ческое** surgical repair

восходя́щий ascending
вошь *f* louse
~, **головна́я** head louse
~, **лобко́вая** pubic louse
~, **платяна́я** body louse
впа́дина *f* cavity
~, **вертлу́жная** cotyle, cotyloid cavity
вправи́мый reducible
вправле́ние *n* (*грыжи, вывиха*) taxis
вправля́ть reset
враста́ть (*напр. о ногте*) ingrow
врач *m* doctor, physician ◇ **вы́звать ~а́** to call in a doctor; **посети́ть ~а́** to see a physician
~, **гла́вный** head doctor
~, **зубно́й** dentist
~, **ле́чащий** attending doctor
~ **о́бщей пра́ктики** generalist
~, **пала́тный** ward doctor
~, **се́льский** country doctor
~, **семе́йный** family doctor
~ **стациона́ра** hospital physician
~, **участко́вый** district doctor
~, **частнопрактику́ющий** private practitioner
врач-аллерго́лог *m* allergologist, allergist
врач-анестезио́лог *m* anesthesiologist
врач-дието́лог *m* dietitian
враче́бный iatric(al)
врач-инте́рн *m* intern
врач-консульта́нт *m* consultant, medical adviser
врач-лабора́нт *m* doctor-laboratory assistant
врач-стажёр *m* resident, junior doctor
вред *m* harm
вре́дный detrimental, harmful, noxious
вре́менный temporal
вре́мя *n* time ◇ **в настоя́щее ~** at present
~ **заде́ржки дыха́ния** breath-holding spell, breath-holding time
~ **кровотече́ния** bleeding time
~ **образова́ния сгу́стка** clotting time
~ **поступле́ния** (*больного*) time of admission
~ **приёма пи́щи** meal-time
~, **протромби́новое** prothrombin time
~, **рабо́чее** labor hours
~ **циркуля́ции** circulation time
врождённый congenital, inborn
вса́сывание *n* resorption
вска́рмливание *n* feeding
~, **грудно́е** breast feeding
~, **иску́сственное** artificial [bottle] feeding
вскры́тие *n* section
~, **патологоанатоми́ческое** autopsy, autopsia, obduction
вспомога́тельный ancillary
вспы́шка *f*:
~ **гне́ва** aggressive outburst, tantrum
~ **эпиде́мии** outbreak
вста́вочный (*напр. о нейроне*) intercalary
встреча́ться 1. occur 2. meet
втори́чный secondary
втяже́ние *n* **соска́** retraction
ву́льва *f* vulva

вульви́т *m* vulvitis
вульвовагини́т *m* vulvovaginitis
вход *m* entrance
входи́ть enter
вши́вость *f* pediculosis, lousiness
вы́борка *f* sample, sampling
  ~, **группова́я** cluster sample
  ~, **контро́льная** check sample
  ~, **случа́йная** random sample
  ~, **сопостави́мая** comparable sample
выбра́сывание *n*, **вы́брос** *m* ejection
вы́вих *m* dislocation, luxation
  ~, **врождённый** congenital dislocation
  ~, **осложнённый** complicated dislocation
  ~, **откры́тый** compound dislocation
  ~, **привы́чный** habitual dislocation
вы́вихнуть wrench
вы́вод *m* conclusion
вы́ворот *m* (*напр. века*) eversion
вы́глядеть look ◇ ~ **бле́дным** to look pale; ~ **больны́м** to look ill
выдаю́щийся outstanding, prominent
выделе́ние *n* elimination
  ~ **жёлчи** bile flow, biliation
выделе́ния *n pl* discharge
  ~, **влага́лищные** vaginal discharge
  ~, **водяни́стые** watery discharge
  ~, **гно́йные** purulent discharge
  ~, **оби́льные** profuse discharge
  ~, **творо́жистые** caseous discharge
вы́дох *m* expiration
  ~, **форси́рованный** forced expiration
выдыха́ть breathe out, expire, exhale
выжива́ние *n* survival
выжива́ть survive
выздора́вливать convalence, recover
выздора́вливающий convalescent
выздоровле́ние *n* convalescence, recovery
  ~, **по́лное** complete recovery
вы́зов *m* call
  ~ **(врача́) к больно́му** sick call
  ~ **ско́рой медици́нской по́мощи** emergency call
выка́чивать pump out
вы́кидыш *m* fetal loss, misbirth, miscarriage
  ~, **самопроизво́льный** spontaneous abortion, misbirth, miscarriage
вылу́щивать shell out
выно́сливость *f* fitness
выно́сящий deferent
выпаде́ние *n* prolapse, procidentia
  ~ **воло́с** loss of hair
  ~ **геморроида́льных узло́в** hemorrhoidal prolapse
  ~ **ма́тки** uterine prolapse
  ~ **по́ля зре́ния** visual field defect
  ~ **прямо́й кишки́** rectal prolapse
выпа́ривание *n* evaporation, vaporization

выпа́ривать vaporize
выпи́сывать *(больного)* discharge
выполня́ть perform, carry out
вы́пот *m* effusion
~, **перикардиа́льный** pericardial effusion
~, **плевра́льный** pleural effusion
~, **серо́зный** serous effusion
выпрямля́ть straighten
вы́пуклый convex
выпя́чивание *n* bulge, bulging
выпя́чиваться evaginate
вы́работка *f* elaboration
выра́внивание *n* alignment
выска́бливание *n* curage, curettage, curettement, scraping
выслу́шивать ◇ ~ **больно́го** to auscultate; ~ **се́рдце** to listen to the heart
высокоакти́вный high-activity
высококалори́йный high-caloric
высокотокси́чный high-toxic
выстила́ть line
вы́стилка *f* lining
вы́ступ *m* projection, prominence, protuberance
выступа́ющий prominent
вы́сушенный на во́здухе air-dried
высу́шивание *n* dehumidification
высыпа́ние *n* eruption
~, **герпети́ческое** herpetic eruption
~ **на лице́** facial rash
высыпа́ть (*о сыпи*) break out
высыха́ние *n* desiccation
выта́лкивание *n* extrusion
вытяже́ние *n* extension, traction, stretching
~ **гру́зом** weight traction
~, **подво́дное** underwater traction
~, **скеле́тное** skeletal traction
выха́живать (больно́го) foster
выявле́ние *n* (*напр. заболевания*) detection
выявля́емый detectable
выявля́ть detect
вя́зкость *f* viscosity
~ **кро́ви** blood viscosity
~, **повы́шенная** hyperviscosity
вя́лый *(о болезни)* inactive, torpid; *(о мышцах)* flaccid

Г

газ *m* gas
газонепроница́емый gas tight
галакторе́я *f* galactorrhea
галактоста́з *m* galactostasia
галлюцина́ции *f pl* hallucinations
~, **зри́тельные** visual hallucinations
~, **слухо́вые** auditory hallucinations
гальваниза́ция *f* galvanization
гамарто́ма *f* hamartoma
гаме́та *f* gamete
гамети́ческий gametal, gametic

гаметогене́з *m* gametogenesis
гаметоци́т *m* gametocyte
га́мма-глобули́н *m* gamma-globulin
га́мма-излуче́ние *n* gamma-radiation, gamma-rays
га́мма-ка́мера *f* gamma-chamber
гаммапати́я *f* gammapathy
 ~, моноклона́льная monoclonal gammapathy
га́нглий *m* ganglion (*pl* ganglia)
ганглиоблока́тор *m* ganglioblocker
ганглиози́ды *m pl* gangliosides
ганглиона́рный ganglionary
гангре́на *f* gangrene, sphacelation
 ~, вла́жная humid gangrene, moist necrosis
 ~, га́зовая gaseous [gas] gangrene, gas phlegmon
гаплоиди́я *f* haploidy
гапло́идный haploid
гаплоти́п *m* haplotype
гаплофа́за *f* haplophase
гапте́н *m* hapten
гаптоглоби́н *m* haptoglobin
гастралги́я *f* gastralgia, gastrodynia
гастри́н *m* gastrin
гастри́т *m* gastritis
гастроге́нный gastrogenic
гастродуоденоскопи́я *f* gastroduodenoscopy
гастроло́гия *f* gastrology
гастропати́я *f* gastropathy
гастропто́з *m* gastroptosis
гастроррагия́ *f* gastrorrhagie
гастроско́п *m* gastroscope
гастроскопи́я *f* gastroscopy
гастростоми́я *f* gastrostomy
гастротоми́я *f* gastrotomy
 ~, диагности́ческая exploratory gastrotomy
гастроэнтеро́лог *m* gastroenterologist
гастроэнтероло́гия *f* gastroenterology
гастроэнтеропати́я *f* gastroenteropathy
гастроэнтеропто́з *m* gastroenteroptosis
гастроэнтеростоми́я *f* gastroenterostomy
га́струла *f эмбр.* gastrula
гаструля́ция *f эмбр.* gastrulation
гастрэктоми́я *f* gastrectomy
гвоздь *m* nail
 ~ для лече́ния перело́ма fracture nail
 ~, интрамедуля́рный intramedullary nail
гебефрени́я *f* hebephrenia
гекти́ческий hectic
гелиотерапи́я *f* sunlight therapy
гель *m* gel
 ~, агаро́зный agarose gel
 ~, крахма́льный starch gel
 ~, пло́тный firm gel
 ~, ры́хлый loose gel
гельминтоло́гия *f* helminthology
гель-хроматографи́я *f* gel chromatography
гель-электрофоре́з *m* gel-electrophoresis
гем *m* heme
гемагглютина́ция *f* hemagglutination
гемагглютини́н *m* hemagglutinin
гемангио́ма *f* hemangioma
гемартро́з *m* hemarthrosis

гематеме́зис *m* hematemesis
гемати́н *m* hematin
гематоге́нный hematogenic, hematogenous
гематокри́т *m* hematocrit
гематоксили́н *m* hematoxylin
~, **желе́зный** iron hematoxylin
гематоло́гия *f* hematology
гемато́ма *f* hematoma
~, **субарахноида́льная** subarachnoid hematoma
гематохро́м *m* hematochrome
гематури́я *f* hematuria
~, **ло́жная** false hematuria
гемианопси́я *f* hemianopsia
гемикрани́я *f* hemicrania
гемипаре́з *m* hemiparesis
гемиплеги́я *f* hemiplegia
гемоглоби́н *m* hemoglobin
~ **зре́лый** adult hemoglobin
~ **пупови́нной кро́ви** cord hemoglobin
~, **фета́льный** fetal hemoglobin
гемоглобинопати́я *f* hemoglobinopathy
гемоглобинури́я *f* hemoglobinuria
~, **ночна́я пароксизма́льная** paroxysmal nocturnal hemoglobinuria
гемогра́мма *f* blood count, hemogram
гемодиа́лиз *m* renal dialysis, hemodialysis
~, **хрони́ческий** long-term hemodialysis
гемодиализа́т *m* hemodialysate
~, **безбелко́вый** protein-free hemodialysate
гемодилю́ция *f* hemodilution
гемокульту́ра *f микр.* blood culture, hemoculture
гемо́лиз *m* hemolysis
гемолиза́т *m* hemolysate
гемолизи́н *m* hemolysin, erythrolysin
гемолизи́ровать hemolyze
гемолити́ческий hemolytic, hematolytic
гемоперфу́зия *f* hemoperfusion
гемопоэ́з *m* hemopoiesis
~, **фета́льный** fetal hemopoiesis
~, **экстрамедулля́рный** extramedullary hemopoiesis
гемопоэти́н *n* hemopoietin
гемопоэти́ческий hemopoietic
геморраги́ческий hemorrhagic
геморро́й *m* hemorrhoid
~, **ущемлённый** strangulated hemorrhoid
гемоста́з *m* hemostasis
~ **скру́чиванием арте́рии** arteriostrepsis
гемостати́ческий hemostatic
гемотокси́ческий hemotoxic
гемото́ракс *m* hemothorax
гемофи́лик *m* hemophiliac
гемофили́я *f* hemophilia
гемохромато́з *m* hemochromatosis
гемоциани́н *m* hemocyanin
гемоцитобла́ст *m* hemo(cyto)blast
гемоцито́метр *m* blood-counting chamber, hemocytometer
ген *m* gene
~, **алле́льный** allelic gene
~, **гомозиго́тный** homozygous gene

~, доба́вочный additive gene
~, дополни́тельный supplementary gene
~, лета́льный lethal gene
~, мультиалле́льный multiallelic gene
~, ограни́ченный по́лом sex-limited gene
~ предрасполо́женности к заболева́нию disease-susceptibility gene
~, рецесси́вный recessive gene, allogen
~ систе́мы HLA HLA-linked gene
~, структу́рный structural gene
~, супрессо́рный suppressor gene
~, сце́пленный с по́лом sex-linked gene
гене́з *m* genesis
генерализа́ция *f* generalization
генерализо́ванный general(ized)
гене́тик *m* geneticist
гене́тика *f* genetics
~, молекуля́рная molecular genetics
~, радиацио́нная radiogenetics
генети́ческий genetic(al)
гено́м *m* genome
~, ви́русный viral genome
ген-опера́тор *m* operating gene
геноти́п *m* genotype
~, гетерозиго́тный heterozygous genotype
~, гомозиго́тный homozygous genotype
генофо́нд *m* genofond, gene pool
ген-регуля́тор *m* regulatory gene
ге́ны *m pl*, сце́пленные closely-linked genes
гепариниза́ция *f* heparinization
гепати́т *m* hepatitis
~ А *см.* гепати́т, инфекцио́нный
~, аутоимму́нный autoimmune hepatitis
~ В *см.* гепати́т, сы́вороточный
~, инфекцио́нный infectious jaundice
~, сы́вороточный serum hepatitis, posttransfusion jaundice
гепато́лог *m* hepatologist
гепато́ма *f* hepatoma
гепатомегали́я *f* hepatomegaly
гепатопати́я *f* hepatopathy
гепатотокси́ческий hepatotoxic
гепатотокси́чность *f* hepatotoxicity
гепатоци́т *m* hepatocyte
гепатэктоми́я *f* hepatectomy
гериатри́я *f* geriatrics
герметиза́ция *f* seal
гермети́чный airproof
геронтоло́гия *f* gerontology
ге́рпес *m* herpes
герпетифо́рмный herpetiform
герпети́ческий herpetic
гесто́з *m* gestosis
гетероантиге́н *m* heteroantigen
гетероантиге́нный heteroantigenic

гетероантите́ло *n* heteroantibody
гетероге́нность *f* heterogeneity
гетероге́нный heterogenous
гетерозиго́та *f* heterozygote
гетерозиго́тный heterozygous
гетерохроми́я *f* heterochromia
гетероэпито́п *m* heteroepitope
гиали́н *m* hyalin(e)
гиали́новый hyalin(e)
гиалино́з *m* hyalinosis
гиалопла́зма *f* hyaloplasm
гиалуронида́за *f* hyaluronidase
ги́бкость *f* flexibility
гибри́д *m* crossbreed, hybrid
гибридиза́ция *f* hybridization
гибри́дность *f* hybridity
гибри́дный crossbred
гиганти́зм *m* somatomegaly
гигие́на *f* hygiene, hygienics
~, **ли́чная** personal hygiene
~ **окружа́ющей среды́** environmental health
~ **пита́ния** food hygiene
~, **промы́шленная** industrial hygiene
~, **радиацио́нная** radiation hygiene
~, **социа́льная** social hygiene
~ **труда́** occupational hygiene
~, **шко́льная** school health
гигиени́ст *m* hygienist
гигиени́ческий hygienic
гигроскопи́ческий hygroscopic
гигроскопи́чность *f* water-absorbing quality, hygroscopicity
гидрадени́т *m* hydradenitis
гидрартро́з *m* articular dropsy, hydrarthrosis
гидрата́ция *f* hydration
гидрокси́д *m* hydroxide
гидро́лиз *m* hydrolytic degradation, hydrolysis
гидролизи́ровать hydrolyze
гидромасса́ж *m* hydromassage
гидронефро́з *m* hydronephrosis
гидроперика́рд *m* hydrocardia, hydropericarditis
гидропневмоперито́неум *m* hydropneumoperitoneum
гидроса́льпинкс *m* hydrosalpinx
гидротерапи́я *f* hydriatrics, hydrotherapy, hydrotherapeutics
гидротуба́ция *f* hydrotubation
гидрофи́льный hydrophilic
гидрофо́бный hydrophobic
гидроце́ле *n* hydrocele
гидроцефали́я *f* dropsy of brain, hydrocephaly, hydrocephalus
ги́мен *m* hymen
гимна́стика *f* gymnastics
~, **гигиени́ческая** hygienic gymnastics
~, **дыха́тельная** breathing exercises
гингиви́т *m* gingivitis
гинеко́лог *m* gynecologist
гинекологи́ческий gynecologic
гинеколо́гия *f* gynecology
гиперакти́вность *f* hyperactivity
гипербилирубинеми́я *f* hyperbilirubinemia

гипервариа́бельность *f* hypervariability
гипервентиля́ция *f* hyperventilation
гипервитамино́з *m* hypervitaminosis
гиперволеми́я *f* plethora, hypervolemia
гипергаммаглобулинеми́я *f* hypergammaglobulinemia
гипергидро́з *m* hyperhidrosis
гипергликеми́я *f* hyperglycemia
гиперcharacters
гиперéмезис *m* hyperemesis
гиперемия́ *f* congestion, hyperemia
~, **акти́вная [артериа́льная]** active congestion
~, **вено́зная [засто́йная]** passive congestion
гиперерги́я *f* hyperergy
гиперестези́я *f* hyperesthesia
гипериммуниза́ция *f* hyperimmunization
гиперинсулинеми́я *f* hyperinsulinemia
гиперкалиеми́я *f* hyperkal(i)emia
гиперкальциеми́я *f* hypercalcemia
гиперкапни́я *f* hypercapnia
гиперкерато́з *m* hyperkeratosis
гиперкинéз *m* hyperkinetic disorder
гиперкоагуля́ция *f* hypercoagulability
гиперменоре́я *f* hypermenorrhea
гипернефро́ма *f* hypernephroma
гипероксия́ *f* hyperoxia
гиперосми́я *f* hyperosmia
гиперосмоти́ческий hyperosmotic
гиперосто́з *m* (*разрастание костной ткани*) hyperostosis
гиперпаратирео́з *m* hyperparathyroidism
гиперпигмента́ция *f* hyperpigmentation
гиперпирекси́я *f* hyperpyrexia
гиперпирети́ческий hyperpyretic
гиперплази́я *f* hyperplasia
~, **лимфоретикуля́рная** lymphoreticular hyperplasia
гиперпротеинеми́я *f* hyperproteinemia
гиперреакти́вность *f* hyperreactivity
гиперсалива́ция *f* hyperptyalism
гиперсекре́ция *f* hypersecretion
гиперсомни́я *f* hypersomnia
гиперспleни́зм *m* hypersplenism
гиперстени́ческий hypersthenic
гипертензи́вный hypertensive
гиперте́нзия *f* hypertension
~, **порта́льная** portal hypertension
~, **транзито́рная** transient hypertension
гипертерми́я *f* hyperthermia
~, **иску́сственная** artificial fever
~, **лечéбная** therapeutic fever
гипертирео́з *m* hyperthyroidism
гипертони́ческий hypertonic
гипертони́я *f* hypertonia

гипертрихо́з *m* hypertrichosis

гипертрофи́я *f* hypertrophy

~, вика́рная vicarious hypertrophy

~, рабо́чая work hypertrophy

гиперфу́нкция *f* hyperfunction

гиперхлоргидри́я *f* hyperchlorhydria

гиперхолестеринеми́я *f* hypercholesterolemia, hypercholesterinemia

гиперхромато́з *m* hyperchromatism

гиперчувстви́тельность *f* hypersensitivity

~ заме́дленного ти́па delayed hypersensitivity

~, иммуноко́мплексная immune complex hypersensitivity

~ неме́дленного ти́па immediate hypersensitivity

~, холодо́вая cold hypersensitivity

гипестези́я *f* hypesthesia

гипнотерапи́я *f* hypnotherapy

гипнотизёр *m* hypnotist

гиповентиля́ция *f* (*лёгких*) hypoventilation

гиповитамино́з *m* vitamin deficiency, hypovitaminosis

гиповолеми́ческий hypovolemic

гиповолеми́я *f* hypovolemia

гипогалакти́я *f* hypogalactia

гипогаммаглобулинеми́я *f* hypogammaglobulinemia

гипога́стрий *m* hypogastrium

гипогидрата́ция *f* hypohydration

гипогликеми́я *f* hypoglycemia

~, алимента́рная dietary hypoglycemia

гипогонади́зм *m* hypogonadism

гиподе́рма *f* hypoderma

гиподинами́я *f* hypodynamia

гипокинези́я *f* hypokinesis, hypokinesia, hypomotility

гипокинети́ческий hypokinetic

гипокомплементеми́я *f* hypocomplementemia

гипокортици́зм *m* hypocorticism

гипоксанти́н *m* hypoxanthine

гипоксеми́я *f* hypoxemia

гипокси́я *f* hypoxia, anoxia

~, засто́йная stagnant hypoxia

~, тканева́я tissue hypoxia

~, циркулято́рная circulatory hypoxia

гипоменоре́я *f* hypomenorrhea

гипомнези́я *f* hypomnesia

гипони́хий *m* hyponychium

гипопигмента́ция *f* hypochromatism, hypopigmentation

гипопитуитари́зм *m* hypopituitarism

гипоплази́я *f* hypoplasia

гипопласти́ческий hypoplastic

гипопротеинеми́я *f* hypoproteinosis

гипопротромбинеми́я *f* hypoprothrombinemia

гипореакти́вность *f* hyporesponsiveness, hyporeactivity

гипосалива́ция *f* hyposalivation

гипосекре́ция *f* hyposecretion
гипосенсибилиза́ция *f* deallergization, desensibilization
гипосми́я *f* hyposmia
гипоспади́я *f* hypospadia, hypospadias
гипостенури́я *f* hyposthenuria
гипотала́мус *m* hypothalamus
гипо́теза *f* hypothesis
гипоте́нар *m* hypothenar
гипотензи́вный hypotensive, antihypertensive
гипоте́нзия *f* hypotension, hypotonia
 ~, внутричерепна́я intracranial hypotension
 ~, ортостати́ческая postural hypotension
 ~, сто́йкая refractory hypotension
гипотерми́ческий hypothermal
гипотерми́я *f* hypothermia
 ~, глубо́кая profound [deep] hypothermia
 ~, о́бщая total body hypothermia
гипотирео́з *m* hypothyroidism
гипотони́ческий hypotonic
гипотони́я *см.* **гипоте́нзия**
гипотрихи́я *f* hypotrichosis
гипофа́ринкс *m* hypopharynx
гипо́физ *m* pituitary gland, pituitary body, hypophysis
гипофизэктоми́я *f* hypophysectomy
гипофу́нкция *f* hypoactivity, hypofunction
 ~ яи́чников hypovaria, hypovarianism
гипохлоргидри́я *f* hypoacidity, hypochlorhydria
гипохлореми́я *f* chloropenia
гипс *m* plaster, gypsum
гирсути́зм *m* hirsutism
гистами́н *m* histamine
гистамина́за *f* histaminase
гистеро́граф *m* hysterograph
гистерографи́я *f* uterography, hysterography
гистерокольпоско́п *m* hysterocolposcope
гистероофорэктоми́я *f* hystero-oophorectomy
гистеропекси́я *f* hysteropexy
гистеросальпингографи́я *f* hysterosalpingography
гистероскопи́я *f* hysteroscopy
гистеротоми́я *f* hysterotomy
гистероце́ле *n* hysterocele
гистерэктоми́я *f* hysterectomy
гистиди́н *m* histidine
гистиоци́т *m* histiocyte
гистиоцито́з *m* histiocytosis
 ~, злока́чественный malignant histiocytosis
гистоге́нный histogenous
гисто́лог *m* histologist
гистологи́ческий histologic(al)
гистоло́гия *f* histology
гисто́н *m* histone
гистоплазми́н *m* histoplasmin
гистоплазмо́з *m* histoplasmosis
гистохи́мия *f* hystochemistry, histological chemistry
гифе́ма *f* hyphema
гла́вный chief, main

гла́дкий smooth
глаз *m* eye
глазни́ца *f* orbit, orbital cavity
глазно́й ophthalmic, ocular
глазодви́гательный oculomotor
глауко́ма *f* glaucoma
  ~, закрытоуго́льная closed-angle glaucoma
  ~, открытоуго́льная open-angle glaucoma
глиа́льный glial
гликеми́я *f* glycemia
гликоге́н *m* glycogen
гликогене́з *m* glycogenesis
гликозили́рование *n* glycosylation
гликозури́я *f* glycosuria
гликока́ликс *m* glycocalyx
глико́лиз *m* glycolysis
гликолипи́д *m* glycolipid
гликопепти́д *m* glycopeptide
гликопротеи́н *m* glycoprotein
гликури́я *f см.* **гликозури́я**
гли́на *f*, **бе́лая** kaolin
глио́ма *f* glioma
глист *m* worm
  ~, кру́глый round worm
  ~, ле́нточный taenia
  ~, пло́ский flat worm
глицери́н *m* glycerol, glycerin
гли́я *f* glia
глобули́н *m* globulin
  ~, сы́вороточный seroglobulin, serum globulin
глобулинури́я *f* globulinuria
гломерулонефри́т *m* glomerulonephritis
  ~, иммуноко́мплексный immune complex-mediated glomerulonephritis
  ~ с гипокомплементеми́ей hypocomplementemic glomerulonephritis
гломерулопати́я *f* glomerulopathy
глосси́т *m* glossitis
глоссодини́я *f* glossodynia
глота́ние *n* deglutition, swallowing, ingestion
  ~, затруднённое difficult swallowing
глота́ть ingest
гло́тка *f* pharynx
глото́к *m* swallow
глубина́ *f* depth
глубо́кий profound; deep
глухо́й deaf
глухонемо́й deaf-and-dumb, deaf-mute, surdomute
глухонемота́ *f* deaf-dumbness, deaf-mutism
глухота́ *f* deafness, surdity
глюко́за *f* glucose
глюкозури́я *f см.* **гликозурия**
глюкокортико́ид *m* glucocorticoid
гни́да *f* nit
гние́ние *n* putrification, putrefaction, rot
гни́лостный ichorous
гнои́ться suppurate
гной *m* pus
гно́йный purulent, suppurative
го́лень *f* cnemis, crus, leg, shin
  ~, саблеви́дная saber leg, saber shin
голова́ *f* head
голо́вка *f анат.* head
головно́й cephalic
головокруже́ние *n* vertigo, dizziness, giddiness, staggers

голода́ние *n* starvation, fasting, deprivation, hunger
~, **лече́бное** starvation cure
го́лос *m* voice, vox
гомеопа́т *m* homeopathist
гомеопати́ческий homeopathic
гомеопа́тия *f* homeopathy
гомеоста́з *m* steady state, homeostasis
~, **иммýнный** immunological homeostasis
гомеостати́ческий homeostatic
гомогена́т *m* homogenate
~, **клéточный** whole cell homogenate
гомогениза́тор *m* homogenizer
гомогениза́ция *f* homogenization
гомогéнность *f* homogeneity
гомогéнный homogeneous
гомозиго́та *f* homozygote
гомологи́ческий homologous
гомоло́гия *f* homology
гомосексуа́льный homosexual
гона́да *f* gonad
гонадотропи́н *m* gonadotrop(h)in
~, **хориони́ческий** chorionic gonadotrop(h)in
гонадотро́пный gonadotrop(h)ic
гонартри́т *m* gonarthritis
гониоско́п *m* gonioscope
гониотоми́я *f* goniotomy
гоноко́кковый gonococcal
гонорéйный gonorrheal
гонорéя *f* gonorrhea, blennorrhea
гоноци́т *m* gonocyte
горб *m* gibbus, hump
горéлка *f* burner
~, **га́зовая** gas burner
го́рло *n* throat
гормо́н *m* hormone
~, **адренокортикотро́пный** adrenocorticotrop(h)ic hormone, corticotropin, ACTH
~, **андрогéнный** androgenic hormone
~, **антидиурети́ческий** antidiuretic hormone, vasopressin
~, **лютеинизи́рующий** luteinizing hormone, LH
~, **паратиреоидный** parathyroid hormone
~, **полово́й** sex hormone
~, **соматотро́пный** somatotrop(h)in
~, **стеро́идный** steroid hormone
~, **тиреостимули́рующий [тиреотро́пный]** thyroid-stimulating hormone
~, **фолликулостимули́рующий** follicle-stimulating hormone, FSH
гормона́льный hormonal
гортáнь *f* larynx
горчи́чник *m* mustard leaf, sinapism, mustard plaster
го́рький bitter
горя́чка *f*, **бéлая** delirium tremens
госпитализа́ция *f* hospitalization
госпитализи́ровать hospitalize
го́спиталь *m (военный)* hospital
~, **полево́й** camp hospital, ambulance
гото́вый к употреблéнию ready to use

~, систоли́ческое systolic pressure
дакриоадени́т *m* dacryoadenitis
дакриоли́т *m* (*слёзный конкремент*) dacryolith, lacrimal calculus
дакриоцисти́т *m* dacryocystitis
дактилогрипо́з *m* (*врождённое искривление пальцев*) dactylogryposis
дактилоскопи́я *f* dactyloscopy
дальнозо́ркость *f* longsightedness, hypermetropia, hyperopia, presbytism
~, **ста́рческая** presbyopia
дальтони́зм *m* daltonism
да́нные *pl* data, findings, evidence
~ **ана́лиза** analysis findings
~ **вскры́тия** autopsy [postmortem] findings
~, **исхо́дные** basic data
~, **клини́ческие** medical data, clinical findings, clinical evidence
~ **лаборато́рных иссле́дований** laboratory findings
~, **макроскопи́ческие** gross findings
~ **микроскопи́ческого иссле́дования** microscopic findings
~, **операцио́нные** operative findings
~, **рентгенологи́ческие** radiologic evidence, X-ray findings
~, **эпидемиологи́ческие** epidemiological evidence
да́та *f* date
~ **поступле́ния** day of entry
да́тчик *m* sensor, transducer, pick-up
дви́гательный motor, locomotory
дви́гать(ся) move
движе́ние *n* movement, motion
~, **перистальти́ческое** peristaltic movement
движе́ния *n pl*:
~, **акти́вные** active movements
~ **глаз, бы́стрые** rapid eye movements
~, **дыха́тельные** respiratory movements
~, **маятникообра́зные** pendular movement
~, **непроизво́льные** involuntary movements
~, **пасси́вные** passive movements
~ **плода́** fetal movements
~, **произво́льные** voluntary movements
~, **содру́жественные** associated movements
двое́ние *n* (*в глазах*) diplopia
двойно́й duplicate
дво́йня *f* twins
~, **двуяйцо́вая** binovular twins
~, **однояйцо́вая** monovular [monozygotic, uniovular] twins
двубрю́шный digastric
двугла́вый bicipital
двуразде́льный bipartite
двуро́гий (*напр. о матке*) bicornuate

двуство́рчатый bicuspid
двусторо́нний bilateral
двухдо́льный bilobate
двухка́мерный bilocular
двухспира́льный *(напр. о ДНК)* double-stranded
двухъя́дерный binuclear
двуяйцо́вый binovular
деаэра́ция *f* deaeration
деби́льность *f* debility
девиа́ция *f* deviation
де́вственность *f* virginity, maidenhood
де́вственный virgin
дегенерати́вный degenerative
дегенера́ция *f* degeneration, degradation
~, **гепатолентикуля́рная** Wilson's disease
дегенери́ровать degenerate
дёгтеобра́зный tarry
дедифференциро́вка *f* dedifferentiation
дежу́рный on-duty
дежу́рство *n* duty
~, **ночно́е** night watch
~, **су́точное** daily duty
дезактива́ция *f* deactivation, decontamination
дезамини́рование *n* desamidization
дезинсе́кция *f* disinsection
дезинтегра́ция *f* desintegration
дезинтоксика́ция *f* desintoxication
дезинфекцио́нный disinfectant
дезинфе́кция *f* disinfection
~, **теку́щая** current disinfection
~, **заключи́тельная** terminal disinfection
дезодора́нт *m* deodorant
дезодора́ция *f* deodorization
дезоксирибонуклеа́за *f* deoxyribonuclease
дезорганиза́ция *f* disorganization
деионизáтор *m* deionizer
деиониза́ция *f* deionization
де́йствие *n (напр. лекарственного средства)* effect
~, **нежела́тельное** adverse effect
~, **побо́чное** side effect
дейтеранопи́я *f* deuteranopia
дейтеропла́зма *f* yolk
декальцина́ция *f* decalcification
дека́н *m* dean
декана́т *m* dean's office
декапити́ровать decapitate
декарбоксили́рование *n* decarboxylation
декомпенса́ция *f* decompensation
декомпре́ссия *f* decompression
дексаметазо́н *m* dexamethasone
декстра́н *m* dextran
декстро́за *f* dextrose
деле́ние *n* division
~ **кле́тки, непрямо́е** kariokinesis
деле́ция *f* deletion
~, **антиге́нная** antigenic deletion
~ **кло́на** clonal deletion
дели́рий *m* delirium
~, **ста́рческий** senile delirium
демарка́ция *f* demarcation
деме́нция *f* dementia
демиелиниза́ция *f* demyelin(iz)ation

деминерализа́ция *f* demineralization
демогра́фия *f* demography
демонстра́ция *f (напр. больного)* presentation
денатура́ция *f* denaturation
дендри́т *m* dendrite
дендри́тный dendritic
денерва́ция *f* denervation
денерви́ровать denervate
денти́н *m* dentine
день *m* day ◇ **в ~** per day; **один раз в ~** once a day
депигмента́ция *f* depigmentation
депилято́рий *m* depilator(y)
депиля́ция *f* depilation
депо́ (*напр. крови*) depot
  ~, жирово́е fat depot
  ~ кро́ви blood pool
деполимериза́ция *f* depolymerization
деполяриза́ция *f* depolarization
депресса́нт *m* depressant
депресси́вный depressive
депре́ссия *f* depression
депре́ссор *m* depressor
деприва́ция *f* deprivation
де́рево *n*, **бронхиа́льное** bronchial tree
держа́тель *m* holder, tenaculum, retractor
  ~ головы́ head holder
де́рма *f* dermis, derma, corium
дермати́т *m* dermatitis
  ~, аллерги́ческий allergic dermatitis
  ~, атопи́ческий atopic dermatitis
  ~, йо́дный iodine eruption
  ~, клещево́й mite dermatitis
  ~, конта́ктный contact dermatitis
  ~, лучево́й radiation dermatitis, radiodermatitis
  ~, профессиона́льный occupational dermatitis
  ~, эксфолиати́вный exfoliative dermatitis
дермато́з *m* dermatosis
дермато́лог *m* dermatologist
дерматоло́гия *f* dermatology
дерматомико́з *m* dermatomycosis
дерматомиози́т *m* dermatomyositis
дерматосклеро́з *m* dermatosclerosis
дермографи́зм *m* dermographism
дермо́ид *m* dermoid
дермопати́я *f* dermopathy
десенсибилизи́ровать deallergize, desensitize
десенсибилиза́ция *f*:
  ~, неспецифи́ческая nonspecific desensitization
  ~, специфи́ческая specific desensitization
десика́тор *m* desiccator
десмо́ид *m* desmoid
десмо́н *m* desmone
десмосо́ма *f* desmosome, intercellular bridge
десмоци́т *m* desmocyte
десмурги́я *f* desmurgy
десна́ *f* gingiva (*pl* gingivae), gum
десново́й gingival
деструкти́вный destructive
деstру́кция *f* destruction
дете́ктор *m* detector
детерге́нт *m* detergent
детермина́нта *f* determinant

~, антиге́нная antigenic determinant
~, антиге́нная мигри́рующая jumping antigenic determinant
~, антиге́нная основна́я principal antigenic determinant
~, антиге́нная скры́тая hidden antigenic determinant
~, аутоантиге́нная self-epitope
~, гапте́новая haptenic determinant
детермина́ция *f* determination
детермини́ровать determine
де́ти *pl* children
~ с повы́шенным ри́ском (заболева́ния) children of risk
детоксика́ция *f* detoxication
деторожде́ние *n* childbearing
~, внебра́чное illegitimate birth
детри́т *m* detritis
де́тский infantile; puerile
де́тство *n* childhood
дефека́ция *f* defecation
дефе́кт *m* defect
~, иммунологи́ческий immunologic defect
~ межпредсе́рдной перегоро́дки atrial septal defect
~ наполне́ния *рентг.* filling defect
дефе́ктный defective
дефибрилля́тор *m* defibrillator
дефибрилля́ция *f (сердца)* defibrillation
дефибрини́рование *n* defibrination
дефици́т *m* deficiency, deficit
~ пу́льса pulse deficit
~ стволовы́х клё́ток stem cell deficiency
деформа́ция *f* deformity, deformation
~, ко́стная bony deformity
деформи́рующий deforming
диабе́т *m* diabetes
~, аллокса́новый alloxan diabetes
~, са́харный diabetes mellitus
~, скры́тый occult diabetes
~, ювени́льный early-onset diabetes
диабети́д *m* diabetid
диабети́ческий diabetic
диабетоге́нный diabetogenic
диа́гноз *m* diagnosis (*pl* diagnoses)
~, клини́ческий clinical diagnosis
~, нея́сный indeterminate diagnosis
~, оконча́тельный final diagnosis
~, операцио́нный surgical diagnosis
~, основно́й predominant diagnosis
~, оши́бочный misdiagnosis
~, пато́лого-анатоми́ческий pathologic diagnosis
~, предвари́тельный provisional diagnosis
~, предположи́тельный presumptive diagnosis
~ при поступле́нии больно́го admission diagnosis
~, сомни́тельный doubtful diagnosis
диагно́стика *f* diagnosis
~, бактериологи́ческая bacteriodiagnosis

~, **дифференциа́льная** differential diagnosis
~, **компью́терная** computer-assisted diagnosis
~ **ме́тодом исключе́ния** diagnosis by exclusion
~, **ра́нняя** early detection
~, **серологи́ческая** serum diagnosis, serodiagnosis
~, **топи́ческая** topical diagnosis
~, **ультразвукова́я** ultrasonic diagnosis
~, **цитологи́ческая** cytologic diagnosis
диагности́рованный diagnosed
~, **впервы́е** newly diagnosed
диагности́ровать diagnose
диагности́ческий diagnostic
диагра́мма *f* chart
диа́лиз *m* dialysis
~, **перитонеа́льный** peritoneal dialysis
диа́метр *m* diameter
~, **бипариета́льный** *(головки плода)* biparietal diameter
диапеде́з *m* diapedesis
диаре́я *f* diarrhea
диаста́за *f* diastase
диа́стола *f* diastole
диастоли́ческий diastolic
диате́з *m* diathesis
~, **геморраги́ческий** bleeding [hemorrhagic] diathesis
~, **мочеки́слый** uratic diathesis
~, **экссудати́вный** exudative diathesis
диатерми́я *f* diathermy
диа́физ *m* diaphysis (*pl* diaphyses)
диафиза́рный diaphyseal, diaphysial
диафра́гма *f* diaphragm, midriff
диафрагма́льный diaphragmatic
диверге́нция *f* divergence
диверти́кул *m* diverticulum
дие́т/а *f* diet ◇ **соблюда́ть ~у** to keep a diet
~, **бессолева́я** salt-free diet
~, **вегетариа́нская** vegetarian diet
~, **высокобелко́вая** high-protein diet
~, **высококалори́йная** high-calorie diet
~, **низкокалори́йная** low-calorie diet
~, **разгру́зочная** fasting diet
~, **сбаланси́рованная** balanced diet
~, **стро́гая** spare diet
~, **щадя́щая** protective [light] diet
диети́ческий dietary
диетоло́гия *f* dietetics
диетотерапи́я *f* dietotherapy, sitotherapy
дизентери́йный dysenteric
дизентери́я *f* dysentery
~, **амёбная** amebic dysentery, intestinal amebiasis
~, **бактериа́льная** bacillary dysentery
дизосми́я *f* (*нарушение обоняния*) dysosmia
дизури́ческий dysuric
дизури́я *f* dysuria
дикроти́я *f* dicrotism
дилата́тор *m* dilator
дилата́ция *f* dila(ta)tion
диокси́д *m* dioxide
~ **углеро́да** carbon dioxide

диоптри́я *f* dioptre, dioptry
диплеги́я *f* diplegia
дипло́идный diploid
диплоко́кк *m* diplococcus
диплопи́я *f* diplopia
дипсомани́я *f* dipsomania
дисбала́нс *m* imbalance
дисгенези́я *f* dysgenesia
диск *m* disk
~ A *см.* **диск, анизотро́пный**
~ I *см.* **диск, изотро́пный**
~, **анизотро́пный** A [anisotropic] disk
~, **вста́вочный** *гист.* intercalated disk
~, **заро́дышевый** embryonic [germinal] disk
~ **зри́тельного не́рва** optic disk
~, **изотро́пный** I disk
~, **межпозвоно́чный** intervertebral cartilage
~, **суставно́й** interarticular fibrocartilage
дискинези́я *f* dyskinesia
~ **жёлчного пузыря́** dyskinesia of the gall bladder
диско́идный discoid
дискомфо́рт *m* discomfort
дискорда́нтный discordant
диск-электрофоре́з *m* disk-electrophoresis
дисменоре́я *f* dysmenorrhea
диспансе́р *m* dispensary
диспепси́я *f* dyspepsia, indigestion
диспепти́ческий dyspeptic
диспе́рсность *f* dispersity
дисплази́я *f* dysplasia
~, **фибро́зная** fibrous dysplasia
диспротеинеми́я *f* dysproteinemia
диссемина́ция *f* dissemination, seeding
диссемини́ровать disseminate
диссерта́ция *f* thesis
диссимиля́ция *f* dissimilation
диста́льный distal
дистанцио́нный remote
дистилля́тор *m* distiller
дистилля́ция *f* distillation
дистони́я *f* dystonia
дистре́сс *m* distress
~, **респирато́рный** respiratory distress
дистрофи́я *f* dystrophy, degeneration
~, **адипозогенита́льная** adiposogenital dystrophy
~, **алимента́рная** nutritional dystrophy
~, **амило́идная** amyloid [waxy] degeneration
~, **белко́вая** proteinosis
~, **зерни́стая** granular degeneration
~, **мы́шечная** muscular dystrophy
дисфаги́я *f* dysphagia
дисфази́я *f* dysphasia
дисфори́я *f* *псих.* dysphoria
дисфу́нкция *f* dysfunction, malfunction
дисци́т *m* discitis
диуре́з *m* diuresis
дифтери́йный diphtheritic
дифтери́я *f* diphtheria
~ **зе́ва** faucial diphtheria
дифференци́ровать differentiate
дифференциро́вка *f* differentiation
~, **кле́точная** cellular differentiation

диффу́зия *f* diffusion
диффу́зный diffuse
длина́ *f* length
  ~ **волны́** wavelength
  ~ **стопы́** foot length
дли́тельность *f* duration, length
дли́тельный long-lasting, prolonged
дневно́й diurnal
ДНК *см.* **кислота́, дезоксирибонуклеиновая**
дно *n* fundus (*pl* fundi)
  ~, **глазно́е** fundus of eye, eyeground
  ~ **желу́дка** fundus of stomach
доброка́чественный benign
до́за *f* dose
  ~, **дро́бная** divided dose
  ~, **лета́льная** lethal [fatal] dose
  ~, **лече́бная** therapeutic dose
  ~, **нача́льная** initial dose
  ~, **однокра́тная** single dose
  ~, **поглощённая** absorbed dose
  ~, **подде́рживающая** maintenance dose
  ~, **поро́говая** threshold dose
  ~, **преде́льно допусти́мая** maximal tolerance dose
  ~, **расчётная** calculated dose
  ~, **смерте́льная** *см.* **до́за, лета́льная**
  ~, **сре́дняя** average dose
  ~, **сублета́льная** sublethal dose
  ~, **сумма́рная** accumulated [cumulative] dose
  ~, **су́точная** daily dose
  ~, **уда́рная** loading dose
  ~, **цитопатоге́нная** cytopathic dose
  ~, **эпиляцио́нная** epilation dose
  ~, **эффекти́вная** effective dose
дози́метр *m* dosimeter, radiation meter, radiation monitor
дозиметри́ческий dosimetric
дозиметри́я *f* dosimetry
дозиро́вка *f* dosage
докла́дывать report
долгожи́тельство *n* longevity
долево́й lobar
доле́чивание *n* aftertreatment
до́лька *f* lobule
до́льковый lobular
до́ля *f* lobe
  ~, **ве́рхняя** upper lobe
  ~ **лёгкого** lobe of the lung
  ~, **ни́жняя** inferior lobe
  ~, **сре́дняя** middle lobe
дом *m*:
  ~ **престаре́лых** geriatric [nursing] home
  ~, **роди́льный** maternity
домина́нта *f ген.* dominant
домини́рование *n* dominance
до́нор *m* donor
  ~ **ко́стного мо́зга** bone marrow donor
  ~ **кро́ви** blood donor
  ~, **универса́льный** universal donor
до́норство *n* donation
  ~ **кро́ви** blood donation
допуска́ть assume, permit
допусти́мый permissible
дородово́й antenatal, ante partum, prenatal
дорсалги́я *f* dorsodynia
дорса́льный dorsal

доста́точный *(о дозе)* sufficient
достига́ть reach
достове́рность *f* reliability
достове́рный (*о диагнозе*) firm, true
до́ступ *m* approach, entrance, entry
~, **операти́вный** surgical approach
~, **чреско́жный** percutaneous entry
древови́дный dendritic
дрена́ж *m* drainage
дрени́рование *n* drainage
~, **аспирацио́нное** aspiration drainage
дрепаноци́т *m* drepanocyte
дробле́ние *n* cleavage
~ **(яйцекле́тки), по́лное** total cleavage
дро́бный (*о дозировке*) divided
дрожа́ние *n* tremor, fremitus, trembling, thrill, flutter
~, **голосово́е** vocal fremitus
~, **диастоли́ческое** diastolic thrill
~, **мы́шечное** muscular tremor
~, **систоли́ческое** systolic thrill
дрожа́ть shake, shiver, shudder
дро́жжи *pl* yeast
дрожь *f* trembling, shivering
дря́блый flaccid
дря́хлый decrepit
дуга́ *f* arc, arch
~ **ао́рты** aortic arch
~, **зу́бная** dental arch
~ **позвонка́** vertebral arch
~, **рёберная** costal arch
дугообра́зный arcual, arcuate
дуодена́льный duodenal
дуоденогра́фия *f* duodenography
душ *m* douche, shower(-bath)
~, **контра́стный** alternating douche
~ **Шарко́** Charcot's douche
душевнобольно́й insane, mad
души́ть suffocate
дыха́ние *n* breath(ing), respiration
~, **агона́льное** agonal breathing
~, **амфори́ческое** amphoric respiration
~, **бронхиа́льное** bronchial breathing
~, **брюшно́е** abdominal [ventral] breathing
~, **везикуля́рное** vesicular respiration
~, **грудно́е** thoracic respiration
~, **диафрагма́льное** diaphragmatic respiration
~, **жёсткое** harsh breathing
~, **заме́дленное** slow breathing
~, **затруднённое** hard breathing
~, **иску́сственное** artificial respiration
~, **неравноме́рное** irregular breathing
~, **парадокса́льное** paradoxic respiration
~, **периоди́ческое** periodic breathing
~ **плода́** fetal respiration
~, **пове́рхностное** shallow breathing

~, преры́вистое jerky respiration
~, ро́вное smooth breathing
~ «рот в рот» mouth-to-mouth ventilation
~, свистя́щее stredulous [whistling] breathing
~, стридоро́зное stridorous respiration, stridor
~, тка́невое tissue respiration
~, управля́емое automatic [controlled] breathing, assisted breath
~, учащённое hurried breathing, tachypnea
~ Че́йна — Сто́кса Cheyne-Stokes respiration
дыха́тельный respiratory, breathing
дыша́ть breathe

Е

едини́ца *f* unit
~, антитокси́ческая antitoxic unit
~, крыси́ная rat unit
~, междунаро́дная international unit
~, мыши́ная mouse unit
едини́чный solitary
ежедне́вный quotidian
ёмкость *f* capacity
~ лёгких, жи́зненная lung [vital] capacity
ёршик *m* (*для мойки химической посуды*) test-tube brush
есте́ственный native; natural

Ж

жа́берный branchial
жа́жда *f* thirst
жа́лоба *f* complaint
жа́ловаться (*напр. на боль*) complain
жаропонижа́ющий febrifuge, antifebrile, antipyretic
жаропро́чность *f* heat resistance
жар *m*, сухо́й dry heat
жгу́тик *m*, сперматозо́ида spermatic filament
жгу́тики *m pl* flagella
жева́ние *n* chewing, mastication
желати́н *m* gelatin
желати́новый gelatinous
железа́ *f* gland
~, альвеоля́рная alveolar gland
~, апокри́нная apocrine gland
~, ви́лочковая thymus (gland)
~, мейбо́миева tarsal gland
~, моло́чная mammary gland
~, околоу́шная parotid gland
~, паращитови́дная parathyroid gland
~, поджелу́дочная pancreas
~, полова́я gonad
~, по́товая sudoriparous [sweat] gland
~, предста́тельная prostate

~, слёзная lacrimal gland
~, слю́нная salivary gland
~, щитови́дная thyroid (gland)
желе́зистый 1. glandular 2. *хим.* ferrous
желе́зо *n* iron, Fe
~, радиоакти́вное radioiron
железообра́зный jelly-like
желто́к *m* yolk
желто́чный vitelline
желту́ха *f* jaundice, icterus
~ бере́менных jaundice of pregnancy
~, механи́ческая obstructive jaundice
~ новорождённых icterus neonatorum
~, я́дерная nuclear icterus, kernicterus
желту́шность *f* yellowness
желту́шный icteric
желу́док *m* stomach
~, каска́дный cascade stomach
желу́дочек *m* ventricle
~ мо́зга ventricle of the brain
~ се́рдца heart ventricle
~, тре́тий third ventricle (*of the brain*)
желу́дочковый ventricular
желу́дочно-кише́чный gastroenteric, gastrointestinal
желу́дочно-пищево́дный gastroesophageal
желу́дочный gastric, stomachic
желчего́нный cholagogue, cholagogic
желчеобразова́ние *n* biligenesis
желчеобразу́ющий chologenic
жёлчный biliary, bilious
жёлчь *f* gall, bile, fel
~, бе́лая white bile
~, печёночная C bile, hepatic bile
~, пузы́рная B-bile
же́нский feminine, female
же́нщина *f* woman
~, бере́менная gravida
жже́ние *n* burning
~ при мочеиспуска́нии urethral burning, scalding
живо́й alive
живорождённый liveborn
живо́т *m* belly, venter, abdomen
живо́тное *n* animal
~, безмикро́бное germfree animal
~, подо́пытное test animal
~, стери́льное germfree animal
жи́дкий liquid, fluid
жи́дкость *f* fluid, liquor
~, амниоти́ческая amniotic fluid
~, асцити́ческая ascitic fluid
~, внеклёточная extracellular fluid
~, внутриглазна́я aqueous humor
~ для полоска́ния рта mouthwash
~, культура́льная culture fluid
~, лимфати́ческая lymphatic fluid
~, надоса́дочная supernatant fluid
~, промывна́я lavage fluid
~, семенна́я seminal fluid
~, серо́зная serous fluid

~, **синовиа́льная** synovial [joint] fluid
~, **спинномозгова́я** cerebrospinal fluid
~, **тканева́я** interstitial [tissue] fluid
~, **фолликуля́рная** follicular fluid
жи́зненный vital
жизнеспосо́бность *f* vitality, viability
жизнеспосо́бный viable
жизнь *f* life
жир *m* fat
жирово́й fatty
журна́л *m* book, journal, register
~ **для регистра́ции больны́х** casebook, sick book
~ **назначе́ний (врача́)** order book

З

заболева́емость *f* disease incidence, morbidity, sickness rate
заболева́ние *n* illness, disease, morbus, sickness, affection
~, **аллерги́ческое** allergic disease
~, **атопи́ческое** atopic illness
~, **аутоимму́нное** autoimmune disease
~, **грибко́вое** mycosis
~, **запу́щенное** advanced disease
~, **неизлечи́мое** fatal illness
~, **опа́сное** dangerous illness
~, **профессиона́льное** occupation disease
~, **психи́ческое** mental illness
~, **ревмати́ческое** rheumatic disease
~, **систе́мное** systemic disease
~, **сопу́тствующее** associated illness
~, **хрони́ческое** chronic illness
~, **ятроге́нное** iatrogenic illness
заболе́ть fall sick, fall ill
забо́титься (*о больном*) attend
забрюши́нный retroperitoneal
зави́сеть depend
зави́симость *f* dependence
~, **лека́рственная** drug dependence, drug habit
завито́к *m (ушной раковины)* helix
за́ворот *m* **кишо́к** volvulus
завши́вленность *f* lousiness
заги́б *m* kink(ing)
~ **кза́ди** *(матки)* retroflexion
загруди́нный retrosternal
загрязне́ние *n* contamination, pollution, impurity
~, **радиоакти́вное** radioactive contamination
загрязнённый ◇ ~ **бакте́риями** bacteria-contaminated
загрязня́ть pollute, contaminate
заде́рживать retard; delay
заде́ржка *f* delay
~ **жи́дкости** fluid retention

~ менструа́ции delay of menses
~ мочи́ retention of urine, urinary retention
~ овуля́ции delay of ovulation
~ после́да secundines retention
~ разви́тия arrested development
~ со́ли salt retention
за́дний posterior
задыха́ться pant, strangle
задыха́ющийся wheezy
зае́да *f* angular cheilitis, perlèche
заживле́ние *n* healing, repair
~ втори́чным натяже́нием healing by second intension
~ перви́чным натяже́нием healing by first intension
~ ра́ны wound healing
~, спонта́нное self-healing
зажи́м *m* clamp, forceps
~, артериа́льный artery forceps
~, изо́гнутый curved forceps
~, кише́чный bowel forceps
~, кровоостана́вливающий hemostatic [clamp] forceps
~ Мику́лича Mikulicz' clamp
~ Па́йра Payr's clamp
~ Пеа́на, кровоостана́вливающий Péan's forceps
~, разда́вливающий crushing forceps
заика́ние *n* stutter, stammer(ing)
заключе́ние *n*, враче́бное medical comment
закры́тие *n (раны)* closure
закры́тый enclosed, close
закры́ть посло́йно to close in layers
заку́поривать occlude
заку́порка *f* obturation, occlusion, obstruction; stoppage
~ арте́рии artery occlusion
зал *m*, секцио́нный autopsy [dissecting] room
зало́женность *f*:
~ но́са stuffiness of the nose, stuffy nose
~ уше́й stuffiness of the ears
заме́дленный tardive, tardy
замени́тель *m* substitute
замести́тельный vicarious
заме́тный marked
замеще́ние *n* replacement, substitution
~ жи́дкости fluid replacement
замора́живание *n* congelation, freezing
заморо́женный frozen
зано́с *m*, пузы́рный hydatid mole
запа́с *m* reserve
за́пах *m* scent, odor, smell
за́пись *f* record
запо́й *m* drinking bout, drinking period, hard drinking
запо́р *m* constipation
~, атони́ческий atonic constipation
~, проктоге́нный proctogenic constipation
~, спасти́ческий spastic constipation
запыха́вшийся blown
запя́стный carpal
запя́стье *n* wrist
заро́дыш *m* germ
заро́дышевый germinal
засло́нка *f* valve

~, илеоцека́льная ileocaecal valve
засто́й *m* congestion
засто́йный congestive, congested
затемне́ние *n рентг.* cloud, opacity, shadow
~, лине́йное linear opacity
затрудне́ние *n* embarrassment
затума́нивание *n (зрения, сознания)* blurring
затуха́ние *n (напр. сыпи)* fading
заты́лок *m* occiput
заты́лочный occipital
затяжно́й protracted, prolonged
захва́т *m* catch
зача́тие *n* conception
зача́ток *m эмбр.* bud
~, зубно́й tooth bud
зача́ть conceive
зачёт *m амер.* credit; test
зашива́ть sew
защи́та *f* defense
~, радиацио́нная radiological defense
защи́тный protective
защища́ть protect
звездообра́зный stellar, stellate
звон *m* **в уша́х** noises in the ears
звук *m* sound
~, амфори́ческий bottle sound
~, тимпани́ческий tympanic resonance
звуконепроница́емый soundproof
здоро́вье *n* health, sanity
здоро́в/ый healthy ◇ быть ~ым to be in good health
~, практи́чески apparently healthy
здравоохране́ние *n* public health
зев *m* fauces
зево́та *f* yawn(ing), oscitation
зелёный *m*:
~, бриллиа́нтовый brilliant green
~, бромкрезо́ловый bromocresol green
~, мети́ловый methyl green
зе́ркало *n* mirror, speculum
~, горта́нное laryngoscope
~, ло́бное head reflector
~, ушно́е ear speculum
зерни́стость *f* granularity, stippling
~, базофи́льная basophilic stippling
зерни́стый granular
зерно́ *n* grain
зиго́та *f* zygote
зимоза́н *m* zymozan
злово́ние *n* fetor, stink
злово́нный fetid, malodorous
злока́чественность *f* malignancy
злока́чественный malignant; pernicious
злоупотребле́ние *n* misuse
зна́ния *n pl*, **медици́нские** knowledge of medicine
зна́харь *m* quack
значе́ние *n* significance
зна́чимость *f*:
~, диагности́ческая diagnostic significance
~, прогности́ческая prognostic significance
значи́тельный significant

зоб *m* goiter, struma
зо́лото *n* gold, Au
золоту́ха *f* scrofula
зо́на *f* zone
  ~ **гемо́лиза** hemolysis zone
  ~ **радиацио́нной опа́сности** radiation danger zone
  ~ **ро́ста** region of growth
зонд *m* bougie, probe, sound
  ~ **для иску́сственного кормле́ния** feeding tube
  ~, **дуодена́льный** duodenal tube
  ~, **желобова́тый** grooved probe
  ~, **желу́дочный** stomach pump, gastric tube, stomach sound
  ~, **направля́ющий** guiding probe
  ~, **пу́говчатый** bulbous-end probe
  ~, **серде́чный** heart [cardiac] catheter
  ~ **с расшире́нием на конце́** olive-tipped bougie
зонди́рование *n* tubage
зонди́ровать probe
зооно́з *m* zoonosis
зрачо́к *m* pupil
  ~, **расши́ренный** dilated pupil
  ~, **су́женный** constricted pupil
зре́лость *f* maturity
  ~ **плода́** fetus maturity
  ~, **полова́я** puberty
зре́лый mature
зре́ние *n* vision
  ~, **бинокуля́рное** binocular vision
  ~ **в су́мерках** twilight vision
  ~ **при дневно́м све́те** daylight vision
  ~, **стереоскопи́ческое** solid [stereoscopic] vision
  ~, **тру́бчатое** shaft vision
  ~, **цветово́е** color vision
зри́тельный visual
зуб *m* tooth (*pl* teeth)
  ~, **большо́й коренно́й** molar
  ~, **запломбиро́ванный** filled tooth
  ~, **карио́зный** carious tooth
  ~, **ма́лый коренно́й** premolar
  ~, **моло́чный** baby [deciduous, milk, temporary] tooth
  ~ **му́дрости** late [wisdom] tooth
  ~, **недостаю́щий** missing tooth
  ~, **пере́дний** anterior tooth
  ~, **постоя́нный** permanent tooth
  ~, **проте́зный** denture tooth
  ~ **с дупло́м** hollow tooth
  ~, **шата́ющийся** loose tooth
зубе́ц *m (напр. электрокардиограммы)* wave
  ~, **высо́кий** high wave
  ~, **отрица́тельный** negative wave
  ~, **пло́ский** flat wave
  ~, **положи́тельный** positive wave
  ~, **расщеплённый** split wave
зубно́й dental
зубча́тый serrate
зу́бы-антагони́сты *m pl* opposing teeth
зуд *m* itch, pruritus
  ~ **бере́менных** pruritus of pregnancy

~ в о́бласти за́днего прохо́да pruritus ani
зудя́щий itching, pruritic

И

игла́ *f* needle
~, **атравмати́ческая** atraumatic needle
~, **дисцизио́нная** knife needle
~ **для подко́жных инъе́кций** hypodermic needle
~ **для стерна́льной пу́нкции** sternal puncture needle
~ **для сшива́ния ко́жи** skin suture needle
~ **для шпри́ца** syringe needle
~, **закруглённая** curved needle
~, **лигату́рная** ligature needle
~, **по́лая** hollow needle
~, **пряма́я** straight needle
~, **то́нкая** fine needle
~, **хирурги́ческая** surgical needle
~, **шо́вная** suture needle
иглодержа́тель *m* needle holder
идентифика́ция *f* identification
иденти́чность *f* identity
иденти́чный identical
идеомото́рный ideomotor
идиопати́ческий idiopathic, self-existing
идиопла́зма *f* idioplasm
идиосинкрази́я *f* idiosyncrasy
идиоти́п *m* idiotype
идиотипи́рование *n* idiotype assay
идиоти́ческий idiotic
идиоти́я *f* idiocy
идиото́п *m* idiotope
избира́тельный selective
избы́ток *m* excess
изви́лина *f* *(коры полушарий головного мозга)* gyrus (*pl* gyri), convolution
изви́листость *f* tortuosity
изви́тый convolute
извлече́ние *n* draw
извраще́ние *n* perversion
~ **обоня́ния** perversion of olfaction
~, **полово́е** sexual perversion
изги́б *m* flexure, bend
~ **ободо́чной кишки́, ле́вый** splenic flexure
~ **ободо́чной кишки́, пра́вый** hepatic flexure
изгна́ние *n* expulsion
изжо́га *f* heartburn, pyrosis, brash
излё́чивание *n* healing, curing
излё́чивать heal, cure
излечи́мость *f* curability
излечи́мый curable, healable, sanable
излуча́тель *m* emitter
излуча́ть emit, radiate
излуче́ние *n* radiation
~, **жёсткое** hard radiation, hard rays
~, **инфракра́сное** infrared radiation, infrared rays
~, **проника́ющее** penetrating radiation
~, **рентге́новское** X-radiation
~, **ультрафиоле́товое** ultra-

violet rays, ultraviolet radiation
~, **электромагни́тное** electromagnetic radiation
измене́ние *n* change
~ **ли́чности** *псих.* personality disorder
~, **посме́ртное** postmortem change
изме́нчивость *f* changeability, variability, mutability
изменя́ть alter, change, vary
измере́ние *n* measurement
~ **температу́ры** thermometry, temperature measurement
измеря́ть measure, gauge
изнаси́лование *n* rape
изнуре́ние *n* exhaustion
изображе́ние *n* image
изоля́ция *f* sequestration *(of a patient)*
изоти́п *m* isotype
изотони́ческий isotonic
изото́п *m* isotope
~, **радиоакти́вный** radioisotope, radionuclide
изуче́ние *n* study
~ **заболева́емости** morbidity study
изъязвле́ние *n* ulceration
изъязвлённый ulcerated
ико́та *f* hiccough, hiccup
икра́ *f (ноги)* calf, sura
илейт *m* ileitis
~, **региона́рный** regional ileitis
~, **термина́льный** distal ileitis
илеостоми́я *f* ileostomy
илеотоми́я *f* ileotomy
илеоцека́льный ileocecal
и́леус *m* ileus
~, **спасти́ческий** spastic ileus
имме́рсия *f* immersion
иммобилиза́ция *f* immobilization
иммобилизи́ровать immobilize
иммуниза́ция *f* immunization
~, **лече́бная** immunization therapy
иммуните́т *m* immunity
~, **акти́вный** active immunity
~, **антисперма́льный** antisperm immunity
~, **врождённый** congenital [native] immunity
~, **гумора́льный** humoral immunity
~, **кле́точный** cell-mediated [cellular] immunity
~, **ме́стный** local immunity
~, **напряжённый** hyperimmunity, high-grade immunity
~, **несто́йкий** abortive immunity
~, **пасси́вный** passive immunity
~, **перекрёстный** cross immunity
~, **приви́вочный** postvaccinal immunity
~, **приобретённый** acquired immunity
~, **противови́русный** antiviral immunity
~, **специфи́ческий** specific immunity
~, **тка́невый** tissue immunity
имму́нный immune
иммуноана́лиз *m*, **коли́чест-**

венный immunometric analysis
иммуноанализа́тор *m* immunoanalyzer
иммунобиологи́ческий immunobiological
иммунобиоло́гия *f* immunobiology
иммунобла́ст *m* immunoblast
иммуноблóттинг *m* immunoblotting (assay)
иммуногенéз *m* immunogenesis
иммуногенéтика *f* immunogenetics
иммуногéнность *f* immunogenicity
иммуногéнный immunogenic
иммуноглобули́н *m* immunoglobulin
иммунодепресса́нт *m* immunologic depressant, immunosuppressant
иммунодепрéссия *f* immunodepression, immunosuppression
иммунодефици́т *m* immune deficiency, immunodeficiency
~, **врождённый** congenital immunodeficiency
~, **приобретённый** acquired immunodeficiency
иммунодиффу́зия *f* immunodiffusion
иммунокомпетéнтность *f* immunocompetence
иммунокомпетéнтный immunocompetent
иммунóлог *m* immunologist
иммунологи́ческий immunologic
иммунолóгия *f* immunology
иммуномодуля́тор *m* immune response modifier
иммунопати́я *f* immunopathy
иммунопреципита́т *m* immunoprecipitate
иммунопреципита́ция *f* immunoprecipitation
иммунопролиферати́вный immunoproliferative
иммунопрофила́ктика *f* immunoprophylaxis
иммунорадиоавторгафи́я *f* immunoautoradiography
иммунореакти́вность *f* immunoreactivity
иммунорегуля́ция *f* immunoregulation
иммуносорбéнт *m* immunosorbent, immunoadsorbent
иммуносóрбция *f* immunoadsorption
иммуностимуля́тор *m* immunostimulant
иммуностимуля́ция *f* immunopotentiation, immunostimulation
иммунотерапи́я *f* immunotherapy
иммунофикса́ция *f* immunofixation
иммунофлюоресцéнция *f* immunofluorescence
~, **непряма́я** indirect immunofluorescence
иммунофлюорометри́я *f* immunofluorimetry
иммунохи́мия *f* chemoimmunity
иммуноци́т *m* immunocyte
иммуноцитолóгия *f* immunocytology
иммуноэлектрофорéз *m* immunoelectrophoresis, electroimmunodiffusion

~, встре́чный counter immunoelectrophoresis
~, перекрёстный crossed immunoelectrophoresis
~, противото́чный counter immunoelectrophoresis
импети́го *n* impetigo
имплanта́т *m* implant
имплanта́ция *f* implantation
импоте́нция *f* impotence, sexual debility
импрегна́ция *f* impregnation
импрегни́ровать impregnate
и́мпульс *m* impulse
инактива́ция *f* inactivation
инбре́дный *ген.* inbred
инвагина́ция *f* intussusception, invagination
инва́зия *f* invasion
инвали́д *m* invalid, disabled, handicapped person
инвали́дность *f* disability
инволю́ция *f* involution
ингаля́ция *f* inhalation
ингиби́рование *n*, **конкуре́нтное** competitive inhibition
ингиби́ровать inhibit
ингиби́рующий inhibitory
ингиби́тор *m* inhibitor
ингиби́ция *f* inhibition
ингредие́нт *m* ingredient
и́ндекс *m*, **митоти́ческий** mitotic index
индивидуа́льный individual
индуктотерапи́я *f* inductotherapy
инду́кция *f* induction
индура́ция *f* induration
индуци́ровать induce
ине́ртность *f* inertia
ине́ртный inert
инжене́рия *f*, **ге́нная** gene engineering
иниции́ровать initiate
инкапсули́ровать(ся) encyst
инкапсуля́ция *f* encapsulation
инкуба́тор *m* incubator
инкуба́ция *f* incubation
инкура́бельный immedicable
иннерва́ция *f* innervation
инокули́ровать *микр.* inoculate
иноро́дный foreign
институ́т *m*, **медици́нский** medical institute ◇ **подава́ть заявле́ние в ~** to apply to a medical institute
инструкти́ровать instruct
инстру́кция *f* instruction
инструме́нт *m* instrument
~, вспомога́тельный accessory instrument
инсули́н *m* insulin
инсулино́ма *f* islet cell tumor
инсу́льт *m* insult, cerebral crisis
~, апоплекти́ческий apoplectic insult
~, тромботи́ческий thrombotic apoplexy
инта́ктный intact
интелле́кт *m* intellect, mental power
интенси́вность *f* intensity
~ радиа́ции radiation power
интерва́л *m* interval, span
~, довери́тельный *стат.* confidence interval
интеркурре́нтный intercurrent
интерлейки́н *m* interleukin
интернату́ра *f* internship
~, целева́я categorical internship
интерферо́н *m* interferon
интоксика́ция *f* intoxication

интраната́льный intranatal
интуба́тор *m* endotracheal tube
интуба́ция *f* intubation
интуби́ровать intubate
инфа́ркт *m* infarct(ion)
~ **кише́чника** infarcted bowel
инфекцио́нный infectious
инфе́кция *f* infection
~, **аденови́русная** adenovirus infection
~, **бактериа́льная** bacillosis
~, **ви́русная** viral infection
~, **во́дная** waterborne infection
~, **возду́шная** airborne infection
~, **возду́шно-ка́пельная** droplet infection
~, **лате́нтная** latent infection
~, **очаго́вая** focal infection
~, **систе́мная** systemic infection
~, **сме́шанная** concurrent [mixed] infection
инфильтра́ция *f* infiltration
информа́ция *f* information
инфу́зия *f* infusion
инъе́кция *f* injection
~, **внутриве́нная** intravenous injection
~, **внутримы́шечная** intramuscular injection
~, **однокра́тная** single injection
ио́н *m* ion
иридотоми́я *f* iridotomy
иридэктоми́я *f* iridectomy
искажа́ть distort
исключе́ние *n* exclusion
иску́сственный artificial
иску́сство *n* art
~ **врачева́ния** art of healing
испаре́ние *n* vaporization
испари́тель *m* vaporizer
испаря́ть(ся) vaporize
испо́льзование *n*, **однора́зовое** singleuse
исправля́ть correct
испыта́ние *n* proof, testing, trial
~, **двойно́е перекрёстное** double crossover trial
~, **двойно́е слепо́е** double blind trial
~, **клини́ческое** clinical trial
~, **лаборато́рное** bench test
~, **сравни́тельное** comparative trial
испы́тывать жа́жду thirst
иссека́ть resect
иссече́ние *n* exeresis, excision
~ **варико́зного узла́** varicectomy
~, **по́лное** total excision
~ **тка́ни** excision of tissue
~, **части́чное** local excision
~, **широ́кое** wide excision
иссле́дование *n* investigation, exploration, research
~, **бактериологи́ческое** bacteriological research
~, **бимануа́льное** bimanual examination
~, **гистологи́ческое** microscopic examination
~, **двойно́е слепо́е** double blind study
~, **двуру́чное** bimanual examination
~, **кли́нико-анатоми́ческое** clinicopathological study
~, **лаборато́рное** laboratory study, laboratory research

~, многоце́нтровое multicentric trial
~, повторное reexamination
~, поиско́вое trial experiment, pilot study
~, популяцио́нное population study
~, предвари́тельное preliminary study
~ прямо́й кишки́, пальцево́е rectal touch
~, радиоиммунологи́ческое radioimmunoassay
~, рентгенологи́ческое X-ray examination
~, ретроспекти́вное retrospective study
~, слепо́е blind study, blind investigation
~, сро́чное rapid testing
~, статисти́ческое statistical study
~, хирурги́ческое surgical research
~, цитологи́ческое cytological examination
~, электрофизиологи́ческое electrophysiologic testing
истери́ческий hysteric
истери́я *f* hysteria
истече́ние *n* issue, flux, effuse, escape
истонче́ние *n* thinning
исто́рия *f* **боле́зни** case report, case record, medical [patient] history
исто́чник *m* source
~ излуче́ния radiation source
~, минера́льный spa
~, минера́льный горя́чий thermal spring
истоще́ние *n* denutrition
~ компле́мента complement depletion
~, о́бщее cachexia
истощённый marantic, cachectic
исхо́д *m* outcome
~, лета́льный fatal outcome
~, неблагоприя́тный poor outcome
исче́рченность *f* stippling
ихтио́з *m* ichthyosis
ишалги́я *f* ischalgia, sciatica
ишеми́ческий ischemic
ишеми́я *f* local asphyxia
ишури́я *f* ischuria

Й

йод *m* iodine, I
~, радиоакти́вный radioiodine

К

кабине́т *m*, **врачёбный** doctor's consulting room
каве́рна *f* cavern
~, ко́стная osteal cavern
каверно́зный cavernous
каверно́ма *f* cavernoma
каёмка *f* border
~, щёточная brush border
казеин *m* casein
казео́з *m* caseation
казео́зный caseous
кал *m* feces

~, первичный meconium
кала-азар *m* kala-azar, visceral leischmaniasis
калека *f* cripple
калечить disable, cripple, lame
калий *m* potassium, K
калликреин *m* kallikrein
калорийность *f* caloric value, caloric content
калориметр *m* calorimeter
калория *f* calorie
калькулёзный calculous
кальмодулин *m* calmodulin
кальций *m* calcium, Ca
кальциноз *m* calcification, calcinosis
кальциурия *f* calciuria, calcariuria
камень *m* calculus (*pl* calculi), stone
~, жёлчный gallstone
~, зубной dental calculus, tartar
~ мочевого пузыря bladder stone
~ мочеточника urethral stone
~, оксалатный oxalate stone
~, почечный kidney stone
~ слёзного протока dacryolith, lacrimal calculus, tear stone
~, уратный urate stone
~, фосфатный phosphate stone
камера *f* chamber
~, влажная humidified box, moist [wet] chamber
~ глазного яблока, задняя camera posterior bulbi
~ глазного яблока, передняя camera anterior bulbi
~ глубокого замораживания deep-freeze chamber
~, дезинфекционная desinfection chamber
~, диффузионная diffusion chamber
~ для гибридизации *иммун.* hybridization chamber
~ для иммуноанализа immunoassay chamber
~, ионизационная ionization chamber
~, кислородная oxygen chamber
~, стерилизационная sterilization chamber
~, сцинтилляционная scintillation camera
~, счётная counting chamber
камнесечение *n* lithotomy
камфора *f* camphor
канал *m* *анат.* canal
~, бедренный femoral canal
~, гаверсов Haversian canal
~, карпальный carpal tunnel
~ лабиринта внутреннего уха cochlear duct
~ остеона Haversian canal
~, паховый abdominal [inguinal] canal
~, позвоночный spinal canal
~, раневой wound tract
~ улитки cochlear duct
~, цервикальный cervical canal of the uterus
каналец *m* canaliculus (*pl* canaliculi), channel
канальцы *m pl*, почечные renal tubules
канатик *m* cord
~, пупочный umbilical cord

~, семенно́й spermatic cord
кандиди́н *m* candidin
кандидо́з *m* candidiasis
каннаби́зм *m* *(гашишная наркомания)* cannabism
канцероге́н *m* carcinogen
канцерогене́з *m* carcinogenesis
канцероге́нный carcinogenic
каню́ля *f* *мед. тех.* cannula
каоли́н *m* kaolin
каолино́з *m* kaolinosis
ка́пать drip, drop
ка́пельница *f* dropper, dropping glass, dropping bottle
капилля́р *m* capillary
капилляроско́п *m* capillaroscope
ка́пли *f pl* drops
~ **в нос** nasal drops
~, **глазны́е** eye drops
~ **от ка́шля** cough drops
~, **ушны́е** ear drops
ка́псула *f* capsule
~, **по́чечная** kidney capsule
~ **селезёнки** splenic capsule
~, **суставна́я** joint capsule
каранда́ш *m* pencil
~, **квасцо́вый** aluminous pencil
каранти́н *m* quarantine
карбоксили́рование *n* carboxylation
карбу́нкул *m* carbuncle
кардиалги́я *f* cardialgia, cardiodynia
кардиа́льный cardiac
кардиоге́нный cardiogenic
кардиогра́мма *f* cardiogram
~ **с нагрузкой** exercise cardiogram
кардиографи́ческий cardiographic
кардиографи́я *f* cardiography
~, **радиоизото́пная** radiocardiography
кардиодефибрилля́тор *m* cardiac defibrillator
кардиолипи́н *m* cardiolipin
кардио́лог *m* cardiologist
кардиоло́гия *f* cardiology
кардиомегали́я *f* cardiomegaly
кардиомиопати́я *f* cardiomyopathy
~, **засто́йная** congestive cardiomyopathy
~, **рестрикти́вная** restrictive cardiomyopathy
кардионекро́з *m* cardionecrosis
кардиоспа́зм *m* cardiospasm
кардиостимуля́тор *m* cardiostimulator
кардиотокографи́я *f* cardiotocography
кардиотоми́я *f* *(1. вскрытие сердца 2. резекция кардии желудка)* cardiotomy
ка́рдия *f* cardia
ка́риес *m* caries
~ **зубо́в** dental caries
кариобла́ст *m* karyoblast
кариогами́я *f* karyogamy
карио́зный carious
кариокине́з *m* kariokinesis
кариоле́мма *f* karyolemma, karyotheca
кариоли́зис *m* karyolysis
кариоли́мфа *f* karyolymph, karyoplasm
кариомито́з *m* karyomitosis
кариоре́ксис *m* karyorrhexis
кариоти́п *m* karyotype
карка́с *m* frame
ка́рлик *m* dwarf, nanus, pigmy, pygmy

ка́рликовость *f* dwarfism, nanosomia, nanism, microsomia
карма́н *m* pouch, pocket
~, **десново́й** gingival pocket
каро́тидный carotic, carotid
ка́рта *f* card; map
~ **вакцина́ции** immunization record card
~, **генети́ческая** genetic map
~, **медици́нская** medical card
~, **регистрацио́нная** record card
~, **хромосо́мная** chromosome map
~ **шко́льника, санита́рная** school health card
карти́на *f*:
~, **клини́ческая** clinical picture
~ **кро́ви** blood picture
~, **макроскопи́ческая** gross appearance
карти́рование *n* mapping
~, **мембра́нное** cell surface mapping
~, **мультило́кусное** multipoint mapping
~, **хромосо́мное** chromosome mapping
~ **эпито́пов** epitope mapping
карцино́ид *m* carcinoid
карцино́ма *f* carcinoma
карциносарко́ма *f* carcinosarcoma
карциноэмбриона́льный carcinoembryonic
кастра́т *m* castrate
кастра́ция *f* castration
~, **гормона́льная** hormonal castration
~, **рентгенологи́ческая** X-rays castration
~, **хирургическая** operative castration
катаболи́зм *m* catabolism
катаболи́т *m* catabolite
катаболи́ческий catabolic
катаге́н *m* catagen
катагене́з *m* catagenesis
катакро́та *f* catacrotism
катакроти́ческий catacrotic
катала́за *f* catalase
каталепси́я *f* catalepsy
каталепти́ческий cataleptic
ката́лиз *m* catalysis
катализа́тор *m* catalyst, catalyzer
катализи́ровать catalyze
каталити́ческий catalytic
ката́мнез *m* catamnesis
катамнести́ческий catamnestic
катаплази́я *f* cataplasia
катаплекси́я *f* cataplexy
ката́р *n* catarrh
катара́кта *f* cataract
~, **бу́рая** black [brown] cataract
~, **вене́чная** coronary cataract
~, **веретенообра́зная** fusiform cataract
~, **врождённая** congenital [embryonal] cataract
~, **втори́чная** secondary cataract, after-cataract
~, **гетерохро́мная** heterochromic cataract
~, **глаукомато́зная** glaucomatous cataract
~, **голуба́я** blue cataract
~, **диабети́ческая** diabetic cataract

~, звёздчатая stellate cataract
~, зонуля́рная zonular cataract
~, зре́лая ripe [mature] cataract
~, капсуля́рная capsular cataract
~, контузио́нная contusion cataract
~, коралловидная coralliform cataract
~, корти́кальная cortical cataract
~, лентикуля́рная lenticular cataract
~, лучева́я irradiation cataract
~, моло́чная lacteal [milky] cataract
~, морга́ниева morgagnian cataract
~, мя́гкая soft cataract
~, набуха́ющая intumescent cataract
~, нафтали́новая naphthalinic cataract
~, незре́лая immature cataract
~, осложнённая complicated cataract
~, перви́чная primary cataract
~, перезре́лая overripe [hypermature] cataract
~, перинуклеа́рная perinuclear cataract
~, периферийческая peripheral cataract
~, пирамида́льная pyramidal cataract
~, подростко́вая adolescent cataract
~, по́лная total [complete] cataract
~, поля́рная polar cataract
~, прогресси́рующая progressive cataract
~, слои́стая lamellar cataract
~ с сине́хиями adherent cataract
~, ста́рческая senile cataract
~, субкапсуля́рная subcapsular cataract
~, токси́ческая toxic cataract
~, то́чечная punctate cataract
~, травмати́ческая traumatic cataract
~, центра́льная axial [central] cataract
~, чашеви́дная cupuliform cataract
~, электри́ческая electric cataract
~, я́дерная nuclear cataract

катара́ктный cataractous
катара́льный catarrhal
кататони́ческий catatonic
кататони́я *f* catatonia
катафази́я *f* *псих.* cataphasia
катепси́н *m* cathepsin
кате́тер *m* catheter
~, артериа́льный artery cannula
~, аспирацио́нный suction catheter
~, балло́нный balloon catheter
~, ги́бкий flexible catheter
~ для эмболиза́ции embolization catheter
~, мочеточниковый ureteral catheter

~ Нелато́на, эласти́чный Nélaton's catheter
~ Пецце́ра Pezzer catheter
~, постоя́нный permanent catheter
~, сосу́дистый intravascular catheter
катéтер-балло́н *m* **Фоле́я** Foley catheter
катетериза́ция *f* catheterization, cannulation
~, **избира́тельная [селекти́вная]** selective catheterization
~ **се́рдца** cardiac catheterization
катехолами́н *m* catecholamine
кауда́льный caudal
каусти́ческий caustic
кахекси́я *f* cachexia
~, **гипофиза́рная** hypophyseal cachexia
~, **маляри́йная** malarial cachexia
~, **надпо́чечниковая** cachexia suprarenalis
~, **ра́ковая** cancerous cachexia
~, **свинцо́вая** saturnine cachexia
~, **струмипри́вная** cachexia strumipriva
~, **уреми́ческая** uremic cachexia
кахекти́ческий cachectic
ка́чество *n* quality
~ **жи́зни** quality of life
ка́шель *m* cough, tussis
~, **вла́жный** productive cough
~, **ла́ющий** barking cough
~, **мучи́тельный** troublesome cough
~, **непродукти́вный** *см.* **ка́шель, сухо́й**
~, **не́рвный** nervous cough
~, **рефлекто́рный** reflex cough
~, **сухо́й** dry [nonproductive, unproductive] cough
квалифици́рованный qualified
кейло́н *m* chalon
кело́ид *m* keloid
кело́идный keloidal
керати́н *m* keratin
керати́т *m* keratitis
~, **герпети́ческий** herpes [simplex] keratitis
~, **глубо́кий** deep keratitis
~, **микоти́ческий** mycotic keratitis
~ **при несмыка́нии век** lagophthalmic keratitis
~, **трофи́ческий** trophic keratitis
кератоаканто́ма *f* keratoacanthoma
кератогло́бус *m* keratoglobus
кератодерми́я *f* keratoderma
керато́з *m* keratosis
~, **ста́рческий** senile keratosis
кератоко́нус *m* keratoconus
кератоконъюнктиви́т *m* keratoconjunctivitis
~, **весе́нний** vernal keratoconjunctivitis
кератолити́ческий keratolytic
кератомаля́ция *f* keratomalacia
кератопати́я *f* keratopathy
кератопла́стика *f* keratoplasty

~, проника́ющая penetrating keratoplasty
кератоскопи́я *f* keratoscopy
кератотоми́я *f* keratotomy
~, радиа́льная radial keratotomy
кератэктоми́я *f* keratectomy
кери́он *m* kerion
ке́сарево сече́ние *n* cesarean (section), cesarean operation
~, абдомина́льное abdominal cesarean section
~, ни́зкое low cesarean section
кетгу́т *m* catgut
кетоацидо́з *m* ketoacidosis
кетоацидури́я *f* ketoaciduria
кетогене́з *m* ketogenesis
кето́з *m* ketosis
кето́н *m* ketone
кетонеми́я *f* ketonemia
кетонури́я *f* ketonuria
ки́ллер *m (клетка)* killer
~, есте́ственный natural killer
кина́за *f* kinase
кинеско́п *m* kinescope
кине́тика *f* kinetics
кинетокардиографи́я *f* kinetocardiography
кинетосо́ма *f* basal corpuscle, kinetosome
кини́н *m* kinin
кининоге́н *m* kininogen
кипе́ние *n* boiling
кислоро́д *m* oxygen, O ◇ насыща́ться ~ом to oxygenate
кислота́ *f* acid
~, адени́ловая adenylic acid
~, аскорби́новая ascorbic acid
~, ви́нная tartaric acid
~, дезоксирибонуклеи́новая desoxyribonucleic acid, DNA
~, жёлчная bile acid
~, ка́мфорная camphoric acid
~, моло́чная lactic acid
~, мочева́я uric acid
~, рибонуклеи́новая информацио́нная messenger ribonucleic acid
кисло́тность *f* acidity
~, повы́шенная superacidity
~, пони́женная subacidity
киста́ *f* cyst
~, амниоти́ческая amniotic cyst
~, гидати́дная hydatid cyst
~, дермо́идная dermoid cyst
~, зубна́я dental cyst
~, кише́чная enterocyst
~, ретенцио́нная retention cyst
~, са́льная sebaceous cyst
~, синовиа́льная synovial cyst
~, сли́зистая mucous cyst
~, фолликуля́рная follicular cyst
~, эхиноко́кковая hydatid cyst
кисто́з *m* **по́чек** nephrocystosis
кисто́зный cystic
кисто́ма *f* cystoma
кисть *f (руки)* hand
кит *m (лабораторный)* kit
кишечнораствори́мый *(о таблетке)* enteric-coated
кише́чный intestinal
кишка́ *f* intestine; gut; bowel
~, двенадцатипе́рстная duodenum
~, ободо́чная colon

~, ободо́чная восходя́щая ascending colon
~, ободо́чная нисходя́щая descending colon
~, ободо́чная попере́чная transverse colon
~, подвздо́шная ileum
~, пряма́я rectum
~, сигмови́дная sigmoid colon
~, слепа́я blind intestine, cecum, typhlon
~, то́лстая large intestine
~, то́нкая small intestine
~, то́щая jejunum
кластмато́з *m цитол.* clasmatosis
клазматоци́т *m* clasmatocyte
кла́пан *m* valve
~, аорта́льный aortic valve
~ вдо́ха *(в аппарате)* inflating valve
~, двуство́рчатый bicuspid valve
~, митра́льный mitral valve
~, полулу́нный semilunar valve
~, предохрани́тельный safety valve
~ се́рдца cardiac valve
~ с зажи́мом pinch valve
~, трёхство́рчатый tricuspid valve
кла́панный valvular
класс *m* class
классифика́ция *f* classification
кла́стер *m* cluster
~ ге́нов gene cluster
клебсие́лла *f* Klebsiella
клеёнка *f* oilcloth
клей *m* glue
клептома́ния *f* kleptomania
кле́тка *f* **1.** cell; cellule **2.** cage
~, адвентициа́льная adventitional cell
~, аргентофи́льная argentaffin cell
~, аргирофи́льная argyrophilic cell
~, ацидофи́льная *(передней доли гипофиза)* acidophilic cell
~, ацина́рная acinar cell
~, бла́стная blast cell
~, бокалови́дная goblet [caliciform] cell
~, вакуолизи́рованная vacuolated cell
~, веретенообра́зная spindle cell
~, вкусова́я taste [gustatory] cell
~, гига́нтская giant cell
~, гладкомы́шечная smooth muscle cell
~, глиа́льная glia cell
~, грудна́я *см.* **грудна́я кле́тка**
~, дви́гательная motor cell
~, де́лящаяся dividing cell
~, децидуа́льная decidual cell
~ для иммобилиза́ции *(лабораторных животных)* restraining cage
~, дрожжева́я yeast cell
~, жирова́я adipose [fat] cell
~, зерни́стая *(яичника)* granulosa cell
~, иммунокомпете́нтная immunocompetent cell
~, инта́ктная intact cell
~ Кла́ра Clara cell

~ **ко́стного мо́зга** marrow cell
~ **кро́ви** blood cell
~ **Ку́пфера** *(звездчатый эндотелиоцит)* Kupffer's cell
~ **лёгочной альвео́лы** alveolar cell
~, **лимфо́идная** lymphoid cell
~, **мезангиа́льная** mesangial cell
~, **ме́ченая** labeled cell
~, **многоя́дерная** multinucleated cell; polykaryocyte
~, **мононуклеа́рная** mononuclear cell
~, **мута́нтная** mutant cell
~, **нейросекрето́рная** neurosecretory cell
~, **не́рвная** nerve cell
~, **нулева́я** null cell
~, **обкла́дочная** (*желудка*) oxyntic cell
~, **оксифи́льная** *см.* **клётка, ацидофи́льная**
~, **о́пухолевая** neoplastic [tumor] cell
~, **островко́вая** islet cell
~, **осяза́тельная** tactile cell
~ **па́мяти** memory cell
~, **пе́нистая** foam cell
~, **плазмати́ческая** plasma cell
~, **плюрипоте́нтная** pluripotential cell
~, **полова́я** sex [germ] cell
~, **полова́я перви́чная** gonocyte, primordial germ cell
~, **пылева́я** dust cell
~, **секрето́рная** secretory cell
~, **сенсибилизи́рованная** sensitized cell
~, **сли́зистая** mucous cell
~, **сомати́ческая** somatic cell
~, **стволова́я** stem cell
~, **столбова́я** *(кортиева органа)* pilar cell
~, **строма́льная** stromal cell
~, **ту́чная** mastocyte, labrocyte, mast cell
~, **фагоцита́рная** phagocytic cell
~, **цилиндри́ческая** columnar cell
~, **шва́нновская** Schwann cell, lemmocyte
~, **эндокри́нная** endocrine cell
~, **эозинофи́льная** *см.* **клётка, ацидофи́льная**
~, **эпидерма́льная** epidermal cell
~, **эпителиа́льная** epithelial cell

клётка-ки́ллер *f* killer cell
~, **есте́ственная** natural killer cell

клётка-мише́нь *f* target cell

клётка-предше́ственник *f* precursor cell

клётка-супре́ссор *f* suppressor cell

клётка-хе́лпер *f* helper cell

клётки *f pl*:
~, **консерви́рованные** preserved cells
~ **кра́сной волча́нки** LE-cells
~ **Лангерга́нса** Langerhans cells
~, **розеткообразу́ющие** rosette-forming cells

~ серде́чных поро́ков heart disease cells
~ соедини́тельной тка́ни connective tissue cells
клёточный cellular
клещ *m* tick, mite
~ дома́шней пы́ли house dust mite
~, чесо́точный scab [itch] mite
кли́зм/а *f* enema, clysma, clyster ◇ ста́вить ~у to give an enema
~, ба́риевая barium enema
~, высо́кая enteroclysis
~, гипертони́ческая saline enema
~, ка́пельная proctoclysis
~, лека́рственная medicinal enema
~, очисти́тельная purgative [cleansing] enema
~, послабля́ющая lubricating enema
~ с двойны́м контрасти́рованием double contrast enema
~, сифо́нная siphon enema
кли́макс *m* climacterium, climacteric, menopause
кли́мат *n* climate
климати́ческий climatic
климатоло́гия *f* climatology
кли́ника *f* clinic
~, психиатри́ческая mental health clinic
клиници́ст *m* clinician
клини́ческий clinical
клинови́дный cuneate, cuneiform; clinoid; sphenoid(al)
кли́ренс *m* clearance
~, иммý́нный immune clearance
~ креатини́на creatinine clearance
~, тка́невый tissue clearance
кли́тор *m анат.* clitoris
клон *m цитол.* clone
~, аутореакти́вный autoreactive [self-maintaining] clone
~, мута́нтный aberrant clone
~, неопласти́ческий malignant clone
~, пролифери́рующий proliferating clone
~, рекомбина́нтный recombinant clone
клони́рование *n* cloning
клони́ческий clonic
клоноге́нность *f* clonogenicity
клоноге́нный clonogenic
клоноти́п *m* clonotype
кло́нус *m* clonus
клоп *m* bug
клубо́к *m* glome
клубо́чек *m анат.* glomerule, glomerulus
~, мальпи́гиев Malpighian body
клубо́чковый glomerular
клык *m* canine tooth
~, ве́рхний eye tooth
клюкови́дно-ключи́чный coracoclavicular
клюкови́дно-плечево́й coracohumeral
клюкови́дный coracoid
ключи́ца *f* clavicle, clavicula, collar bone
ключи́чный clavicular
кля́тва *f* **Гиппокра́та** Hippocratic oath
коагглютина́ция *f* coagglutination

коагглютини́н *m* coagglutinin
коагрега́ция *f* coaggregation
коагули́ровать coagulate
коагули́рующийся coagulable
коагулогра́мма *f* coagulogram
коагулопати́я *f* coagulopathy
коагуля́нт *m* coagulant
коагуля́ция *f* coagulation
коадапта́ция *f биол.* coadaptation
коаркта́ция *f* coarctation
коацерва́т *m биохим.* coacervate
коацерва́ция *f биохим.* coacervation
код *m (напр. генетический)* code
кодо́н *m ген.* codon
~, **иниции́рующий** initiation [start] codon
~, **термини́рующий** stop codon
ко́жа *f* skin, cutis
~, **«гуси́ная»** gooseflesh skin
~, **мра́морная** marble skin
ко́жица *f* pellicle
ко́жный cutaneous, dermal, dermatic
коиммуниза́ция *f* coimmunization
коиммунопреципита́ция *f* coimmunoprecipitation
ко́итус *m* coitus, copulation
ко́йка *f* bed
~, **стациона́рная** ward bed
ко́йко-день *m* bed day
кокаи́н *m* cocaine
кокаини́зм *m* cocainism
кокаинома́ния cocainomania
кокарциноге́н *m* cocarcinogen
кокарциногене́з *m* cocarcinogenesis
кокк *m* coccus (*pl* cocci)
ко́кковый coccal
коклю́ш *m* whooping cough, pertussis
коксалги́я *f* coxalgia, coxodynia
коксартро́з *m* osteoarthrosis of the hip, coxarthrosis
коксодини́я *f* coxalgia, coxodynia
кокцидиоидомико́з *m* coccidioidomycosis
ко́лба *f* flask
~ **Бу́нзена** Bunsen's flask
~ **Кра́узе** *(чувствительное нервное окончание)* Krause's terminal bulb
~, **ме́рная** graduated [delivery, volumetric] flask, measuring bottle
~, **перего́нная** distilling flask
~, **плоскодо́нная** flat-bottomed flask
ко́лбочка *f (сетчатки)* cone
колеба́ния *n pl* oscillations
~, **дыха́тельные** respiratory undulations
~, **звуковы́е** sound vibrations
~, **сезо́нные** seasonal variabilities
~, **цирка́дные** daily variation
коле́но *n* genu (*pl* genua), knee
ко́лика *f* colic(a); tormina
~, **аппендикуля́рная** appendicular colic

~ ассоциа́ции association constant
~, аффи́нная affinity constant
~ диссоциа́ции dissociation constant
~ равнове́сия equilibrium constant
~ седимента́ции sedimentation constant
конститу́ция *f (телосложение)* body type, constitution
констри́ктор *m* constrictor
консульта́ция *f* :
~, же́нская maternity welfare center, women's dispensary
консульти́ровать(ся) consult
контагио́зный contagious
конта́кт *m* contact
~, плóтный tight junction
~, щелево́й gap junction
контракту́ра *f* contracture
~ Дюпюитре́на Dupuytren's contracture
~, разгиба́тельная extensive contracture
~, сгиба́тельная flexion contracture
контралатера́льный contralateral
контра́ст *m* contrast
контрацепти́в *m* contraceptive
~, внутрима́точный intrauterine contraceptive
~, ора́льный oral contraceptive
контраце́пция *f* contraception
контро́ль *m* control
~, постоя́нный monitoring
конту́зить contuse
ко́нус *m* conus; cone
конфере́нция *f*, врачёбная medical meeting
конфигура́ция *f* configuration
концентра́т *m* concentrate
концентра́ция *f* concentration
ко́нчик *m* tip
~ но́жа knife point
~ но́са nose tip
~ па́льца finger tip
конъюга́ция *f* conjugation
конъюги́ровать conjugate
конъюнкти́ва *f* conjunctiva
конъюнктива́льный conjunctival
конъюнктиви́т *m* conjunctivitis
~, аллерги́ческий allergic conjunctivitis
~, гоноко́кковый gonococcal conjunctivitis
~ при сенно́й лихора́дке hay fever conjunctivitis
~ с включе́ниями inclusion conjunctivitis
~, эпидеми́ческий epidemic conjunctivitis
коопера́ция *f (напр. клеток)* cooperation
координа́ция *f* coordination
копроантите́ло *n* coproantibody
копроге́нный coprogenous
копроли́т *m* coprolith
копроста́з *m* coprostasia
копуля́ция *f* copulation
ко́пчик *m* coccyx, coccygeal bone
ко́пчиковый coccygeal
кора́ *f* cortex
~ головно́го мо́зга cerebral cortex
ко́рень *m* root

~ **во́лоса** hair root
корешко́вый radicular
корешо́к *m*, **не́рвный** nerve root
ко́рка *f* scab
корми́лица *f* wet nurse
корми́ть nourish
кормле́ние *n* feeding; alimentation
~ **гру́дью** nursing
~, **ло́жное [мни́мое]** sham feeding
~, **перора́льное** oral alimentation
~, **принуди́тельное** forced feeding
корнца́нг *m* dressing forceps, packer
коронави́рус *m* coronavirus
коронари́т *m* coronaritis
корона́рный coronary
коро́нка *f (зуба)* crown
корпускуля́рный corpuscular
корре́кция *f* correction
~, **напра́вленная** targeted correction
~, **ортопеди́ческая** orthopedic correction
корреля́ция *f* correlation
~, **ло́жная** spurious correlation
~, **мно́жественная** multiple correlation
~, **обра́тная** invert correlation
~, **прямолине́йная** linear correlation
корро́зия *f* corrosion
кортизо́л *m* cortisol
кортизо́н *m* cortisone
ко́ртико-висцера́льный corticovisceral
кортикопета́льный corticipetal
кортико-спина́льный corticospinal
кортикостеро́ид *m* corticosteroid
кортикостеро́идный corticosteroid
кортикостеро́н *m* corticosterone
ко́ртико-талами́ческий corticothalamic
кортикофуга́льный *(направленный от коры головного мозга)* corticifugal
корти́н *m* cortin
корь *f* measles
~, **митиги́рованная** mitigated measles
косметоло́гия *f* cosmetology
косноязы́чный tongue-tied
косогла́зие *n* strabismus, squint, heterotropia
~, **расходя́щееся** divergent squint
~, **сходя́щееся** convergent squint
косо́й oblique
косола́пость *f* clubfoot
ко́сточки *f pl*, **слуховы́е** auditory ossicles, ear bones
кость *f* bone
~, **большеберцо́вая** shinbone, tibia
~, **висо́чная** temporal bone
~, **голо́вчатая** capitatum, capitate bone
~, **гу́бчатая** trabecular bone
~ **запя́стья** carpal bone
~, **заты́лочная** occipital bone
~, **кубови́дная** *(плюсны)* cuboid bone
~, **ладьеви́дная** navicular bone
~, **лобко́вая** pubic bone

~, **локтевáя** ulna, elbow bone
~, **лучевáя** radius
~, **малоберцóвая** calf [peroneal] bone, fibula
~, **плечевáя** humerus
~, **подвздóшная** iliac [flank] bone
~, **подъязы́чная** hyoid bone
~, **пя́точная** heel bone, calcaneus, calcaneum
~, **седáлищная** ischial bone
~, **скуловáя** zygomatic [malar] bone
~, **тарáнная** ankle bone, talus, astragalus
~, **теменнáя** parietal bone
~, **трýбчатая** long [cylindrical] bone
косты́ль *m* crutch
котиледóн *m* cotyledon
кофáктор *m* cofactor
кофеин *m* caffeine
кошмáр *m*, **ночнóй** nightmare
коэкспрéссия *f* coexpression
коэффициéнт *m* coefficient, quotient
~, **дыхáтельный** respiratory quotient
~, **интеллектуáльный** intelligence quotient
~ **обрáтной свя́зи** feedback factor
~ **поглощéния** absorption coefficient, uptake factor
~, **попрáвочный** correction factor
~ **потéрь** loss factor
край *m* edge, margin; border
~ **большеберцóвой кóсти, перéдний** shin
~ **вéка** margin of the eyelid
~, **внýтренний** medial margin
~ **вхóда в таз, вéрхний** pelvic brim
~, **нарýжный** lateral margin
краниáльный cranial
краниографи́я *f* craniography
краниоклази́я *f* cranioclasis
краниоклáст *m* *(акушерские костные щипцы)* cranioclast, skull-breaker
краниóметр *m* craniometer
краниометри́я *f* craniometry
краниопáг *m* craniopagus
краниоплáстика *f* cranioplasty
краниотáбес *m* craniotabes
краниотóм *m* *мед. тех.* cephalotome, craniotome
краниотоми́я *f* *акуш.* craniotomy
краниоцéле *n* craniocele
крапи́вница *f* urticaria
~, **гигáнтская** giant urticaria
~, **лекáрственная** medicamentous urticaria
~, **сóлнечная** solar urticaria
~, **холодóвая** cold [congelation] urticaria
красáвка *f* belladonna
краси́тель *m* dye; stain
краснотá *f* redness
краснýха *f* rubella
краурóз *m* kraurosis
крахмáл *m* amylum, starch
крахмáлистый amylaceous
креати́н *m* creatin
креатини́н *m* creatinine
креатинури́я *f* creatinuria
крепитáция *f* crepitation, crackling

кре́сло *n*, **зубоврачё́бное** dental chair
кре́сло-ката́лка *n* bath chair, wheelchair
кресте́ц *m* sacrum
крестцо́во-ко́пчиковый sacrococcygeal
крестцо́во-подвздо́шный sacroiliac
крестцо́вый sacral
кретини́зм *m* cretinism
крива́я *f* curve
~ **выжива́емости** survival curve
~ **до́зовой зави́симости** dose-response curve
~ **кли́ренса антиге́на** antigen elimination curve
~ **преципита́ции** precipitation curve
~ **свя́зывания** binding curve
~, **температу́рная** temperature curve
кривизна́ *f (напр. желудка)* flexure, curvature, bending
кривоше́я *f* torticollis, wryneck, stiff-neck, accessory cramp
криз *m* crisis
~, **апласти́ческий** aplastic crisis
~, **астмати́ческий** asthmatic crisis, status asthmaticus
~, **бла́стный** blastic crisis
~ **отторже́ния** *(трансплантата)* rejection episode
~ **отторже́ния, о́стрый** acute rejection episode
кри́зис *m* crisis
~ **боле́зни** turning point of a disease
кризотерапи́я *f* chrysotherapy
крик *m* cry
кримина́льный *(напр. об аборте)* illegal
криоагглютина́ция *f* cold agglutination
криоглобули́н *m* cryoglobulin
криоглобулинеми́я *f* cryoglobulinemia
криозо́нд *m* cryoprobe
криокри́т *m* cryocrit
криопреципита́ция *f* cryoprecipitation
криоста́т *m* cryostat
криотерапи́я *f* cryotherapy; cold cautery
криофибриногенеми́я *f* cryofibrinogenemia
криофикса́ция *f* cryofixation
криофильтра́ция *f* cryofiltration
криохирурги́я *f* cryosurgery
криоэкстра́кция *f* cryoextraction
кри́пта *f* crypt
криптококко́з *m* cryptococcosis
крипторхи́зм *m* undescended testis, cryptorchi(di)sm
криста́лл *m* crystal
кристаллиза́ция *f* crystallization
кристалли́ческий crystalline
крите́рии *m pl* criteria
~, **диагности́ческие** diagnostic criteria
крити́ческий critical
крича́ть ◇ ~ **от бо́ли** to cry with pain
крова́ть *f* bed
~ **для роже́ниц** labor bed

кровезаменитель *m* blood substitute

кроветворéние *n* blood formation, hem(at)opoiesis, sanguification

кровоизлия́ние *n* hemorrhage, apoplexy; bleeding

~ **в мозг** cerebral hemorrhage

кровообращéние *n* (blood) circulation

~, **искýсственное** artificial [assisted] circulation, heart-lung bypass

~, **капилля́рное** capillary circulation

~, **коллатерáльное** collateral circulation

~, **контроли́руемое** controlled circulation

~, **коронáрное** coronary circulation

~, **мозговóе** cerebral circulation

кровопотéря *f* blood loss, loss of blood, hemorrhage

кровоснабжéние *n* blood supply

кровотечéние *n* hemorrhage, bleeding

~, **артериáльное** arterial bleeding

~, **атони́ческое** atonic hemorrhage

~, **влагáлищное** vaginal bleeding

~, **внýтреннее** internal hemorrhage

~ **из варикóзно расши́ренных вен** variceal hemorrhage

~ **из мочевóго пузыря́** cystorrhagia

~, **капилля́рное** capillary hemorrhage

~, **кишéчное** enterorrhagia

~, **носовóе** epistaxis

~, **опáсное** troublesome bleeding

~, **повтóрное** rebleeding

~, **пóзднее** delayed bleeding

~, **профýзное** profuse bleeding

~, **скры́тое** occult bleeding

~, **экстракорпорáльное** extracorporeal circulation

кровопускáние *n* exsanguination

кровотóк *n* blood flow

~, **кóжный** cutaneous blood flow

~, **коронáрный** coronary blood flow

кровоточи́вость *f* **мáтки** metrostaxis

кровохáрканье *n* hemoptysis, emptysis, bloody expectoration

кровь *f* blood, sanguis

~, **венóзная** blue [venous] blood

~, **гемолизи́рованная** laky blood

~, **гепаринизи́рованная** heparinized blood

~, **дефибрини́рованная** defibrinated blood

~, **дóнорская** donor blood

~, **консерви́рованная** ampuled [banked, conserved, stored, preserve] blood

~, **насы́щенная кислорóдом** oxygenated blood

~, **несовмести́мая** incompatible blood

~, **пуповúнная** cord blood

~, ре́зус-отрица́тельная Rh-negative blood
~, ре́зус-положи́тельная Rh-positive blood
~, свежезагото́вленная fresh blood
~, сверну́вшаяся clotted blood
~, скры́тая occult blood
~, сме́шанная *(от нескольких доноров)* pooled blood
~, совмести́мая compatible blood
~, тру́пная cadaveric blood
~, це́льная whole blood
~, цитра́тная citrated blood
кровяно́й sanguin(e)ous, bloody, hemic, hemal
кроссинго́вер *m ген.* crossing-over
круг *m* circle; circuit
~, вилли́зиев *(артериальный круг большого мозга)* circle of Willis
~ кровообраще́ния, большо́й systemic [greater] circulation, systemic circuit
~ кровообраще́ния, ма́лый lesser [pulmonary] circulation, pulmonary circuit
кру́глый round
круп *m* croup
~, дифтери́йный membranous [diphtheritic] croup, laryngeal diphtheria
~, ло́жный false [catarrhal] croup
крупо́зный croupous
кры́ша *f* roof
~ че́репа roof of the skull
крючкова́тый hook-shaped
крючо́к *m* hook
~ головно́го мо́зга uncus
ксантела́зма *f* xanthelasma
ксанти́н *m* xanthine
ксантодерми́я *f* xanthodermia
ксанто́ма *f* xanthoma
ксантомато́з *m* xanthomatosis
ксеноантите́ло *n* xenoantibody
ксенопла́стика *f* zoografting
ксенотрансплانта́ция *f* heterografting, xenotransplantation
ксероде́рма *f* xeroderma
ксерофтальми́я *f* xerophthalmia
куб *m* для дистилля́ции воды́ distilling tank
ку-лихора́дка *f* Queensland fever, Q fever
кульдоско́п *m* culdoscope
кульдоскопи́я *f* culdoscopy
культу́ра *f (напр. бактерий)* culture
~, ага́ровая agar culture
~, анаэро́бная anaerobic culture
~, аэро́бная aerobic culture
~, бактериа́льная bacterial culture
~, ка́пельная droplet culture
~ кле́ток cell culture
~ кле́ток, сме́шанная mixed-cell culture
~ лимфоци́тов, сме́шанная mixed lymphocyte culture
~, микро́бная germ culture
~, моносло́йная monolayer culture
~ на предме́тном стекле́ slide culture

~, непреры́вная continuous culture
~, пересева́емая passaged culture
~, перфузио́нная perfusion culture
~, стабилизи́рованная established culture
~, ста́рая aging culture
~ тка́ни tissue culture
культура́льный cultural
культя́ *f* stump
~, ампутацио́нная amputation stump
~ желу́дка gastric stump
кумуля́ция *f* cumulation
куре́ние *n* smoking
кури́льщик *m* smoker
куро́рт *m* resort
~, морско́й seaside resort
курс *m* обуче́ния course of training
куса́чки *pl* Ли́стона, ко́стные Liston's forceps
кути́кула *f* cuticle
кюве́та *f* cuvette; pan
~, пло́ская shallow pan
кюре́тка *f* curette
~, гинекологи́ческая uterine spoon
кюритерапи́я *f* curietherapy
~, аппликацио́нная application curietherapy
~, внутриполостна́я intracavitary curietherapy

Л

лаби́льность *f*, эмоциона́льная emotional lability
лаби́льный labile
лабири́нт *m* labyrinth
лабиринти́т *m* labyrinthitis
лабора́нт *m* laboratory assistant
лаборато́рия *f* laboratory
~, бактериологи́ческая bacteriological [microbiological] laboratory
~, клини́ческая clinical laboratory
~, нау́чно-иссле́довательская scientific research laboratory
лаброци́т *m* labrocyte
ладо́нный volar, palmar
ладо́нь *f* palm
ладьеви́дный scaphoid, navicular
ла́зер *m* laser
~, аргоновый argon laser
ла́кмус *m* litmus
лакта́за *f* lactase
лакта́т *m* lactate
лактатдегидрогена́за *f* lactatdehydrogenase
лакта́ция *f* lactation, lactogenesis, galactosis, galactopoiesis
лакто́за *f* lactose
лактотерапи́я *f* lactotherapy
ламинотоми́я *f* laminotomy
ламинэктоми́я *f* laminectomy
ла́мпа *f* lamp
~, бактерици́дная germicidal lamp
~, ква́рцевая quartz lamp
~, щелева́я slit lamp
ланце́т *m* lancet
лапароско́п *m* laparoscope, celioscope
лапароскопи́я *f* laparoscopy, celioscopy
лапаротоми́я *f* laparotomy,

celiotomy, abdominal section
~, диагности́ческая exploratory celiotomy, exploratory laparotomy
ларинги́т *n* laryngitis
~, **сухо́й** dry laryngitis
ларингоскопи́я *f* laryngoscopy
~, **непрямáя** indirect laryngoscopy
~, **прямáя** direct laryngoscopy
ларингоспáзм *m* laryngospasm
латéнтный latent
латерáльный lateral
левáтор *m* levator
левокардиогрáмма *f* levocardiogram
леворýкий left-handed
лéвый left
легионеллёз *m* legionellosis
лёгкие *n pl*, **«желéзные»** *мед. тех.* iron lungs, Drinker respirator
лёгкое *n* lung
~, **застóйное** congested lung
~, **спáвшееся** collapsed lung
легкорáненый light wounded
лёгочный pulmonary
лёд *m* ice
лежáть lie ◇ ~ **(больны́м) в постéли** to keep one's bed
лéзвие *n (ножа, бритвы)* blade
лейкаферéз *m* leukapheresis
лейкеми́я *f*, **блáстная** blast-cell leukemia
лейкодéрма *f* white leprosy
лейкóз *m* leukemia
~, **волосатоклéточный** hairy-cell leukemia
~, **лимфати́ческий** lymphatic leukemia
~, **мегакариоцитáрный** megakaryocytic leukemia
~, **сублейкеми́ческий** subleukemic leukemia
лейкоплаки́я *f* leukoplakia
лейкоплáстырь *m* adhesive tape
лейкотáксис *m* leukotaxis
лейкоци́т *m* leukocyte, white blood cell
~, **грануля́рный** granulocyte
~, **иммунокомпетéнтный** immune leukocyte
~, **осéдлый** resident [tissue] leukocyte
~, **палочкоя́дерный** rod nuclear cell
~, **полимóрфно-я́дерный** polymorphonuclear leukocyte
~, **сегменти́рованный** segmented leukocyte
лейкоцитóз *m* leukocytosis
лейкоцитопени́я *f* leuko(cyto)penia
лейомиóма *f* leiomyoma
лейомиосаркóма *f* leiomyosarcoma
лейшманиóз *m* leishmaniasis
~, **америкáнский** *см.* **лейшманиоз, кожно-слизистый**
~, **висцерáльный** visceral leishmaniasis, tropical splenomegaly
~, **кóжно-сли́зистый** uta
лекáрственно-устóйчивый drug-fast
лекáрственный *(вызванный лекарственным препаратом)* drug-induced
лекáрство *n* drug, medica-

ment, medicine ◇ принима́ть ~ to take a medicine
~, патенто́ванное proprietary medicine

ле́кция *f* lecture ◇ ~ на плена́рном заседа́нии plenary lecture

ленте́ц *m*, широ́кий broad tapeworm; fishworm, Diphyllobothrium latum

лентиви́рус *m* lentivirus

ле́пра *f* lepra, leprosy
~, лепромато́зная cutaneous [lepromatous] leprosy

лепрозо́рий *f* leper-house, leprosarium, leper colony

лептоменинги́т *m* leptomeningitis

лептоспиро́з *m* leptospirosis
~, безжелту́шный anicteric leptospirosis, harvest [mud] fever
~, желту́шный icteric leptospirosis, Weil's disease

лета́льность *f* lethality

летарги́я *f* lethargy

лету́чий volatile

лецити́н *m* lecithin

лече́бный remedial, therapeutic, curative, iatric

лече́ни/е *n* cure, treatment, therapy ◇ назнача́ть ~ to prescribe treatment; не подда́ющийся ~ю resistant to treatment
~, адеква́тное adequate treatment
~, амбулато́рное outpatient treatment
~, внебольни́чное outdoor treatment
~ го́лодом peinotherapy, fasting [hunger, starvation] cure
~, гормона́льное hormone therapy
~ инфракра́сными луча́ми infrared therapy
~ кислоро́дом oxygenotherapy
~, консервати́вное conservative treatment
~, лека́рственное medication, drug therapy, pharmacotherapy
~ минера́льными во́дами crenotherapy
~ на дому́ home treatment
~, немедикаменто́зное nonpharmacological treatment
~, ортодонти́ческое orthodontic therapy
~ поко́ем rest cure
~, профилакти́ческое preventive treatment
~, радика́льное radical treatment
~ сном sleep therapy
~, совреме́нное modern treatment
~, стациона́рное hospital cure, hospital [inpatient, ward] treatment
~, успе́шное successful treatment
~, хирурги́ческое surgical management, surgical treatment
~, эффекти́вное effective treatment

либи́до *n* libido

ли́ведо *n* livedo

лига́нд *m* ligand
~, раствори́мый fluid-phase ligand

лигату́р/а *f* ligature ◇ накла́дывать ~у to ligate

лиза́т *m* lysate

ли́зис *m* lysis
~, **имму́нный** immune destruction
~, **осмоти́ческий** osmotic lysis
~, **преждевре́менный** premature lysis
лизоге́нный lysogenic
лизосо́ма *f* lysosome
лизоци́м *m* lysozyme
ли́мфа *f* lymph
лимфадени́т *m* lymphadenitis
~, **па́ховый** inguinal lymphadenitis
лимфаденопати́я *f* lymphadenopathy
лимфанг(и)и́т *m* lymphangiitis
лимфангио́ма *f* lymphangioma
лимфати́ческий lymphatic
лимфеде́ма *f* lymphedema
лимфобла́ст *m* lymphoblast
лимфогранулемато́з *m* lymphogranulomatosis
лимфографи́я *f* lymphography
лимфоки́ны *m pl* lymphokines
~, **иммунорегулято́рные** immunoregulatory lymphokines
~, **эффекто́рные** efferent lymphokines
лимфо́ма *f* lymphoma
~, **генерализо́ванная агресси́вная** diffuse aggressive lymphoma
~, **злока́чественная** malignant lymphoma
~, **иммунобла́стная** immunoblastic lymphoma
~, **крупнокле́точная** large-cell lymphoma
~, **недифференци́рованная** indifferentiated lymphoma
~, **незре́лая** immature lymphoma
~, **нехо́джкинская** non-Hodgkin's lymphoma
~, **поликлона́льная** polyclonal lymphoma
~, **пролимфоцита́рная** prolymphocytic lymphoma
лимфопени́я *f* lymphopenia
лимфопоэти́н *m* lymphopoietin
лимфопункта́т *m* node aspirate
лимфоста́з *m* lymphostasis, lymphedema
лимфотокси́н *m* lymphotoxin
лимфотокси́чность *f* lymphotoxicity
лимфоци́т *m* lymphocyte
~, **адгези́вный** adherent lymphocyte
~, **аутоагресси́вный** anti-self lymphocyte
~, **ма́лый** small lymphocyte
~, **«нулево́й»** null lymphocyte
~, **«поко́ящийся»** quiescent lymphocyte
~, **розеткообразу́ющий** rosetting lymphocyte
~, **цитотокси́ческий** cytotoxic lymphocyte
лимфоцито́з *m* lymphocytosis
лимфоцитопени́я *f* lymphocytopenia
лимфоци́ты *m pl*, **циркули́рующие** circulating lymphocytes
ли́нза *f* lens

~, внутриглазна́я intraocular lens
~, ла́зерная laser lens
~, призмати́ческая prismatic lens
~, рогови́чная corneal lens
линиме́нт *m* liniment
ли́ния *f* line
~, бе́лая *анат.* white line
~, демаркацио́нная line of demarcation
~, инбре́дная inbred line
~, кле́точная cell line
~, кле́точная клона́льная cloned cell line
~, коса́я oblique line
~ преципита́ции precipitation line
~, соско́вая mammary [nipple] line
~, среди́нная median line
~, среди́нно-ключи́чная midclavicular line
~, среднегруди́нная midsternal line
~, чи́стая *ген.* pure line
лиофилиза́ция *f* cool dehumidification, lyophilization
липа́за *f* lipase
липидо́з *m* lipid thesaurismosis, lipidosis
~ ко́жи и сли́зистых оболо́чек lipidosis cutis et mucosae, Urbach-Wiethe's disease
~, фосфати́дный phosphatide lipidosis, Niemann-Pick's disease
липогранулемато́з *m* xanthogranulomatosis, lipogranulomatosis
~, подко́жный subcutaneous lipogranulomatosis, Rothmann-Makaï's disease
липодистрофи́я *f* lipodystrophy
~, кише́чная intestinal lipodystrophy, Whipple's disease
~, прогресси́рующая progressive lipodystrophy, Barraquer's disease
липо́ид *m* lipoid
липо́лиз *m* steatolysis, lipolysis
липо́ма *f* lipoma, steatoma
липомато́з *m* lipomatosis
~, боле́зненный lipomatosis dolorosa, Dercum's disease
липонекро́з *m* fat necrosis
липополисахари́д *m* lipopolysaccharid
липопротеинлипа́за *f* lipoprotein lipase
липопротеи́ны *m pl* lipoproteins
~ высо́кой пло́тности high density lipoproteins
~ ни́зкой пло́тности low density lipoproteins
~, сы́вороточные serum lipoproteins
липосарко́ма *f* liposarcoma
липосо́ма *f* liposome
липотро́пный lipotropic
липофа́г *m* lipophage
липофусци́н *m* lipofuscin
липохондродистрофи́я *f* lipochondrodystrophy
липоци́т *m (жировая клетка)* adipose cell, lipocyte
лист *m*, **больни́чный** certificate of incapacity of work, medical [seekness] certificate ◇ **находи́ться на больни́чном ~е́** to be on a sick leave

листереллёз *m* listerellosis, lister(i)osis

листо́к *m*:

~, **заро́дышевый** germinal layer

~, **температу́рный** temperature chart

лити́ческий lytic

литотоми́я *f* lithotomy

литотри́птор *m* lithotriptor

литоцистотоми́я *f* lithocystotomy

лихенифика́ция *f* lichenification

лихора́дка *f* fever

~, **алимента́рная** food fever

~, **гекти́ческая** hectic fever

~, **геморраги́ческая** hemorrhagic fever

~, **герпети́ческая** herpetic fever

~ **де́нге** breakbone fever, dengue

~, **желе́зистая** infectious mononucleosis

~, **жёлтая** yellow [jungle] fever

~, **идиопати́ческая** essential fever

~, **изнуря́ющая** hectic fever

~, **интермитти́рующая** intermittent [undulant] fever

~, **клещева́я** tick fever

~, **лека́рственная** drug fever

~, **марсе́льская** Marseilles fever

~, **око́пная** trench fever

~, **послеродова́я** puerperal fever, lochiopyra

~, **постоя́нная** continued fever

~, **ранева́я** traumatic [wound] fever

~, **ревмати́ческая** rheumatic fever

~, **резорбти́вная** absorption fever

~, **семе́йная средиземномо́рская** periodic fever, familial Mediterranean fever

~, **сенна́я** pollen [hay] fever, pollinosis, hay catarrh

~, **септи́ческая** septic fever

~, **средиземномо́рская клещева́я** Marseilles fever

лихора́дочный febrile, pyretic

лицево́й facial

лице́нзия *f* license

лицо́ *n* face, facies

~, **аденои́дное** adenoid facies

~ **Ге́тчинсона** Hutchinson's facies

~, **кахекти́ческое** cachectic face

~ **Корвиза́ра** *(при сердечной недостаточности)* Corvisart's facies

~, **лунообра́зное** moon face

~, **«льви́ное»** *(при лепре)* leonine facies

~, **маскообра́зное** masklike face

личи́нка *f* larva

ли́чность *f*, **истери́ческая** hysterical personality

лиша́й *m* lichen

~, **опоя́сывающий** herpes zoster, zone, shingles, girdle

лоб *m* forehead

лоба́рный lobar

ло́бно-теменно́й frontoparietal

ло́бный frontal

лобо́к *m* pubis
логоре́я *f* logorrhea
лоды́жка *f* ankle
ло́же *n* bed
~, ногтево́е nail bed
ло́жка *f* **1.** spoon **2.** *хир.* scoop
~, столо́вая table spoon
~, ча́йная tea spoon
ложноотрица́тельный false-negative
ложноположи́тельный false-positive
ло́жный spurious
локализа́ци/я *f* seat, localization, location ◇ определя́ть ~ю to locate
локализова́ть(ся) localize
лока́льный local
ло́коть *m* elbow
~, те́ннисный tennis elbow
локтево́й cubital; ulnar
ло́кус *m ген.* locus
~ иммýнного отве́та immune-related locus
~, маркёрный marker locus
лонге́та *f* splint
лопа́тка *f* shoulder-blade, scapula
лопа́точка *f* spatula
лордо́з *m* lordosis
ло́скут *m (ткани)* flat, graft
~ для отсро́ченной пла́стики delayed graft
~, ко́жный cutis graft, cutaneous flap
~, ко́жный полносло́йный skin flap
~, мы́шечный muscle flap
~ на двух но́жках bipedicle flap
~ на но́жке pedicle flap, pedicle graft
~, расщеплённый split-thickness flap
~, свобо́дный free graft
~, стра́нствующий jump flap
~, тканево́й tissue graft
лосьо́н *m* lotion
лото́к *m* tray
лоха́нка *f*, по́чечная kidney [renal] pelvis
ло́хии *pl* lochia
лýковица *f анат.* bulb
~ ао́рты bulb of aorta
~, вкусова́я taste bulb
~, волосяна́я bulb of hair
~ двенадцатипе́рстной кишки́ duodenal bulb
~, обоня́тельная olfactory bulb
лунати́зм *m* somnambulism
луна́тик *m* lunatic
лýнка *f (напр. предметного стекла)* cavity
луч *m* beam, ray
~, ла́зерный laser beam
~, рентге́новский X-ray
лучево́й radial
лучезапя́стный radiocarpal
лучепреломле́ние *n* refraction
~, двойно́е birefringence
люмба́го *n* lumbago
люмбализа́ция *f* lumbalization
лю́пус-нефри́т *m* lupus nephritis
лютеи́н *m* lutein
лямблио́з *m* giardiasis, lambliasis

М

магне́зия *f* magnesium

магнитокардиографи́я *f* magnetocardiography
магнитотерапи́я *f* magnetotherapy
мазо́к *m* smear
~, **влага́лищный** vaginal smear
~ **гно́я** pus smear
~ **кро́ви** blood smear
~ **мокро́ты** sputum smear
~, **окра́шенный** stained smear
~, **све́жий** fresh smear
~, **сухо́й** dried smear
~, **фикси́рованный** fixed smear
мазохи́зм *m* masochism
мазь *f* ointment, salve, unguent(um), liniment
~, **глазна́я** eye ointment
~, **жи́дкая** liniment
~, **лету́чая** volatile liniment
макрогематури́я *f* macrohematuria
макроглобули́н *m* macroglobulin
макроглобулинеми́я *f* macroglobulinemia
~ **Ва́льденстрема** Waldenström's macroglobulinemia
макромолекуля́рный macromolecular
макросоми́я *f* hypersomia
макрофа́г *m* macrophage
~, **активи́рованный** elicited macrophage
~ **брюши́ны** peritoneal macrophage
~, **осе́длый** resident [stable] macrophage
макроци́т *m* macrocyte
малакоплаки́я *f* malakoplakia, malacoplakia
малигниза́ция *f* malignant change, malignancy
малоберцо́вый fibular
малокро́вие *n* anemia
~, **злока́чественное** malignant [pernicious] anemia
мальабсо́рбция *f* malabsorption
мальто́за *f* maltose
маляри́я *f* paludal fever, paludism, malaria
~, **ежедне́вная** quotidian malaria
~, **привита́я** induced malaria
~, **трёхдне́вная** tertian malaria
~, **тропи́ческая** malaria falciparum, tropical malaria
~, **четырёхдне́вная** quartan malaria
маммографи́я *f* mammography
мандре́н *m* mandrin, pin
манже́тка *f мед. тех.* cuff
~ **сфигмомано́метра** blood pressure cuff
маниака́льный phrenetic, maniacal, manic
манипуля́ция *f* manipulation
~, **лече́бная** therapy manipulation
ма́ния *f* mania
мара́зм *m* marasmus
маркёр *m* marker
~, **дополни́тельный** complementary marker
~, **изото́пный** isotopic marker
~, **клона́льный** clonal marker
~ **о́пухоли** tumor marker
~, **пове́рхностный** surface marker

~, сы́вороточный seromarker
~, флюоресце́нтный fluorescent marker
маркирова́ние *n* tagging
маркиро́ванный marked
маркирова́ть trace, label
ма́рля *f* gauze
~, гемостати́ческая hemostatic gauze
~, гигроскопи́ческая absorbent gauze
~, стери́льная sterile gauze
марциа́льный martial
ма́ска *f* mask
~ Гиппокра́та Hippocratic face
~, хирурги́ческая surgical mask
маскиро́ванный masked
ма́сло *n* oil
~, ара́хисовое peanut [groundnut] oil
~, горчи́чное oil of mustard
~, кедро́вое oil of cedar, oleum cedrelae
~, мя́тное oil of (pepper)-mint
~, оли́вковое olive oil
~, пе́рсиковое peach-kernel oil
~, прова́нское olive oil
~, эфи́рное ethereal oil
ма́сса *f* mass
~, эритроцита́рная packet red cells
масса́ж *m* massage
~, ва́куумный vacuum massage
~, вибрацио́нный vibratory massage
~, глубо́кий deep massage
~, пове́рхностный superficial massage
~ се́рдца cardiac massage
~ се́рдца, прямо́й open chest cardiac massage
массажи́ст *m* masseur
масси́вный massive
масси́ровать massage
масти́т *m* mastitis
~, гно́йный purulent mastitis
~, лактацио́нный lactation mastitis, milk fever
~ новорождённых mastitis of the newborn
~, флегмоно́зный phlegmonous mastitis
мастоиди́т *m* mastoiditis
мастопати́я *f* mastopathy
~, кисто́зная cystic mastopathy
~, фибро́зная fibrous mastopathy
мастоци́т *m* mastocyte
мастоцито́ма *f* mastocytoma
мастэктоми́я *f* mastectomy, mammectomy
~, радика́льная radical mastectomy
материа́л *m* material
~, генетический genetic material
~, шо́вный suture material
матери́нский maternal
матери́нство *n* maternity
мате́рия *f* matter
ма́тка *f* uterus, womb
~, двуро́гая bifid uterus
~, инфанти́льная infantile uterus
ма́точно-пузы́рный hysterocystic
ма́точный uterine
матра́с *m (для культивирования клеток)* flask
ма́трица *f* matrix

мацера́ция *f* maceration
маши́на *f* **ско́рой по́мощи** ambulance car
мегакариоци́т *m* megakariocyte
мегаколо́н *m* giant colon, megacolon
мегалобла́ст *m* megaloblast
медиа́тор *m* (neuro) transmitter, mediator
~, **ключево́й** key mediator
медици́на *f* medicine
~, **клини́ческая** clinical medicine
~, **косми́ческая** space medicine
~, **профилакти́ческая** preventive medicine
~, **страхова́я** insurance medicine
~, **суде́бная** legal [forensic] medicine
медици́нский medical
медсестра́ *f* nurse, sister
~, **дежу́рная** nurse on duty
~, **дипломи́рованная** registered nurse
~, **мла́дшая** junior sister
~, **постова́я** ward nurse
~, **ста́ршая** head sister
медь *f* copper, Cu
межве́ртельный intertrochanteric
межжелу́дочковый interventricular
межкле́точный intercellular
межпозвоно́чный intervertebral
межрёберный intercostal
мезаорти́т *m* mesaortitis
мезенхи́ма *f* mesenchyme
мезоде́рма *f* mesoderm
мезоте́лий *m* mesothelium
мезотелио́ма *f* mesothelioma
~ **пле́вры** pleural mesothelioma
мезофра́гма *f* mesophragma
мейо́з *m* meiosis
меко́ний *m* meconium
мел *m* chalk
melани́н *m* black pigment, melanin
мелано́з *m* melanosis
мелано́ма *f* melanoma
~, **злока́чественная** malignant melanoma
меланосарко́ма *f* melanosarcoma
меланхо́лия *f* melancholy
меле́на *f* melena
мелкозерни́стый fine-grained, microgranular
мембра́на *f* membrane
~, **база́льная** basement membrane
~, **вну́тренняя** internal membrane
~, **ионообме́нная** ion-exchanger membrane
~, **нару́жная** outer membrane
~, **пограни́чная** boundary membrane
~, **полупроница́емая** semipermeable membrane
~, **по́ристая** porous membrane
~ **эритроци́та** red-cell membrane
~, **я́дерная** nuclear membrane
мембрано́зный membraneous
мензу́рка *f* graduate glass
менингеа́льный meningeal
менинги́зм *m* meningism
менинги́т *m* meningitis
~, **база́льный** basilar meningitis

~, бактериа́льный bacterial meningitis
~, менингоко́кковый meningococcal meningitis
~, туберкулёзный tuberculous meningitis
~, эпидеми́ческий цереброспина́льный epidemic cerebrospinal meningitis

менингоко́кк *m* meningococcus

менингококкеми́я *f* meningococcemia

менингоэнцефали́т *m* encephalomeningitis, meningoencephalitis

мени́ск *m* meniscus
~ **колéнного сустáва** meniscus of the knee

менискотоми́я *f* meniscotomy

менискэктоми́я *f* meniscectomy

мениски́т *m* meniscitis

менопа́уза *f* menopause

меноррагия *f* menorrhagia

менструа́льный catamenial, menstrual

менструа́ция *f* catamenia, menses, menstruation
~, **болéзненная** painful menses
~, **вика́рная** vicarious menses

меню́ *n* menu
~, **диети́ческое** dietary menu

меньшинство́ *n* minority

меркуриали́зм *m* *(хроническое отравление ртутью)* mercurial cachexia

мерокри́нный merocrine

мертворождённость *f* stillbirth

мертворождённый deadborn, stillborn, mortinatus

мёртвый dead, lifeless

ме́ры *f pl* **предосторо́жности** precautionary [safety] measures

ме́стный local

ме́сто *n* locus, place
~ **инъе́кции** site of injection
~ **перело́ма** site of fracture
~ **прикрепле́ния** *(напр. связки)* insertion
~, **уязви́мое** place of less resistance, locus minoris resistentiae

ме́сяц *m* month

метаболи́зм *m* metabolism

метаболи́т *m* metabolite

метаболи́ческий metabolic

метамиелоци́т *m* metamyelocyte

метаплази́я *f* metaplasia

метаста́з *m* metastasis
~ **в кость** bone metastasis
~ **в лёгкое** lung metastasis
~ **в мозг** brain [cerebral] metastasis
~ **в пе́чень** liver metastasis
~ **на отдале́нии** distant metastasis
~, **одино́чный** single metastasis
~, **региона́рный** regional metastasis

метастази́ровать metastasize

мета́физ *m* metaphysis

метгемоглоби́н *m* methemoglobin

метгемоглобинеми́я *f* methemoglobinemia

метеори́зм *m* meteorism, tympanism, tympanitis, flatulence

метеопати́я *f* meteo(ro)pathy

мéтка *f* label
 ~, **иммýнная** immunolabel
мéтод *m* technique, method
 ~, **апробúрованный** approved method
 ~ **вы́бора** method of choice
 ~ **глубóкого заморáживания** deep freeze method
 ~, **графúческий** graphical method
 ~ **двойны́х антитéл** double-antibody assay
 ~ **диффýзии в агáре** agar-diffusion method
 ~, **изотóпный** tracer technique
 ~ **иммýнной преципитáции** immunoprecipitation method
 ~ **иммунологúческого анáлиза** immunoassay technique
 ~, **иммуноферméнтный** immunoenzyme method
 ~, **иммунофлюоресцéнтный** fluorescent antibody technique
 ~ **каскáдной иммунизáции** cascade immunization method
 ~ **кóжного окóшка** skin window technique
 ~, **колориметрúческий** colorimetric method
 ~ **культивúрования** culture technique
 ~ **культýры в монослóе** surface culture method
 ~, **лáтекс-агглютинáции** latex agglutination method
 ~ **лечéния** method of treatment
 ~, **люминесцéнтный** luminescence method
 ~ **микроскопúи в тёмном пóле** dark field method
 ~ **обесцвéчивания** bleaching method
 ~ **окрáски (бактéрий) по Грáму** Gram's staining method
 ~ **отпечáтков пáльцев** fingerprinting technique
 ~ **подавлéния бляшкообразовáния** plaque inhibition method
 ~, **радиоиммунологúческий** radioimmunoassay technique
 ~ **серúйных разведéний** serial dilution technique
 ~, **серологúческий** serological method
 ~ **флотáции** flotation technique
метрейрúнтер *m* obstetrical bag, metreurynter, hystereurynter
метрúт *m* metritis, hysteritis
метроптóз *m* metroptosis
метроррагúя *f* metrorrhagia
метротомúя *f* metrotomy
механúзм *m* mechanism
 ~ **рóдов** mechanism of labor
механорецéптор *m* mechanoreceptor
механотерапúя *f* mechanotherapy
мéченый labeled
мешáлка *f* agitator
мешкú *m pl* **под глазáми** bags under one's eyes
мешóк *m* bag; sac; pouch
 ~, **аневризматúческий** aneurismal sac
 ~, **грыжевóй** hernial sac
 ~, **желтóчный** vitelline [yolk] sac

~, слёзный lacrimal [tear] sac, dacryocyst
мешо́чек *m* saccule
миалги́я *f* myalgia
миастени́я *f* myasthenia
миатрофи́я *f* my(o)atrophy
мигра́ция *f* migration
~ **кле́ток** cell migration
~ **макрофа́гов** macrophage migration
~, **спонта́нная** random migration
мигре́нь *f* sick headache, migrain
мигри́ровать migrate
миели́н *m* myelin
миели́т *m*, **попере́чный** transverse myelitis
миелогра́мма *f* myelogram
миелографи́я *f* myelography
миелодисплази́я *f* myelodysplasia
миелолейко́з *m* myeloleukemia
миело́ма *f* myeloma
~, **мно́жественная** multiple myeloma
миелопероксида́за *f* myeloperoxidase
миелофибро́з *m* myelofibrosis
миелофти́з *m* myelophthisis
миелоци́т *m* myelocyte
мизи́нец *m*:
~ **ки́сти** little finger
~ **стопы́** little toe
микобакте́рия *f* Mycobacterium
~ **туберкулёза** Mycobacterium tuberculosis, Koch's [tubercle] bacillus
мико́з *m* mycosis
~ **влага́лища** vaginomycosis
миколо́гия *f* mycology
микопла́зма *f* mycoplasma
микроагглютина́ция *f* microagglutination
микроадено́ма *f* microadenoma
микроальбуминури́я *f* microalbuminuria
микроана́лиз *m* microassay
микроаневри́зма *f* microaneurism
микро́б *m* microbe
микробиоло́гия *f* microbiology
микробюре́тка *f* microburet(te)
микроворси́нки *f pl* microvilli
микроинфа́ркт *m* microinfarct
микрока́псула *f* microcapsule
микроме́тод *m* microtechnique
микроорганизм *m* microorganism
микропипе́тка *f* micropipette
микроско́п *m* microscope
~, **скани́рующий электро́нный** scanning electron microscope
~, **флюоресце́нтный** fluorescence microscope
микроскопи́я *f* microscopy
~, **светова́я** light microscopy
~, **скани́рующая электро́нная** scanning electron microscopy
~, **трансмиссио́нная электро́нная** transmission electron(ic) microscopy
~, **электро́нная** electron(ic) microscopy, ultramicroscopy
микрососу́д *m* microvessel
микросфероцито́з *m* microspherocytosis

микросфе́ры *f pl* microspheres
микрото́м *m* histotome, microtome
~, **замора́живающий** freezing microtome, cold knife
микрофа́г *m* microphage
микрофильтра́ция *f* microfiltration
микрофло́ра *f* microflora
микрохирурги́я *f* microsurgery
микроцефали́я *f* microcephaly
микроциркуля́ция *f* microcirculation
микроци́т *m* microcyte
микроцито́з *m* microcytosis
микроэлеме́нт *m* trace element
микседе́ма *f* myxedema
миксови́рус *m* myxovirus
миксо́ма *f* myxoma
миксту́ра *f* myxture
минда́лина *f* tonsil, amygdala
минерал(о)кортико́ид *m* mineralocorticoid
мину́т/а *f* minute ◇ **в ~у** per minute
миоглоби́н *m* myoglobin
миоглобинури́я *f* myoglobinuria
мио́з *m* myosis
миози́н *m* myosin
миози́т *m* myositis
~, **инфекцио́нный** infectious myositis
~, **оссифици́рующий** myositis ossificans
~, **эпидеми́ческий** epidemic myositis
миока́рд *m* myocardium
миокардиопати́я *f* myocardiopathy
~, **свинцо́вая** lead myocardiopathy
миокардиофибро́з *m* myocardiofibrosis
миокарди́т *m* myocarditis
~, **идиопати́ческий** idiopathic myocarditis
~, **интерстициа́льный** interstitial myocarditis
~, **очаго́вый** focal myocarditis
мио́ма *f* myoma
~ **ма́тки** uterine myoma
миопати́я *f* myopathy
~, **кортикостеро́идная** corticosteroid myopathy
~, **метаболи́ческая** metabolic myopathy
~, **паранеопласти́ческая** paraneoplastic myopathy
~, **тиреотокси́ческая** thyreotoxic myopathy
миопи́я *f* myopia
миорелакса́нт *m* muscle relaxant
миотони́я *f* myotonia
миофибри́лла *f* myofibril(la)
мирингтоми́я *f* myringotomy
митоге́н *m* mitogen
мито́з *m* mitosis, karyokinesis
митохо́ндрия *f* chondriosome, mitochondrion (*pl.* mitochondria)
митра́льный mitral
младе́нец *m* infant, baby
младе́нческий infantile, babyish
младе́нчество *n* babyhood, infancy
мне́ние *n* judgement

многово́дие *n* hydramnion
многока́мерный multilocular
многофа́кторный multifactorial
многочи́сленный numerous
многоя́дерный polynuclear
мно́жественный multiple
моде́ль *f* model
  ~, **лине́йная** linear model
модифика́тор *m ген.* modifier
модифика́ция *f* modification
модифици́рованный modified
модуля́ция *f* modulation
моза́ичный mosaic
мозг *m*:
  ~, **головно́й** brain; encephalon; cerebrum
  ~, **ко́стный** bone marrow
  ~, **спинно́й** spinal cord, spinal marrow
  ~, **сре́дний** midbrain
мозгови́дный cerebriform
мозгово́й cerebral, encephalic; medullar(y)
мозжечко́вый cerebellar
мозжечо́к *m* cerebellum
мозо́ль *f* callus, corn; clavus, callosity; tyle, tyloma
  ~, **водяна́я** soft corn
  ~, **твёрдая** hard corn
мокро́та *f* spit, sputum, expectoration
  ~, **вя́зкая** viscid sputum, viscous expectoration
  ~, **кровяни́стая** bloody sputum
  ~, **пе́нистая** foamy sputum
  ~, **ржа́вая** rusty sputum
  ~, **сли́зистая** mucous expectoration
мо́крый wet
моле́кула *f* molecule
молниено́сный *(о течении болезни)* fulminant
молодо́й young
моло́зиво *n* colostrum, foremilk, beestings
молоко́ *n* milk
  ~, **грудно́е [же́нское]** breast milk
  ~, **коро́вье** cow's milk
  ~, **матери́нское** mother's milk
  ~, **пастеризо́ванное** pasteurized milk
молокоотсо́с *m* breast pump
молото́к *m мед. тех.* hammer
  ~, **неврологи́ческий** reflex hammer
молото́чек *m* hammer, malleus
моло́чница *f* soor, (milk) thrush
моля́р *m* molar
  ~, **двухкорнево́й** two-root molar
моме́нт *m* **сме́рти** point of death
монголи́зм *m* mongolism
монилиа́з *m* moniliasis
монито́р *m* monitor
монито́ринг *m* monitoring
  ~, **иммунологи́ческий** immunological monitoring
  ~, **радиацио́нный** radiation monitoring
моноаминоксида́за *f* monoaminoxydase
моновакци́на *f* monovaccine
моноклона́льный monoclonal
мононеври́т *m* mononeuritis
  ~, **мно́жественный** mononeuritis multiplex
мононуклео́з *m* mononucleosis

~, инфекцио́нный infectious mononucleosis

моносахари́д *m* simple sugar, monosaccharide

моноци́т *m* monocyte

моноцито́з *m* monocytosis

морга́ть wink, blink, nictate

морфогене́з *m* morphogenesis

морфоло́гия *f* morphology

морщи́на *f* fold, ruga, ridge, wrinkle

моски́т *m* mosquito

мост *m анат.* pons

мо́стик *m* bridge

~, **антиге́нный** antigen bridge

~, **межкле́точный** cell bridge

моч/а́ *f* urine ◇ **собира́ть ~у́** to collect urine

~, **ки́слая** acid urine

~, **му́тная** nebulous [cloudy] urine

~, **ночна́я** nocturnal urine

~, **оста́точная** residual urine

~, **хилёзная** chylous urine

~, **щелочна́я** alkaline urine

мочеви́на *f* urea

мочевыделе́ние *n* urinary excretion

мочего́нный (di)uretic, emictory

мочеиспуска́ние *n* emiction, urination, micturition, miction

~, **боле́зненное** painful urination

~, **затруднённое** difficult urination, dysuria

~, **непроизво́льное** enuresis, nycturia

~, **ночно́е** nocturnal urination

~, **ча́стое** frequent urination, pollakiuria, thamuria

мочеполово́й genitourinary, urogenital

мочеприёмник *m* urine-glass, urinal

мочето́чник *m* ureter

мочи́ться urinate, micturate

мо́чка *f* **у́ха** ear lobe

мошо́нка *f* scrotum

мо́щность *f* energy; power

~ **излучения** radiation power

мужеподо́бный android

мужско́й masculine, virile, male

муковисцидо́з *m* mucoviscidosis

мукополисахари́д *m* mucopolysaccharide

мукопротеи́н *m* mucoprotein

мумифика́ция *f* mummification

мура́шки *pl* creeps

«мурлы́канье *n*, **коша́чье»** (*аускультативный феномен*) purring [cardiac] thrill, «cat's purr», bruissement

мускулату́ра *f* musculature

~ **коне́чностей** limb musculature

~ **ту́ловища** trunk musculature

мутаге́н *m* mutagen

мутагене́з *m* mutagenesis

мута́нт *m* mutant

мута́ция *f* mutation

~, **ге́нная** gene mutation

~, **заро́дышевая** germinal mutation

~, лета́льная lethal mutation
~, случа́йная chance mutation
~, хромосо́мная chromosome mutation
му́тность *f* turbidity
мы́ло *n* soap
~, дегтя́рное tar soap
~, зелёное green soap
~, туале́тное toilet soap
мытьё *n* **рук пе́ред опера́цией** scrubbing
мы́шечный muscular
мышле́ние *n* ideation, thinking
~, абстра́ктное abstract thinking
~, аутисти́чное autistic thinking
~, бессвя́зное incoherent thinking
~, вя́зкое sticky thinking
~, паралоги́ческое paralogic thinking
мы́шца *f* muscle
~, враща́ющая rotator
~, гла́дкая smooth muscle
~, жева́тельная chewer
~, напряга́ющая tensor
~, непроизво́льная involuntary muscle
~, попере́чно-полоса́тая striated [striped] muscle
~, произво́льная voluntary muscle
~ се́рдца myocardium
~, скеле́тная skeletal muscle
~, трапециеви́дная trapezius (muscle)
~, трёхгла́вая triceps
~, черпалови́дная arytenoideus
~, щёчная buccinator
мы́шца-разгиба́тель *f* extensor muscle
мы́шца-сгиба́тель *f* flexor muscle
мы́шцы *f pl*:
~, дыха́тельные respiratory muscles
~, папилля́рные papillary muscles
мышь *f* mouse
~, суставна́я joint mouse
мышья́к *m* arsenic, As
мы́щелковый condylar
мы́щелок *m анат.* condyle
мя́гкий 1. mild *(e. g. disease)* **2.** soft
мя́та *f* mint

Н

наблюде́ние *n* observation, supervision
~, дли́тельное [катамнести́ческое] long-term observation
~, после́ду́ющее врачебное follow-up
набо́р *m* set, kit
~ для пе́рвой по́мощи first-aid kit
~ инструме́нтов set of instruments
~ очко́вых стёкол spectacle-box
~, секцио́нный dissecting kit
~ хромосо́м chromosome set
набуха́ние *n* swelling

~, осмоти́ческое osmotic swelling
нагна́иваться suppurate
нагруба́ние *n* **моло́чных желёз** breast engorgement
нагружа́ть load
нагру́зка *f* load, weight
~, дози́рованная dosed load
~, са́харная glucose challenge
нада́вливание *n* pressure ◇ при ~и on pressure
надгорта́нник *m* epiglottis
надгруди́нный episternal
наддиафрагма́льный epiphrenic
надёжность *f* reliability
надželу́дочковый supraventricular
надкла́панный supravalvular
надколе́нник *m* patella
~, баллоти́рующий floating patella
надко́стница *f* periosteum
надмы́щелок *m* epicondyle
надперено́сье *n* glabella
надпо́чечник *m* adrenal gland, epinephros
надпо́чечниковый adrenal
надпо́чечный suprarenal
надре́з *m* incision, cut
надсуставно́й epiarticular
нажима́ть press
назнача́ть appoint, order; prescribe
назначе́ние *n* appointment; prescription
наименова́ние *n*, **комме́рческое** (*лекарства*) trade name
накле́йка *f* adhesive bandage; label
наконе́чник *m* *мед.* *тех.* head; nozzle
~, влага́лищный vaginal nozzle
налёт *m*:
~ в го́рле patch
~, зубно́й dental deposit
~ на языке́ fur
нали́чие *n* ◇ **при ~и** (*напр. симптома*) in the presence
наложе́ние *n* application
~ щипцо́в (*при родах*) application of forceps
нани́зм *m* dwarfism, nanism
наполня́ться (*жидкостью*) engorge
направле́ние *n* **1.** direction **2.** appointment ◇ **~ на ана́лиз** appointment for analysis, appointment for examination
напряже́ние *n* (*физическое*) exertion; tension
~ кислоро́да oxygen tension
~ мышц брюшно́й сте́нки rigidity of abdominal muscles
~ пу́льса tension of the pulse
~ роднichко́в tension of fontanelles
напряжённый tense
нарко́з *m* general anesthesia, narcosis
~, ингаляцио́нный inhalation anesthesia
~, сме́шанный mixed anesthesia
~, эндобронхиа́льный endobronchial anesthesia
~, эндотрахеа́льный endotracheal anesthesia
нарколо́гия *f* narcology
наркома́н *m* drug addict
наркотизи́ровать narcotize

нарко́тик *m* drug; narcotic
нару́жн/ый external, exterior, outer ◇ **для ~ого испо́льзования** for external use
наруше́ние *n* disorder; disturbance
~ **зре́ния** dysop(s)ia
~ **кисло́тно-осно́вного равнове́сия** acid-base disturbance
~ **мозгово́го кровообраще́ния, динами́ческое** functional apoplexy
~ **обме́на веще́ств** metabolic disorder
~ **овуля́ции** ovulatory failure
~ **пита́ния** dysnutrition, nutritional disorder
~ **пищеваре́ния** maldigestion
~ **познава́тельной спосо́бности** cognitive deficit
~ **свёртываемости кро́ви** coagulation failure, clotting disorder
~ **слу́ха** hearing disorder
~ **цветово́го зре́ния** color-vision defect
нарыва́ть gather
населе́ние *n* population
~, **о́бщее** general population
насле́дование *n* inheritance
~, **аутосо́мно-домина́нтное** autosomal dominant inheritance
насле́дственность *f* heredity
насле́дственный hereditary
насле́дуемый heritable, hereditable
на́сморк *m* rhinitis, common cold; coryza
~, **злово́нный** ozena
насо́с *m* pump
~, **водостру́йный** water-suction pump
насто́йка *f* tincture
настоя́щий true
настрое́ние *n* mood
насыще́ние *n* saturation
нато́птыш *m* clavus
на́трий *m* sodium, Na
натрийуре́з *m* natriuresis
натяже́ние *n* tension
нау́ка *f* science
нау́чный scientific
нача́ло *n* onset
~ **боле́зни** disease onset
~ **родово́й де́ятельности** onset of parturition
нача́льный initial
неблагоприя́тный disadvantageous
нёбный palatal, palatine
нёбо *n* palate
~, **мя́гкое** soft palate
~, **расщеплённое** cleft palate
~, **твёрдое** hard palate
невосприи́мчивый insusceptible
невралги́я *f* neuralgia
~ **тройни́чного не́рва** trigeminal neuralgia
неврастени́я *f* neurasthenia, nervous exhaustion
неврино́ма *f* neurinoma
неври́т *m* neuritis
~ **зри́тельного не́рва** optic neuritis
невро́з *m* neurosis
~ **вое́нного вре́мени** war neurosis
~, **климактери́ческий** climacteric neurosis
~ **стра́ха** anxiety neurosis
невро́лог *m* neurologist

невро́ма *f* neuroma
невропато́лог *m* neurologist, neuropathologist
не́вус *m* nevus
негативи́зм *m* negativism
негно́йный nonpurulent
негоспитализи́рованный nonhospitalized
неде́ля *f* week
недержа́ние *n* incontinence
~ **мочи́** incontinence of urine, urinary incontinence
~ **мочи́, ночно́е** nocturnal enuresis
недифференци́рованный undifferentiated
недомога́ние *n* ailment, malaise
недоно́шенный premature
недоразви́тие *n* underdevelopment
недора́звитый underdeveloped
недоста́ток *m* deficiency; disadvantage; handicap
недоста́точность *f* insufficiency, failure
~, **дыха́тельная** respiratory failure
~, **кислоро́дная** anoxia
~ **комплеме́нта** complement deficiency
~, **корона́рная** coronary insufficiency
~ **кровообраще́ния** circulatory failure, circulatory deficiency
~, **левожелу́дочковая** left ventricular failure
~, **лёгочная** pulmonary insufficiency
~, **митра́льная** mitral insufficiency
~ **мозгово́го кровообраще́ния** cerebrovascular insufficiency
~, **печёночная** hepatic insufficiency, hepatic failure
~, **поликлона́льная иммуноглобули́новая** polyclonal immunoglobulin deficiency
~, **по́чечная** renal failure
~, **правожелу́дочковая** right ventricular failure
~, **серде́чная** cardiac insufficiency, heart failure
~, **серде́чно-сосу́дистая** cardiovascular insufficiency
~ **сократи́тельной спосо́бности се́рдца** power failure of the heart
недоста́точный deficient
неесте́ственный unnatural
нежизнеспосо́бность *f* nonviability
нежизнеспосо́бный unviable
нездоро́вый unhealthy
незре́лость *f* immaturity, dismaturity
незре́лый immature
неизлечи́мость *f* incurability
неизлечи́мый incurable, cureless, nonhealing
неизменённый unaltered
неинфекцио́нный non-infectious
неинфици́рованный uninfected
нейробласто́ма *f* neuroblastoma
нейроге́нный neurogenous
нейрогипо́физ *m* neurohypophysis
нейроглия́ *f* neuroglia
нейродерми́т *m* neurodermite
нейромиотони́я *f* neuromyotonia

нейропати́я *f* neuropathy
~, диабети́ческая diabetic neuropathy
~, сенсо́рная врождённая hereditary sensory neuropathy
нейропепти́д *m* neuropeptide
нейропсихологи́ческий neuropsychological
нейроси́филис *m* neurosyphilis
нейрофибро́ма *f* neurofibroma
нейрофиброма́то́з *m* neurofibromatosis, Recklinghausen's disease
нейрохирурги́я *f* neurosurgery
нейротокси́чность *f* neurotoxicity
нейтрализа́ция *f* neutralization
~ антите́л antibody neutralization
нейтрализова́ть neutralize
нейтропени́я *f* neutropenia
нейтрофи́л *m* neutrophil(e)
~, полимо́рфно-я́дерный polymorphonuclear neutrophil
~, розеткообразу́ющий rosette-forming neutrophil
~, сегментоя́дерный segmented neutrophil
нейтрофилёз *m* neutrophilia
нека́тор *m (возбудитель некатороза)* American hookworm
некомпете́нтность *f* incompetence
некорре́ктный incorrect
некробио́з *m* necrobiosis
некро́з *m* necrosis
~, асепти́ческий aseptic necrosis
~, вла́жный *см.* **некро́з, колликвацио́нный**
~, ишеми́ческий ischemic necrosis
~ кле́ток cell death
~, колликвацио́нный liquefactive [colliquative] necrosis
~, о́стрый кана́льцевый acute tubular necrosis
~, очаго́вый focal necrosis
~ поджелу́дочной железы́ pancreatonecrosis, pancreonecrosis
~, фибрино́идный fibrinoid degeneration
~ эпифи́за epiphyseal necrosis
некро́лиз *m* necrolysis
некротоми́я *f* necrotomy
нелéченный untreated
немота́ *f* dumbness, mutism
необнару́женный undetected
необрабо́танный *(о ране)* untreated
необрати́мый irreversible, nonreversible
необходи́мый necessary
необы́чный unusual
неоваскуляриза́ция *f* neovascularization
неодетермина́нта *f* neoantigenic determinant
неожи́данный sudden
неоки́сленный unoxidized
неопера́бельный inoperable, unoperative
неосложнённый simple, uncomplicated
неочи́щенный crude; unpurified

непа́рный *(напр. о сосуде)* azygous, unpaired
непатоге́нный nonpathogenic
непенетри́рующий unpenetrating
неперева́ренный undigested
непереноси́мость *f* intolerance
неповреждённый uninjured
неподви́жность *f* immobility, stiffness, fixity
неподви́жный nonmotile, motionless, immobile
неподгото́вленность *f* unpreparedness
неполноце́нность *f*, **у́мственная** mental disability, mental deficiency
непо́лный incomplete
непосре́дственный immediate
непреры́вность *f* continuity
непреры́вный continuous
непрозра́чный cloudy; opaque
непроизво́льный involuntary
непромока́емый waterproof
непроника́ющий unpenetrating
непроница́емый для излуче́ния radiodense
непроходи́мость *f* obstruction, impassability
~ **кише́чника** ileus, enterocleisis, intestinal obstruction
~ **кише́чника, динами́ческая** dynamic ileus
~ **кише́чника, механи́ческая** occlusive ileus
~ **кише́чника, паралити́ческая** paralytic [adynamic] ileus
~ **кише́чника, по́лная** generalized ileus
~ **кише́чника, спасти́ческая** spastic ileus
непрямо́й indirect
неравноме́рный irregular
неразведённый undiluted
неразветвлённый unbranched
нераспо́знанный unrecognized
нераствори́мый insoluble
нерв *m* nerve
~, **блужда́ющий** vagus
~, **глазодви́гательный** oculomotor nerve
~, **дви́гательный** motor nerve
~, **зри́тельный** optic nerve
~, **лицево́й** facial nerve
~, **перифери́ческий** peripheral nerve
~, **подъязы́чный** hypoglossus
~, **тройни́чный** trifacial [trigeminal] nerve
~, **центростреми́тельный** afferent nerve
~, **че́репно-мозгово́й** cranial nerve
~, **чувстви́тельный** sensory nerve
не́рвный nervous
несво́йственный extrinsic
несоверше́нный imperfect
несовмести́мость *f* incompatibility
несовмести́мый incompatible
неспецифи́ческий nonspecific
несуще́ственный non-essential
нетокси́чный nontoxic
нетрудоспосо́бность *f* incapacity, disability; disablement

~, вре́менная temporary disability
неуравнове́шенный unbalanced
неусто́йчивый unstable
нефелометри́я *f* nephelometry
нефри́т *m* nephritis
~, **волча́ночный** lupus nephritis
~, **интерстициа́льный** interstitial nephritis
~, **очаго́вый** focal nephritis
нефро́з *m* nephrosis
~ **амило́идный** amyloid nephrosis
~, **липо́идный** lipoid nephrosis
нефролитотоми́я *f* nephrolithotomy
нефролитотрипси́я *f* nephrolithotripsy
нефро́н *m* nephron
нефропати́я *f* nephropathy
~ **бере́менных** nephropathy of pregnancy
~, **диабети́ческая** diabetic nephropathy
~, **подагри́ческая** gouty kidney, gouty nephropathy
нефропто́з *m* nephroptosis
нефросклеро́з *m* nephrosclerosis
нефротоми́я *f* nephrotomy
нефрэктоми́я *f* nephrectomy
нефункциони́рующий afunctional
нечёткость *f* blurring
нечувстви́тельный insensitive, insensible
неэффекти́вность *f* ineffectiveness
неэффекти́вный ineffective
нея́сность *f* **зре́ния** blurring of vision
нея́сный *(напр. о диагнозе)* ambiguous
ни́зкий low
нistáгм *m* ocular ataxia, nystagmus
~, **вертика́льный** vertical nystagmus
~, **вестибуля́рный** vestibular nystagmus
~, **горизонта́льный** horizontal nystagmus
~, **железнодоро́жный** railway nystagmus
~, **лабири́нтный** labyrintine nystagmus
~, **маятникообра́зный** pendular nystagmus
~, **рота́торный** rotatory nystagmus
~, **уста́лостный** fatigue nystagmus
нистагмографи́я *f* nystagmus recording
нисходя́щий descending
нитеви́дный filamentous, filiform
нить *f* filament, thread
~, **осева́я** axial filament
ни́ша *f* niche
~, **я́звенная** ulcer niche
новообразова́ние *n* neoplasm, tumor
~, **метастати́ческое** metastatic neoplasm
новорождённый neonate, newborn, neonatus
~, **гипотрофи́чный** small-for-date baby
~, **доно́шенный** mature newborn
~, **недоно́шенный** premature newborn

но́ги *f pl* legs
~, **О-обра́зные** bandy legs, *genu varum*
~, **Х-обра́зные** baker's legs, *genu valgum*
но́готь *m* onyx, nail
~, **вро́сший** ingrown nail
ногтево́й ungual
нож *m* knife
~, **ампутацио́нный** amputation knife
~, **брюши́стый** bellied knife
~, **ла́зерный** laser scalpel
~, **хирурги́ческий** operating [surgery] knife
но́жка *f* peduncle
но́жницы *pl* scissors, shears
ноздря́ *f* nostril, naris
нозоло́гия *f* nosology
номенклату́ра *f* nomenclature
но́мер *m* number
но́нсенс-кодо́н *m ген.* nonsense codon
норадренали́н *m* norepinephrine
но́рма *f* norm; standard
~ **радиацио́нной безопа́сности** radiation standard
норма́льный normal
нормобла́ст *m* normoblast
нос *m* nose
~, **зало́женный** stuffy nose
~, **седлови́дный** saddle nose
носи́лки *pl* stretcher
носи́тель *m* carrier
~, **близкоро́дственный** related carrier
носи́тельство *n (напр. бактерий)* carriage
носогло́тка *f* nasopharynx
носогло́точный epipharyngeal
носослёзный nasolacrimal
ночно́й nocturnal
нужда́ться need, require
нуклеокапси́д *m* nucleocapsid
нуклеопротеи́н *m* nucleoprotein
ню́хать smell
ня́ня *f* nurse, nursing aid, nurse's assistant

О

обве́тренный weather-beaten
обви́тие *n* **пупови́ны** cord encirclement
обезбо́ливание *n* anesthesia
~, **ме́стное** local anesthesia
~ **ро́дов** obstetric anesthesia
обезбо́ливающий analgesic, analgetic
обезво́живание *n* dehydration
обезво́живать dehydrate
обезжи́ренный defatted
обезжи́ривание *n* defatting
обёртывание *n* pack
~, **вла́жное** wet bath
обеспе́чение *n* supply
~, **метрологи́ческое** metrological provision
обеспе́чивать provide
обессо́ливание *n* desalting
обесцве́чивание *n* bleaching, decolorization, decolorizing, destaining
обзо́р *m* review
оби́льный profuse
о́бласть *f* region, area, space, zone

~ движе́ний volume of movements
~ желу́дка gastric volume
~ желу́дочка ventricular volume
~ клётки cell volume
~ кро́ви blood volume
~ кро́ви, норма́льный normovolemia
~ кро́ви, уда́рный stroke volume
~ лёгких оста́точный pulmonary residual volume
~, мину́тный minute volume
~, оста́точный residual volume
~, регургитацио́нный regurgitant volume
~, резе́рвный reserve volume
~ се́рдца, мину́тный cardiac output
~ циркули́рующей кро́ви circulating blood volume
объёмистый voluminous
обызвествле́ние *n* calcification, calcinosis
обызвествля́ться calcify
обыкнове́нный ordinary
обы́чный routine, usual
обяза́тельный obligate
овальбуми́н *m* egg albumin, ovalbumin
овариотоми́я *f* ovariotomy
оволосе́ние *n* pilosis
овоци́т *m* ovocyte
овуля́ция *f* ovulation
огиба́ющий circumflex
ограниче́ние *n* limitation; restriction
~, возрастно́е age limitation
~ жи́дкости fluid restriction
~ со́ли salt restriction
ограни́ченный по́лом *ген.* sex-limited
одино́чный solitary, single
одновале́нтный univalent
одноклёточный unicellular
одноку́рсник *m* fellow-student
однопо́лый unisexual
однопо́люсный unipolar
одноро́дность *f* uniformity
одноро́дный smooth, homogeneous, uniform
однослойный single-layered
односторо́нний onesided, unilateral
однотя́жевый single-stranded
одноя́дерный uninuclear
одонтобла́ст *m* odontoblast
одонтогене́з *m* odontogenesis
~, неполноце́нный imperfect odontogenesis
одонтоге́нный odontogenic, dentogenous
одонтоло́гия *f* odontology
одутлова́тый puffy, swollen
оды́шка *f* dyspnea
~ при физи́ческой нагру́зке exertional dyspnea
~, экспирато́рная expiratory dyspnea
оживле́ние *n* reviving, reanimation
ожида́ть wait (for)
ожире́ние *n* obesity
~, алимента́рное alimentary obesity
~, гипоталами́ческое hypothalamic obesity
ожо́г *m* burn
~ кипя́щей жи́дкостью scald
~ крапи́вой sting
~, лучево́й radiation burn

~ пла́менем flame burn
~, со́лнечный solar burn
~, терми́ческий heat [thermal] burn
~, хими́ческий chemical burn
~ щёлочью alkali burn
оздоровле́ние *n* sanitation
озе́на *f* ozena
озно́б *m* chill
~, лихора́дочный febrile chill
ознобле́ние *n* pernio, kibe
озо́н *m* ozone
окаймлённый bordered
окисле́ние *n* oxydation
~, пе́рекисное peroxidation
окисли́тель *m* oxidant, oxidizer, oxygenator; acidifier
окисли́тельно-восстанови́тельный redox
окисля́ть(ся) oxidize
окклю́зия *f* occlusion
~, внутричерепна́я intracranial occlusion
~, непра́вильная malocclusion
~ центра́льной ве́ны сетча́тки central retinal vein occlusion
окно́ *n* window
~, ова́льное (*сердца*) oval window
околосуставно́й juxta-articular
оконча́ние *n* ending
~, не́рвное nerve ending
~, не́рвное дви́гательное motor nerve ending
~, не́рвное свобо́дное free nerve ending
~, не́рвное такти́льное tactile nerve ending
~, не́рвное чувстви́тельное sensory nerve ending
оконча́тельный ultimate, definitive
око́нчатый fenestrated
окостене́ние *n* ossification
окочене́вший numb
окочене́ние *n* stiffness, numbness
~, тру́пное cadaveric spasm, cadaveric rigidity, rigor mortis
окра́ска *f* color; coloration
~, избы́точная overstaining
~, контра́стная contrast stain
~, отрица́тельная negative staining
~, положи́тельная positive staining
~, прижи́зненная (intra)vital staining
окра́шиваемый stainable
окра́шивание *n* staining
~, контра́стное contrast stain
окрова́вленный blooded
окружа́ть surround, encircle
окружа́ющий surrounding
оксало́з *m* oxalosis
оксигемоглоби́н *m* oxyhemoglobin
оксигенотерапи́я *f* oxygenotherapy
оксиполи́н *m* hydroxyproline
оксипурино́л *m* oxypurinol
окситоци́н *m* oxytocin
окули́ст *m* oculist
окуломото́рный oculomotor
окуля́р *m* ocular, eyeglass
оли́ва *f* olive
олигеми́я *f* oligemia
олигодактили́я *f* oligodactyly

олигодинами́ческий oligodynamic
олигоменоре́я *f* oligomenorrhea
олигофрени́я *f* oligophrenia
олигури́я *f* oliguria
омалги́я *f* omalgia
оменти́т *m* omentitis
оментопекси́я *f* omentopexy
омертве́ние *n* necrosis, gangrene
омозоле́лость *f* callosity, heloma, helosis
омоложе́ние *n* rejuvenation
омфали́т *m* omphalitis
омыле́ние *n* saponification
онани́зм *m* onanism
онеме́вший numb, dead
онеме́ние *n* obdormition; numbness, dumbness
онири́зм *m псих.* oneirism
онихи́я *f* onychia
онихомико́з *m* onychomycosis
онихопати́я *f* onychopathy
онкогене́з *m* oncogenesis
онкоге́нность *f* oncogenicity
онкоге́нный oncogene
онко́лог *m* oncologist
онколо́гия *f* oncology
 ~, де́тская pediatric oncology
онтогене́з *m* ontogenesis, ontogeny
оофори́т *m* oophoritis
оофорэктоми́я *f* oophorectomy
опалесце́нция *f* opalescence
опа́сность *f* danger, hazard
 ~ для здоро́вья health hazard
 ~ лучево́го пораже́ния radiation risk
опа́сный dangerous
операцио́нная *f* operating room
операцио́нный operative
опера́ция *f* operation
 ~, бескро́вная bloodless operation
 ~ Богора́за Bogoraz phalloplasty
 ~, больша́я major operation
 ~ Бурде́нко (*метод ампутации ноги*) Burdenko's operation
 ~ вы́бора operation of choice
 ~ Гре́кова (*на кишечнике*) Grecov's operation
 ~ Гудушау́ри — Заце́пина (*вид тибиальной остеотомии*) Gudushauri-Zacepin's operation
 ~, двухэта́пная double-stage [two-stage] operation
 ~, космети́ческая cosmetic operation
 ~ на о́рганах грудно́й кле́тки chest operation
 ~, неотло́жная emergency [urgent] operation
 ~, одномоме́нтная one-stage [single-step] operation
 ~ О́ппеля (*при перидуодените*) Oppel's operation
 ~, паллиати́вная palliative operation
 ~ Пирого́ва (*ампутация*) Pirogoff's operation
 ~, пласти́ческая plastic operation
 ~ подтя́гивания ко́жи лица́ tuck-up operation
 ~ по жи́зненным показа́ниям life-saving [salvage] operation

~, радика́льная radical operation
~, реконструкти́вная reconstructive [reparative] operation
~ Спасокуко́цкого (*вид грыжесечения*) Spasokukozkij's operation
~, сро́чная *см.* опера́ция, неотло́жная
~ с це́лью реваскуляриза́ции revascularizating operation
~, хирурги́ческая surgical operation
~, э́кстренная emergency operation
опери́ровать operate, perform an operation
опеpо́н *m ген.* operon
опиа́ты *m pl* opiates
описа́ние *n* description
~ слу́чая case report
опистото́нус *m* opisthotonus
о́пись *f* schedule
опи́сывать describe
оплодотворе́ние *n* fertilization, insemination, fecundation
~, иску́сственное artificial fecundation
опо́ра *f* support
опорожне́ние *n* evacuation
опра́ва *f* frame
опра́шивать question
определе́ние *n* determination; definition; detection
~ гру́ппы кро́ви blood typing, blood grouping
~, коли́чественное quantification
~, колориметри́ческое colorimetric determination
~, органолепти́ческое sensory determination
определённый definite
определя́ть define; determine; detect
опро́сник *m* interview schedule
опры́скивание *n* spray
опры́скиватель *m* sprayer
опры́скивать sprinkle, spray
опсониза́ция *f* opsonization
опсони́н *m* opsonin
опти́ческий optical
о́пухоль *f* tumor, neoplasm
~, гигантокле́точная giant cell tumor
~, гло́мусная glomus tumor
~, десмо́идная desmoid tumor
~, доброка́чественная benign [innocent] tumor
~, злока́чественная malignant tumor
~, колло́идная colloid tumor
~ лимфо́идной тка́ни lymphoid tumor
~, метастати́ческая metastatic tumor
~ на но́жке pedunculated tumor
~, пальпи́руемая palpable tumor
~, перви́чная primary tumor
~, плазмокле́точная plasma-cell tumor
~, расту́щая growing tumor
~, терато́идная teratoid tumor
~, эпителиа́льная epithelial tumor
опуще́ние *n* ptosis
~ ве́рхнего ве́ка eyelid ptosis

~ вну́тренностей splanchnoptosis
~ ма́тки metroptosis
~ по́чки nephroptosis
о́пыт *m* trial, experiment
~, **контро́льный** check test, check experiment
о́пытный tentative
опьяне́ние *n* temulence
ора́льный oral
орби́та *f* orbit
о́рган *m* organ
~, **живо́й** living organ
~, **криоконсерви́рованный** cold-stored [iced-stored] organ
~, **шо́ковый** shock organ
организа́ция *f* **здравоохране́ния, Всеми́рная** World Health Organization
органи́зм *m* organism
органи́ческий organic
о́рган-мише́нь *m* target organ
органолепти́ческий organoleptic
о́рганы *m pl*:
~, **вну́тренние** viscera, internal organs
~ **дыха́ния** respiratory apparatus
~, **пищевари́тельные** digestive apparatus
~, **половы́е** genital organs
~ **размноже́ния** generative organs
оригина́льный original
орнито́з *m* ornithosis
ороговева́ть keratinize
ороговéние *n* keratosis
ороша́ть irrigate
ороше́ние *n* irrigation
ортодонти́я *f* orthodontia
ортопеди́я *f* orthopedics
ортопно́э *n* orthopnoea
ортостати́ческий orthostatic
орхи́т *m* orchitis ◇ ~ **при эпидеми́ческом пароти́те** mumps orchitis
оса́док *m* residue, precipitate, sediment
~, **мочево́й** urinary sediment
~, **промы́тый** washed precipitate
осажда́ть precipitate
осажде́ние *n* setting, sedimentation
~, **дро́бное** fractional precipitation
освежа́ть refresh
«освеже́ние» *n* **краёв ра́ны** revivification of the wound
освети́тель *m* **для микроско́па** microscope lamp
осветле́ние *n* clarification
осветля́ть clarify
освобожда́ть liberate
осево́й axial
оско́лок *m* splinter
ослабева́ть weaken
ослабле́ние *n*:
~ **бо́ли** pain relief
~ **вируле́нтности микрооргани́змов** attenuation
осла́бленный mitigated; impaired
ослабля́ть reduce; attenuate
осле́пнуть go blind
осложне́ние *n* complication, sequela (*pl* sequelae)
~, **по́зднее** late [delayed] complication
~, **тромбоэмболи́ческое** thromboembolic complication
осложнённый complicated
осложня́ть complicate

осмо́тр *m* survey; inspection; examination
~, враче́бный [медици́нский] medical examination
осно́ва *f* matrix, tela
основа́ние *n* basis, base
~ че́репа base of the skull
основа́тель *m* founder
основно́й main; primary; basic
осно́вывать found
осо́бенность *f* pattern; feature
осо́бенный particular
о́спа *f* (small)pox
~, бе́лая milkpox, alastrim
~, ветряна́я waterpox, chickenpox, varicella
~, натура́льная variola (vera)
~ ове́ц sheep pox
~ чёрная натура́льная black smallpox
оссифика́ция *f*:
~, гетерото́пная heterotopic ossification
~ мышц muscular ossification
остава́ться remain
остано́вка *f* standstill; arrest
~ дыха́ния respiratory arrest
~ кровотече́ния arrest of bleeding, hemostasis
~ се́рдца cardiac arrest
оста́ток *m* residue
оста́точный residual
остеоартро́з *m* osteoarthritis, osteoarthrose
~, узелко́вый nodal osteoarthritis
остеобла́ст *m* osteoblast
остеобласто́ма *f* osteoblastoma
остеогене́з *m* osteogenesis, bone formation
~, несоверше́нный imperfect osteogenesis
остеодисплази́я *f* osteodysplasia
остеодистрофи́я *f* osteodystrophy
~, генерализо́ванная фибро́зная osteodystrophia fibrosa generalisata, Recklinghausen's disease
~, деформи́рующая deforming osteodystrophy, Paget's disease
~, по́чечная renal osteodystrophy, pseudorickets
остеокласто́ма *f* osteoclastoma
остео́лиз *m* osteolysis
~, прогресси́рующий progressive osteolysis
остеоло́гия *f* osteology
остео́ма *f* osteoma
остеомаля́ция *f* osteomalacia
~, гипофосфатеми́ческая hypophosphatemic osteomalacia
остеомиели́т *m* osteomyelitis
~, гематоге́нный hematogenous osteomyelitis
остеомиелосклеро́з *m* osteomyelosclerosis, osteomyelofibrosis
остеонекро́з *m*, **лучево́й** osteoradionecrosis
остеопати́я *f* osteopathy
~, гипертрофи́ческая hypertrophic osteopathy
~, токси́ческая toxic osteopathy
остеопетро́з *m* osteopetrosis

остеопоро́з *m* osteoporosis
~, **иммобилизацио́нный** inactivity osteoporosis
~, **медикаменто́зный** medicamentous osteoporosis
~, **перви́чный** primary osteoporosis
~, **ста́рческий** senile osteoporosis
~, **стеро́идный** steroid osteoporosis
остеосарко́ма *f* osteosarcoma
остеоси́нтез *m* osteosynthesis
~ **гвоздём** nail osteosynthesis
~ **про́волокой** wire osteosynthesis
~, **чреско́стный** transosseous osteosynthesis
остеотоми́я *f* osteotomy
остеофи́т *m* osteophyte, (marginal) spur
остеохондро́з *m* osteochondrosis
~ **позвоно́чника, ювени́льный** juvenile vertebral osteochondrosis, Scheuermann's disease
остеохондропати́я *f* osteochondropathy
~, **эндеми́ческая** endemic osteochondropathy, Kashin-Bek's disease
остриё *n* point, nib, prick
остри́ца *f* pinworm, seatworm, oxyuris
островко́вый insular
острово́к *m* island
остроконе́чный pointed
о́стрый sharp; acute
осумко́ванный encapsulated, encysted
осуществля́ть perform
осциллогра́мма *f* oscillogram
осциллографи́я *f* oscillography
ось *f* axis
~, **зри́тельная [опти́ческая]** optical axis
~, **электри́ческая** *(сердца)* electric(al) axis
осяза́ние *n* tactile sensation, (sense of) touch
оталги́я *f* earache, otalgia, otodynia
отбира́ть select
отбо́р *m* selection
~, **генотипи́ческий** genotypic selection
~, **межвидово́й** interspecific selection
~, **напра́вленный** directional selection
~, **случа́йный** random selection
отва́р *m* decoction
отведе́ние *n* lead
~, **внутрисерде́чное** intracardial lead
~, **грудно́е** chest lead
~ **от коне́чностей** extremity [standard] lead
~, **пищево́дное** esophageal lead
~, **прекордиа́льное** precordial lead
~, **станда́ртное** *см.* **отведе́ние от коне́чностей**
отведе́ния *n pl*, **однопо́люсные** unipolar leads
отве́рстие *n* hiatus, orifice, ostium, meatus; stoma
~, **вну́треннее** internal opening, internal orifice
~, **входно́е** inlet
~, **диафра́гмы, пищево́дное** esophageal hiatus

~, нару́жное external opening
~ прото́ка duct orifice
отве́т *m*:
~, иммýнный antibody [immune] responsiveness, immune response
~, перви́чный first-set [primary] reaction
~, сла́бый poor (immunological) reaction
отве́тственный responsible
отвлека́ющий revulsive
отврати́тельный nauseous
отгиба́ние *n* reflexion
отде́л *m*:
~ желýдка, пилори́ческий pyloric portion of the stomach
~ позвоно́чника, грудно́й thoracic spine
~ позвоно́чника, поясни́чный lumbar spine
~ позвоно́чника, ше́йный cervical spine
отделе́ние *n* **1.** department; unit **2.** separation
~ гемодиа́лиза hemodialysis unit
~ для выздора́вливающих recovery ward
~ интенси́вной терапи́и intensive care unit
~, кардиологи́ческое cardiological unit
~, неврологи́ческое neurological unit
~ неотло́жной по́мощи emergency department
~ неотло́жной хирурги́и unit of urgent surgery
~ новорождённых newborn center
~, ожо́говое burns unit
~, офтальмологи́ческое ophthalmological unit
~ плаце́нты, преждевре́менное premature placental separation
~, поликлини́ческое outpatient department
~, приёмное admission department
~, реанимацио́нное resuscitation unit
~, роди́льное maternity ward
~, стациона́рное inpatient department
~, терапевти́ческое unit of internal medicine
~, хирурги́ческое surgical unit
отде́льный particular
отделя́емое *n* **ра́ны** wound secretions
о́тдых *m* rest
отёк *m* edema
~, ангионевроти́ческий angioneurotic [Quincke's] edema
~ ве́к(а) eyelid edema
~, воспали́тельный inflammatory edema
~, кахекти́ческий cachectic edema
~ Кви́нке *см.* отёк, ангионевроти́ческий
~ лёгких pulmonary edema
~ мо́зга brain swelling, brain edema
~ подко́жной клетча́тки subcutaneous edema
~ пятна́ *(сетчатки)* macular edema
~ соска́ (*зрительного нерва*) papilloedema
отёчный edematous

оти́т *m* otitis
~, нару́жный beach ear, external otitis
~, о́стрый сре́дний acute ear
~, сли́пчивый adhesive otitis
отка́чивать pump off
отка́шливать cough out, cough up
отклоне́ние *n* deviation
~ кза́ди recumbency
~, станда́ртное standard deviation
открыва́ть open
откры́тый open
отличи́тельный distinctive
отложе́ние *n* deposit(ion)
отме́тка *f* mark
отмеча́ть note, notice
отмороже́ние *n* cold injury, frostbite
относи́тельный relative
отноше́ние *n*:
~, я́дерно-цитоплазмати́ческое nuclear cytoplasmic ratio
отня́тие *n* **от груди́** weaning
отоларинголо́гия *f* otolaryngology
отосклеро́з *m* otosclerosis
отоскопи́я *f* otoscopy
ототокси́чность *f* ototoxicity
отпада́ющий caducous
отпеча́ток *m* trace, imprint
~ па́льцев fingerprint
о́тпуск *m*:
~, декре́тный maternity leave
~ по боле́зни sick leave
отравле́ние *n* poisoning
~, алкого́льное alcohol intoxication
~ га́зом gas poisoning
~ гриба́ми mushroom poisoning
~ медикаме́нтами drug poisoning
~ нарко́тиком narcotic poisoning
~, пищево́е food poisoning
~ свинцо́м saturnine poisoning
~ удуша́ющим га́зом gas suffocation
отража́тель *m* reflector
отража́ть reflect
отраже́ние *n* reflection
отрица́тельный negative
отро́сток *m* process, outgrowth
~, клювови́дный coracoid process
~, мечеви́дный xiphoid process
~, сосцеви́дный mastoid process
~, червеобра́зный vermiform process
о́трочество *n* boyhood
отры́жка *f* ructus, belch(ing), eructation
~, ки́слая sour eructation
отса́сывание *n* suction
отсло́йка *f* separation, sublation, detachment
~ плаце́нты placental separation
~ сетча́тки retinal detachment
отстава́ние *n* delay
~ в разви́тии developmental delay
отста́лость *f*, **у́мственная** mental retardation
отсто́йник *m* sedimentation tank

отсу́тствие *n* **пу́льса** pulselessness
отта́лкивание *n* repulsion
о́ттиск *m*, **отде́льный** offprint
отто́к *m* outflow, efflux
отторга́ть(ся) reject
отторже́ние *n* rejection
~ **по́чки** kidney rejection
~ **трансплонта́та** graft rejection
~ **трансплонта́та из со́бственной тка́ни** homograft rejection
отха́ркивать expectorate
отха́ркивающее *n* expectorant
отхо́ды *m pl* waste(s), waste products
~, **промы́шленные** industrial wastes
~, **радиоакти́вные** radioactive waste
~, **сельскохозя́йственные** agricultural wastes
отцо́вство *n* paternity
официна́льный officinal
офтальми́я *f* ophthalmia
~, **весе́нняя** spring ophthalmia, vernal conjunctivitis
~, **мигри́рующая** migratory ophthalmia
~, **симпати́ческая** sympathetic ophthalmia
~, **электри́ческая** electric ophthalmia
офтальмо́лог *m* ophthalmologist, oculist
офтальмоло́гия *f* ophthalmology
~, **операти́вная** eye [ophthalmic] surgery
офтальмоско́п *m* ophthalmoscope, eye speculum, fundoscope
офтальмоскопи́я *f* ophthalmoscopy
охва́т *m* **медици́нским обслу́живанием** medical coverage
охлажда́ть refrigerate, cool
охлажде́ние *n* refrigeration, cooling
~, **водяно́е** water cooling
~, **ме́стное** local cooling
~, **пове́рхностное** surface cooling
охра́на *f*:
~ **де́тства** child welfare
~ **матери́нства** maternity care
охри́плость *f* hoarseness
охроно́з *m* ochronosis
оце́нивать evaluate
оце́нка *f* assessment, evaluation
~, **эти́ческая** ethical opinion
оча́г *m (патологического процесса)* focus
~ **гно́йный** suppurative focus
~, **инфекцио́нный** focus of infection
очаго́вый focal
очеви́дный obvious
оче́рченный marginated
очи́стка *f* purification, cleaning, depuration
очища́ть purify; rectify; clean
очища́ющий depurative
очи́щенный purified
очки́ *pl* spectacles, eyeglasses
~ **для бли́жнего зре́ния** spectacles for near vision
~ **для да́ли** spectacles for distant vision

~ для чте́ния reading spectacles
ошиба́ться mistake
оши́бка *f* error, mistake
~ вы́борочного иссле́дования sampling error
~, диагности́ческая diagnostic error, diagnostic mistake
~ копи́рования *ген.* miscopying
~, случа́йная random error
~, станда́ртная bias
ощути́мый perceptible
ощуще́ние *n* sensation, sense
~, вкусово́е taste

П

па́дать fall
па́зуха *f анат.* sinus
~, верхнечелюстна́я [га́йморова] maxillary sinus
~, ло́бная frontal sinus
~ но́са, прида́точная paranasal sinus
паке́т *m* pack
пала́та *f*:
~, больни́чная ward, hospital room
~, терапевти́ческая medical ward
пала́та-изоля́тор *f* isolation ward
пала́тка *f* tent
~, кислоро́дная oxygen tent
па́лец *m*:
~, безымя́нный ring finger
~ ки́сти finger, dactyl
~ ки́сти, большо́й pollex, thumb
~ ки́сти, сре́дний long [middle, third] finger
~ стопы́ toe
~ стопы́, большо́й hallux, big [great] toe
~, указа́тельный index finger, forefinger
па́лочка *f* **1.** rod **2.** bacillus (*pl* bacilli)
~ брюшно́го ти́фа typhoid bacillus, Salmonella typhosa
~, дифтери́йная diphtheria [Loeffler's] bacillus, Corynebacterium diphtheriae
~, кислотоусто́йчивая acid-fast bacillus
~, кише́чная colon bacillus, Escherichia coli
~ прока́зы Hansen's [leprosy] bacillus, Mycobacterium leprae
~, сенна́я hay [grass] bacillus, Bacillus subtilis
~ сетча́тки rod cell
~, туберкулёзная tubercle [Koch's] bacillus, Mycobacterium tuberculosis
пальпа́ция *f* palpation
~, бимануа́льная bimanual palpation
~, глубо́кая deep palpation
~, скользя́щая sliding palpation
~, сравни́тельная comparative palpation
~, тща́тельная thorough palpation
пальпи́ровать palpate
пальпи́руемый palpable
па́льцы *m pl* **в ви́де бараба́нных па́лочек** clubbed fingers

па́мять *f* memory
~, долгосро́чная long-term memory
~, зри́тельная vision memory
~, иммунологи́ческая immune [immunological] memory
~, кратковре́менная immediate [short-term] memory
~ на отдалённые собы́тия remote memory
~, операти́вная *см.* па́мять, кратковре́менная
панаце́я *f* panacea
пандеми́я *f* pandemia
пане́ль *f* panel
панкарди́т *m* pancarditis
панкреанекро́з *m* pancreatolysis
панкреати́т *m* pancreatitis
~, кисто́зный cystic pancreatitis
панкреатэктоми́я *f* pancreatectomy
панмиелопати́я *f* panmyelopathy
панникули́т *m* panniculitis
~, рецидиви́рующий узлова́тый ненагна́ивающийся relapsing nodular nonsuppurative panniculitis, Weber-Christian's disease
~, узлова́тый nodular panniculitis
па́ннус *m* pannus
пансинуси́т *m* pansinusitis
панцитопени́я *f* pancytopenia
~, арегенерато́рная aregenerative pancytopenia
папилло́ма *f* papilloma
~, мя́гкая soft papilloma
~, твёрдая hard papilloma
па́пула *f* papula
папулёзный papular
пар *m* steam
па́ра *f*, алле́льная allelic pair
парабио́з *m* parabiosis
парабио́нт *m* parabiont
парагри́пп *m* parainfluenza, paragrip(p)e
парадокса́льный paradoxic
паразúт *m* parasite
~ живо́тных zooparasite
~, кровососу́щий bloodsucking parasite
~, непатоге́нный harmless [nonpathogenic] parasite
~, облига́тный obligate parasite
~, факультати́вный facultative parasite
паразитоло́гия *f* parasitology
паракоклю́ш *m* parapertussis
парализова́ть palsy
парали́ч *m* palsy, paralysis
~, восходя́щий ascending palsy, Landry's paralysis
~, вя́лый flaccid palsy
~, де́тский infantile paralysis
~, де́тский церебра́льный infantile cerebral paralysis
~, дрожа́тельный shaking [trembling] palsy
~ от сдавле́ния compression palsy
~, семе́йный периоди́ческий familial periodic paralysis
пара́метр *m* parameter
параметри́т *m* pelvic cellulitis
парамиксови́рус *m* paramyxovirus
паранеопласти́ческий paraneoplastic
паранефри́т *m* paranephritis

парано́йя *f* paranoia
параплеги́я *f* paraplegia
~, **спасти́ческая** spastic paraplegia
парапроктит *m* paraproctitis
парапротеинеми́я *f* paraproteinemia
парапсихоло́гия *f* parapsychology
парати́ф *m* paratyphoid
параф́ин *m* wax, paraffin
парафино́ма *f* paraffinoma
парацентéз *m* paracentesis
~ **бараба́нной перепо́нки** myringotomy
парвови́рус *m* parvovirus
парéз *m* paresis
парентера́льный parenteral
паренхи́ма *f* parenchyma
парестези́я *f* paresthesia
париета́льный parietal
паркинсони́зм *m* parkinsonism
пароти́т *m* parotitis
~, **эпидеми́ческий** epidemic parotitis, mumps
партеногенéз *m* parthenogenesis
партнёр *m* partner
~, **гомосексуа́льный** homosexual partner
па́рус *m (клапана)* velum
парша́ *f* honeycomb ringworm, favus
пасса́ж *m микр.* passage
пасто́зность *f* puffiness
пасть *f*, **во́лчья** cleft palate, palatoschisis
патогенéз *m* pathogenesis
патогéнный pathogenic
патогномони́чный pathognomonic
патологи́ческий pathologic(al)
патоло́гия *f* pathology
~ **воéнного врéмени** war pathology
па́уза *f* pause
~, **компенсато́рная** compensatory pause
пах *m* groin
пахидактили́я *f* pachydactyly
пахименинги́т *m* pachymeningitis
па́хнуть smell
па́ховый inguinal
пациéнт *m* patient ◇ **осма́тривать** ~**а** to see a patient
~, **амбулато́рный** outdoor patient
~, **лежа́чий** recumbent patient
~, **носи́лочный** litter patient
~, **стациона́рный** indoor patient
педиа́тр *m* pediatrician
педиатри́я *f* pediatrics, pediatry
педикулёз *m* lousiness, pediculosis
пелёнка *f* napkin, diaper
~, **подкладна́я** drawsheet
пелла́гра *f* pellagra, maidism
пельвиоперитони́т *m* pelvic peritonitis, pelvi(o)peritonitis
пéмфигус *m* pemphigus
пéна *f* scum, foam
пенетри́ровать penetrate
пéнящийся foamy
пепси́н *m* pepsin
пепти́д *m* peptid
~, **натрийуретúческий** natriuretic peptide
пептида́за *f* peptidase
пепти́ческий peptic
перви́чный primary
первонача́льный primordial

первопричи́на *f* initial cause
первородя́щая *f* primapara
перева́ривать digest
перевозбужде́ние *n* superexcitation
перевя́зка *f* dressing
~ **сосу́да** vasoligation, vasoligature
перевя́зочная *f* dressing room
перевя́зывать dress, bandage, ligate
переги́б *m* kink, angulation
~ **кза́ди** retroversion, retroflexion
~ **кпе́реди** anteversion, anteflexion
перегоро́дка *f* septum
~, **межжелу́дочковая** interventricular septum
~, **межпредсе́рдная** interatrial septum
~, **носова́я** nasal septum
перегоро́дочный septal
перегрева́ние *n* overheating
перегру́женный overburden
перегру́зка *f* overload(ing)
~ **кинети́ческая** kinetic overloading
~, **тони́ческая** tonic overloading
переда́тчик *m* transmitter
переда́ча *f* (*инфекции*):
~ **от челове́ка челове́ку** person-to-person spread, man-to-man transmission
~, **трансплацента́рная** placental transmission
~ **че́рез насеко́мых** insect transmission
пере́дний anterior
передози́ровать overdose
переeда́ние *n* overeating
перезре́лый hypermature
перека́рмливание *n* hyperalimentation, superalimentation, supernutrition, overfeeding
пе́рекись *f* peroxide
~ **водоро́да** hydrogen dioxide
перекрёст *m*, **зри́тельный** optic chiasm
перекрёстный overlap (*напр. синдром*)
перекру́т *m* torsion
~ **яи́чника** ovary torsion
перекру́ченный twisted
перелива́ние *n* transfusion
~, **внутриартериа́льное** intraarterial transfusion
~, **ка́пельное** drip transfusion
~ **кро́ви** blood transfusion, hemotransfusion
~ **кро́ви, замести́тельное** replacement transfusion
~, **прямо́е** direct [immediate] transfusion
~, **стру́йное** stream transfusion
~ **це́льной кро́ви** full-blood transfusion
перело́м *m* fracture
~, **вколо́ченный** impacted fracture
~, **внутрисуставно́й** intraarticular fracture
~, **закры́тый** closed fracture
~, **компрессио́нный** compression fracture
~, **осложнённый** complicated fracture
~, **откры́тый** open fracture
~, **поднадко́стничный** subperiosteal fracture
~, **прямо́й** direct fracture

~, сло́жный compound fracture
~, сро́сшийся consolidated fracture
~, уста́лостный march [fatigue] fracture
~, эпифиза́рный epiphysial fracture
перемежа́ющийся remittent
перемеще́ние *n* displacement
~ **зубо́в, ортодонти́ческое** orthodontic tooth movement
перенапряже́ние *n* overstrain
перено́с *m* (*инфекции*) transmission, transfer
~, **возду́шный** aerial transmission
~ **инфе́кции** transmission of infection
~ **половы́м путём** sexual transmission
~, **трансовариа́льный** transovarial transmission
переноси́мость *f* tolerance
перено́сица *f* bridge of the nose
перено́сный mobile
перено́счик *m* (*инфекции*) transmitter, vector, carrier
~ **боле́зни** disease carrier
переобуче́ние *n* reeducation
переохлажде́ние *n* supercooling
перепо́нка *f* membrane
~, **бараба́нная** tympanic [drum] membrane
перепо́нчатый membraneous
перераздраже́ние *n* overirritation
перерастяже́ние *n* strain, overdistension, superdistension
перере́зка *f*:
~ **блужда́ющего не́рва** vagotomy
~ **пупови́ны** omphalotomy
перерожде́ние *n*:
~, **жирово́е** fatty change
~, **злока́чественное** malignant transformation
~, **кисто́зное** cystic degeneration
переса́дка *f* transplantation, grafting
~ **ко́жи** skin grafting
~ **ко́стного мо́зга** bone marrow transplantation
~ **по́чки** kidney transplantation
~ **се́рдца** cardiac [heart] transplantation
~ **тка́ни** tissue transfer
~ **чужеро́дной тка́ни** xenotransplantation
переутомле́ние *n* overfatigue, overwork, overstrain
периартери́ит *m* periarteritis
~, **узелко́вый** nodular periarteritis, periarteritis [polyarteritis] nodosa
периартри́т *m* periarthritis
~, **плечелопа́точный** humeroscapular periarthritis
периартропати́я *f* periarthropathy
перибронхи́т *m* peribronchitis
периваскуля́рный perivascular
перика́рд *m* pericardium, heart sac
перикарди́т *m* pericarditis
~, **констрикти́вный** constrictive pericarditis
~, **облитери́рующий** obliterating pericarditis
~, **сухо́й** dry pericarditis

~, экссудати́вный exudative pericarditis
периметри́я *f* perimetry
перинеотоми́я *f* perineotomy
пери́од *m* period
~ **бере́менности** gestational period
~, **инкубацио́нный** incubation period
~, **климактери́ческий** climacteric period
~, **лате́нтный** latency period
~ **полураспа́да** half-life period
~, **послеродово́й** postnatal [puerperal] period, puerperium
~, **продрома́льный** prodromal period, prodromal stage
~, **рефракте́рный** refractory period
периоди́чески periodically
периоди́чность *f* periodicity
периодо́нт *m* periodontium
периодонти́т *m* pericementitis, periodontitis
~, **верху́шечный** apical periodontitis
периости́т *m* periostitis
перипрокти́т *m* periproctitis
периста́льтика *f* peristaltic waves, peristalsis
~ **желу́дка** gastric peristalsis
~ **кише́чника** intestinal peristalsis
~ **пищево́да** esophageal peristalsis
перитендини́т *m* peritendinitis
~, **кальцифици́рующий** calcific peritendinitis
перитони́т *m* peritonitis
~, **гно́йный** purulent peritonitis
~, **жёлчный** bile peritonitis, choleperitonitis
~, **ка́ловый** fecal peritonitis
~, **туберкулёзный** tuberculous peritonitis
перифери́ческий peripheral
перифлеби́т *m* periphlebitis
перку́ссия *f* percussion
~, **непосре́дственная [пряма́я]** direct [immediate] percussion
~, **сравни́тельная** comparative percussion
перкуто́рно on percussion
перле́ш *m* perlèche
пероксида́ция *f* **липи́дов** lipid peroxidation
перора́льно orally
персисте́нция *f* persistence
персисти́ровать persist
персона́л *m* personnel, staff
~, **больни́чный** hospital staff
~, **вспомога́тельный медици́нский** auxiliary medical personnel
~, **медици́нский** medical personnel, medical staff
~, **мла́дший медици́нский** junior medical personnel
~, **руководя́щий медици́нский** head medical personnel
~, **се́стринский** nursing staff
~, **сре́дний медици́нский** paramedical personnel
перфора́ция *f* perforation
~ **голо́вки плода́** fetal head perforation
~ **кишки́** intestinal perforation

~ перегоро́дки perforation of the septum
перфу́зия *f* perfusion
пе́рхоть *f* scurf, dandruff
перча́тки *f pl*, рези́новые rubber gloves
песо́к *m* sand
~, мочево́й urinary sand
песса́рий *m* pessary
~, кольцево́й ring pessary
пете́хия *f* petechia
пе́тля *f* snare, loop, ansa
~ кише́чника intestinal loop
~, про́волочная wire loop
петрифика́ция *f* petrification
печа́ть *f* врача́, ли́чная doctor's personal seal
печёночный hepatic
пе́чень *f* liver
~, амило́идная amyloid liver
~, жирова́я fatty liver
~, засто́йная congested liver
~, муска́тная nutmeg liver
печь *f* oven
пигме́нт *m* pigment
~, жёлчный biliary [bile] pigment
~, кровяно́й blood pigment
~, чёрный black pigment
пигмента́ция *f* pigmentation
пиели́т *m* pyelitis
пиелографи́я *f* pyelography
~, внутриве́нная intravenous pyelography
~, ретрогра́дная retrograde pyelography
~, экскрето́рная excretion pyelography
пик *m* peak
пикорнави́рус *m* picornavirus
пила́ *f* saw
~, ампутацио́нная amputation saw
~ для ги́пса gypsum saw
~, листова́я blade saw
~, про́волочная wire saw
пилоропла́стика *f* pyloroplasty
пилю́ля *f* pill, pilule
пиноцито́з *m* pinocytosis
пинце́т *m* pincers, tweezers
~ для предме́тных стёкол slide forceps
~, ушно́й ear forceps
~, хирурги́ческий surgical [tissue] forceps
пиодерми́я *f* pyoderm(i)a
~, гангрено́зная gangrenous pyoderma
пипе́тка *f* dropping tune, pipet, dropper
~, градуи́рованная graduated pipet
~, дози́рующая dosing pipet
пириди́н *m* pyridin
пироге́нный pyrogenic
пирофосфа́т *m* pyrophosphat
пирофосфата́за *f* pyrophosphatase
пита́ние *n* nutrition, nourishment, alimentation
~, зо́ндовое (gastro)gavage
~, иску́сственное artificial alimentation
~, пони́женное undernourishment, subalimentation
~, принуди́тельное forced alimentation
пита́ть nourish
питириа́ *m* pityriasis
питуици́т *m* pituicyte
пиури́я *f* pyuria
пи́щ/а *f* food, meal ◇ принима́ть ~у to meal

пищеваре́ние *n* digestion
пищевари́тельный digestive
пищево́д *m* esophagus, gullet
пия́вка *f* leech
~, **медици́нская** medical leech
пла́вание *n* swimming
пла́зма *f* plasma
~, **имму́нная** immune plasma
~ **кро́ви** blood plasma
плазмаферéз *m* plasma depletion, plasmapheresis
плазми́н *m* plasmin
плазминоге́н *m* plasminogen
плазмо́дий *m* plasmodium
плазмоле́мма *f* cytolemma, plasmolemma
плазмоцито́ма *f* plasmocytoma, plasmacytoma, plasmoma, plasma-cell myeloma
плани́рование *n* **семьи́** family planning
пла́стика *f*:
~ **бро́нха** bronchoplasty
~ **влага́лища** vaginoplasty
~ **нёба** palatoplasty
~ **сфи́нктера** sphincteroplasty
~ **ше́йки ма́тки** tracheloplasty
пласти́нка *f* plate, lamella
~, **концева́я** *анат.* endplate
~, **ногтева́я** nail plate
пла́стырь *m* plaster, emplastrum
пла́та *f* charge
плати́ть pay
плаце́бо *n* placebo
плаце́нта *f* placenta, afterbirth, maza
плева́ть spit; expectorate
пле́вра *f* pleura
~, **висцера́льная** visceral pleura
~, **париета́льная** parietal pleura
плеври́т *m* pleurisy
~, **геморраги́ческий** hemorrhagic pleurisy
~, **осумко́ванный** blocked [encapsulated] pleurisy
~, **серо́зный** serous pleurisy
~, **сли́пчивый** adhesive pleurisy
~, **сухо́й** dry pleurisy
~, **фибрино́зный** fibrinous [plastic] pleurisy
~, **экссудати́вный** exudative pleurisy
плекси́т *m* plexitis
плёнка *f* film
~, **дифтери́йная** diphtheritic membrane
пле́сень *f* must
плетизмографи́я *f* plethysmography
~, **пальцева́я** finger plethysmography
плето́ра *f* plethora
плечево́й humeral, brachial
плечелопа́точный humeroscapular
плечо́ *n* shoulder; brachium, arm
~, **«заморо́женное»** frozen shoulder
плеши́вость *f* baldness, alopecia
плод *m* fetus
~, **гига́нтский** huge [giant] fetus
~, **гипотрофи́чный** small-for-date fetus
~, **доно́шенный** term fetus
~, **мацери́рованный** macerated fetus

~, недонóшенный premature fetus
~, перенóшенный postmature fetus
плодовúтость *f* fecundity
плóмба *f*:
~, **зубнáя** filling, stopping
~, **зубнáя врéменная** provisional [temporary] filling
~, **зубнáя постоя́нная** permanent filling
пломбировáние *n* filling
пломбировáть *(зуб)* fill, stop
плóский flat, plane
плоскоклéточный planocellular
плоскостóпие *n* platypodia, flatfoot
плóтность *f* density
плóтный thick, tight; dense
плоть *f*, **крáйняя** prepuce, foreskin ◇ **удаля́ть крáйнюю** ~ to remove prepuce
плохóй poor, bad
плóщадь *f* area
плю́сна *f* metatarsus
пневмокóкк *m* pneumococcus
пневмокониóз *m* pneumoconiosis
пневмонúт *m* pneumonitis
пневмонúя *f* pneumonia
~, **вúрусная** virus pneumonia
~, **грибкóвая** fungal [mycotic] pneumonia
~, **гипостатúческая** hypostatic pneumonia
~, **гриппóзная** influenzal [grippale] pneumonia
~, **двусторóнняя** bilateral pneumonia
~, **интерстициáльная** interstitial pneumonia
~, **казеóзная** caseous pneumonia
~, **крупóзная** croupous pneumonia
~, **мигрúрующая** migratory pneumonia
~, **очагóвая** focal pneumonia
~, **эозинофúльная** eosinophilic pneumonia, Loeffler's syndrome
пневмотóракс *m* pneumothorax ◇ **наклáдывать** ~ to apply pneumothorax
~, **искýсственный** artificial [induced] pneumothorax
~, **клáпанный** valvular pneumothorax
~, **одностóрóнний** unilateral pneumothorax
~, **открытый** open pneumothorax
~, **спонтáнный** spontaneous pneumothorax
~, **травматúческий** traumatic pneumothorax
побелéние *n* albication
поведéние *n* behavior
повéрхностно-актúвный surface-active
повéрхностный superficial
повéрхность *f* surface
~, **боковáя** lateral surface
~, **вéрхняя** upper surface
~, **жевáтельная** masticatory surface
~, **зáдняя** dorsal surface
~ **кóжи** skin surface
~, **нúжняя** inferior surface
~, **открытая** free surface
~, **перéдняя** ventral surface
поворóт *m* **плодá** version
~ **на головку** cephalic version

~ на но́жку podalic version
~, нару́жный external version
~ о́ргана кпе́реди anteversion
~ самопроизво́льный spontaneous version
повреждáть disturb, damage
повреждéние *n* lesion, damage
повреждённый damaged
повсемéстный ubiquity
повтóрный repeated
повторя́емость *f* replication
повторя́ющийся recurrent
повторя́ть repeat
повышáть raise, elevate
повышéние *n* elevation, rise
~ температу́ры temperature rise
повя́зк/а *f* dressing, bandage
◇ наклáдывать ~у to put on [to apply] a bandage; снять ~у to take off a bandage
~, антисепти́ческая antiseptic dressing
~, асепти́ческая aseptic dressing
~, всáсывающая absorbent dressing
~, ги́псовая plaster (of Paris) bandage
~, дáвящая pressure dressing, compressing bandage
~ для вытяжéния traction bandage
~, иммобилизи́рующая immovable bandage, fixed dressing
~, колосови́дная spica (bandage)
~, косы́ночная triangular bandage
~, крестообрáзная cross bandage
~, круговáя circular bandage
~, мáрлевая gauze bandage
~, окóнчатая fenestrated bandage
~, поддéрживающая sling
~, пращеви́дная fourtailed bandage
~, тугáя tight bandage
погибáть perish
поглáживание *n* *(приём массажа)* stroking massage
поглáживать palm
поглощéние *n* intake
погрéшность *f* error
~ измерéния measuring error
~ прибóра instrumental error
погружáть immerse
подавлéние *n* suppression
подавля́ть suppress
подáгра *f* podagra, gout
подагри́ческий gouty
подбóр *m* matching
подборóдок *m* chin
подвергáться undergo
подвздóшный ileac, ileal
подви́д *m* subspecies
подви́жность *f* motility, mobility, excursion
~, ограни́ченная limited excursion
~ сустáва joint movement, joint mobility
подви́жный mobile, motile; wandering
подвы́вих *m* subluxation
~ хрустáлика subluxation of lens
подглазни́чный infraorbital, suborbital

подголо́вник *m* headrest
подгру́ппа *f* subgroup
подгу́зник *m* pilch
поддаю́щийся лече́нию medicable, curable
подде́рживать maintain; support
поддиафрагма́льный subdiaphragmatic, subphrenic
подзаты́лочный suboccipital
подкла́панный subvalvular
подключи́чный subclavian
подко́жный subcutaneous, subdermal, hypodermic
подколе́нный popliteal
подко́рковый subcortical
по́длинный original
подлопа́точный subscapular
подмы́шечный (sub)axillary
поднадко́стничный subperiosteal
поднима́ться lift, ascend
подногтево́й hyponychial
подно́с *m* tray
подо́бие *n* similarity
подозрева́ть suspect
подозре́ние *n* suspicion
подо́стрый subacute
подо́шва *f* pelma, planta
~ стопы́ sole
подо́швенный plantar
подплевра́льный subpleural
подпоро́говый subliminal, subthreshold
подрёберный subcostal
подсеро́зный subserous
подсли́зистый submucous
подсозна́тельный subconscious
подста́вка *f* stand
подтвержда́ть confirm
подти́п *m* subtype
поду́шка *f*, кислоро́дная oxygen bag
подхо́д *m* approach
подчелюстно́й submandibular
подчре́вный hypogastric
подшива́ние *n* са́льника omentopexy
подщела́чивание *n* alkalinization
подщела́чивать alkalify, alkalinize
подъём *m* rise
подъёмник *m* lift
подъязы́чный sublingual, hypoglossal
по́езд *m*, санита́рный hospital train
пожило́й elderly
позвоно́к *m* vertebra, spondyl(e)
~, зубови́дный odontoid vertebra, epistropheus
~, поясни́чный lumbar vertebra
~, расщеплённый butterfly vertebra
~, сплю́щенный collapsed vertebra
~, ше́йный cervical vertebra
позвоно́чник *m* backbone, rachis, spine, spinal [vertebral] column
позвоно́чный vertebral, spinal
по́здний late
позна́бливание *n* shivering, chilling
по́иск *m* search
пойкилоцито́з *m* poikilocytose
показа́ние *n* indication
показа́тель *m* index, rate
~ выжива́емости survival value

~ гематокри́та packed cell volume
~ заболева́емости morbidity rate
~ матери́нской сме́ртности maternal mortality rate
~ мёртворожда́емости stillbirth rate
~ сме́ртности mortality rate

пока́зывать show

пока́лывание *n* tingling, tingle

пока́шливание *n* hacking cough, tussicalation

поко́й *m* **1.** rest, quiescense **2.** *(помещение)* room, ward
~, по́лный thorough rest
~, приёмный admission [reception] room, reception ward, reception office

покола́чивание *n* *(приём массажа)* tapotement

покрасне́ние *n* reddening

покро́в *m*, **нару́жный** integument

покрыва́ть cover

покры́тие *n* coating, covering
~, кишечнораствори́мое *(таблетки)* enteric coating

поксви́рус *m* poxvirus

пол *m* sex

полага́ть think, suppose

по́ле *n* field
~ зре́ния visual field, eyeshot
~ зре́ния микроско́па field of microscope
~, лёгочное lung field
~, тёмное dark field

поле́зный useful; salubrious

по́лзание *n* crawling

ползу́чий serpiginous

поливале́нтность *f* multivalency

полиге́нный polygenic

полидактили́я *f* polydactyly

поликисто́зный multicystic

поликли́ника *f* policlinic, polyclinic
~, де́тская child health center

полимиалги́я *f* polymyalgia
~, ревмати́ческая polymyalgia rheumatica

полимиози́т *m* polymyosit

полиморфи́зм *m* polymorphism

полиневри́т *m* polyneuritis

полиовакци́на *f* poliovaccine
~, жива́я аттенуи́рованная live attenuated poliovaccine

полиови́рус *m* poliovirus

полиомиели́т *m* poliomyelitis

поли́п *m* polyp
~, желе́зистый adenomatous polyp
~ на но́жке pedunculated polyp

полипепти́д *m* polypeptid

полиплоиди́я *f* multiploidy, polyploidy

полипо́з *m* polyposis
~ кише́чника intestinal polyposis

полипрагмази́я *f* polypragmasy

полисерози́т *m* polyserositis

полиури́я *f* polyuria, hydruria

полицитеми́я *f* polycyth(a)emia

поллино́з *m* pollinosis, pollen allergy

по́лный profound, complete

полово́й sexual, genital

положе́ние *n* position; posture, lie *(of a fetus)*
~ **больно́го** patient's position
~, **вертика́льное** upright posture; erect position
~, **горизонта́льное** horizontal [supine] position
~, **коле́нно-локтево́е** knee-elbow position
~, **косо́е** oblique position
~, **крити́ческое** emergency
~ **на боку́** side position, unilateral posture
~ **на животе́** prone [ventricumbent] position
~, **накло́нное** tilted position
~, **непра́вильное** malposition, misplacement
~ **плода́** fetal position, fetal lie
~ **плода́, попере́чное** transverse presentation, transverse lie
~ **плода́, ущемлённое попере́чное** impacted transverse lie
~, **со́гнутое** bent posture
положи́тельный positive
полоса́ *f* stria, stripe; band
~ **поглоще́ния** absorption band
полоса́тый striated
поло́ска *f* **лейкопла́стыря** strap
полоска́ние *n* rinse, gargle
~ **го́рла** throat wash
полоска́ть *(горло)* gargle
полостно́й cavitary
по́лость *f* cavity, chamber
~ **абсце́сса** abscess cavity
~, **бараба́нная** tympanum
~, **брюшна́я** abdominal cavity
~, **грудна́я** thoracic cavity
~, **плевра́льная** pleural cavity
~ **рта** oral cavity
~, **суставна́я** joint space, articular cavity
~ **та́за** pelvic cavity
полужи́дкий semifluid
полукру́жный semicircular
полулу́нный semilunar
полупрозра́чный semitranslucent
полупроница́емый semipermeable
получа́ть obtain, receive
полуша́рие *n* hemisphere
~ **большо́го мо́зга** cerebral hemisphere
по́льза *f* benefit
по́люс *m* pole
полюса́ *m pl*, **разноимённые** opposite poles
поляриза́ция *f* polarization
помеща́ть place
по́мнить remember
помо́щник *m* helper; assistant
по́мощь *f* help, aid, assistance
~ **на дому́, медици́нская** home health service
~, **неотло́жная** emergency [immediate] medical care
~, **пе́рвая** first aid
~, **ско́рая** ambulance
помутне́ние *n* opacity
поно́с *m* diarrhea
~, **водяни́стый** watery diarrhea
~, **крова́вый** bloodstained diarrhea
попере́чный transverse
популя́ция *f* population
~, **гомоге́нная** pure population

по́ра *f* osculum, pore
пораже́ние *n* lesion, affection, damage
 ~, лучево́е radiation damage, radiation injury
 ~ мо́лнией lightning burn
поражённый affected
поре́з *m* cut
 ~, глубо́кий slash
по́ристость *f* porosity
по́ристый spongy
поро́г *m* threshold
 ~ болево́й (чувстви́тельности) pain threshold, pain limit
 ~ восприя́тия threshold of sensitivity, reception threshold
 ~ различе́ния differential threshold
 ~ слухово́го восприя́тия [слухово́й] hearing threshold
 ~, чувстви́тельности sensitivity threshold
порожда́ть originate, generate
поро́к *m*:
 ~, врождённый congenital defect
 ~, митра́льный mitral valvular disease
 ~ разви́тия developmental defect, maldevelopment
 ~ се́рдца heart disease, vitium cordis, valvular defect
поро́чный vicious
порошо́к *m*:
 ~, ме́лкий powder
 ~, сло́жный compound powder
порта́льный portal
порфири́я *f* porphyria
 ~, по́здняя ко́жная porphyria cutanea tarda
поря́док *m* order
посе́в *m* *микр.* seeding; inculation; plating
 ~ на ча́шки Пе́три plating
посеща́ть *(больного)* attend
после́д *m* secundines, afterbirth
после́дний last
после́довательность *f* sequence
 ~ аминокисло́т amino-acid sequence
 ~ нуклеоти́дов nucleotide sequence
после́дствие *n* sequence, aftereffect
после́дующий subsequent
послеродово́й postnatal, postpartum, puerperal
по слу́чаю *(чего-л.)* on the occasion of...
посме́ртный postmortal
посо́бие *n* *(напр. по болезни)* benefit
посре́дник *m* messenger
пост *m*:
 ~ медсестры́ nurse's station
постгеморраги́ческий posthemorrhagic
по́стер *m* poster
постоя́нный permanent; constant
посттравмати́ческий posttraumatic
поступле́ние *n* income
посыла́ть send
пот *m* sweat
 ~, ночно́й night sweat
поте́ние *n* perspiration, sudation
потенциа́л *m* potential

~ де́йствия action potential
~, мембра́нный membrane potential
~, окисли́тельно-восстанови́тельный redox potential
~ поврежде́ния injury potential
~, следово́й afterpotential
поте́нция *f* potency
поте́ря *f* loss
~ аппети́та loss of appetite
~ ве́са weight loss
~ вкусово́го восприя́тия taste-blindness
~ воды́ water loss
~ жи́дкости fluid loss
~ зре́ния loss of vision, visual loss
~ па́мяти loss of memory
~ соле́й salt loss
~ чувстви́тельности loss of sensation, sense [sensory] loss
потни́ца *f* miliaria, sudamen
потого́нный hidrotic
пото́к *m* stream
пото́мок *m* offspring
пото́мство *n* posterity; progeny; offspring
потоотделе́ние *n* hidrosis, diaphoresis, sweating, sudation
потребле́ние *n* intake
потре́бность *f* requirement, need, demand
~ в пита́нии nutritional need
потрясе́ние *n* shake
поту́ги *f pl* (*в родах*) bearing-down, labors
похо́дка *f* gait
похуда́ние *n* weight loss
почесу́ха *f* prurigo
~, де́тская prurigo infantilis
~, ле́тняя prurigo estivalis, summer prurigo
по́чечный renal
по́чка *f* kidney
~, блужда́ющая floating [wandering] kidney
~, доба́вочная accessory kidney
~, кисто́зная cystic kidney
~, подковообра́зная horseshoe kidney
~, смо́рщенная contracted kidney
~, шо́ковая shock kidney
почкообра́зный kidney-shaped
появле́ние *n* сы́пи onset of the rash
по́яс *m* girdle
~, плечево́й thoracic girdle
~, та́зовый pelvic girdle, pelvic arch
поясни́ца *f* loin
поясни́чно-крестцо́вый sacrolumbal, lumbosacral
поясни́чный lumbar
пра́вильный right
правору́кость *f* dextrality
пра́вый right, dextral
пра́ктика *f* practice
пребыва́ние *n* в стациона́ре hospital stay
превраща́ться(ся) turn, convert
превраще́ние *n* conversion
преддве́рие *n* vestibule, atrium
~ ротово́й по́лости oral vestibule
преде́л *m* limit, term ◇ в ~ах within the range; в ~ах но́рмы within normal limits
~ выно́сливости endurance limit, limit of fatigue

~ переноси́мости tolerance limit
~ слы́шимости audibility limit
предлага́ть offer
предлежа́ние *n* presentation
~, головно́е head presentation
~, ножно́е foot presentation
~ плаце́нты placental presentation, placenta previa
~ плода́, непра́вильное malpresentation
~, ягоди́чное breech presentation
предме́т *m* subject
предоперацио́нная *f* scrub-up room
предостереже́ние *n* warning
предосторо́жность *f* precaution
предохране́ние *n* preservation; protection
предпле́чье *n* forearm
предплю́сна *f* tarsus
предплюснево́й tarsal
предполага́емый tentative
предполага́ть suggest, suppose
предпочита́ть prefer
предрасположе́ние *n* predisposition
~, врождённое hereditary predisposition
~, генети́ческое genetic predisposition
предрасполо́женный к аллерги́и allergy-prone
предродово́й prenatal
предсе́рдие *n* atrium
предсе́рдный atrial
предсме́ртный agonal, premortal
предупрежда́ть prevent
предупрежде́ние *n* prevention
предше́ственник *m* precursor
предше́ствовать precede
предше́ствующий previous, prior
преждевре́менный premature
презервати́в *m* condom
преиму́щественно predominantly
преинкуба́ция *f* preincubation
прекардиа́льный precardiac
преломле́ние *n* refraction
преоблада́ние *n* predominance
препара́т *m* preparation, specimen
~, лека́рственный medicinal preparation; drug
~, микроскопи́ческий slide
~, микроскопи́ческий окра́шенный stained slide
~, неокра́шенный unstained preparation
~ продлённого де́йствия repository drug
~, уче́бный teaching specimen
прерыва́ние *n (напр. беременности)* interruption
прерыва́ть discontinue, interrupt
преры́вистый discrete, intermittent
пресбиопи́я *f* presbyopia
преходя́щий transient
преципита́ция *f* precipitation
преципити́н *m* precipitin
преэклампси́я *f* pre-eclampsia
прибавля́ть в ве́се gain in weight
приблизи́тельно approximately, nearly

приви́вки *f pl* vaccination
~, **календа́рные** scheduled vaccination
~, **профилакти́ческие** preventive vaccination
приви́нчивать screw on
привлека́ть attract
приводи́ть *(к чему-л.)* result in, cause
привра́тник *m* (*желудка*) pylorus
привыка́ние *n* habituation
привы́чка *f* habit
~, **вре́дная** harmful habit
привы́чный habitual
приготовле́ние *n* preparation
приготовля́ть prepare
прида́ток *m* appendage, annexum
приём *m*, **ручно́й** maneuver
приёмная *f* waiting room
приживле́ние *n* **транспланта́та** graft retention, engraftment
прижига́ние *n* cauterization
прижига́ть sear
при́знак *m* feature, sign; mark; stigma
~ **боле́зни** symptom
~, **диагности́ческий** diagnostic character
~, **насле́дственный** hereditary feature
~, **неблагоприя́тный** unfavorable sign
~, **ограни́ченный по́лом** sex-limited character
~, **приобретённый** acquired character
~, **прогности́ческий** prognostic marker
~, **сце́пленный с по́лом** sex-linked character
прико́ванный к посте́ли bedfast
прикоснове́ние *n* touch
прикрепле́ние *n* attachment
при́кус *m* bite, occlusion
прили́в *m (крови)* blushing, rush of blood, afflux
примене́ние *n* application, use, usage
~, **безопа́сное** safe use
~, **дли́тельное** long-term use
применя́ть use, apply
при́месь *f* contaminant
примо́чка *f*, **свинцо́вая** lead water
принима́ть receive, take
принося́щий afferent
приобрета́ть gain
припа́док *m* seizure; fit, attack
припа́рка *f* stupe
припо́днятый raised, elevated
припу́дривать powder
приро́да *f*:
~, **аллерги́ческая** allergic origin
~, **токси́ческая** toxic origin
приро́дный native, natural
присоединя́ть(ся) join
при́ступ *m* fit, attack, paroxysm; seizure, stroke
~ **боле́зни** spell of illness
~ **бо́ли** shoot
~ **ка́шля** fit [attack] of coughing
~ **лихора́дки** febrile attack
~ **тошноты́** qualm
прису́тствие *n* presence
прису́тствовать be present
прито́к *m* inflow
притупле́ние *n* obtusion

~ перкуто́рного зву́ка dullness
притуплённый flat
притяже́ние *n* attraction
причи́н/а *f* cause ◇ устра-ня́ть ~у to remove the cause
~ **наруше́ния** source of trouble
~, **неизве́стная** unknown origin
~, **непосре́дственная** immediate cause
~, **неустано́вленная** unspecified cause
~ **сме́рти** cause of death
причи́нно-сле́дственный cause-and-effect
причи́нный causal, causative
про́ба *f* **1.** sample **2.** proof, assay; trial, test
~, **аллерги́ческая** allergic test
~, **аппликацио́нная** patch test
~, **бензиди́новая** benzidine test
~, **биологи́ческая** bioassay
~, **внутрико́жная** intracutaneous [intradermal] test
~, **волды́рная** blister test
~, **враща́тельная** rotatory test
~, **гидрофи́льная** hydrophilic [McClure-Aldrich's] test
~, **гистами́новая двойна́я** double histamin [Rivers'] test
~, **двухступе́нчатая** two-step test
~ **для иссле́дования слу́ха** hearing test
~ **для определе́ния остроты́ зре́ния** vision test
~, **калори́ческая** Bárány's caloric test
~, **ка́чественная** qualitative test
~, **ко́жная** skin test
~, **ко́жная с туберкули́ном** tuberculin skin [Pirquet's] test; Mantoux test
~, **коле́нно-пя́точная** knee-heel test
~, **коли́чественная** quantitative test
~ **кро́ви** blood sample
~ **на бере́менность** pregnancy test
~ **на переноси́мость глюко́зы** glucose tolerance test
~ **на резисте́нтность эритроци́тов** erythrocyte resistance test
~ **на скры́тую кровь** occult blood test
~ **на совмести́мость** compatibility test
~ **на совмести́мость до́нора и реципие́нта** donor-recipient matching test
~ **на стери́льность** test for sterility
~ **на чувстви́тельность** (*напр. к антибиотикам*) susceptibility test
~, **ортостати́ческая** postural [orthostatic] test
~, **па́льце-носова́я** pointing test
~, **провокацио́нная** provocative [challenge] test
~, **протромби́новая** Quick's [prothrombin time] test
~ **с во́дной нагру́зкой** water test
~ **с ла́тексом** latex test

~ с максимáльной нагрýзкой maximal exercise test
~ с нагрýзкой loading test
~, срóчная quick [rapid] test
~ с физи́ческой нагрýзкой exercise test
проби́рка *f* (glass) tube
~ с агáром agar tube
~ с питáтельной средóй tube of medium
~, центрифýжная centrifuge tube
прóбка *f* plug, tap; stopper
~, сéрная wax plug
~, стекля́нная glass stopper
прóбный tentative
прóбовать test
прободéние *n* **желýдка** perforation of the stomach
провéрка *f* check, inspection
проверя́ть check, inspect
провитами́н *m* provitamin
проводи́мость *f* conduction, conductivity
проводи́ть *(электричество)* conduct; *(звук)* convey
прóволока *f* wire
проглáтывать swallow
прогнóз *m* prognosis, prediction
~ болéзни prognosis for disease
~ в отношéнии жи́зни prognosis for life
~, индивидуáльный personal prognosis
~, отдалённый long-term prognosis
прогнози́рование *n* prediction
прогрáмма *f*:
~, наýчная scientific program
~, скри́нинговая screening program
прогресси́вный progressive
прогресси́рование *n* progression
~ болéзни disease progression
продлевáть prolong
продлённый prolonged
продолжáться last
продолжи́тельность *f* **жи́зни** life time, life span
продолжи́тельный long-lasting
продóльный longitudinal
продрóм *m* prodrome
продромáльный prodromal
продувáние *n* insufflation
произвóльный arbitrary
продýкт *m* product
~ выделéния excretory product
~, конéчный end [final] product
~ обмéна веществ metabolic product, metabolite
~, промежýточный intermediate product
~ распáда breakdown product
~ расщеплéния split product
продукти́вный productive
продýкция *f* **антитéл** antibody production
прозрáчный pellucid, transparent
~ для рентгéновских лучéй radiolucent
производи́тельность *f* performance
производи́ть produce, perform
произвóльный voluntary

происходи́ть occur; originate, result from...
происхожде́ние *n* origin
прока́за *f* leprosy, lepra
~, **не́рвная** anesthetic leprosy
прока́лывать pierce; perforate
прокла́дка *f*, **мя́гкая** pad
проко́л *m* piercing, puncture
проконверти́н *m* proconvertin
прокти́т *m* rectitis, proctitis
проктоло́гия *f* proctology
пролакти́н *m* prolactin, lactogenic factor
прола́пс *m* prolapse
~ **митра́льного кла́пана** mitral valve prolapse
~ **прямо́й кишки́** rectal prolapse
про́лежень *m* sore spot, pressure [bed] sore, decubitus
~, **изъязвлённый** decubital [pressure] ulcer
пролифера́ция *f* proliferation
~ **тка́ни** tissue proliferation
прома́сленный oiled
проме́жностный perineal
проме́жность *f* perineum
промежу́ток *m* space
~, **межзу́бный** interdental space
~, **межрёберный** intercostal space
промежу́точный intermediate
промыва́ние *n* wash(ing), lavage, lavement
~ **брюшно́й по́лости** intraperitoneal lavage
~, **влага́лищное** vaginal irrigation
~ **желу́дка** gastric lavage, gastric washing
промыва́ть wash; bathe
проника́ющий penetrating
проница́емость *f* penetrability, permeability
~ **для га́зов** gas permeability
~ **капилля́ров** capillar permeability
~ **мембра́ны** membrane permeability
~ **по́чечных клубо́чков** glomerular permeability
~ **эндоте́лия** endothelial permeability
проница́емый permeable
пропа́ривать steam
проперди́н *m* properdin
пропи́сывать prescribe, order
про́пись *f* prescription
пропи́тывание *n* impregnation
проре́зывание *n*:
~ **голо́вки** (*плода*) delivery [crowning] of the head
~ **зубо́в** teething
проре́зываться (*о зубах*) erupt
просве́т *m* lumen
просветле́ние *n* clarification; clearing
просвеще́ние *n*, **санита́рное** health education
простагланди́н *m* prostaglandin
простати́т *m* prostatitis
просте́йшие *n pl биол.* protozoa
просто́й simple, ordinary
простра́нство *n* space
~, **межкле́точное** intercellular space
~, **мёртвое** dead space

простра́ция *f* prostration
просту́да *f* chill, cold
простуди́ться catch a chill, catch [take] a cold
простыня́ *f* sheet; drape
протеа́за *f* protease
проте́з *m* prosthesis, prothesis
~, деревя́нный wooden prosthesis
~, зубно́й denture, framework
~ кла́пана prosthetic valve
~ коле́нного суста́ва knee prosthesis
~ ни́жней коне́чности artificial leg
~ тазобе́дренного суста́ва hip prosthesis
протези́рование *n* prosthetics, prosthesis
протеи́н *m* protein
~ о́строй фа́зы acute phase protein
протеина́за *f* proteinase
протеинкина́за *f* protein kinase
протеино́з *m* proteinosis
~ мышц muscle proteinosis
протеинури́я *f* proteinuria
~, лихора́дочная febrile proteinuria
протеоглика́н *m* proteoglycan
протео́лиз *m* proteolysis
противовоспали́тельный antiinflammatory
противога́з *m* gas mask
противогрибко́вый antimycotic
противозавито́к *m (ушной раковины)* ant(i)helix
противозача́точный contraceptive
противоо́пухолевый antineoplastic
противопоказа́ние *n* contraindication
противополо́жный opposite, contralateral
прото́к *m* duct
~, артериа́льный arterial canal
~, бота́ллов Botallo's duct
~, выводно́й excretory duct
~, грудно́й лимфати́ческий thoracic duct
~, жёлчный bile duct
~, мочево́й *эмбр.* urachus
~, о́бщий жёлчный common hepatic duct
~, пузы́рный cystic duct
~, семявынося́щий deferent duct
протоко́лы *m pl* proceedings
протромби́н *m* prothrombin
протру́зия *f* protrusion
~ вертлу́жной впа́дины acetabular protrusion
профессиона́льный occupational
профе́ссор *m* professor
профила́ктика *f* prophylaxis
~, втори́чная secondary [recidive] prophylaxis
профилакти́ческий prophylactic, preventive
про́филь *m*:
~, иммунологи́ческий immunological profile
~, психологи́ческий psychological profile
профу́зный profuse
прохо́д *m* meatus
~, за́дний anus
~, за́дний иску́сственный preternatural anus

~, нару́жный слухово́й ear canal
~, слухово́й auditory meatus
проходи́мый patent, passable
проходи́ть pass ◇ ~ **че́рез** *(что-л.)* pass through *(smth)*
прохожде́ние *n* passage
~ **пи́щи** food passage
процеду́ра *f* procedure
проце́сс *m* process
~, **атероге́нный** atherogenic process
~, **воспали́тельный** inflammatory process
~, **необрати́мый** irreversible process
про́чность *f* stability
проявле́ние *n* **1.** manifestation, presentation **2.** development
~ **боле́зни** manifestation of the disease
~, **клини́ческое** clinical aspect
~, **сомати́ческое** somatic manifestation
~, **факультати́вное** facultative manifestation
проявле́ния *n pl*, **мно́жественные** multiple manifestations
проявля́ться manifest
прури́го *n* prurigo
прыщева́тый spotty
прямо́й straight
псевдоанеми́я *f* pseudoanemia
псевдокиста́ *f* pseudocyst
псевдопарали́ч *m* pseudoparalysis
псевдостенокарди́я *f* pseudoangina
пситтако́з *m* psittakosis, parrot fever
психастени́я *f* psychasthenia
психиа́тр *m* psychiatrist
психиатри́я *f* psychiatry
пси́хика *f* psyche; psychics; mentality, mind
психи́ческий mental
психогигие́на *f* mental hygiene
психо́з *m* psychosis, madness, alienation
~, **алкого́льный** alcoholic psychosis
~ **бере́менных** gestational psychosis
~, **депресси́вный** depressive psychosis
~, **инволюцио́нный** involutional psychosis
~, **маниака́льный** maniacal psychosis
~, **парано́идный** paranoid psychosis
~, **ста́рческий** senile psychosis
психоло́гия *f* psychology
психопати́я *f* psychopathy
психотерапи́я *f* psychotherapy, psychotherapeutics
~, **интенси́вная** intensive psychotherapy
психофармаколо́гия *f* psychopharmacology
псориа́з *m* psoriasis
~, **монетови́дный** psoriasis nummularis
птиали́н *m* ptyalin
птоз *m* ptosis
птомаи́н *m* ptomaine
пузырёк *m* vesicle; bleb, bubble, follicle
~, **заро́дышевый** germinal vesicle

пузы́рный vesical
пузырча́тка *f* pemphigus
~, обыкнове́нная pemphigus vulgaris
пузы́рчатый blistered
пузы́рь *m* cyst, bladder, vesicle; bulla
~, га́зовый (gastric) air bubble
~, жёлчный gall bladder, cholecyst
~, мочево́й (urinary) bladder
~, пло́дный bag of waters
~ со льдом ice-bladder
пул *m* pool
пульвериза́тор *m* sprayer
пульвериза́ция *f* pulverization
пу́льпа *f* pulp
~ зу́ба dental pulp
пульпи́т *m* pulpitis
пульпэкстра́ктор *m* pulp extractor
пульс *m* pulse ◇ **пальпи́ровать ~** to feel [to take] pulse
~, капилля́рный capillar pulse
~, лихора́дочный febrile pulse
~ ма́лого наполне́ния low tension pulse
~, ме́дленный slow pulse
~, мя́гкий soft pulse
~, напряжённый tense pulse
~ на стопе́ foot pulse
~, непальпи́руемый impalpable pulse
~, неро́вный irregular pulse
~, нитеви́дный filiform [thready] pulse
~, перемежа́ющийся intermittent pulse
~, по́лный full pulse
~, ритми́чный rhythmic pulse
~, твёрдый hard pulse
пульса́ция *f* pulsation, throbbing, pulse
~, се́рдца cardiac pulsation, heart beating
~ ногтево́го ло́жа nail pulse
~ пе́чени hepatic pulse
~, эпигастра́льная epigastric pulse
~ яре́мных вен jugular venous pulse
пульси́ровать pulsate
пункт *m*:
~, до́норский blood donor center
~, медици́нский treatment station
~ пе́рвой по́мощи first-aid station
~, травматологи́ческий traumatology center
пункта́т *m* **ко́стного мо́зга** bone marrow aspirates
пу́нкция *f* puncture, centesis
~ брюшно́й сте́нки abdominal paracentesis
~ ве́ны venepuncture
~, диагности́ческая diagnostic puncture
~ кисты́ cyst puncture
~ ко́стного мо́зга bone marrow puncture
~ лимфати́ческого узла́ lymph node puncture
~, люмба́льная lumbar puncture
~, спинномозгова́я rachicentesis
пупови́на *f* umbilical cord
пупо́к *m* nawel, omphalos, umbilicus

~, «мóкнущий» weeping umbilicus
пупóчный umbilical
пýрпур *m*:
~, жёлтый зри́тельный xanthopsin
~, зри́тельный visual purple, rhodopsin
пýрпура *f* purpura
~, анафилактóидная anaphylactoid purpura
~, идиопати́ческая тромбо(цито)пени́ческая idiopathic thrombo(cyto)penic purpura
пýстула *f* pustule
~, óспенная pock
~, сибиреязвенная malignant pustule
пути́ *m pl*:
~, дыхáтельные respiratory tract, airway
~, естéственные natural way
~, жёлчные biliary tract
~, родовы́е birth canal
путресци́н *m* putrescine
путь *m* way, path(way), tract
~, альтернати́вный alternative pathway
~ биоси́нтеза pathway of the biosynthesis
~ оттóка outflow tract
~, пирами́дный pyramidal tract
~, проводя́щий conduction tract
пучóк *m* bundle, fascide, fascicle; beam; band
~ Ги́са bundle of His
~ лучéй (ray) beam
~ рентгéновских лучéй X-ray beam
пыль *f* dust
~, радиоакти́вная radioactive dust
пыльцá *f* растéний pollen
пя́стный metacarpal
пя́тка *f* heel
пя́тна *n pl*:
~, пигмéнтные pigmented spots
~, стáрческие senile spots
~, трýпные cadaveric [postmortem] lividity, livores mortis
пятни́стый spotted, spotty, macular
пятнó *n* macula, spot, patch, blotch, stain
~, жёлтое yellow spot
~, кровянóе blood stain
~, роди́мое nevus, mole, birthmark

Р

рабдомиóма *f* rhabdomyoma
рабдомиосаркóма *f* rhabdomyosarcoma
рабóта *f*, мы́шечная muscular work
рабóтник *m*, мéдико-социáльный medical social worker
работоспосóбность *f* working capacity
равновéсие *n* equilibrium
~, генети́ческое genetic equilibrium
~, кислóтно-щелочнóе acid-base equilibrium
рад *m* rad
радиáльный radial

радиа́ция *f* radiation
~, **ионизи́рующая** ionizing radiation
радика́лы *m pl*, **свобо́дные** free radicals
радика́льный radical
радикули́т *m* radiculitis
~, **поясни́чно-крестцо́вый** lumbosacral radiculitis
радиоакти́вность *f* radioactivity
~, **есте́ственная** natural radioactivity
радиоиммунодиффу́зия *f* radioimmunodiffusion
радиоло́гия *f* radiology
~, **медици́нская** medical radiology
радиопереда́тчик *m* radiotransmitter
радиопилю́ля *f* radiopill
радиохирурги́я *f* radiosurgery
ра́диус *m* **де́йствия** range of action
радо́н *m* radon
ра́дужка *f* iris
разбавле́ние *n* dilution
разветвлённый ramous, branched
развива́ть develop
развива́ющийся developmental
разви́тие *n* development
~, **внутриутро́бное** prenatal development
~, **полово́е** sexual development
~, **постната́льное** postnatal development
~, **спонта́нное** self-development
~, **у́мственное** mental development
разгиба́ние *n* extension
разграниче́ние *n* delimitation
разда́вливание *n* crushing
разда́вливать squash; crush
разделе́ние *n* separation
раздраже́ние *n* irritation
раздражи́тель *m* stimulus, stimulant, irritant
~, **безусло́вный** unconditioned stimulus
~, **минима́льно восприни-ма́емый** minimal stimulus
~, **подпоро́говый** subliminal stimulus
~, **поро́говый** threshold stimulus
~, **сверхмаксима́льный** supramaximal stimulus
раздражи́тельность *f* irritability
раздробле́ние *n* **по́чечных камне́й** nephrolithotripsy
разжиже́ние *n* liquefaction
различа́ть distinguish
разли́чие *n* distinction, difference, discrepancy
различи́мый distinguishable
разли́чный various, different, distinct
разложе́ние *n* resolution
разме́р *m* size, dimension
~ **инфа́ркта** infarct size
~ **ка́мер** *(сердца)* chamber size
размина́ние *n* kneading, petrissage; malaxation
размина́ть *(при массаже)* knead
размножа́ть multiply
размозже́ние *n* crushing
размягче́ние *n* colliquation, ramolissement, malacia, maceration, softening
~ **ко́сти** osteomalacia

~ мо́зга softening of the brain
разнови́дность *f* variety
разнообра́зие *n* diversity
~, **большо́е** wide range
разобща́ющий disjunctive
разобще́ние *n* disjunction
разраба́тывать work out
разраста́ние *n* vegetation
разреже́ние *n* rarefaction
~ **ко́стной тка́ни** osteoporosis
разрежённый rare
разре́з *m* incision, section, discission, cutting
~, **попере́чный** transsection, transverse incision
~, **продо́льный** longitudinal section
~, **среди́нный** midsection, median section
разруша́ть destroy
разруше́ние *n* **кле́ток** cellular breakdown
разры́в *m* disruption, rupture, rhexis, breaking
~ **арте́рии** arteriorrhexis
~ **кишки́** enterorrhexis
~ **ма́тки** uterine rupture, metrorrhexis
~ **пе́чени** hepatorrhexis
~ **пло́дных оболо́чек** fetus membrane rupture, breaking of waters
~ **проме́жности** tear of perineum
~ **се́рдца** cardiorrhexis
~, **то́чечный** breakpoint
~, **хромати́дный** chromatid break
~, **хромосо́мный** chromosome break
разря́д *m* rank; class
разъеда́ющий phagedenic
рак *m* carcinoma, cancer
~, **база́льно-кле́точный** basal cell carcinoma
~, **бессимпто́мный** occult cancer
~, **бронхоге́нный** bronchogenic carcinoma
~, **веретенокле́точный** spindle cell carcinoma
~, **колло́идный** mucinous carcinoma
~, **медулля́рный** soft cancer
~, **мелкокле́точный** small-cell carcinoma
~, **недифференци́рованный** non-differentiated cancer
~, **плоскокле́точный** squamous cell carcinoma
~, **светлокле́точный** clear cell carcinoma
~, **скирро́зный** scirrhous cancer
~, **со́лидный** solid carcinoma
~, **эпидермо́идный** epidermoid carcinoma
ра́ковина *f* concha; shell, sink
~, **носова́я** turbinate bone
~, **ушна́я** concha of auricle
ра́на *f* wound, vulnus, injury
~, **глубо́кая** gash
~, **загрязнённая** contaminated wound
~, **ко́лотая** stab [firearm] wound
~, **ножева́я** knife wound
~, **огнестре́льная** missile [shell, shotgun] wound
~, **ожо́говая** burn wound
~, **откры́тая** open wound
~, **от уку́са** bite wound
~, **пове́рхностная** flesh wound

~, проника́ющая penetrating wound
~, размозжённая crushed wound
~, рва́ная lacerated wound
~, ре́заная incised [slash] wound
~, ру́бленая chopped [sword-cut] wound
~, тяжёлая severe wound
рандомиза́ция *f* randomization
ране́ние *n* wound, injury
ра́неный wounded
рани́мый vulnerable
ра́нить wound, injure, vulnerate
ра́нний early
ра́нула *f* ranula
ра́па *f* brine
распа́д *m* decomposition, disaggregation, dissociaton, degeneration, breakdown
~, биологи́ческий biodegradation
~ гемоглоби́на breakdown of hemoglobin
распи́ливать saw
расписа́ние *n* schedule; timetable
распознава́ние *n* recognition
распознава́ть recognize
расположе́ние *n* disposition, arrangement
~ ду́ха mood
распределе́ние *n* distribution
распределя́ть distribute
распростране́ние *n* spread
~, бронхоге́нное bronchogenic spread
~, гематоге́нное haematogenous spread
~, лимфоге́нное lymphogenous spread
распространённость *f* prevalence (rate), occurrence
~ в есте́ственных усло́виях natural occurrence
распространённый common
распространя́ться **1.** radiate, extend **2.** *(о болезни)* invade
распыли́тель *m* sprayer
расса́сывание *n* resolution, resorption
~ ко́сти bone resorption
рассе́ивать(ся) scatter
рассека́ть ножо́м knife
рассече́ние *n* scission, section
~ горта́ни laryngotomy
~ ма́тки metrotomy
~ пищево́да esophagotomy
~ рогови́цы keratotomy
~ рубца́ ulotomy
~ ше́йки ма́тки trachelotomy
расслабле́ние *m* relaxation
~ миока́рда myocardial relaxation
расслабля́ть(ся) relax
рассла́ивать dissect
рассла́ивающий dissecting
расслое́ние *n* dissection
~ ао́рты aortic dissection
расстоя́ние *n* distance
расстро́йство *n* disturbance, disarrangement, disorder, decay
~, аффекти́вное affective disorder
~ па́мяти memory defect
~ познава́тельной спосо́бности cognitive disorder
~, психи́ческое mental disorder
раство́р *m* solution
~, во́дный aqueous solution

~, **изоосмоти́ческий** isoosmotic solution
~, **кре́пкий** strong solution
~, **моля́рный** molar solution
~, **насы́щенный** saturated solution
~, **основно́й** stock solution
~, **солево́й** saline solution
~, **станда́ртный** test solution
~, **физиологи́ческий** physiological salt solution
растворе́ние *n* dissolution
раствори́мость *f* solubility
раствори́мый soluble
~ **в ма́сле** oil-soluble
~, **уме́ренно** sparingly soluble
раствори́тель *m* resolver, solvent, diluent
растворя́ть dissolve
расте́ние *n* plant
~, **лека́рственное** drug [medicinal] plant
расти́ grow
растира́ние *n (приём массажа)* rubbing (massage), rub, friction
растира́ть в порошо́к triturate
расти́тельный vegetable
растя́гивать(ся) dilate
растяже́ние *n* strain, spread; distention
~ **свя́зок** ligamental strain
растяжи́мый distensible
расхо́довать spend
расхожде́ние *n (напр. краёв раны)* dehiscence
расшире́ние *n* widening, dilatation
~ **вен семенно́го кана́тика, варико́зное** varicocele
~ **пищево́да** esophagectasia
~ **се́рдца** heart widening
~ **сосу́да** vasodilatation
~ **средосте́ния** mediastinal widening
расши́ренный ectatic
расшири́тель *m* spreader, tenaculum, dilator
расширя́ть(ся) widen
расщепле́ние *n* **1.** splitting; decomposition **2.** *ген.* segregation
~ **белка́** protein breakdown
~, **гено́мное** genome segregation
~ **жиро́в** fat splitting
~ **то́нов се́рдца** splitting of the heart sounds
~ **че́люсти** schizognathism
~ **языка́** schistoglossia
рахиотоми́я *f* rachiotomy
рахи́т *m* rickets
~, **по́здний** late rickets
~, **по́чечный** renal rickets, renal osteodystrophy
рва́ный *(о ране)* jagged, lacerated
рво́т/а *f* vomiting, emesis, retching ◇ **вызыва́ть ~у** to cause vomiting
~ **бере́менных** nausea of pregnancy
~ **жёлчью** bilious vomiting, cholemesis
~, **ка́ловая** fecal vomiting
~ **кро́вью** bloody vomiting, haematemesis
~, **неукроти́мая** incoercible [uncontrollable] vomiting, hyperemesis
рво́тный vomitive, vomitory, emetic
реабилита́ция *f* rehabilitation
реабсо́рбция *f* reabsorption

~ в по́чечных кана́льцах renal tubular reabsorption
реаге́нт *m* reagent
реаги́н *m* reagin
реаги́ровать react; respond
реактива́ция *f* reactivation
реакти́вность *f* reactivity, responsiveness
~, **норма́льная** normergy
~, **перекрёстная** cross reactivity
~, **сосу́дистая** vascular reactivity
реа́кция *f* reaction
~, **аллерги́ческая** allergic reaction
~, **анамнести́ческая** anamnestic [recall] reaction, memory response
~, **анафилакти́ческая** anaphylactic reaction
~, **аутоимму́нная** autoimmune reaction
~ **бласттрансформа́ции** blast-transformation reaction
~, **бу́йная** rage reaction
~ **Ве́йля — Фе́ликса** Weil-Felix reaction
~ **Вида́ля** Widal's reaction
~, **внутрико́жная** intracutaneous reaction
~, **воспали́тельная** inflammatory reaction
~ **гиперчувстви́тельности** hypersensitivity reaction
~, **дви́гательная** motor response
~ **заме́дленного ти́па, аллерги́ческая** delayed-type reaction
~ **зрачко́в на свет** pupillary response to light
~, **имму́нная** immune reaction
~, **имму́нная транзито́рная** short-lived immune reaction
~, **ко́жная** skin reaction
~, **ме́стная** local reaction
~, **нежела́тельная** untoward reaction
~ **неме́дленного ти́па** early [immediate-type] reaction
~, **обрати́мая** reversible reaction
~, **окисли́тельно-восстанови́тельная** redox reaction
~, **о́страя агресси́вная** acute aggressive reaction
~, **перекрёстная** cross-reaction
~, **пищева́я лейкоцита́рная** food leukocytic response
~ **присоедине́ния** addition reaction
~ **Ра́йта** Wright's reaction
~ **свя́зывания комплеме́нта** complement fixation [complement binding] test
~, **стре́ссовая** stress reaction
~ **«транспланта́т про́тив хозя́ина»** graft-versus-host reaction
~ **флоккуля́ции** flocculation test
~, **фотоаллерги́ческая** photoallergic reaction
~, **цепна́я** chain reaction
~ **цитотокси́чности** cytotoxicity assay
реампута́ция *f* reamputation
реанима́ция *f* reanimation, revivescense, revivification
ребёнок *m* child; baby, infant

~, **вска́рмливаемый иску́сственно** bottle baby
~, **грудно́й** suckling, breast-fed infant
~, **доно́шенный** mature [full-term] infant
~, **малове́сный** low birth weight infant
~ **мла́дшего во́зраста** *(до 2 лет)* infant
~, **недоно́шенный** premature [dysmature] infant
~, **отня́тый от груди́** weanling
~, **перено́шенный** postmature infant
~, **«проби́рочный»** test-tube baby
~, **роди́вшийся в срок** full-term baby
рёберный costal
ребро́ *n* rib
~, **ло́жное** false rib
~, **рудимента́рное** rudimentary rib
~, **ше́йное** cervical rib
ревакцина́ция *f* renewed vaccination, revaccination
реваскуляриза́ция *f* revascularization
ревмати́зм *m* rheumatism
~, **акти́вный** rheumatic fever
~, **о́стрый суставно́й** acute rheumatic arthritis, acute articular rheumatism
~, **палиндро́мный** palindromic rheumatism
ревмати́ческий rheumatic
ревмато́идный rheumatoid
ревматоло́гия *f* rheumatology
регенера́ция *f* regeneration
регенери́ровать reclaim, regenerate
регидрата́ция *f* rehydratation
региона́льный regional
регистра́тор *m* registrator
регистрату́ра *f* registration office, record department
регистра́ция *f* record
регистри́ровать record
регоспитализа́ция *f* readmission
регре́ссия *f* regression
регули́рование *n* **рожда́емости** fertility control
регули́ровать regulate
регуля́рный regular
регуля́ция *f* regulation
~, **обра́тная** feedback regulation
регургита́ция *f* regurgitation
~, **аорта́льная** aortic regurgitation
~ **кро́ви** blood regurgitation
~, **митра́льная** mitral regurgitation
~ **пи́щи** food regurgitation
редресса́ция *f* redressement
реду́кция *f* reduction
режи́м *m* regimen
~, **посте́льный** bed rest, bed care
резе́кция *f* resection
~, **краева́я** marginal excision
~ **предста́тельной железы́, трансуретра́льная** transuretral resection, TUR
~ **ребра́** costectomy
резе́рв *m* reserve
резервуа́р *m* tank, reservoir
резе́ц *m (зуб)* incisor
резеци́ровать resect
рези́на *f* rubber
резисте́нтность *f* resistance

~, капилля́ров capillary resistance
~, сни́женная lowered resistance
резисте́нтный resistant
ре́зко оче́рченный sharply marginate
резона́нс *m* resonance
~, я́дерный магни́тный nuclear magnetic resonance
резо́рбция *f* resorption
результа́т *m* result, outcome
~, отдалённый late result
~, отрица́тельный negative result
~, положи́тельный positive result
ре́зус-фа́ктор *m* Rhesus factor
реимпланта́ция *f* reimplantation
реинфе́кция *f* reinfection
реканализа́ция *f (тромба)* recanalization
рекомбина́нтный recombinant
рекомендова́ть recommend
ректороманоскопи́я *f* rectoromanoscopy, anosigmoidoscopy
ректоскопи́я *f* rectoscopy
релакса́нт *m* relaxant
релакса́ция *f* relaxation
релакси́н *m* relaxin
реме́нь *m (напр. привязной)* strap
реминерализа́ция *f* remineralization
реми́ссия *f* remission
~, вре́менная temporary remission
рени́н *m* renin
renография́ *f* renography

рентгеногра́мма *f* roentgenogram, radiograph, film
~ в боково́й прое́кции lateral film
~ грудно́й клётки chest radiogram
~, контро́льная comparison film
~, обзо́рная survey roentgenogram
~, обы́чная conventional film
~ пере́дне-за́дней пло́скости anterioposterior film
~ по́чек nephrogram
рентгенографи́я *f* roentgenography, radiography, skiagraphy
~, люминесце́нтная luminescent radiography
~, микрофо́кусная microfocal roentgenography
рентгенокимографи́я *f* roentgenkymography
рентгенокинематографи́я *f* radiocinematography
рентгеноконтра́стный radioopaque
рентгеноло́гия *f* radiology
рентгеноскопи́я *f* radioscopy, roentgenoscopy, fluoroscopy
рентгенотерапи́я *f* X-ray therapy, roentgenotherapy, skiatherapy
реоба́за *f* rheobase
реови́рус *m* reovirus
реокардиографи́я *f* rheocardiography
реоксигена́ция *f* reoxygenation
репелле́нт *m* repellent
ре́плика *f ген.* copy
реплика́ция *f* replication

~ ви́руса virus replication
репози́ция *f* reposition
~, **откры́тая** open reduction, open reposition
репрезентати́вный representative
репроду́кция *f* reproduction
ресни́тчатый ciliary, ciliate(d)
ресни́ца *f* lash, cilium
респира́тор *m* respirator, gas mask
~, **бо́ксовый** *мед. тех.* iron lung(s), Drinker respirator
респирато́рный respiratory
респо́ндер *m* responder
рестено́з *m* restenosis
рестимуля́ция *f* restimulation
рете́нция *f* retention
ретикулёз *m* reticulosis
~, **злока́чественный** malignant reticulosis
~, **тучнокле́точный** mass-cell reticulosis
ретикули́н *m* reticulin(e)
ретикулогистиоцито́з *m* reticulohistiocytosis
ретикулосарко́ма *f* reticulosarcoma
ретикулоци́т *m* reticulocyte
ретикулоэндотелио́ма *f* reticuloendothelioma
рети́кулум *m* reticulum
ретини́т *m* retinitis
ретинобласто́ма *f* retinoblastoma
ретино́л *m* retinol, vitamin A
ретинопати́я *f* retinopathy
~, **гипертони́ческая** hypertensive retinopathy
~, **диабети́ческая** diabetic retinopathy
~, **лучева́я** radiation retinopathy
ретинохориоиди́т *m* retinochorioiditis
ретра́кция *f* retraction
~ **сгу́стка** clot retraction
ретровезика́льный retrovesical
ретрови́рус *m* retrovirus
ретропу́льсия *f* retropulsion
ретроспекти́вный retrospective
ретрофле́ксия *f* **ма́тки** uterine retroflexion
рефле́кс *m* reflex; jerk
~, **аккомодацио́нный** accommodation reflex
~, **ахи́ллов** Achilles [calcaneus tendon] reflex
~, **безусло́вный** unconditioned reflex
~, **болево́й** pain reflex
~, **брюшно́й** abdominal reflex
~, **висцера́льный** visceral reflex
~, **врождённый** inborn [inherited] reflex
~, **гла́зосерде́чный** oculocardiac [Aschner's] reflex
~, **гло́точный** laryngeal [pharyngeal] reflex
~, **депрессо́рный** depressor reflex
~, **запа́здывающий** delayed reflex
~, **защи́тный** defence reflex
~, **зрачко́вый** pupillary reflex
~ **кароти́дного си́нуса** carotid sinus reflex
~, **коле́нный** knee reflex
~, **мига́тельный** blink [ciliary, eye-closure] reflex
~, **пателля́рный** patellar reflex

~, подо́швенный plantar reflex
~, проприоцепти́вный proprioceptive reflex
~, рво́тный vomiting [gag] reflex
~, рогови́чный corneal reflex
~, светово́й light reflex
~, синокароти́дный sinocarotid reflex
~, соса́тельный sucking reflex
~, сосудодви́гательный vasomotor reflex
~, сосудосу́живающий vasopressor reflex
~, сухожи́льный tendon reflex
~, усло́вный conditioned [behavior] reflex
рефле́ксия *f психх.* reflexion
рефлексотерапи́я *f* reflexotherapy
рефле́ктор *m* speculum, reflector
~, ло́бный frontal mirror
рефлю́кс *m* reflux, backward flow, regurgitation
рефлю́кс-эзофаги́т *m* reflux esophagitis
рефракте́рный refractory
рефра́кция *f* refraction
реце́пт *m* prescription
реце́птор *m* receptor
~ бо́ли nociceptor
~, вкусово́й gustatory receptor
~, инсули́новый insulin receptor
~ стеро́идных гормо́нов steroid receptor
~, теплово́й thermoreceptor
~, фагоцита́рный phagocytic ceptor
реце́пция *f* reception
рецесси́вный recessive
реце́ссия *f* recession
рециди́в *m* relapse, recurrence
~, по́здний late recurrence
рецидиви́рующий relapsing, recurrent
реципие́нт *m* recipient; host
~ кро́ви blood recipient
~ трансплента́та transplant recipient
реципро́кный reciprocal
речь *f* speech
~, сканди́рованная scanning speech
реша́ть solve, decide
реше́ние *n* decision
решётка *f биох.* lattice
решётчатый cribriform, cribrose, cancellated
рибонуклеа́за *f* ribonuclease
рибонуклеопроте́ин *m* ribonucleoprotein
рибосо́ма *f* ribosome
рибофлави́н *m* riboflavin, vitamin B_2
риги́дность *f* rigidity
~ заты́лка stiff neck, nuchal rigidity
~ зрачко́в pupillary rigidity
~, мы́шечная muscular rigidity
риги́дный stiff
риккетсио́з *m* rickettsiosis
~, клещево́й tick-borne rickettsiosis
рикке́тсия *f* rickettsia
рикоше́т *m (возобновление симптомов после отмены лечения)* rebound

рили́зинг-фа́ктор *m* releasing factor
рини́т *m* rhinitis
  ~, аллерги́ческий allergic rhinitis
  ~, вазомото́рный vasomotor rhinitis
  ~, сезо́нный аллерги́ческий seasonal allergic rhinitis
ринови́рус *m* rhinovirus
риносклеро́ма *f* rhinoscleroma
риноскопи́я *f* rhinoscopy
риск *m* risk
  ~, операцио́нный operative risk
  ~ сме́рти risk of death
ритм *m* rhythm(us)
  ~, биологи́ческий biologic rhythm
  ~ се́рдца cardiac rhythm
  ~ се́рдца, трёхчле́нный triple rhythm
  ~, си́нусовый sinus rhythm
  ~, су́точный *см.* **ритм, цирка́дный**
  ~, узлово́й nodal rhythm
  ~, цирка́дный circadian [daily] rhythm
рог *m* horn, cornu
рогови́ца *f* cornea
рогови́чный corneal
рогово́й keratic, cornual, horny
род *m* generation, genus
ро́динка *f* birthmark, mole
роди́тель *m* parent
родничо́к *m* fontanel(le)
родовспоможе́ние *n* obstetric aid
родопси́н *m* visual purple
родоразреше́ние *n* delivery
  ~ путём ке́сарева сече́ния abdominal [cesarian] delivery
родосло́вная *f* pedigree
ро́дственники *m pl* relations
  ~ I сте́пени first-degree relations
ро́дственный related, congenerous
родство́ *n* relationship
  ~, кро́вное consanguineous [blood] relation, kindred, (con)sanguinity
ро́ды *pl* childbirth, parturition, labor, delivery, travail
  ~ без бо́ли painless labor
  ~ дво́йней twin birth
  ~, запозда́лые postmature [post-term, retarded] birth
  ~, многопло́дные multiple birth
  ~, норма́льные eutocia, normal labor
  ~, патологи́ческие pathologic parturition
  ~, преждевре́менные premature labor
  ~ при попере́чном положе́нии плода́ cross birth
  ~ при ягоди́чном предлежа́нии плода́ breech delivery
  ~, самопроизво́льные spontaneous delivery
  ~, сро́чные delivery at term, labor at full time
  ~, стимули́рованные induced delivery
  ~, стреми́тельные accelerated [precipitated] labor
  ~, тру́дные dystocia
  ~, «щипцо́вые» forceps delivery
ро́жа *f* rose, erysipelas

~, послеоперациóнная surgical erysipelas
рожáть deliver, labor
рождéние *n* birth
~ живóго ребёнка live birth
рождённый born
роженúца *f* parturient
рóжистый erysipelatous
розеóла *f* roseola, rose spot
~, брюшнотифóзная typhoid spots
розéтка *f* rosette
розéтки *f pl*, спонтáнные spontaneous rosettes
розеткообразовáние *n иммун.* rosetting
ромáшка *f*, лекáрственная matricary, Matricaria chamomilla
рост *m* growth
~, кáрликовый nanism, dwarfism, dwarfish stature
рот *m* mouth ◇ ~ в ~ mouth-to-mouth; чéрез ~ by mouth
ротáтор *m* rotator
ротáция *f* rotation
ротовóй oral
ротоглóтка *f* oropharynx
роторасширúтель *m* gag
ртуть *f* mercury, Hg
рубáшка *f*, смирúтельная camisole
рубéц *m* scar, seam, cicatrice
~, келóидный keloid [cheloid] scar
рубромикóз *m* rubromycosis
~ ногтéй nail rubromycosis
рубцевáние *n* scarring, cicatrization
рубцевáтый cicatrize, scar
рудиментáрный vestigial, rudimentary
рукá *f* 1. *(от кисти до плеча)* arm 2. *(кисть)* hand
руковóдство *n* manual, guide
румя́нец *m* blush
рýсло *n* bed
~, артериáльное arterial bed
~, венóзное venous bed
~, капилля́рное capillary bed
~, сосýдистое vascular bed
рутúнный ordinary
ручнóй manual
рыхлый loose, friable
рябóй pocked, pitted, pockmarked
ряд *m* line; series
~, зубнóй row of teeth, denture

С

сагиттáльный sagittal
сакрализáция *f* sacralization
сакроилейт *m* sacroiliitis
салиурéз *m* saluresis
салфéтка *f* napkin
~, операциóнная towel
сальмонéлла *f* salmonella
сальмонеллёз *m* salmonellosis
сáльник *m* omentum, epiploon
~, большóй gastrocolic [great(er)] omentum
~, мáлый lesser omentum
сáльный sebaceous
сальпингúт *m* salpingitis
~, гонокóкковый gonococcal salpingitis

сальпингоофори́т *m* salpingo-oophoritis
самоана́лиз *m* self-analysis
самовнуше́ние *n* self-suggestion
самоизлече́ние *n* self-healing
самолёт *m*, санита́рный ambulance airplane
самолече́ние *n* autotherapy
самоперева́ривание *n* self-digestion
самопроизво́льный self-existing, spontaneous
саморегуля́ция *f* self-regulation, autoregulation
самоуби́йство *n* suicide
самочу́вствие *n*, хоро́шее sense of well-being
сана́ция *f* sanitation
санита́р *m* hospital attendant; *(в психиатрической больнице)* keeper
санитари́я *f*, пищева́я food sanitation
санита́рка *f* nursery-maid, nursing maid, aid-woman, junior nurse
~ в стациона́ре wardmaid
сап *m* malleus
сапрофи́т *m* saprophyte
саркоидо́з *m* sarcoidosis
сарколе́мма *f* sarcolemma
сарко́ма *f* sarcoma
~ грудно́й железы́ breast sarcoma
~, забрюши́нная retroperitoneal sarcoma
~ Ка́поши Kaposi's sarcoma, angiosarcomatosis
~, ретикулокле́точная reticulocytic sarcoma
~, фасциа́льная fascial sarcoma
~ Ю́инга Ewing's sarcoma
саркомато́з *m* sarcomatosis
сарци́на *f* sarcina
са́хар *m* sugar
~ кро́ви blood sugar
~, моло́чный lactose
сахаромице́ты *m pl* saccharomyc(et)es
сбор *m* tea, species
~, грудно́й breast tea
~ трав herb tea
сбо́ривание *n хир.* plication
све́жий **1.** fresh **2.** *(последний)* recent
сверле́ние *n* boring
свёртываться posset; coagulate
сверхто́нкий ultrathin
свет *m* light
~, ви́димый visible light
~, мерца́ющий flickering light
~, поляризо́ванный polarized light
~, я́ркий bright light
свети́ть lighten
све́тлый light; clear
светобоя́знь *f* photophobia
светоощуще́ние *n* light sense
светофи́льтр *m* ray filter
светочувстви́тельность *f* light sensitivity
све́чи *f pl* suppositories
свиде́тельство *n* certificate
~ о рожде́нии certificate of birth, birth certificate
~ о сме́рти death certificate
свине́ц *m* lead, Pb
сви́нка *f* mumps
свищ *m* fistula
~, жёлчный biliary fistula
~, желу́дочный gastric fistula
~, мочево́й urinary fistula
свобо́дный free

свод *m* vault, fornix
~ **влага́лища** vaginal fornix
~ **стопы́** arch of foot
~ **че́репа** skullcap, vault of skull
сво́дчатый fornicate
сво́йства *n pl*:
~, **жаропонижа́ющие** antipyretic properties
~, **обезбо́ливающие** analgesic properties
~, **пищевы́е** nutritive properties
~, **реологи́ческие** rheologic properties
сво́йство *n* property; quality, attribute
свы́ше over
свя́занный 1. linked **2.** related
свя́зка *f* ligament
~, **голосова́я** vocal cord
~, **крестообра́зная** crucial ligament
~, **кру́глая** round ligament
~, **па́ховая** inguinal ligament
~, **пупа́ртова** Poupart's ligament
~, **серпови́дная** falciform ligament
свя́зывание *n* binding
~, **перекрёстное** cross-linking
связь *f* linkage, connection
~, **вре́менная** temporary connection
~, **ковале́нтная** covalent bond
~, **обра́тная** feedback
~, **обра́тная биологи́ческая** biofeedback
~, **обра́тная отрица́тельная** negative feedback
~, **пепти́дная** peptide bond
сгиба́ние *n* flexion
сгу́сток *m* coagulum
~ **кро́ви** clot of blood
~ **кро́ви, посме́ртный** postmortem clot of blood
сгуще́ние *n (крови)* clotting
сда́вливание *n* squeezing
сдвиг *m* shift
~ **вле́во** shift to the left
~ **впра́во** shift to the right
сдво́енный bigeminal
себоре́я *f* seborrhea
~, **суха́я** dry seborrhea, dandruff
сегме́нт *m* segment
сегмента́ция *f* segmentation
сегменти́рованный segmented
сегментэктоми́я *f* segmentectomy
сегрега́ция *f* segregation
седа́лищный ischial
седати́вный sedative
седло *n*, **туре́цкое** Turkish saddle
секве́стор *m* sequestrum
секвестра́ция *f* sequestration
секвестротоми́я *f* sequestrotomy
секре́т *m (железы)* secretion, secretum
секре́тор *m* secretor
секре́ция *f* secretion
~, **вне́шняя** exocrine [external] secretion
~, **вну́тренняя** endocrine [internal] secretion
~, **желу́дочная** gastric secretion
~ **инсули́на, повы́шенная** hyperinsulinism
~ **молока́, уси́ленная** superlactation

~, повы́шенная hypersecretion
~, пони́женная hyposecretion
~, эндокри́нная *см.* секре́ция, вну́тренняя
сексопатоло́гия *f* sexual pathology
сексуа́льность *f* sexuality
секцио́нная *f* dissecting-room
селезёнка *f* spleen, lien
~, блужда́ющая floating [movable] spleen
~, «ветчи́нная» bacon spleen
~, доба́вочная accessory spleen
селе́кция *f* selection, breeding
семе́йный familial
семидне́вный septan
семино́ма *f* seminoma
семио́тика *f* semiotics
семья́ *f* family
сенсибилиза́ция *f* sensibilization
се́псис *m* sepsis
~, анаэро́бный anaerobic sepsis
~, грибко́вый mycotic sepsis
~, молниено́сный fulminant sepsis
~ новорождённых neonatal sepsis
~, одонтоге́нный odontogenic [oral] sepsis
~, послеродово́й puerperal [postpartum] fever
~, пупо́чный umbilical sepsis
~, ранево́й wound sepsis
~, уроге́нный urosepsis
септицеми́я *f* septicaemia
септи́ческий septic
се́ра *f* sulfur
~, ушна́я ear wax, cerumen
се́рдце *n* heart
~, бы́чье bovine heart
~, вися́чее hanging heart; vertical heart
~, горизонта́льное horizontal heart
~, «зо́бное» goiter heart
~, иску́сственное artificial heart
~, «ка́пельное» drop heart
~, лёгочное pulmonary heart
~, митра́льное mitral heart
~, пивно́е beerheart
~ спортсме́на athletic heart
~, тиреотокси́ческое thyroid heart
~, трёхка́мерное three-chambered heart
сердцеби́ение *n* heartbeating; palpitation
~, заме́дленное bradycardia
~, учащённое tachycardia
серде́чно-сосу́дистый cardiovascular
сердцеви́на *f* core
сери́н *m* serine
се́рия *f* **наблюде́ний** series of observations
сероводоро́д *m* hydrogen sulfide
серогру́ппа *f* serogroup
серози́т *m* serositis
серо́зный serous
сероло́гия *f* serology
серомуко́ид *m* seromucoid
серонегати́вный seronegative
серопозити́вный seropositive
серопрофила́ктика *f* seroprophylaxis, seroprevention, serological prevention

серотерапи́я *f* serum treatment, serotherapy
сероти́п *m* serotype
серотипи́рование *n* serologic typing
серотони́н *m* serotonin
серп *m анат.* falx
серпови́дный semilunar, falciform, sickle-shaped
сертифика́т *m* certificate
сестра́ *f* nurse, sister
~, **медици́нская** sister, nurse
~, **медици́нская дипломи́рованная** graduate [trained, registered] nurse
~, **операцио́нная** scrub nurse
~, **пала́тная** ward nurse
се́тка *f* net
сетча́тка *f* retina
сеть *f* net(ting)
~, **эндоплазмати́ческая** endoplasmic reticulum
сече́ние *n*, **ке́сарево** *см.* **ке́сарево сече́ние**
сжа́тие *n* squeeze; pressure, compression, tightness
сжима́ть squeeze; constrict; compress
сиаладени́т *m* sialadenitis
сиалографи́я *f* sialography
сигна́л *m* signal
~, **звуково́й** audible signal
~ **обра́тной свя́зи** feedback signal
сигнализа́ция *f* signalization
сигнату́ра *f* signature
сиде́лка *f* practical nurse, (sick-)nurse
сиде́ние *n* seat
сико́з *m* sycosis
~, **паразита́рный** parasitic sycosis
си́ла *f* force, power; strength
◇ **набира́ться сил** *(после болезни)* to gain strength
~ **движе́ний** strength of movements
~ **ли́нзы** lens power
~, **мы́шечная** muscle strength
~ **сцепле́ния** adhesive force
силико́з *m* silicosis
силикотуберкулёз *m* silicotuberculosis
сильноде́йствующий potent
си́льный strong
симбио́з *m* symbiosis
симметри́чный symmetrical
симпати́ческий sympathetic
симпатомимети́ческий sympathomimetic
симпатэктоми́я *f* sympathectomy
симпто́м *m* symptom, sign
~, **клини́ческий** clinical symptom
~, **обы́чный** usual symptom
~, **типи́чный** typical symptom
~, **трево́жный** alarming symptom
симули́ровать malinger
симуля́нт *m* malingerer
симуля́ция *f* sham, simulation, malingering, feigning
симфи́з *m* symphysis
симфизиотоми́я *f* symphysiotomy
синдро́м *m* syndrome
~ **гипервя́зкости** hyperviscosity syndrome
~ **иммунодефици́та** immunodeficiency syndrome
~ **карпа́льного кана́ла** carpal tunnel syndrome
~ **липо́идно-нефроти́че-**

ский lipoido-nephrotic syndrome
~, лучевóй radiation syndrome
~, мéстный local syndrome
~ нарушéния всáсывания malabsorption syndrome
~, окклюзиóнный occlusion syndrome
~, паранеопластúческий paraneoplastic syndrome
~ приобретённого иммунодефицúта acquired immunodeficiency syndrome, AIDS
~ приобретённого иммунодефицúта, посттрансфузиóнный transfusion-associated AIDS
~ пролáпса клáпана floppy valve syndrome
~ раздражéния irritation syndrome
~ раздражённой тóлстой кишкú irritable colon syndrome
~ сдавлéния compression syndrome
~ сдавлéния нéрва nerve compression syndrome
~ ýтренней рвóты morning vomiting syndrome
~, хиазмáльный chiasmal syndrome
~ хронúческой устáлости chronic fatigue syndrome
синдрóмы *m pl*, перекрёстные overlap syndromes
сúний *m*:
~, метилéновый methylene blue
~, толуидúновый toluidine blue
синовúт *m* synovitis
сúнус *m* sinus
~, коронáрный coronary sinus
синусúт *m* sinusitis
синю́шность *f* bluishness
синю́шный bluish
синя́к *m* bruise, sore, ecchymosis
сирóп *m* syrup
систéма *f* system
~, мочеполовáя genitourinary apparatus
~, нéрвная nervous system
~, нéрвная вегетатúвная autonomic nervous system
~, нéрвная центрáльная central nervous system
~ свёртывания крóви blood-clotting sequence
~ сердéчно-сосýдистая cardiovascular system
систéмный systemic
ситуáция *f* situation
сúфилис *m* lues
~, врождённый congenital [hereditary] lues
скальп *m* scalp
скáльпель *m* scalpel, knife
~, анатомúческий dissecting knife
скáнер *m* scanner
скарификáтор *m* scarificator
скарификáция *f* scarification
скарлатúна *f* scarlatina, scarlet fever
скатóл *m* scatol
скатóма *f* scatoma
скелéт *m* skeleton
~, осевóй axial skeleton
скипидáр *m* turpentine, camphene
скирр *m* scirrhus
склад *m* мéдико-санитáрного имýщества medical depot

скла́дка *f* fold, plica, ruga; wrinkle
~, **голосова́я** vocal fold
~, **ко́жная** skin fold
~, **па́ховая** inguinal fold
скла́дчатость *f* folding
скле́ивание *n* **эритроци́тов** sludging of the red blood cells
скле́ра *f* white of the eye
склери́т *m* scleritis
склеродактили́я *f* sclerodactyly
склеродерми́я *f* scleroderma
~, **систе́мная** progressive scleroderma, progressive [diffuse] systemic sclerosis, systemic sclerosis
склеро́з *m* sclerosis
~, **рассе́янный** multiple sclerosis
~, **туберо́зный** tuberous sclerosis
склеромаля́ция *f* scleromalacia
склеротерапи́я *f* sclerotherapy
склероти́ческий sclerotic
склеротоми́я *f* sclerotomy
скоба́ *f* clip
~ **для вытяже́ния** stirrup
ско́ванность *f*, **мы́шечная** muscular stiffness
ско́лекс *m* scolex
сколио́з *m* scoliosis
скопле́ние *n (напр. клеток)* clump
скополами́н *m* scopolamine
скорбу́т *m* scorbutus, scurvy
~, **де́тский** infantile scurvy, scurvy rickets, Barlow's disease
ско́рость *f* speed, rate, velocity
~ **клубо́чковой фильтра́ции** glomerular filtration rate
~ **кровото́ка** blood flow speed, blood velocity
~ **обме́на веще́ств** metabolic rate
~ **оседа́ния эритроци́тов** erythrocyte sedimentation rate, ESR
~ **реа́кции** reaction velocity, reaction rate
ското́ма *f* scotoma
~, **мерца́тельная** scintillating scotoma
скотч *m* adhesive tape
скрепле́ние *n* **ко́стных отло́мков** knitting
скрепля́ть knit, brace, fixate
скре́щивание *n* mating
скрофулёз *m* scrofula, scrofulosis
скры́тый occult, larvate, latent, hidden
скула́ *f* zygoma
скулово́й jugal
слабе́ющий failing
слаби́тельное *n* laxative, purgative, hydragogue
~, **солево́е** saline laxative, saline purgative
сла́бость *f* weakness
~, **мы́шечная** muscular weakness
~ **родово́й де́ятельности** weakness of pains
~, **серде́чная** heart weakness
~ **сфи́нктера** sphincter weakness
слабоу́мие *n* anoia, hypophrenia, mental deficiency, dementia, imbecility

слабощелочно́й weakly alkaline
сла́бый tender, weak
след *m* trace, track
следи́ть watch
сле́дующий next, following
слеза́ *f* tear
слёзный lacrimal
слезоотделе́ние *n* tearing, lacrimation
слёзы *f pl* eyewater
слепо́й blind
сле́пок *m* cast
~, зубно́й dental cast
слепота́ *f* blindness, cecity, amaurosis
~, диабети́ческая diabetic amaurosis
~, истери́ческая hysteric amaurosis
~, кури́ная night blindness
~, психоге́нная psychogenic blindness
~, цветова́я color blindness
сливно́й confluent
сли́зисто-гно́йный mucopurulent
сли́зистый mucous, slimy
слизь *f* mucus
слия́ние *n* confluence, fusion
слой *m* layer, stratum, sheet
~ вну́тренний internal layer
~, двойно́й bilayer
~, ко́рковый cortical layer
~ ко́сти, компа́ктный compact bone layer
~, нару́жный outer layer
~, окружа́ющий enveloping layer
~, пигме́нтный pigment layer
~, пове́рхностный surface layer
~, пограни́чный boundary layer
~, продо́льный longitudinal layer
~, рогово́й horny layer
~, сре́дний middle layer
~, то́нкий thin layer
сло́манный broken
слу́жба *f* service
~ перелива́ния кро́ви blood transfusion service
~ ско́рой по́мощи accident [emergency] service
~, спаса́тельная life saving service
слух *m* (sense of) hearing
слу́чай *m* occasion; case
~, запу́щенный advanced case
~, клини́ческий medical case
~, несча́стный casualty, misadventure
~, смерте́льный fatal case
случа́йный occasional
случа́ться occur
слу́шать listen
слу́щивание *n* shedding
слюна́ *f* spittle, saliva
слю́нный salivary
слюноотделе́ние *n* salivation
слы́шать hear
слы́шимый audible
сма́зывание *n* smearing, lubrication
сма́зывать smear; lubricate
~ ма́зью unction, salve
~ ма́слом oil
сма́чивать wet
сме́гма *f* smegma
сменя́ть ◇ ~ повя́зку to rebandage
смерте́льный fatal

сме́ртность *f* death rate, mortality
- **~ в связи́ с опера́цией** operative mortality
- **~, де́тская** infant death rate
- **~, матери́нская** maternal mortality
- **~ новорождённых** neonatal mortality

смертоно́стный fatal, mortal

смерть *f* death, exitus
- **~, внеза́пная** sudden death
- **~, внутриутро́бная** fetal [intrauterine] death
- **~, клини́ческая** apparent death
- **~, наси́льственная** violent death
- **~ от несча́стного слу́чая** accidental death
- **~ от облуче́ния** radiation death
- **~ от утопле́ния** death by drowning
- **~, скоропости́жная** *см.* **смерть, внеза́пная**

смеси́тель *m* stirring machine; blender; mixer

смести́ть(ся) dislocate

смесь *f* cocktail, composition; mixture
- **~, лити́ческая** lytic cocktail
- **~, пита́тельная** nutritional cocktail

сме́шивание *n* blending, mixing

смеща́ть dislodge

смеще́ние *n* shift, dislocation, displacement
- **~ (о́ргана) кза́ди** retroposition
- **~ (о́ргана) кпе́реди** anteposition
- **~ средосте́ния** mediastinal shift

смог *m* smog

смола́ *f* resin
- **~, ионообме́нная** ion-exchange resin

смо́рщивание *n* shrinkage
- **~, рубцо́вое** cicatrical shrinkage

смо́рщиваться shrivel

смотре́ть look

смыка́ть ◇ **~ зу́бы** occlude

смягча́ть *(боль)* alleviate

снабжа́ть supply

снару́жи outside

сниже́ние decrease, decrement, lowering

сновиде́ние *n* dream

снотво́рный hypnotic

снохожде́ние *n* walking sleep

сня́тие *n* **швов** suture removal

со́бственность *f* property

со́бственный own, proper

сове́товать recommend

совмести́мость *f* compatibility

совмести́мый compatible

совоку́пность *f*, **вы́борочная** sample set

совпада́ющий concurrent; coincident

согрева́ние *n* warming

согрева́ть warm

содержа́ние *n* content

содержа́ть contain

содо́ку *n* sodoku

соедине́ние *n* **1.** union; junction **2.** connection **3.** *хим.* compound
- **~, ме́ченое** labeled compound
- **~, цикли́ческое** ring compound

соединённый united; joined
соединя́ть(ся) connect; join
созна́ние *n* consciousness ◇ **приводи́ть в ~** to resuscitate
~, затума́ненное clouded consciousness
созрева́ние *n*, **полово́е** sexual maturation
созрева́ть mature
сок *m* juice
~, дуодена́льный duodenal juice
~, желу́дочный gastric juice
~, кише́чный intestinal juice
~, я́дерный karyolymph
сократи́мость *f* contractility
сокраща́ться contract
сокраще́ние *n* contraction
~ сосу́да vasoconstriction
~, тони́ческое tonic contraction
солёный salt
солитёр *m* tapeworm, taenia
~, бы́чий beef tapeworm
~, невооружённый hookless tapeworm
~, ры́бий fish tapeworm
со́лнечный solar
соль *f* salt
солянoки́слый hydrochloride
сомати́ческий somatic
соматостати́н *m* somatostatin
сомнамбули́зм *m* walking sleep
сомни́тельный suspicious, doubtful, questionable
сон *m* sleep, dream
~, глубо́кий doep sleep
~, медикаменто́зный drug-induced sleep
~, ме́дленный slow wave sleep
~, неглубо́кий slumber
~, пове́рхностный superficial sleep
сонли́вость *f* sleepiness
со́нный somnolent
сонogра́мма *f* sonogram
сообща́ть report
сообща́ться communicate
сообще́ние *n* notification, report; communication
~, предвари́тельное preliminary report
соотве́тственно respectively
соотве́тствовать match
соотве́тствующий appropriate, proper
соотноше́ние *n* ratio
сопостави́мый comparable
сопровожда́ть follow
сопротивле́ние *n* resistance
~, капилля́рное capillary resistance
~, перифери́ческое peripheral resistance
~, сосу́дистое vascular resistance
сопротивля́емость *f*, **иммунологи́ческая** immunologic tolerance
сопу́тствующий concomitant, associated
соро́чка *f*, **серде́чная** pericardium
соса́ние *n* sucking, suction
со́ска *f* nipple
соска́бливание *n* brushing
соско́б *m* scrape
сосо́к *m* papilla
~ моло́чной железы́ mamilla, nipple
сосо́чек *m* papilla
~, вкусово́й gustatory papilla

~, **грибови́дный** fungiform papilla
~ **двенадцатипе́рстной кишки́, большо́й** Vater's papilla
~, **нитеви́дный** filiform papilla
~, **сосцеви́дный** nipple-shaped papilla
соста́в *m* composition; formula
~, **аминокисло́тный** amino acid composition
составля́ть compose
состо́яние *n* state, status; condition
~, **бессозна́тельное** unconsciousness
~ **в настоя́щее вре́мя** present state
~, **гипноти́ческое** somnolism
~, **крити́ческое** critical condition
~, **лихора́дочное** febrile state, febrility
~, **о́бщее** general state
~ **пита́ния** nutritional status
~, **психи́ческое** mental status
~, **санита́рное неудовлетвори́тельное** poor sanitation
~, **сопоро́зное** sopor
~, **су́меречное** twilight state, absence
~, **трево́жное** qualm
~, **тяжёлое** grave state, grave condition
~, **угнетённое** sadness
~, **удовлетвори́тельное** satisfactory state
сосу́д *m* **1.** vessel **2.** glass ◇ **перевя́зывать** ~ to ligate
~ **брыже́йки** mesenteric vessel
~, **вене́чный** coronary vessel
~, **градуи́рованный** graduated vessel
~, **коллатера́льный** collateral vessel
~, **корона́рный** coronary vessel
~, **ме́рный** volumetric glass
сосу́дистый vascular
сосудодви́гательный vasomotor
сотру́дник *m* staff member; collaborator
сотрясе́ние *n* concussion
~ **(головно́го) мо́зга** concussion of the brain
сохране́ние *n* preservation
сохраня́ть save, preserve; retain
сочлене́ние *n* (co)articulation
~, **крестцо́во-подвздо́шное** sacroiliac articulation
~, **ло́нное** symphysis, pubic articulation
спа́вшийся collapsed
спазм *m* spasm
~, **аккомода́ции** spasm of accommodation
~ **арте́рии** arteriospasm
~ **влага́лища** vaginismus
~, **вы́званный хо́лодом** cryospasm
~ **глазны́х сосу́дов** ocular vasospasm
~ **голосово́й ще́ли** glottic spasm
~ **жева́тельных мышц** masticatory spasm
~ **кише́чника** enterospasm
~ **корона́рных сосу́дов** coronary artery spasm

~, мига́тельный nictitating spasm
~ мозговы́х сосу́дов cerebral vasospasm
~, пи́счий writer's cramp
~ сосу́дов vascular spasm, vasospasm
спазмати́ческий spasmodic, spastic
спазмолити́ческий antispasmodic, spasmolytic
спазмофили́я *f* spasmophilia
спа́йка *f* commissure
спа́ривание *n* mating
спаса́ть save
спасти́ческий spastic, spasmodic
спектр *m* spectrum
~, антибактериа́льный antibacterial range
~, ви́димый visible (light) spectrum
~ де́йствия антибио́тика antibiotic spectrum
спектроскопи́я *f* spectroscopy
спектрофотометри́я *f* spectrophotometry
спе́рма *f* sperm, semen
сперматозо́ид *m* spermatozoon, zoosperm, spermatozo(o)id
сперматоре́я *f* spermatorrhoea
сперматоце́ле *n* spermatocele
сперматоци́т *m* spermatocyte
сперматоцито́ма *f* seminoma
специализа́ция *f* specialization
специализи́ровать(ся) specialize
специали́ст *m* specialist
специфи́ческий specific
специфи́чность *f* specificity
~, антиге́нная antigenic specificity
~, ни́зкая low specificity
~, широ́кая wide-range specificity
СПИД *см.* **синдро́м приобретённого иммунодефици́та**
спина́ *f* back, dorsum
спи́нка *f* **но́са** dorsum of nose
спинно́й spinal
спинномозгово́й cerebrospinal
спирогра́мма *f* spirogram
спирохе́та *f* spiroch(a)eta
спирт *m* spirit, alcohol ◇ **обраба́тывать ~ом** to alcoholize
~, абсолю́тный absolute alcohol
~, нашаты́рный liquid ammonia
~, эти́ловый ethanol, ethyl alcohol
спирто́метр *m* alcoholometer
спи́сок *m* schedule; list
спи́ца *f*:
~, внутрико́стная intramedullary pin
~ для ко́стного вытяже́ния wire for skeletal traction
спланхникотоми́я *f* splanchnicotomy
спланхникэктоми́я *f* splanchnicectomy
спланхноло́гия *f* splanchnology
спленомегали́я *f* splenomegaly
спленэктоми́я *f* splenectomy
сплете́ние *n* plexus

~, геморроида́льное hemorrhoidal plexus
~, не́рвное nerve plexus
~, поясни́чно-крестцо́вое lumbosacral plexus
~, со́лнечное solar plexus
~, та́зовое pelvic plexus
сплошно́й entire; solid
споко́йный quiet
спонгиобла́ст *m* spongioblast
спондилёз *m* spondylosis
спондили́т *m* spondylitis
~, анкилози́рующий ankylosing spondylitis
~, псориати́ческий psoriatic spondylitis
спондилоартри́т *m* spondylarthritis
~, анкилози́рующий ankylosing spondylarthritis
спондилоартропати́я *f* spondyloarthropathy
спондило́лиз *m* spondylolysis
спондилолисте́з *m* spondylolisthesis
спо́ра *f* spore
спорообразу́ющий sporogenous
споротрихо́з *m* sporotrichosis
спо́соб *m* method, technique
спосо́бности *f pl*, у́мственные mental capacity
спосо́бность *f* aptitude; capacity, ability
~, антигенсвя́зывающая antigen-binding capacity
~ переноси́ть физи́ческую нагру́зку exercise capacity
спосо́бствовать promote
спотыка́ться stumble (over)
спра́вка *f* certificate
~ о состоя́нии здоро́вья certificate of health
спра́вочник *m* handbook, book of reference
~, рецепту́рный drug handbook
спру *n* sprue
среста́ться knit
сраще́ние *n*, непра́вильное malunion
среда́ *f* medium (*pl* media)
~, вну́тренняя internal medium
~, зали́вочная embedding medium
~, избира́тельная selective medium
~, инкубацио́нная incubation medium
~, окружа́ющая environment
~, пита́тельная nutrient medium
сре́днее арифмети́ческое *n* arithmetic mean
сре́дний *(напр. слой)* middle
средосте́ние *n* mediastinal space, mediastinum
сре́дство *n* agent, means
~, анестези́рующее anesthetic drug
~, антигистами́нное antihistaminic drug
~, антимикро́бное antimicrobial agent
~, бактерици́дное germicidal agent
~, болеутоля́ющее analgetic drug
~, вазоакти́вное vasoactive drug
~, вя́жущее astringent
~, гемостати́ческое hemostatic (drug), antihemorrhagic, styptic

~, гипотензи́вное hypotensive remedy
~, дезактивацио́нное decontamination agent
~, дезинфици́рующее desinfectant (agent)
~, дезодори́рующее deodorant, deodorizer
~, жаропонижа́ющее antipyretic remedy
~, желчего́нное cholagogue (agent)
~, зна́харское quack remedy
~, иммунодепресси́вное immunosuppressive agent
~, контра́стное contrast [opaque] medium
~, лека́рственное medicament, medicine, remedy, drug
~, местноде́йствующее topical agent
~, мочего́нное diuretic (agent)
~, наркоти́ческое narcotic drug
~, отха́ркивающее expectorant
~, понижа́ющее кисло́тность antacid (drug)
~, послабля́ющее laxative medicine
~, потого́нное diaphoretic drug
~, прижига́ющее cautery, caustic (agent)
~ про́тив вшей lousicide
~, противови́русное antiviral agent
~, противогли́стное vermicide, vermifuge
~, противозача́точное contraceptive agent
~, противочесо́точное scabicide
~, рво́тное emetic drug
~, сильноде́йствующее potent medicine
~, слаби́тельное laxative, purgative
~, слюного́нное salivator, sialagogue, ptyalagogue (agent)
~, снотво́рное somnifacient
~, сосудорасширя́ющее vasodila(ta)tor
~, сосудосу́живающее vasoconstrictor, vasoconstricting agent
~, спазмолити́ческое spasmolysant
~, стимули́рующее stimulant
~, укрепля́ющее roborant
~, успока́ивающее sedative

срез *m* section; slice
~, попере́чный cross section
~, сери́йный serial section
~, ультрато́нкий ultrathin section

сродство́ *n* affinity
~, хими́ческое chemical affinity

срок *m* term
~ го́дности shelf-life
~ ро́дов delivery time

сро́чный urgent; express

сры́гивать eruct

сса́дина *f* raw

ссыла́ться refer

стаби́льность *f* stability

ста́дия *f* stadium, stage
~, ра́нняя early stage
~, по́здняя late stage
~, термина́льная terminal [end] stage

стаз *m* stasis

~, кишéчный enterostasis
стандáрт *m* standard
стандартизáция *f* standardization
старéние *n* aging
стáрческий senile, gerontal
стáрший senior
статúстика *f* statistics
~ врéменной нетрудоспосóбности sickness absence statistics
~ заболевáемости sickness statistics
~, медицúнская medical statistics
~ народонаселéния demography
статúческий static
стáтус *m* status, state
~, аллергúческий allergic state
~, иммунологúческий immune state
стафилодермúя *f* staphyloderma
стафилокóкк *m* staphylococcus
~, бéлый staphylococcus albus
~, гноерóдный staphylococcus pyogenes
~, золотúстый staphylococcus aureus
~, лимóнно-жёлтый staphylococcus citreus
стафилорафúя *f* uranorrhaphy, staphylorrhaphy
стационáр *m* inpatient facility, hospital
~, дневнóй day patient facility
ствол *m* :
~, глáвный main trunk
~ мóзга brain stem
~ нéрва nerve trunk
створка *f* клáпана velum [leaflet] of a valve
стеатóма *f* wen, steatoma
стеаторéя *f* fatty diarrhea
стебелёк *m* pedicle, petiole
стéбель *m анат.* stalk
стежóк *m* stitch
стеклó *n*:
~, очкóвое бифокáльное bifocal lens
~, покрóвное cover glass
~, предмéтное ground slide
стеклóграф *m* glass pencil
стекля́нный vitreous, glass
стéнка *f* wall
~ аóрты aortic wall
~, брюшнáя abdominal wall
~, груднáя chest wall
~ кишкú bowel wall
~ желýдка gastric wall
~, клéточная cell wall
~ (мочевóго) пузыря́ bladder wall
~ сосýда vascular [vessel] wall
стенóз *m* stenosis
~ брóнха bronchial stenosis
~ митрáльный mitral stenosis
~ приврáтника pyloric stenosis
стенокардúя *f* stenocardia, angina pectoris
стéпень *f* degree, ratio
~ актúвности degree of activity
~ диспéрсности degree of dispersion
~ наполнéния degree of admission
~ окислéния degree of oxidation

~ поврежде́ния damage degree
~ распа́да degree of decay
~ ри́ска, высо́кая high risk
стереотипи́я *f* stereotypy
сте́ржень *m* shaft; rod; pin
~ во́лоса hair shaft
стерилиза́тор *m* sterilizer
~, пароэлектри́ческий steam-electric sterilizer
~, сухопа́рный dry-heat sterilizer
стерилиза́ция *f* **1.** sterilization **2.** castration, sterilization
~, дро́бная fractional sterilization
~ жа́ром heat sterilization
~ кипяче́нием boiling sterilization
~, лучева́я radiation sterilization
~ па́ром steam sterilization
~ сухи́м жа́ром dry-heat sterilization
~ теку́чим па́ром sterilization by flowing steam
~ ультрафиоле́товым облуче́нием ultraviolet sterilization
~, холо́дная cold sterilization
стерилизова́ть sterilize
стери́льность sterility
~, гибри́дная hybrid sterility
стернотоми́я *f* sternotomy
стеро́иды *m pl* steroids
~, половы́е sex steroids
стетоско́п *m* stethoscope, auscultoscope
сти́гма *f* stigma
стиле́т *m* stylet
стимули́ровать stimulate, induce
стимуля́тор *m* stimulator
~, биоге́нный biogenic stimulator
~ ро́ста growth-promoting substance
стимуля́ция *f* promotion, stimulation
~, антиге́нная antigenic stimulation
стипе́ндия *f* grant
сто́имость *f* cost
сто́йкий stable; proof
сто́йкость *f* persistence
стол *m* table
~, гипсова́льный plaster table
~, кру́глый round table
~, лаборато́рный laboratory bench
~, операцио́нный operating table
~, перевя́зочный table for dressing
~, спра́вочный inquiry office
столбня́к *m* tetanus
~, ме́стный local tetanus
~, о́бщий generalized tetanus
столбня́чный tetanic
сто́лик *m*:
~, надкрова́тный overbed table
~, предме́тный *(микроскопа)* objective table
~, прикрова́тный bedside table
стомати́т *m* stomatitis
~, ангуля́рный angular cheilitis
~, афто́зный aphthous stomatitis

~, везикуля́рный vesicular stomatitis
~, гангрено́зный gangrenous stomatitis
~, герпети́ческий herpetic stomatitis
~, грибко́вый mycotic stomatitis
~, кандидо́зный soor
стоматологи́ческий stomatologic
стоматоло́гия *f* stomatology
стопа́ *f* foot (*pl* feet)
~, ма́ршевая march foot
~, пло́ская flat foot
~, транше́йная trench foot
стоя́ние *n* диафра́гмы, ни́зкое phrenoptosis
страда́ние *n* misery
страда́ть suffer
~ оды́шкой be short of breath
~ от бо́ли suffer from pain
~ рво́той vomit
странгуля́ция *f* strangulation
страх *m* anxiety, fear, terror, dread
стра́хи *m pl*, ночны́е night terror
страхова́ние *n* insurance
~ жи́зни life insurance
~ по нетрудоспосо́бности disability insurance
стреля́ющий fulgurant
стре́мя *n* stapes, stirrup
стрептобаци́лла *f* streptobacillus
стрептодерми́я *f* streptoderma
стрептокина́за *f* streptokinase
стрептоко́кк *m* streptococcus
~, гемолити́ческий hemolytic streptococcus
~ зеленя́щий streptococeus viridans
стрептоко́кковый streptococcal
стрептолизи́н *m* streptolysin
стресс *m* stress
стрикту́ра *f* stricture
строе́ние *n*, симметри́чное symmetrical structure
стро́ма *f* stroma
стронгилоидо́з *m* strongyloidiasis
стро́фулус *m* strophulus
стру́йка *f* кро́ви blood trickle
структу́ра *f* structure
~, антиге́нная antigenic structure
~ ко́сти body structure
~, яче́истая honeycomb [net] structure, meshwork
струп *m* crust, scab
струя́ *f* spurt, stream
студе́нт-ме́дик *m* мла́дших ку́рсов premed
стул *m* stool
~, дёгтеобра́зный tarry stool, melaena
~, жи́дкий loose stool
~, офо́рмленный formed stool
ступе́нчатый step-by-step
сту́пор *m* stupor
субарахноида́льный subarachnoid
субинволю́ция *f* subinvolution
субклини́ческий subclinical
субмикроскопи́ческий submicroscopic
субъекти́вный subjective
субинтернату́ра *f* sub-internship
субсе́псис *m* subsepsis
субстра́т *m* substrate

субтота́льный subtotal
субфебри́льный subfebrile
суде́бно-медици́нский medicolegal
су́дно *n*, **подкладно́е** bedpan
су́дорога *f* twitch, cramp, convulse
~ **икроно́жной мы́шцы** sural cramp, cramp in leg
~, **клони́ческая** clonic convulsion
~, **пи́счая** writer's spasm
~, **тони́ческая** tonic spasm
~, **эпилептифо́рмная** epileptiform convulsion
су́дорожный convulsive
суже́ние *n* constriction, stenosis
~ **зрачка́** miosis
~ **пищево́да** esophagostenosis
суккоре́я *f* succorhoea
су́мка *f* **1.** bag **2.** bursa, sac
~, **акуше́рская** obstetrical bag
~, **санита́рная** medicine bag
сумма́ция *f* summation
сумми́ровать summarize
суперинфе́кция *f* superinfection
супру́жество *n* marriage
суста́в *m* articulation, joint
~, **голеносто́пный** ankle joint
~, **коле́нный** knee joint
~, **локтево́й** elbow joint
~, **лучезапя́стный** wrist (joint)
~ **па́льца** digital joint
~, **плечево́й** shoulder joint
~, **тазобе́дренный** hip, coxa, thigh joint
~, **щёлкающий** snapping joint
суставно́й articular
су́точный diurnal
сухожи́лие *n* tendon
~, **ахи́ллово** heel tendon
~ **сгиба́теля** flexor tendon
сухожи́льный tendinous
сухо́й dry
су́хость *f (о коже и слизистых)* xerosis; dryness
~ **гла́за** xerophthalmia
~ **ко́жи** pachylosis
~ **конъюнкти́вы** conjunctival xerosis
сухо́тка *f* **спинно́го мо́зга** tabes dorsalis
суши́лка *f* drier
су́шка *f* drying
~, **лиофи́льная** freeze drying
~, **сублимацио́нная** sublimation drying
суще́ственный essential
сфери́ческий orbicular
сфероци́т *m* spherocyte
сфигмогра́мма *f* sphygmogram
сфигмомано́метр *m* sphygmomanometer
сфи́нктер *m* sphincter
схва́тки *f pl*:
~, **ло́жные** false pain
~, **родовы́е** birth [labor] pain
схе́ма *f* scheme
схо́дство *n* similarity
сцепле́ние *n* **ге́нов** genetic linkage
сцеплённый с Х-хромосо́мой X-linked
сцинтиграфи́я *f* scintigraphy
сцинтилля́ция *f* scintillation
счёт *m* count
счётчик *m* counter
счита́ть **1.** count **2.** consider

счи́тывание *n* reading
сы́воротка *f* serum
~, **антилимфоцита́рная** antilymphocytic serum
~, **антираби́ческая** antirabies serum
~, **антитокси́ческая** antitoxic serum
~ **больно́го** patient's serum
~, **гемолизи́рованная** hemolyzed serum
~, **до́норская** donor serum
~, **иммýнная** antibody-containing [immune] serum
~ **кро́ви** blood serum
~, **матери́нская** maternal serum
~, **преципити́рующая** precipitating serum
~, **противодифтери́йная** antidiphtheric serum
~, **противостолбня́чная** antitetanus serum
~, **противочýмная** antiplaque serum
~ **реконвалесце́нта** convalescent serum
~, **станда́ртная** test-serum
~, **челове́ческая** human serum
сыпь *f* rash, hives, eruption
~, **геморраги́ческая** hemorrhagic rash
~, **лека́рственная [медикаменто́зная]** drug rash, drug eruption
~ **на ко́же** skin rash
~, **папулёзная** papular eruption
~, **продрома́льная** prodromal rash
~, **пузырько́вая** vesicular rash
~, **пятни́стая** macular [maculated] rash
~, **распространённая** widespread rash
~, **розеолёзная** roseolous rash
~, **скарлатино́зная** scarlatinal eruption
~, **угреви́дная** acneiform eruption
~, **уртика́рная** nettle rash
сы́рость *f* damp, humidity

Т

табле́тка *f* tablet
~ **под язы́к** sublingual tablet
~ **продлённого [пролонги́рованного] де́йствия** prolonged-action [sustained-action, extended-release] tablet
~ **с оболо́чкой** coated tablet
~ **с плёночным покры́тием** film-coated tablet
~ **с са́харным покры́тием** sugar coated tablet
табли́ца *f* table, sheet
~, **генеалоги́ческая** generation table
~ **дожи́тия** life table
таз *m анат.* pelvis
~ **кососýженный [косо смещённый]** coxalgic pelvis
~, **пло́ский** flat(tened) [platypellic] pelvis
~ **общеравноме́рно сýженный** reduced pelvis

~, рахити́ческий пло́ский rachitic flat pelvis
~, у́зкий narrow pelvis
тазобе́дренный coxofemoral
та́ймер *m* timer
та́йна *f*, **врачёбная** medical secrecy
та́ксис *m* taxis
такти́льный tactile
тала́мус *m* thalamus
талассеми́я *f* thalassemia
талассотерапи́я *f* thalassotherapy
та́лия *f* **се́рдца** waist of the heart
тальк *m* talc, French chalk
~, **перча́точный** glove starch
тампо́н *m* plug, pack, swab, tampon
~, **ма́рлевый** gauze tampon
~, **ушно́й** earplug
тампона́да *f* tamponade, plugging
~ **се́рдца** heart tamponade
~, **хирурги́ческая** surgical pack
тахиаритми́я *f* tachyarrhythmia
тахикарди́я *f* tachycardia
~, **желу́дочковая** ventricular tachycardia
~, **неврогéнная** neurogenic tachycardia
~, **ортостати́ческая** orthostatic tachycardia
~, **пароксизма́льная** paroxysmal tachycardia
~, **предсе́рдная** atrial tachycardia
~, **суправентрикуля́рная** supraventricular tachycardia
твёрдый solid; hard
тезауризмо́з *m* thesaurismosis
~, **липи́дный** lipid thesaurismosis
тексту́р/а *f* texture
телеангиэктази́я *f* angiotelectasia, angiotelectasis
телёжка *f* **для новорождённых** trolley for newborn
телереце́птор *m* telereceptor
теле́сный corporal, bodily
те́ло *n* corpus, body
~, **жёлтое** yellow body
~, **иноро́дное** foreign body
~ **клётки** body of cell, cytosoma
~ **ма́тки** body of womb
~ **позвонка́** vertebral body
~, **стеклови́дное** vitreous body
~, **полоса́тое** striate body
~, **шишкови́дное** pineal gland
телосложе́ние *n* habitus, constitution
~, **астени́ческое** asthenic constitution, habitus asthenicus
~, **норма́льное** normal constitution
тельца́ *n pl*:
~, **амило́идные** amyloid corpuscles
~, **миели́новые** myelin figures
~, **моло́зивные** colostrom corpuscles
~, **пласти́нчатые** *(нервные)* lamellated corpuscles
те́льце *n* corpuscle, body
~, **база́льное** basal corpuscle
~, **кароти́дное** carotid body
те́ма *f* subject
теменно́й parietal
температу́р/а *f* temperature
◇ **измеря́ть** ~**у** to take

temperature; **снижа́ть ~у** to bring the temperature down
~ в помеще́нии room [indoor] temperature
~, высо́кая high temperature, fever
~, норма́льная normal temperature
~, перемежа́ющаяся alternating temperature
~, пони́женная subnormal temperature
~, ректа́льная rectal temperature

те́мя *n* vertex
те́нар *m* thenar, ball of thumb
тенде́нция *f* tendency, trend
тендини́т *m* tendinitis
тендовагини́т *m* tendovaginitis
~, крепити́рующий crepitant tendovaginitis
~, стенози́рующий stenosing tendovaginitis

тене́змы *m pl* tenesmus
тенопла́стика *f* tenoplasty
тень *f* shadow
~ се́рдца cardiac silhouette

теорети́ческий theoretical
тео́рия *f* theory
тепло́ *n* heat
теплови́дение *n* thermography; thermovision
теплови́зор *m* thermovision camera
теплокро́вный warm-blooded
теплоотда́ча *f* heat output
теплосто́йкий thermotolerant
тёплый warm
терапе́вт *m* internist
терапи́я *f* **1.** therapeutics, therapy; treatment **2.** internal medicine
~, антикоагуля́нтная anticoagulant therapy
~, вспомога́тельная supportive treatment
~, дви́гательная kinesiatrics, kinesi(o)therapy, kinetotherapy
~, замести́тельная replacement [substitution] therapy
~, инициа́льная initial therapy
~, интенси́вная intensive therapy, intensive care
~, инфузио́нная fluid management
~, комбини́рованная combination therapy
~, ла́зерная laser therapy
~, лека́рственная medication
~, лучева́я radiation therapy
~, лучева́я предоперацио́нная preoperative radiotherapy
~, лучева́я фракциони́рованная fractionated radiotherapy
~, напра́вленная targeted treatment
~, неотло́жная emergent [urgent] therapy
~, подде́рживающая supporting therapy
~, причи́нная causal treatment
~, профилакти́ческая preventive treatment
~, систе́мная systemic therapy
~, спаси́тельная salvage therapy
~, тка́невая tissue therapy

~, тромболити́ческая thrombolytic treatment
~, этиотро́пная causal treatment
~, эффекти́вная effective therapy
~, шо́ковая shock treatment
тератоге́нный *f* teratogenic
терато́ма *f* teratoid tumor, teratom(a)
~ яи́чника ovarian teratom(a)
тере́ть scrub
термина́льный terminal
термоалгези́я *f* therm(o)algesia
термоанестези́я *f* thermoanesthesia
термолаби́льный thermolabile
термо́метр *m* thermometer
~, максима́льный maximum thermometer
термометри́я *f* thermometry, temperature measurement
~, ко́жная skin thermometry
~, ора́льная oral thermometry
~, ректа́льная rectal thermometry
терморадиотерапи́я *f* thermoradiotherapy
терморецептор *m* thermoreceptor
термостаби́льный heat-stable
термотерапи́я *f* thermotherapy
термоусто́йчивость *f* heat resistance
термоя́дерный thermonuclear
терпе́ть неуда́чу fail
тест *m* test, assay
~ бласттрансформа́ции лимфоци́тов lymphocyte transformation test
~, гистами́новый histamin test
~, двухступе́нчатый two-step [Master's] test
~ ингиби́ции гемагглютина́ции hemagglutination inhibition test
~ ингиби́ции мигра́ции лейкоци́тов leucocyte migration inhibition test
~ ингиби́ции мигра́ции макрофа́гов macrophage migration inhibition test
~ лимфоцитотокси́чности lymphocytotoxicity test
~, микроцитотокси́ческий microcytotoxicity assay
~ на жизнеспосо́бность viability check
~ на у́ровень интелле́кта intelligence test
~ нейтрализа́ции neutralization test
~, цветово́й color test
тестообра́зный pasty
тест-сы́воротка *f* test-serum
тест-части́ца *f* test particle
тетани́я *f* tetany
~ новорождённых neonatal tetany
~ при гипервентиля́ции hyperventilation tetany
тета́нус *m* tetanus
тетравакци́на *f* quadriple vaccine
тетра́да *f* tetrad
тетраплеги́я *f* quadriplegia, tetraplegy
те́хника *f*:
~ безопа́сности accident prevention

~ **зали́вки в парафи́н** paraffin-embedding technique
тече́ние *n* process, course
тиами́н *m* thiamin, vitamin B_1, aneurin
тик *m* tic
~ **лицевы́х мышц** facial tic
тимоци́т *m* thymocyte
ти́мус *m* thymus
тип *m* type
типи́рование *n* typing
~, **серологи́ческое** serological typing
тиреоиди́т *m* thyroiditis
~, **лимфоцита́рный** lymphocytic [Hashimoto's] thyroiditis
тиреотоксико́з *m* thyreotoxicosis
тиреотоми́я *f* thyrotomy
тиреотропи́н *m* thyroid-stimulating hormone
тирози́н *m* tyrosine
тирозино́з *m* tyrosinosis
тирокси́н *m* thyroxin
титр *m* titer
титрова́ние *n* titration, titrating
тиф *m* typhus
~, **блоши́ный** flea-borne typhus
~, **брюшно́й** (abdominal) typhoid, typhoid fever
~, **возвра́тный** recurrent typhus
~, **возвра́тный клещево́й** tick-borne relapsing fever
~, **клещево́й** tick typhus
~, **мыши́ный** murine typhus
~, **сыпно́й** typhus, exanthematic [exanthematous, louse-borne] typhus
~, **эндеми́ческий** endemic typhus
~, **эпидеми́ческий** epidemic typhus
тифли́т *m* typhlitis
тифо́ид *m* typhoid
ткань *f* tissue
~, **выстила́ющая** lining tissue
~, **гетероге́нная** heterogenous tissue
~, **грануляцио́нная** granulation tissue
~, **желе́зистая** glandular tissue
~, **жирова́я** fat [adipose] tissue
~, **интерстициа́льная** interstitial tissue
~, **кроветво́рная** hemopoietic tissue
~, **межу́точная** interstitial tissue
~, **мезенхи́мная** mesenchymal tissue
~, **мы́шечная** muscular tissue
~, **не́рвная** nervous tissue
~, **опо́рная** supportive tissue
~, **пло́тная** compact tissue
~, **подко́жная** subcutaneous tissue
~, **подлежа́щая** underlying tissue
~, **ретикуля́рная** reticular tissue
~, **рубцо́вая** scar tissue
~, **соедини́тельная** connective tissue
~, **фибро́зная** fibrous tissue
Т-лимфоци́т *m* T-lymphocyte, thymus-derived lymphocyte
тогави́рус *m* togavirus
ток *m* (*крови*) flow
~, **обра́тный** backflow

токографи́я *f* tocography
токсеми́я *f* toxemia
токсиге́нный toxigenic
токсикодерми́я *f* toxicodermatosis, toxicodermia
токсико́з *m* toxicosis
~ **бере́менности** toxemia of pregnancy, gestational toxicosis, gestosis
токсиколо́гия *f* toxicology
токси́н *m* toxin
~, **бактериа́льный** bacterial toxin
~, **расти́тельный** plant toxin
~ **утомле́ния** kinotoxin
~, **я́дерный** nucleotoxin
токси́чность *f* toxicity
токси́чный toxic
токсо́ид *m* toxoid
токсокаро́з *m* toxocarosis
токсоплазмо́з *m* toxoplasmosis
~, **врождённый** congenital toxoplasmosis
~, **генерализо́ванный** disseminated toxoplasmosis
~ **глаз** ocular toxoplasmosis
толера́нтность *f* tolerance
~, **иммунологи́ческая** immunotolerance
~ **к глюко́зе** glucose tolerance
толчо́к *m* shock; impact, impulse
~, **верху́шечный** apex beat
томографи́я *f* tomography, stratigraphy
~, **компью́терная** computed tomography
~, **позитро́нная эмиссио́нная** positron emission tomography
~, **эмиссио́нная** emission tomography
тон *m* sound
~, **пу́шечный** cannon sound
~ **се́рдца** heart tone, heart sound
~, **хло́пающий** flapping sound
тонзилли́т *m* tonsillitis, amygdalitis
тонзиллэктоми́я *f* tonsillectomy
то́нкий slight, thin, fine
тонковолокни́стый fine-filamented
тонкосте́нный thin-walled
тоно́метр *m* tonometer
то́нус *m* tonus
~, **мы́шечный** muscular [muscle] tonus
торакопла́стика *f* thoracoplasty
~, **интраплевра́льная** intrapleural thoracoplasty
торакоценте́з *m* thoracocentesis
торпи́дный torpid
торулёз *m* torulosis
то́фус *m* tophus, gouty node
~, **подагри́ческий** gouty tophus
то́чка *f* point
~, **бли́жняя** near point
~, **болева́я** tender [painful] point
~ **иглоука́лывания** acupuncture locus
~, **нулева́я** zero point
~ **отсчёта** neutral point
то́чка *f* **зре́ния** point of view
то́чно precisely
то́чность *f* precision
то́чный strict; precise
тошнота́ *f* nausea
тошнотво́рный nauseous, nauseant, nauseating

трабе́кула *f* trabecula
трабекулотоми́я *f* trabeculotomy
трава́ *f* herb
тра́вма *f* trauma, injury
~, **акусти́ческая** acoustic trauma
~, **закры́тая** closed injury
~, **непроника́ющая** nonpenetrating trauma
~ **ныря́льщиков** diving trauma
~, **огнестре́льная** gunshot injury
~, **о́страя** acute trauma
~ **от взры́ва** blast injury
~, **проника́ющая** penetrating trauma
~, **психи́ческая** psychic trauma
~, **родова́я** birth trauma
~, **све́жая** recent trauma
травмати́зм *m* traumatism
~, **произво́дственный** occupational traumatism
травмати́ческий traumatic
травмато́лог *m* traumatologist
травми́ровать traumatize
тракт *m*:
~, **желу́дочно-кише́чный** gastrointestinal tract
~, **мочеполово́й** genitourinary tract
~, **пищевари́тельный** alimentary tube
тра́кция *f* traction
транквилиза́тор *m* tranquilizer
трансамина́за *f* transaminase
трансду́кция *f* transduction
транслока́ция *f* translocation
трансля́ция *f* *ген.* translation
трансплантáт *m* transplant, graft
~, **аллоге́нный** allogenic transplant
~, **ко́жный** skin graft
~, **ко́стный** bone graft
~, **мостови́дный** bridging graft
~, **свобо́дный** free transplant
~, **сосу́дистый** vascular graft
~, **тру́пный** cadaveric graft
~, **чужеро́дный** xenograft
~, **эпидерма́льный** epidermic graft
трансплантáция *f* transplantation, grafting
транспози́ция *f* transposition
тра́нспорт *m* transport
транссуда́т *m* transsudat
трахе́ит *m* tracheitis
трахеобронхи́т *m* tracheobronchitis
трахеотоми́я *f* tracheotomy
трахе́я *f* trachea
трахо́ма *f* trachoma
трево́га *f* trouble, alarm
тре́мор *m* tremor
~, **алкого́льный** alcoholic tremor
~ **коне́чностей** limb tremor
~, **ме́лкий** fine tremor
~, **ста́рческий** senile tremor
тре́ние *n* rubbing, friction
трениро́вка *f* training
~, **аутоге́нная** autogenous training
трепа́н *m* crown saw, trepan
трепана́ция *f* trepanation
~ **че́репа** craniotomy, craniotripsis, cranial trepanation
трепета́ние *n* palpitation

трепоне́ма *f* treponema
трепонемато́з *m* treponematosis
треск *m* snap
треуго́льник *m* triangle
~ **Эйнтхо́фена** Einthoven's triangle
трёхство́рчатый tricuspid
тре́щина *f* scissure
тре́щины *f pl* **ко́жи** rhagades
триа́да *f* trias
тривакци́на *f* triple vaccine
~ **про́тив ко́ри, эпидеми́ческого пароти́та и красну́хи** measles-mumps-rubella vaccine
три́ггер-эффе́кт *m* triggering effect
тригеминия *f* trigeminy, trigeminal pulse
тризм *m* trismus, masticatory spasm, stiffness of the jaw, lockjaw
трипаносо́ма *f* trypanosome
трипаносомо́з *m* trypanosomiasis
трипси́н *m* trypsin
трисоми́я *f* trisomy
трихомониа́з *m* trichomoniasis
трихофити́я *f*, **глубо́кая** kerion, tinea profunda
троака́р *m* troc(h)ar
тройни́чный trigeminal
тромб *m* thrombus, clot of blood
~, **бе́лый** white thrombus
~, **кра́сный** red thrombus
~, **организо́ванный** organized thrombus
~, **присте́ночный** parietal thrombus
тромбангии́т *m* thrombangiitis
~, **облитери́рующий** obliterating thrombangiitis, Buerger's disease
тромб-наéздник *m* saddle thrombus
тромбо́з *m* thrombosis
~, **артериа́льный** arterial thrombosis
~ **ве́ны** venous thrombosis
~ **ве́ны ни́жней коне́чности** leg vein thrombosis
~ **геморроида́льных вен** hemorrhoidal thrombosis
~ **глубо́ких вен** deep vein thrombosis
~ **сосу́дов брыже́йки** mesenteric thrombosis
тромбопласти́н *m* **пла́змы** Christmas factor, plasma thromboplastin, plasma thrombozyme
тромбофили́я *f*, **эссенциа́льная** essential thrombophilia
тромбофлеби́т *m* thrombophlebitis
~, **мигри́рующий** thrombophlebitis migrans
тромбоци́т *m* thrombocyte
тромбоцитопени́я *f* thrombocytopenia, platelet deficiency
тромбоэмболи́я *f* thromboembolism
тропи́зм *m* tropism
~, **избира́тельный** selective tropism
~, **специфи́ческий** specific tropism
тропи́ческий tropical
трофи́ческий trophic
труба́ *f*:
~, **евста́хиева** auditory [eustachian] tube
~, **ма́точная** fallopian tube, salpinx

~, слухова́я *см.* труба́, евста́хиева
~, фалло́пиева *см.* труба́, ма́точная
тру́бка *f* tube
~, **газоотво́дная** flatus [colonic] tube
~, **рентге́новская** X-ray tube
~, **стекля́нная** glass tube
~, **трахеотоми́ческая** tracheal tube
~, **эндотрахеа́льная** endotracheal [intubation] tube
трудотерапи́я *f* labor [occupational, work] therapy
труп *m* corpse, cadaver
тру́пный cadaveric
трясти́(сь) shake; shiver
тубе́ркул *m* tubercle
туберкулёз *m* tuberculosis
~ **горта́ни** laryngeal tuberculosis
~, **диссемини́рованный** disseminated tuberculosis
~ **желёз** glandular tuberculosis
~, **каверно́зный** tuberculosis cavernous
~ **лёгких** pulmonary tuberculosis
~, **милиа́рный** miliary tuberculosis
~, **перви́чный** primary tuberculosis
~ **позвоно́чника** spinal tuberculosis
~ **по́чек** renal tuberculosis
туберкули́н *m* tuberculin
тубусодержа́тель *m* cone holder
туго́й tense
тугоподви́жность *f* stiffness
~ **суста́вов** joint stiffness
тугоподви́жный stiff
ту́ловище *n* trunk
туляреми́я *f* tularemia, rabbit fever
тума́н *m*, **загрязнённый** smog
тупо́й dull; blunt
тупоконе́чный blunt-pointed
ту́пость *f*, **абсолю́тная** *(при перкуссии)* flatness
ту́ргор *m* **ко́жи** turgor of the skin
турнике́т *m* tourniquet
туру́нда *f* turunda
ту́чный stout; fat
ты́льный dorsal
тюба́ж *m* tubage
тяж *m* band, cord
~, **эма́левый** enamel cord
тяжелора́неный badly wounded
тяжёлый heavy; severe; hard
тя́жесть *f* **боле́зни** severity of disease
тяжи́ *m pl*, **заро́дышевые** germinal cords

У

увеличе́ние *n* augmentation, increase, magnification, enlargement
увели́чивать(ся) enlarge, increase
увеличи́тель *m* magnifier
увеопароти́т *m* uveoparotitis
увлажне́ние *n* humidification
увлажня́ть humidify, moisten
углево́ды *m pl* carbohydrates
углеро́д *m* carbon, C

углеро́дистый carbonaceous
углово́й angular
углубле́ние *n* excavation; socket, vallecula, hole
угнета́ть depress
угнете́ние *n*:
~ **дыха́ния** respiratory depression
~ **ро́ста** inhibition of growth
у́гол *m* angle
у́голь *m* carbon
~, **активи́рованный** absorbent [activated] carbon
угри́ *m pl* acne, comedones, blackheads
~, **кра́сные** rosacea
~, **са́льные** acne sebacea, acne seborrhoica
~, **чёрные** black comedones
угри́ца *f*, **кише́чная** threadworm, strongyloides stercoralis
удале́ние *n* removal
~ **до́ли** lobectomy
~ **зу́ба** extraction of a tooth
~ **зубно́го ка́мня** scaling
~ **косте́й предплю́сны** tarsectomy
~ **моло́чной железы́** mastectomy
~ **рогови́цы гла́за** keratectomy
~, **ручно́е** manual removal
~ **сегме́нта** segmentectomy
~, **хирурги́ческое** surgical removal
~ **яи́чника** oophorectomy
уда́р *m* shock, knock, stroke
~ **пу́льса** ictus, pulse beat
~, **со́лнечный** sunstroke, siriasis
~, **теплово́й** heat stroke
ударя́ть(ся) knock
удвое́ние *n* duplication
удёрживать retain
удлине́ние *n* lengthening, elongation
удовлетвори́тельный satisfactory
удостове́рить(ся) verify
уду́шливый choky
уду́шье *n* choking, asphyxia
узде́чка *f анат.* frenulum
у́зел *m* node, knot ◇ **завя́зывать** ~ to knot
~, **варико́зный** varicosity, varix
~, **геморроида́льный** pile, hemorrhood
~, **гуммо́зный** gummy node
~, **лимфати́ческий** lymphatic node
~, **медиастина́льный лимфати́ческий** mediastinal lymph node
~, **мезентериа́льный лимфати́ческий** mesenteric lymph node
~, **периаорта́льный лимфати́ческий** periaortic lymph node
~, **па́ховый лимфати́ческий** inguinal lymph node
~, **подагри́ческий** tophus, gouty node
~, **подмы́шечный лимфати́ческий** axillary lymph node
~, **подчелюстно́й лимфати́ческий** submandibular lymph node
~, **региона́рный лимфати́ческий** regional lymph node
~, **си́нусовый** sinus [Keith-Flack] node
~, **тройно́й** triple node

~, хирурги́ческий surgeon node
узелки́ *m pl*, ревмато́идные rheumatoid nodules
узелко́вый nodular
узело́к *m* nodule
у́зкий narrow
узкого́рлый narrow-mouth
узлова́тый knobby, nodose
узлово́й nodal
указа́тель *m* до́зы dose finger
ука́зывать indicate
уко́л *m* prick, stab
укороче́ние *n* shortening
уку́с *m* bite, puncture
~ змей snakebite
~ насеко́мого insect sting
ули́тка *f анат.* cochlea
ули́тковый cochlear
улучша́ть(ся) improve
улучше́ние *n* amelioration, improvement
ультразву́к *m* ultrasound
ультразвуково́й ultrasonic
ультракоро́ткий ultrashort
ультрамикрото́м *m*, замора́живающий freezing ultramicrotome
ультраструкту́ра *f* ultrastructure
ультрафильтра́ция *f* ultrafiltration
ультрацентрифу́га *f* ultracentrifuge, superspeed centrifuge
улы́бка *f*, сардони́ческая sardonic smile
уменьша́ть(ся) diminish, decrease, reduce
уменьше́ние *n* decrease, decrement, diminution
уме́ренный moderate
умерщвле́ние *n* не́рва *(зуба)* killing the nerve
умира́ние *n* dying
умира́ть die
умира́ющий moribund, dying
у́мственный mental
уничтожа́ть destroy
упа́док *m* сил loss of strength, loss of power
уплотне́ние *n* induration
уплоща́ть(ся) flatten
упражне́ние *n* exercise
упрощённый simplified
уравнове́шенный balanced
уратеми́я *f* uratemia
уратури́я *f* uraturia
уреапла́зма *f* ureaplasma
уреми́я *f* uremia
уретероце́ле *n* ureterocele
урикеми́я *f* uricemia, uricacidemia
уробили́н *m* urobilin
уробилиноге́н *m* urobilinogen
у́ровень *m* level
~ в сы́воротке кро́ви serum level
~ липи́дов в крови́ lipidemia
~, повы́шенный elevated level
~, токси́ческий toxic level
урогра́мма *f* urogram
урографи́я *f* urography
~, внутриве́нная intravenous urography
~, обзо́рная plan urography
~, экскрето́рная excretory [descending] urography
уро́дливый teratic
уро́дство *n* malformation, monstrosity
уроли́т *m* urolith
уролитиа́з *m* urolithiasis

уроло́гия *f* urology
урча́ние *n* **в животе́** abdominal murmur
усиле́ние *n* enhancement
уси́ливать intensify, enhance
уси́лие *n* strain
усло́вия *n pl* conditions
~, **безмикро́бные** pathogen-free conditions
~, **неблагоприя́тные** adverse conditions
~, **необходи́мые** required conditions
~ **окружа́ющей среды́** environmental conditions
~ **труда́** work environment
усло́вный **1.** conditioned **2.** relative
успока́ивающий obtundent, calmative
успоко́ить(ся) quiet, calm
уста́лость *f* tiredness
установле́ние *n* **отцо́вства** paternity proof
усто́йчивость *f* resistance, fastness, stability
~ **к медикаме́нтам** drug resistance
~, **приобретённая** acquired resistance
усто́йчивый **1.** stable **2.** resistant
устро́йство *n*, **регистри́рующее** recorder
у́стье *n* stoma, mouth, ostium
утеропекси́я *f* uteropexy
утолще́ние *n* thickening
утомле́ние *n* tiredness, weariness, fatigue
утомлённый tired
утомля́емость *f* fatigability
уточня́ть ◇ ~ **местоположе́ние** locate
утра́та *f* loss
~ **профессиона́льной трудоспосо́бности** occupational disability
уха́живать *(за кем-л.)* look after *smb*, nurse, tend, take care of *smb*
у́хо *n* ear
~, **вну́треннее** inner ear
~, **нару́жное** external ear
~, **сре́днее** middle ear
ухо́д *m* nursing; care
ухудша́ть(ся) impair; worsen
ухудше́ние *n* deterioration, impairment; aggravation
~, **клини́ческое** clinical deterioration
уча́сток *m* site
учёный scientist
учи́лище *n*, **акуше́рское** midwifery school
учрежде́ние *n* facility, institution
~, **лечёбное** medical institution
уши́б *m* contusion
~ **мо́зга** cerebral contusion
ушива́ние *n* **желу́дка** gastrorrhaphy
ушко́ *n* **предсе́рдия** auricle
ушно́й auricular
ущемле́ние *n* strangulation, entrance
~ **не́рва** nerve entrapment
ущемлённый strangulated
уязви́мый vulnerable

Ф

фави́д *m* favid
фа́вус *m* favus

~, волосяно́й favus pilaris

фаг *m* (bacterio)phage

~, зре́лый mature phage

~, непо́лный incomplete phage

~, сла́бый weak phage

фаголизосо́ма *f* phagocytic vacuole

фагорезисте́нтность *f* phage resistance

фагосо́ма *f* phagosoma

фаготипи́рование *n* phage typing

фагоци́т *m* phagocyte

фагоцити́ровать englobe, phagocytize

фагоцито́з *m* phagocytosis

~, завершённый complete phagocytosis

~, незавершённый frustrated phagocytosis

фа́за *f* phase, stadium, stage

~ заживле́ния healing phase

~ отторже́ния rejection phase

~ распознава́ния recognition phase

~ ро́ста growth phase

~ торможе́ния inhibitory phase

фа́ктор *m* factor, agent

~ агглютина́ции agglutinating factor

~ актива́ции макрофа́гов macrophage-activating factor

~ актива́ции тромбоци́тов platelet activating factor

~, антианеми́ческий antianemic factor

~, антинуклеа́рный antinuclear factor

~, антропоге́нный anthropogenic factor

~, блоки́рующий blocking factor

~, веду́щий major factor

~ вне́шней среды́ environmental factor

~, вну́тренний intrinsic factor

~, возрастно́й age factor

~, вре́дный hazard factor

~, вре́дный профессиона́льный occupational hazard

~, вызыва́ющий слия́ние (кле́ток) fusing agent

~, генети́ческий genetic factor

~ дифференциро́вки differentiation factor

~, дополни́тельный accessory factor

~, ингиби́рующий inhibiting factor

~ Ка́сла Castle's factor

~, климати́ческий climatic factor

~, мотивацио́нный motivational factor

~, насле́дственный hereditary factor

~, обусло́вливающий conditioning factor

~, определя́ющий determinal factor, determinant

~, патоге́нный pathogene, pathogenic factor

~ перено́са transfer factor

~, поврежда́ющий disturbing factor

~ подавле́ния розеткообразова́ния rosette-inhibiting factor

~ проница́емости permeability factor

~, ревмато́идный rheumatoid factor
~ ри́ска risk factor
~ ро́ста growth factor
~ свёртывающей систе́мы кро́ви blood clotting [blood coagulation] factor
~, сенсибилизи́рующий priming agent
~, субъекти́вный human factor
~, супрессо́рный suppressor factor
~, сы́вороточный serum factor
~, термостаби́льный heat-stable factor
~ торможе́ния мигра́ции migration inhibition factor
~, три́ггерный triggering agent
~, трофи́ческий trophic factor
~, хе́лперный helper factor
~, цитотокси́ческий cytotoxic factor
~, экологи́ческий ecological factor
~, эндоге́нный internal cause
~, этиологи́ческий causative agent

факульте́т *m* faculty
~, лечéбный medical faculty
~ медсестёр nursing faculty
~ повыше́ния квалифика́ции faculty for advanced training
~, санита́рно-гигиени́ческий sanitation and hygiene faculty
~, фармацевти́ческий pharmaceutical faculty

фала́нга *f* phalanx

фаринги́т *m* pharyngitis

фарингоскопи́я *f* pharyngoscopy

фармакогнози́я *f* pharmacognosy

фармакодина́мика *f* pharmacodynamics

фармакокине́тика *f* pharmacokinetics

фармаколо́гия *f* pharmacology

фармакопе́йный officinal

фасциопла́стика *f* fascioplasty

фасциорафи́я *f* *(ушивание фасции)* fasciorrhaphy

фасциотоми́я *f* fasciotomy

фасци́т *m* fasciitis
~, ладо́нный palmar fasciitis
~, эозинофи́льный eosinophilic fasciitis

фа́сция *f* fascia

фека́льный fecal

фе́льдшер *m* doctor's [medical] attendant

фенестра́ция *f* fenestration

фенилкетонури́я *f* phenylketonuria

фено́мен *m* phenomenon

феноти́п *m* phenotype

фенотипи́ческий phenotypic

феохромоцито́ма *f* pheochromocytoma

ферме́нт *m* ferment, enzyme
~, внекле́точный extracellular enzyme
~, внутрикле́точный intracellular enzyme
~, гидролити́ческий hydrolytic enzyme
~, коагули́рующий clotting enzyme
~, липолити́ческий lipolytic enzyme

~, отщепля́ющий cleaving enzyme
~, пищевари́тельный digestive enzyme
~, протеолити́ческий proteolytic enzyme
ферментати́вный enzymatic
фермента́ция *f* zymosis, fermentation
ферти́льность *f* fertility
ферритин *m* ferritin
фета́льный fetal
фетометри́я *f* fetometry
фетоплацента́рный fetoplacental
фетопротеи́н *m* fetoprotein
фибри́лла *f* fibril
фибриллогене́з *m* fibrillogenesis
фибрилля́рный fibrillar(y)
фибрилля́ция *f* fibrillation
фибри́н *m* fibrin
фибринеми́я *f* fibrinemia
фибриноге́н *m* fibrinogen
фибрино́зный fibrinous
фибрино́лиз *m* fibrinolysis
фибринолити́ческий fibrinolytic
фибробла́ст *m* fibroblast
фибробласто́ма *f* fibroblastoma
фибро́з *m* fibrosis
~, кисто́зный cystic fibrosis
фибрози́т *m* fibrositis
~, узелко́вый nodular fibrositis
фибро́зный fibrotic
фибро́ма *f* fibroid, fibroma
фиброматоз *m* fibromatosis
фибромиози́т *m* fibromyositis
фибромио́ма *f* fibromyoma
фиброци́т *m* fibrocyte
фиброэндоскопи́я *f* fiber optic endoscopy
фигу́ра *f* митоти́ческого деле́ния mitotic figure
фи́зико-хими́ческий chemicophysical
физиоло́гия *f* physiology
физиотерапи́я *f* physical medicine, physical therapy
физкульту́ра *f*, лече́бная remedial gymnastics, exercise therapya
фикса́ция *f* fixation
~ комплеме́нта fixation of complement
~ ма́тки metropexy
фикси́рующий fixative
филаме́нт *m* filament
фильтр *m* screen, filter
~, бактериа́льный bacterial filter
~, возду́шный air filter
~, микропо́ристый millipore filter
~, скла́дчатый plaited [fold] filter
~, стекловолоко́нный fiberglass filter
~, сухо́й dry filter
фильтра́т *m* filtrate
фильтра́ция *f* filtration
~, клубо́чковая glomerular filtration
фильтр-воро́нка *m* filter-funnel
фильтру́ющий filterable
филяриато́з *m* filariasis
филя́рии *pl* Filaria
филярио́з *m* *см.* филяриато́з
фи́мбрия *f* fimbria
фимо́з *m* phimosis
фи́стула *f* fistula
фитоагглютини́н *m* phytagglutinin
флако́н *m* vial, bottle

~ с пло́ской сте́нкой flat-sided bottle
флеби́т *m* phlebitis
флеботрафи́я *f* venography, phlebography
флеботоми́я *f* phlebotomy
флегмо́на *f* phlegmon
~, **га́зовая** gas phlegmon
флоккуля́ция *f* flocculation
флуоресце́нтный fluorescent
флуоресце́нция *f* fluorescence
флюорографи́я *f* fluorography, photoradiography
флюоро́з *m* fluorosis
фоби́я *f* phobia
фолли́кул *m* follicle
~, **волосяно́й** hair follicle
~, **гра́афов** Graafian follicle
фолликули́т *m* folliculitis
фолликуля́рный follicular
фона́ция *f* phonation
фонендоско́п *m* binaural stethoscope
фонокардиографи́я *f* phonocardiography
фо́рма *f* shape, form
~ **волны́** waveform
~, **дегенерати́вная** involution form
~, **нозологи́ческая** clinical entity
~ **се́рдца** heart shape
фо́рмула *f* **ко́стного мо́зга** myelogram
формали́н *m* formalin
формальдеги́д *m* formic aldehyde
фосфата́за *f* phosphatase
~, **ки́слая** acid phosphatase
~, **щелочна́я** alkaline phosphatase
фосфолипи́д *m* phospholipid
фосфорили́рование *n* phosphorylation
~, **окисли́тельное** oxydative phosphorylation
фотоаллерги́я *f* photoallergy
фотокоагуля́ция *f* photocoagulation
фотометри́я *f* photometry
фотопси́я *f* photopsia, photopsy
фоторецептор *m* photoreceptor
фотохимиотерапи́я *f* photochemotherapy
фрагме́нт *m* fragment
фрагмента́ция *f* fragmentation
фракциони́ровать fractionate
фра́кция *f* fraction
фрамбези́я *f* frambesia, yaws
френикотоми́я *f* phrenicotomy
фриги́дность *f* frigidity
фтор *m* fluorine, F
фто́ристый fluoric
фунгистати́ческий fungistatic
фунгици́д *m* fungicide
фундамента́льный fundamental
функциона́льный functional, functionary
фу́нкция *f* function
фуру́нкул *m* furuncle

Х

хала́т *m* overall
хара́ктер *m* nature, character
характери́стика *f* pattern, characteristic
характе́рный characteristic
хвост *m* tail

~ поджелу́дочной железы́ tail of the pancreas

хейли́т *m* cheilitis

~, актини́ческий actinic [solar] cheilitis

~, гно́йный impetiginous cheilitis

~, эксфолиати́вный cheilitis exfoliativa

хейлопла́стика *f* cheiloplasty

хе́лпер *m (клетка)* helper

хемоаттракта́нт *m* chemoattractant

хемолюминесце́нция *f* chemoluminescence

хемотакси́н *m* chemotaxin, chemotactic factor

хемота́ксис *m* chemotaxis

хилёзный chylous

хилури́я *f* chyluria

химиоиммунотерапи́я *f* chemoimmunotherapy

химиотерапи́я *f* chemotherapy

~, вспомога́тельная adjuvant chemotherapy

~, подде́рживающая maintenance chemotherapy

химотрипси́н *m* chymotrypsin

хиру́рг *m* surgeon

хирурги́я *f* surgery

~, вое́нно-полева́я military [war] surgery

~, ла́зерная laser surgery

~, микрососу́дистая microvascular surgery

~, серде́чно-сосу́дистая cardiovascular surgery

~, че́люстно-лицева́я maxillofacial surgery

хламидио́з *m* chlamydiosis

хлами́дия *f* chlamydia

хлоа́зма *f* **бере́менных** chloasma gravidarum, chloasma uterinum

хлопьеви́дный flaky

хлорами́н *m* chloramine

хлори́ровать chlorinate

хлоро́ма *f* chloroma

хоа́на *f* choana

ход *m* path(way)

~ бинта́ turn of bandage

~, носово́й nasal meatus

ходи́ть walk

ходя́чий walking

хозя́ин *m* host

~ оконча́тельный definitive host

~, промежу́точный intermediate host

холангиографи́я *f* cholangiography

холедохографи́я *f* choledochography

холедохотоми́я *f* choledochotomy

холелитотрипси́я *f* chole(cysto)lithotripsy

холе́ра *f* cholera

~ Эль-То́р El Tor cholera

холери́ческий choleric

холеста́з *m* cholestasia, cholestasis

холестати́ческий cholestatic

холестери́н *m* cholesterin, cholesterol

холестеринеми́я *f* cholesterolemia, cholesterinemia

холецисти́т *m* cholecystitis

~, калькулёзный calculous cholecystitis

холецистокини́н *m* cholecystokinin

холецистотоми́я *f* cholecystotomy

холецистэктоми́я *f* cholecystectomy

холи́н *m* choline
холинерги́ческий cholinergic
холинолити́ческий cholinolytic
холиномимети́ческий cholinomimetic
холинэстера́за *f* cholinesterase
хондробла́ст *m* chondroblast
хондробласто́ма *f* chondroblastoma
хондродисплази́я *f* chondrodysplasia
~, **насле́дственная деформи́рующая** hereditary deforming chondrodysplasia
хондрокальцино́з *m* chondrocalcinosis
хондромато́з *m* chondromatosis
хондромукопроте́ин *m* chondromucoprotein
хо́рда *f* chorda
хореоподо́бный choreiform, choreoid
хоре́я *f* chorea
~, **больша́я** chorea major
~, **ма́лая [Си́денгама]** minor [Sydenham's] chorea
хориоадено́ма *f* chorioadenoma
хориоиди́т *m* choroiditis
хориоменинги́т *m* choriomeningitis
хо́рион *m* chorion
~, **ворси́нчатый** shaggy chorion
~, **гла́дкий** smooth chorion
хорионэпителио́ма *f* choriocarcinoma
хориоретини́т *m* chorioretinitis
храп *m* snore
хри́плый hoarse
хри́пы *m pl* rales, rhonchi
~, **вла́жные** moist rales
~, **зво́нкие** ringing rales
~, **зву́чные** sonorous rales
~, **пузы́рчатые** bubbly sounds
~, **свистя́щие** whistling rales
~, **сухи́е** dry rales
~, **треску́чие** crackling rales
хрипя́щий stertorous
хром *m* chromium, Cr
хромати́да *f* chromatid
хромати́ды *f pl*, **се́стринские** sister chromatids
хромати́н *m* chromatin
~, **полово́й** sex chromatin
хроматографи́я *f* chromatography
~, **адсорбцио́нная** adsorption chromatography
~ **в пото́ке** stream chromatography
~ **высо́кого разреже́ния, жи́дкостная** high-performance liquid chromatography
~, **газоадсорбцио́нная** gas-solid chromatography
~, **га́зовая** gas chromatography
~, **газожи́дкостная** gas-liquid chromatography
~, **ионообме́нная** ion-exchange chromatography
~, **коло́ночная** column chromatography
~, **тонкосло́йная** thin-layer chromatography
хроматофи́льный chromophilic
хроматофо́р *m* chromatophore
хромаффи́нный chromaffin

хромо́й lame
хромосо́ма *f* chromosome
~, ацентри́ческая acentric chromosome
~, доба́вочная accessory chromosome
~, метацентри́ческая metacentric chromosome
~, полова́я sex chromosome
хромота́ *f* limp, lameness, claudication
~, перемежа́ющаяся intermittent claudication
хромофи́льный chromophilic
хромоци́т *m* chromocyte
хрони́ческий chronic
хру́пкий delicate, fragile, brittle
хруст *m* crackle
хруста́лик *m*:
~ гла́за eye lens
~, иску́сственный artificial lens
хрящ *m* cartilage
~ ве́ка tarsus
~, волокни́стый fibrocartilage
~, перстневи́дный cricoid
~, рёберный costal cartilage
~, суставно́й articular cartilage
~, щитови́дный shield-like cartilage
хрящево́й cartilaginous, chondral

Ц

цара́пина *f* scratch
целе́бный remedial, curative
целесообра́зный reasonable
целлюли́т *m* cellulitis
целлюло́за *f* cellulose
цело́м *m* celom
це́лостность *f* integrity
це́лый whole; intact
цель *f* purpose
цеме́нт *m* cement
це́нность *f* value
~, биологи́ческая bioavailability
~, диагности́ческая diagnostic value
~, пита́тельная nutritive value
~, прогности́ческая prognostic value
це́нный valuable
центр *m* center
~ гемодиали́за dialysis center
~ ли́нзы, опти́ческий optic center of lens
~ окостене́ния center of ossification
центрифу́га *f* centrifuge
центрифуги́рование *n* centrifugation
~, высокоскоростно́е high-speed centrifugation
~, дифференциа́льное differential centrifugation
~, низкоскоростно́е low-speed centrifugation
центробе́жный centrifugal, cerebrifugal
центросо́ма *f* central body
центростреми́тельный centripetal, afferent
це́пень *m*, **свино́й** armed [pork] tapeworn
цепь *f* chain *(иммуноглобулина)*
~, лёгкая light chain

~, **тяжёлая** heavy chain
цервика́льный cervical
цервици́т *m* cervicitis
церебра́льный cerebral
цереброваскуля́рный cerebrovascular
церебропати́я *f* cerebropathy
церебросклеро́з *m* cerebrosclerosis
церулоплазми́н *m* ceruloplasmin
цефалотоми́я *f* cephalotomy
циано́з *m* lividity, cyanosis
цианоти́чный cyanotic
цикл *m* cycle
~, **жи́зненный** life cycle, biocycle
~, **менструа́льный** menstrual cycle
~ **разви́тия** development cycle
~, **серде́чный** cardiac cycle
~, **цирка́дный** circadian cycle
цикли́ческий cyclic
цили́ндр *m* **1.** cylinder **2.** cast
~, **бактериа́льный** bacterial cast
~, **восковидный** waxy cast
~, **гиали́новый** hyaline cast
~, **зерни́стый** granular cast
~, **ме́рный** graduated cylinder
~, **фибрино́зный** fibrinous cast
~, **эпителиа́льный** epithelial cast
цилиндри́ческий columnar
цилиндрури́я *f* cylindruria
цинга́ *f* scurvy, scorbutus
цирка́дный circadian
циркулято́рный circulatory
цирро́з *m* cirrhosis
~ **пе́чени** cirrhosis of liver
~ **пе́чени, алкого́льный** alcoholic hepatic cirrhosis
~ **пе́чени, билиа́рный** biliary hepatic cirrhosis
~ **пе́чени, засто́йный** congestive hepatic cirrhosis
~ **пе́чени Лаэнне́ка [пе́чени, порта́льный]** portal hepatic cirrhosis
~ **пе́чени, постгепати́тный** posthepatitic cirrhosis
~ **пе́чени, токси́ческий** toxic hepatic cirrhosis
цисти́н *m* cystine
цисти́т *m* cystitis
цистографи́я *f* cystography
цистоско́п *m* cystoscope
цистоскопи́я *f* cystoscopy
цитогене́тика *f* cytogenetics
цитодиагно́стика *f* cytodiagnosis
цито́з *m* cytosis
цитолити́ческий cytolytic
цитоло́гия *f* cytology, cell biology
цитомегали́я *f* cytomegaly
цитометри́я *f* cytometry
цитопатоге́нный cytopathogenic
цитопени́я *f* cytopenia
цитостати́ческий cytostatic
цитотокси́ческий cytotoxic(al)
цитра́т *m* citrate

Ч

чай *m* tea
~, **зелёный** green tea

~, мочегóнный diuretic tea
~, слаби́тельный laxative tea
чан *m* для вырáщивания бактéрий seed tank
части́ца *f* particle
~, инорóдная foreign particle
~, нагрýженная антигéном antigen-loaded particle
~ пы́ли dust particle
части́чный partial
чáстный private
частотá *f* rate; frequency
~ дыхáния respiration rate
~ инфекциóнных заболевáний infection rate
~ колебáний vibration frequency
~ мутáций mutation rate
~ пýльса pulse rate
~ рециди́вов recurrence rate
~ сердéчных сокращéний heart rate
чáстый frequent
часть *f* part; portion
~, конéчная terminal part
~, составня́я constituent
~, предлежáщая presenting part
часы́ *m pl*:
~ посещéния *(больного)* visiting hours
~, приёмные consulting hours
чахóтка *f* phthysis
чáша *f* cup
чáшечка *f*, надколéнная kneecap, kneepan
чáшка *f* Пéтри Petri dish
челюстнóй gnathic
чéлюсть *f* jaw, jowl
~, вéрхняя maxilla
~, ни́жняя mandible
червь *m* worm
~, крýглый round worm
~, лéнточный tapeworm
чéреп *m* skull, cranium
черепнóй cranial
чéрепно-лицевóй craniofacial
чесóтка *f* scabies, itch
«чётки» *pl*, рахити́ческие rachitis rosary
чешýйка *f* squamule, scale
чешýйчатый furfuraceous
чешуя́ *f* squama
числó *n* number
~, áтомное atomic number
~ хромосóм chromosome number
чистотá *f* purity
чи́стый pure
чихáние *n* sternutation sneeze, sneezing
чихáть sneeze
член *m*:
~, половóй penis, phallus
члéник *m* солитёра segment of a tapeworm
чрéвный celiac
чревосечéние *n* ventrotomy, abdominal section
чрезвлагáлищный transvaginal
чрезмéрный excessive
чрескóжный transcutaneous, transdermic, percutaneous
чреспищевóдный transesophageal
чувстви́тельность *f* sensitiveness, sensitivity, sensibility, susceptibility; sensation, esthesia
~, глубóкая deep sensation
~ к антибиóтику antibiotic sensitivity
~ к бóли sensitivity to pain

~, ко́жная cutaneous sensitivity
~, ни́зкая low-grade sensitivity
~, повы́шенная hypersensitivity
~, пони́женная hyposensitivity
чувстви́тельный sensitive
чу́вство *n* sense, sensation
~ **жже́ния** burning sensation
~, **мы́шечное** muscle [muscular, deep] sense, kinesthesia
~, **неприя́тное** unpleasant sensation
~ **пока́лывания** pin sensation
~, **простра́нственное** stereognosis
чу́вствовать ◇ ~ **себя́ хорошо́** to be well; ~ **стесне́ние** *(в груди)* to have a sense of tightness
чужеро́дный xenogenic
чума́ *f* pestilence, pestis, plague
~, **бубо́нная** bubonic [glandular] plague
~, **лёгочная** lung [pneumonic] plague, plague pneumonia
~, **ма́лая** pestis minor
~, **септи́ческая** septic plague

Ш

шанкр *m* chancre
~, **мя́гкий** soft ulcer, soft chancre
~, **твёрдый** hard chancre, hard [primary] sore, hard ulcer
шар *m* ball
ша́рик *m* sphere, globule
~, **ма́рлевый** gauze swab
шевеле́ние *n* *(плода)* quickening
шевели́ть(ся) move
ше́йка *f* neck, cervix (*pl* cervices)
~ **бедра́** femoral neck
~ **ма́тки** neck of the womb, uterine neck
ше́йкер *m* rocker, shaker
ше́йный cervical
шелуша́щийся desquamative
шелуше́ние *n* shadding, scaling, desquamation, exfoliation, peeling
шелуши́ться scale, slough off, peel
ше́я *f* neck, cervix (*pl* cervices)
шигеллёз *m* shigellosis
шизофрени́я *f* schizophrenia
ши́на *f* splint
~, **отводя́щая** airplane splint
~, **подве́шивающая** suspension splint
~, **про́волочная** wire splint
~, **съёмная** removable splint
шини́ровать splint
шип *m* spine
ши́рма *f* screen
широ́кий wide, broad
шистосо́мы *pl* schistosoma
шистосомато́з *m* schistosomiasis
шкала́ *f* scale
~ **термо́метра** thermometer scale
шкаф *m*:

~, вытяжно́й hood
~, суши́льный drying oven, drying chamber, desiccator
шко́ла *f* медсестёр school of nursing
шлиф *m (для микроскопического исследования)* slice
шов *m* stitch, suture, raphe
~, вене́чный coronal suture
~, кисе́тный tobacco-bag suture
~, лямбдови́дный lambdoidal suture
~, мы́шечный myorrhaphy
~, про́волочный wire suture
~, разгружа́ющий relaxing suture
~, сосу́дистый vessel-suture
~, сухожи́льный tenosuture
~, циркуля́рный circular suture
шок *m* shock
~, анафилакти́ческий anaphylactic shock
~, геморраги́ческий hemorrhagic shock
~, гипогликеми́ческий hypoglycemic shock
~, инсули́новый insulin shock
~, кардиоге́нный cardiogenic shock
~, ожо́говый burn shock
~, психоге́нный mental shock
~, токси́ческий toxic shock
~, травмати́ческий wound shock
шпа́тель *m* spatula
шпо́ра *f* spur
~, ко́стная spur
~, пя́точная calcaneal [heel] spur
шприц *m* squirt, syringe
шрам *m* scar
штамм *m* strain
~, антибиотикоусто́йчивый antibiotic-resistant strain
~, бактериа́льный strain of bacteria
~, вируле́нтный virulent strain
~, продуци́рующий токси́н toxin-producing strain
штат *m* **больни́цы** hospital staff
штати́в *m* stand; support, rack
~ для пробирок test-tube holder, test-tube rack
~, насто́льный table stand
штифт *m* pin
шум *m* **1.** murmur, bruit **2.** noise
~, аневризмати́ческий aneurysmal bruit
~ волчка́ nun's murmur
~ в уша́х tinnitus
~, диастоли́ческий diastolic murmur
~, ду́ющий souffle, blowing murmur
~, дыха́тельный breath sound, respiratory murmur
~, коне́чно-диастоли́ческий late diastolic murmur
~ над со́нной арте́рией carotid bruit
~, нараста́ющий crescendo murmur
~ от сдавле́ния pressure murmur
~, плацента́рный placental bruit
~ пле́ска shaking [succusion, splashing] sound
~ «по́езда в тонне́ле» machinery(-like) murmur

~, пресистоли́ческий presystolic murmur
~, серде́чный cardiac [heart] murmur
~, систоли́ческий systolic murmur
~ тре́ния friction rub, friction [rubbing] sound
~ тре́ния плёвры pleural rub

шунт *m* shunt, bypass
~, артериовено́зный arteriovenous shunt
~, оптоцилиа́рный optociliary shunt
~ сле́ва напра́во left-to-right shunt
~ спра́ва нале́во right-to-left shunt

шунти́рование *n* shunting

Щ

щека́ *f* cheek
щёлкающий snapping
щелочно́й alkaline
щёлочь *f* alkali
~, е́дкая caustic alkali
щелчо́к *m* click, flick, snap
~ откры́тия opening snap
~, систоли́ческий systolic click
щель *f* slit, scissure, cleft, gap, fissure
~, голосова́я glottic slit
щётка *f* brush
~ для мытья́ рук hand brush
~ для ногте́й nail brush
~, зубна́я teeth brush
щёчный buccal
щипцы́ *pl* tongs, forceps
~, акуше́рские midwifery forceps, abortzang, abortion forceps
~, биопси́йные biopsy forceps
~, ко́стные bone forceps
щит *m* shield
щуп *m* sound, searcher

Э

эвентра́ция *f* eventration
эволю́ция *f* evolution
эзофаги́т *m* esophagitis
эзофагографи́я *f* esophagography
эзофагоско́п *m* esophagoscope
эзофагоскопи́я *f* esophagoscopy
эзофагостоми́я *f* esophagostomy
эзофаготоми́я *f* esophagotomy
эзофагэктази́я *f* esophagectasia
эйфори́я *f* elation, euphoria
эквивале́нт *m* **до́зы** dose equivalent
экзанте́ма *f* exanthem(a)
экзе́ма *f* eczema, tetter
~, вла́жная *см.* экзе́ма, мо́кнущая
~, де́тская infantile eczema
~ «дома́шних хозя́ек» housewife's eczema
~, мо́кнущая humid [moist,

wet] tetter, moist [weeping] eczema
~, монетови́дная nummular eczema
~, себоре́йная seborrheic eczema
~, суха́я dry tetter
~, торпи́дная intractable eczema
~, эндоге́нная atopic eczema
экзематиза́ция *f* eczematization
экземато́зный eczematous
экзоантиге́н *m* exoantigen
экзокри́нный exocrine, eccrine
экзопла́зма *f* exoplasm
экзопротеа́за *f* exoprotease
экзосто́з *m* exostosis
экзотокси́н *m* exotoxin
экзофи́тный exophytic
экзофта́льм *m* exophthalmos
эклампси́я *f* eclampsia
эклампти́ческий eclamptic
экра́н *m* screen, shield
~, рентге́новский fluorescent [X-ray] screen
экрани́рование *n*, **синхро́нное** synchronous schielding
экрани́рованный schielded
эксика́тор *m* desiccator, exsiccator
экскориа́ция *f* excoriation
экскреме́нты *pl* excrement(s); feces
экскрето́рный excretory
экскре́ция *f* excretion
~ жёлчи biliary excretion
экску́рсия *f* *(диафрагмы)* excursion
экспериме́нт *m* experiment
эксперимента́льный experimental
экспе́рт *m* expert
~, медици́нский medical expert
эксперти́за *f*:
~, медици́нская medical evaluation
экспирато́рный expiratory
эксплента́т *m* explant
экспози́ция *f* exposure
экспре́ссия *f* *(признака)* expression
~ идиоти́па idiotypic expression
экспре́сс-лаборато́рия *f* express laboratory
экссуда́т *m* exudate, exudation
экссудати́вный exudative
экстéнзор *m* extensor
экстирпа́ция *f* *хир.* extirpation
~ стеклови́дного те́ла vitrectomy
экстравааза́ция *f* extravasation
экстрагенита́льный extragenital
экстраги́руемость *f* extractibility
экстраги́руемый extractable
экстракорпора́льный extracorpor(e)al
экстра́кт *m* extract
экстра́ктор *m* extractor
экстра́кция *f* extraction
экстраси́стола *f* extrasystole, premature beat
эктобла́ст *m* ectoblast
эктоде́рма *f* ectoderm
эктодерма́льный ectodermal
эктопи́ческий ectopic
эктопи́я *f* ectopy, ectopia, heterotopia
~ се́рдца ectocardia, ectopia cordis

эктопла́зма *f* ectoplasm
эктро́пион *m* ectropion
экхимо́з *m* ecchymosis
эласти́н *m* elastin
эласти́чность *f* spring, elasticity
эласто́з *n* elastosis
элева́тор *m (напр. зубной)* elevator
электи́вный elective
электробло́ттинг *m иммун.* electrophoretic blotting
электро́д *m* electrode
электродиа́лиз *m* electrodialysis
электроиммуноана́лиз *m* electroimmunoassay
электрокардиогра́мма *f* electrocardiogram
электрокардиографи́я *f* electrocardiography
электрокардиостимуля́тор *m* electrocardiostimulator
электрока́утер *m* cautery knife
электрокоагуля́ция *f* electrocoagulation
электроли́т *m* electrolyte
электромасса́ж *m* electromassage
электромио́граф *m* electromyograph
электромиогра́мма *f* electromyogram
электромиографи́я *f* electromyography
электроно́ж *m* electric knife, electrotome
электропункту́ра *f* electropuncture
электросо́н *m* electrosleep
электростимуля́ция *f* electrostimulation
электрофоре́з *m* electrophoresis
  ~, аффи́нный affinity electrophoresis
  ~, встре́чный counter electrophoresis
  ~ на бума́ге paper electrophoresis
  ~ на крахма́ле starch electrophoresis
  ~, непреры́вный continuous electrophoresis
  ~, перекрёстный иммуноаффи́нный counter immunoaffinoelectrophoresis
  ~, тонкосло́йный thin-layer electrophoresis
электрошо́к *m* electric shock
электроэнцефалогра́мма *f* electroencephalogram
электроэнцефало́граф *m* electroencephalograph
элеме́нт *m*:
  ~, радиоакти́вный radioelement
  ~, чувстви́тельный sensor
элемента́рный elementary
элеме́нты *m pl* **кро́ви, фо́рменные** formed elements of blood
элимини́ровать eliminate
элюи́рование *n* elution
эма́ль *f* enamel
эмана́ция *f* emanation
эмбо́л *m* embolus (*pl* emboli)
эмболи́ческий embolic
эмболи́я *f* embolism
  ~, возду́шная air embolism
  ~, жирова́я fat embolism
  ~ лёгочной арте́рии pulmonary embolism
эмбриобла́ст *m* embryoblast
эмбриогене́з *m* embryogenesis

эмбрио́лог *m* embryologist
эмбриоло́гия *f* embryology
эмбрио́н *m* embryo
эмбриона́льный embryonal
эмбриопати́я *f* embryopathy
эмбриото́м *m мед. тех.* embryotome
эмбриотоми́я *f* embryotomy
эми́ссия *f* emission
эмоциона́льность *f* affectivity
эмо́ция *f* emotion
эмпие́ма *f* empyema
эмульга́тор *m* emulgent
эму́льсия *f* emulsion
эмфизе́ма *f* emphysema
~ **лёгких** pulmonary emphysema
~, **подко́жная** cutaneous emphysema
эмфиземато́зный emphysematous
энанте́ма *f* enanthem(a)
~ **при ко́ри** Koplik's spots, measles enanthema
эндеми́ческий endemic
эндеми́я *f* endemy
эндоге́нный endogenic
эндокарди́т *m* endocarditis
~, **бактериа́льный** bacterial endocarditis
~, **париета́льный** [**присте́ночный**] mural endocarditis
эндокри́нный endocrine
эндокриноло́гия *f* endocrinology
эндоме́трий *m* endometrium
эндометрио́з *m* endometriosis
эндометри́т *m* endometritis
эндорфи́н *m* endorphine
эндоско́п *m* endoscope, celoscope
~, **волоко́нный** fiberscope
эндоскопи́я *f* celoscopy, endoscopy
эндоте́лий *m* endothelium
эндотели́н *m* endothelin
эндотокси́н *m* endotoxin
эндотрахеа́льный endotracheal
эндоцервици́т *m* endocervicitis
энзи́м *m* enzyme, ferment
энзимоиммуноана́лиз *m* enzymoimmunoassay
энзимоло́гия *f* enzymology
энофта́льм *m* enophthalmos
энтезопати́я *f* insertion tendinitis
энтера́льный enteral, enteric
энтери́т *m* enteritis
~, **региона́рный** regional enteritis
энтеробио́з *m* enterobiasis
энтерови́рус *m* enterovirus
энтероге́нный enterogenous
энтероко́кк *m* enterococcus
энтероколи́т *m* coloenteritis, enterocolitis
~, **псевдомембрано́зный** pseudomembranous enterocolitis
энтероли́т *m* intestinal calculus
энтеропати́я *f*:
~, **глюте́новая** gluten enteropathy
~ **с поте́рей белка́** protein-losing enteropathy
энтеропто́з *m* enteroptosis
энтеротокси́н *m* enterotoxin
~, **стафилоко́кковый** staphylococcal enterotoxin
энтоде́рма *f* entoderm
энуклеи́ровать enucleate
энуре́з *m* bedwetting, enuresis
энхондра́льный enchondral
энцефали́т *m* (en)cephalitis

~, **клещево́й** tick-born encephalitis
~, **летарги́ческий** Gambian trypanosomiasis, sleeping sickness
энцефалографи́я *f* encephalography
~, **ультразвукова́я** sonoencephalography
энцефаломиели́т *m* encephalomyelitis
энцефалопати́я *f* encephalopathy
~, **печёночная** hepatic encephalopathy
эози́н *m* eosin
эозинопени́я *f* eosinopenia
эозинофи́л *m* acidophilic leukocyte, eosinophile, eosinophil granulocyte
эозинофили́я *f* eosinophilia
эпига́стрий *m* epigastrium
эпидемиоло́гия *f* epidemiology
эпиде́мия *f* pestilence, epidemy
эпиде́рмис *m* epidermis
эпиди́димис *m* epididymis
эпидура́льный epidural
эпика́рд *m* epicardium
эпикри́з *m* epicrisis
эпиле́псия *f* epilepsy
эпиля́ция *f* epilation
эписклери́т *m* episcleritis
эпите́лий *m* epithelium
~, **желе́зистый** glandular epithelium
~, **мерца́тельный** ciliated epithelium
~, **многосло́йный** stratified epithelium
~, **однослóйный** simple epithelium
~, **пло́ский** pavement epithelium
~, **цилиндри́ческий** cylindrical epithelium
эпителио́ма *f* epithelioma
эпифи́з *m* epiphysis
эрго́метр *m* ergometer
эре́кция *f* erection
эрите́ма *f* erythema
~, **узлова́тая** nodal fever, erythema nodosum
эритемато́зный erythematous
эритра́зма *f* erythrasma
эритреми́я *f* erythremia
эритробла́ст *m* erythroblast
эритробласто́з *m* erythroblastosis
эритродерми́я *f* erythroderma
эритропоэ́з *m* erythrocytopoiesis
эритропоэти́н *m* erythropoietin
эритроци́т *m* erythrocyte, red blood cell
~, **серпови́дный** drepanocyte
~, **шарови́дный** spherocyte
эритроцито́з *m* erythrocytosis
эритроцитопени́я *f* erythro(cyto)penia
эро́зия *f* erosion
эстера́за *f* esterase
эстерифика́ция *f* esterification
эстради́ол *m* estradiol
эстроге́н *m* estrogen
эстро́н *m* estrone
этано́л *m* ethanol
этерифика́ция *f* etherification
э́тика *f*, **враче́бная** medical ethics
этике́тка *f* label
~ «яд» poison label
этиологи́ческий etiologic(al)

этиоло́гия *f* causation, etiology
этиотро́пный etiotropic
эутирео́з *m* euthyroidism
эухромати́н *m* euchromatin
эффе́кт *m* effect
~, **дли́тельный** long-term effect
~, **кумуляти́вный** cumulative effect
~, **лечѐбный** curative effect
~, **отдалённый** late effect
~, **побо́чный** side effect
~, **поро́говый** threshold effect
эффекти́вность *f* potency, efficiency, efficacy
~ **лека́рства** efficacy of medicine
эффекти́вный effective
эффере́нтный centrifugal; efferent
эхиноко́кк *m* Echinococcus
~, **гидати́дный** Echinococcus granulosus
~, **многока́мерный** Echinococcus alveolaris, Echinococcus multilocularis
~, **однока́мерный** *см.* **эхиноко́кк, гидати́дный**
эхинококко́з *m* hydatidosis
эхогра́мма *f* sonogram
эхографи́я *f* echography
~, **скани́рующая** scan echography
эхокардиогра́мма *f* echocardiogram, ultrasonic cardiogram
эхокардио́граф *m* echocardiograph
эхокардиографи́я *f* echocardiography
эхолали́я *f* echolalia
эхопракси́я *f* echopraxia
эхотахокардиографи́я *f* sonotachocardiography
эхоэнцефалографи́я *f* echoencephalography
эякуля́т *m* ejaculate
эякуля́ция *f* ejaculation

Ю

ювени́льный, ю́ношеский juvenile

Я

я́блоко *n*, **глазно́е** eyeball, eyebulb
явле́ние *n* phenomenon (*pl* phenomena)
~, **оста́точное** sequela, sequence, residual effect
явле́ния *n pl*, **побо́чные** side effects
я́годицы *f pl* nates, buttocks, breech
ягоди́чный cluneal, gluteal
яд *m* poison, venom, toxin
~, **змеи́ный** snake venom
~, **крыси́ный** ratsbane
~, **пчели́ный** bee venom, apitoxin
~ **скорпио́на** scorpion venom
~, **тру́пный** ptomaine
я́дерный nuclear
ядови́тый venomous, toxic, poisonous

ядро́ *n* nucleus
~, **клéточное** (cellular) nucleus, karyon
~, **пикноти́ческое** pyknotic nucleus
я́дрышко *n* nucleolus
я́зва *f* ulcer, ulcus
~, **варико́зная** varicose ulcer
~ **вслéдствие стрéсса** stress ulcer
~, **вя́ло зажива́ющая** weak ulcer
~, **глубо́кая** hollow ulcus
~ **го́лени** leg ulcus
~ **желу́дка** ulcer of the stomach
~, **зажива́ющая** healing ulcus
~, **каллёзная** callous ulcus
~, **ко́жная** cutaneous ulcer
~, **кровоточа́щая** bleeding ulcer
~, **кру́глая** round ulcus
~, **лучева́я** radiation ulcer
~, **пенетри́рующая** penetrating ulcus
~, **пепти́ческая** peptic ulcer
~ **пищево́да** esophageal ulcus
~, **повéрхностная** shallow ulcus
~, **«ползу́чая»** serpiginous [creeping] ulcus
~, **прободна́я** perforating ulcus
~, **ра́ковая** cancerous ulcus
~ **рогови́цы** corneal ulcus
~, **рубцу́ющаяся** cicatrizing ulcer
~, **сиби́рская** anthrax, malignant carbuncle
~, **трофи́ческая** trophic ulcer
я́звенный ulcerous, helcoid

язы́к *m* tongue, lingua, glossa
~, **вла́жный** moist tongue
~, **«волоса́тый»** hair tongue
~, **«лакиро́ванный»** bald tongue
~, **мали́новый** raspberry tongue
~, **обло́женный** coated tongue
~, **сухо́й** dry tongue
язычо́к *m* lingula
~ **мя́гкого нёба** staphyle, palatine uvula
яи́чко *n* testicle, testis (*pl* testes)
~, **неопусти́вшееся** undescended testis
~, **перекру́ченное** inverted testis
яи́чник *m* ovary
яи́чниковый ovarian
я́йца *n pl* **гельми́нтов** eggs of worms
яйцево́д *m* oviduct
яйцеклéтка *f*:
~ **в пери́од ро́ста** oocyte
~, **оплодотворённая** zygote, fertilized egg
я́мка *f*:
~, **бéдренная** femoral fossa
~, **венéчная** coronoid fossa
~, **гипофиза́рная** hypophysial fossa
~, **локтева́я** cubital fossa
~, **подвздо́шная** iliac fossa
~, **ярéмная** jugular fossa
я́ркий bright
ятрогéнный iatrogenic
ячéистый cellular, alveolar
ячéйка *f* cell, alveolus
ячмéнь *m* sty, hordeolum
я́щур *m* foot and mooth disease, aphthous fever